**全国医学教育发展中心医学教育译丛**

丛书翻译委员会顾问　韩启德　林蕙青
丛书翻译委员会主任　詹启敏

# 医学教师发展
## 研究与实践

## Faculty Development in the Health Professions
### A Focus on Research and Practice

原　著　Yvonne Steinert

主　译　闻德亮

副主译　曲　波

译　者（按姓氏笔画排序）

丁　宁（中国医科大学）　　　　　　　张忠芳（汕头大学）

马　薇（西北民族大学）　　　　　　　陈　勤（西南医科大学）

牛　力（九江学院）　　　　　　　　　宗晓琴（重庆医科大学）

厉　岩（华中科技大学）　　　　　　　赵　阳（中国医科大学）

史　迪（中国医学科学院北京协和医院）　钟　宁（山东大学）

曲　波（中国医科大学）　　　　　　　闻德亮（中国医科大学）

伦施斯（中国医科大学）　　　　　　　黄　蕾（同济大学）

刘　莹（徐州医科大学）　　　　　　　谢阿娜（北京大学）

李鸿鹤（中国医科大学）　　　　　　　赖雁妮（复旦大学）

杨立斌（哈尔滨医科大学）　　　　　　谭斯品（中南大学）

秘　书　伦施斯（兼）

U0284284

人民卫生出版社
·北　京·

# 版权所有，侵权必究！

**图书在版编目（CIP）数据**

医学教师发展：研究与实践 /（加）伊冯·施泰纳
（Yvonne Steinert）原著；闻德亮主译 . —北京：人
民卫生出版社，2023.1

ISBN 978-7-117-34371-8

Ⅰ.①医… Ⅱ.①伊… ②闻… Ⅲ.①医学 – 师资培
养 Ⅳ.①R

中国版本图书馆 CIP 数据核字（2022）第 258105 号

| 人卫智网 | www.ipmph.com | 医学教育、学术、考试、健康， |
| | | 购书智慧智能综合服务平台 |
| 人卫官网 | www.pmph.com | 人卫官方资讯发布平台 |

图字：01-2021-1342 号

医学教师发展：研究与实践
Yixue Jiaoshi Fazhan:Yanjiu yu Shijian

主　　译：闻德亮
出版发行：人民卫生出版社（中继线 010-59780011）
地　　址：北京市朝阳区潘家园南里 19 号
邮　　编：100021
E - mail：pmph @ pmph.com
购书热线：010-59787592　010-59787584　010-65264830
印　　刷：三河市国英印务有限公司
经　　销：新华书店
开　　本：710×1000　1/16　印张：25　字数：462 千字
版　　次：2023 年 1 月第 1 版
印　　次：2023 年 2 月第 1 次印刷
标准书号：ISBN 978-7-117-34371-8
定　　价：148.00 元
打击盗版举报电话：010-59787491　E-mail：WQ @ pmph.com
质量问题联系电话：010-59787234　E-mail：zhiliang @ pmph.com
数字融合服务电话：4001118166　E-mail：zengzhi @ pmph.com

以医学教育科学研究推进医学教育改革与发展。

本套译丛的出版对于我国医学教育研究的科学化和

专业化具有重要作用。

韩启德

医学教育研究要研究真问题，密切联系实际；

要努力发现规律，促进医学教育高质量发展。

林蕙青

# 译丛序言

医学教育是卫生健康事业发展的重要基石,也是我国建设高质量教育体系的重要组成部分。2020 年 9 月,国务院办公厅印发《关于加快医学教育创新发展的指导意见》,明确指出要把医学教育摆在关系教育和卫生健康事业优先发展的重要地位,要全面提高人才培养质量,为推进健康中国建设、保障人民健康提供强有力的人才保障。医学教育科学研究是医学教育改革与发展的重要支撑,发挥着引领作用。当前,我国已经建立起全球最大的医学教育体系,但在医学教育科学研究上还较为薄弱,在医学教育的最新理念和医学教育模式创新上还相对落后。引进和翻译国际权威、经典的医学教育专业书籍有助于拓宽我们的视野,是提升医学教育科学研究水平和掌握国际医学教育新理念行之有效的方法,对我国医学教育事业改革发展有重要的意义。

北京大学全国医学教育发展中心自 2018 年 5 月成立以来,始终以推动我国医学教育改革与发展为己任,以医学教育学科建设为核心推进医学教育科学研究。2019 年 5 月,中心联合全国 20 所知名高等医学院校联合发起成立全国高等院校医学教育研究联盟,旨在凝聚各高等院校医学教育研究力量,推动中国医学教育研究的专业化、科学化和可持续发展,促进医学教育研究成果的生成、转化和实践推广,引领和推动医学教育发展。2020 年 7~10 月全国医学教育发展中心携手人民卫生出版社,依托全国高等院校医学教育研究联盟,牵头组织研究联盟中的国内知名院校和知名医学教育专家,组织开展了国际经典或前沿的医学教育著作的甄选工作,共同建设"全国医学教育发展中心医学教育译丛",期望出版一套高质量、高水平、可读性和指导性强的医学教育译作丛书,为国内医学教育工作者和医学教育研究人员提供参考借鉴。2020 年 11 月,"全国医学教育发展中心医学教育译丛"启动仪式在中国高等教育学会医学教育专业委员会、全国医学教育发展中心和人民卫生出版社共同主办的"全国高等医药教材建设与医学教育研究暨人民卫生出版社专家咨询 2020 年年会"上隆重举行。

　　"全国医学教育发展中心医学教育译丛"最终共甄选 11 本医学教育著作，包括国际医学教育研究协会（Association for the Study of Medical Education，ASME）最新组织全球知名医学教育专家编写的 *Understanding Medical Education：Evidence，Theory and Practice*；既有医学教育中教与学的理论性著作，如 *ABC of Learning and Teaching in Medicine*、*Comprehensive Healthcare Simulation：Mastery Learning in Health Professions Education*，又有医学教育教与学中的实践指南，如 *Principles and Practice of Case-based Clinical Reasoning Education*、*Developing Reflective Practice*。译丛还围绕特定专题，如教师发展、临床教育、叙事医学、外科教育等选择了相关代表性著作。*Medical Education for the Future：Identity，Power and Location* 和 *Professional Responsibility：the Fundamental Issue in Education and Health Care Reform* 则帮助读者从社会学、政治学、哲学等多学科视角理解医学职业和医学教育。

　　这些医学教育著作在甄选时充分注意学术性与实践性的统一，注意著作对我国医学教育实施和研究的针对性和引领性。为充分开展"全国医学教育发展中心医学教育译丛"工作，全国医学教育发展中心专门组织成立丛书翻译委员会，并邀请第十届及第十一届全国人民代表大会常务委员会副委员长、中国人民政治协商会议第十二届全国委员会副主席、中国科学技术协会名誉主席、中国科学院院士韩启德与教育部原副部长、教育部医学教育专家委员会主任委员、中国高等教育学会副会长、全国医学教育发展中心名誉主任林蕙青担任顾问。邀请国内 11 位医学教育知名专家担任委员，11 所知名医学院校分别担任各书主译单位。秘书处设立在全国医学教育发展中心，具体工作由全国高等院校医学教育研究联盟工作组推进实施。

　　"全国医学教育发展中心医学教育译丛"是一项大工程，在我国医学教育史上实属首次。译丛的整体完成会历时相对较长，但我们坚信，这套译丛中的各著作的陆续出版将会形成我国医学教育中的一道亮丽风景线，对我国医学教育事业具有重要作用，也必将对我国医学教育学科和医学教育的科学化研究的推进提供强大助力。

　　感谢北京大学全国医学教育发展中心和全国高等院校医学教育研究联盟为此付出辛勤努力的各位老师，感谢人民卫生出版社的大力支持！

詹启敏

中国工程院院士

北京大学全国医学教育发展中心主任

全国高等院校医学教育研究联盟理事长

2021 年 10 月

# 全国医学教育发展中心医学教育译丛
# 丛书翻译委员会

顾　　问　韩启德　林蕙青

主　　任　詹启敏

委　　员　（以姓氏笔画为序）

马建辉　王维民　肖海鹏

沈洪兵　张　林　陈　翔

闻德亮　唐其柱　黄　钢

曹德品　黎孟枫

秘 书 处　北京大学全国医学教育发展中心

全国高等院校医学教育研究联盟工作组

# 译者前言

百年大计,教育为本;教育大计,教师为本。医学教育具有高资源型特征,其中的人力资源也就是教师,直接影响医学教育的结果与成效。与其他行业不同的是,在医学教育中教师往往有着不同的角色,如临床医师和科研工作者。临床技能和科研技能往往经过多年的训练,而作为教师的角色仍缺乏专业化的培训。因此,医学教师教学发展成为了提升医学教育质量的关键环节。目前,教师发展已成为当前各国教育界关注的热点之一。近十年来,我国也以"研究教育人才政策,探索教师成长规律,创新教师发展理论,服务教师工作实践"为宗旨,多学科、多视角、多种研究方法对医学教育领域教师发展的内外机制进行研究探讨。

在过去十年中,我们见证了全球教师发展活动的显著提升。"医学院的师资是其最重要的资源",这种信念一直指导着我们在教师发展方面所做的工作。我们试图培养和维持教师的好奇心、创造力和责任。当前,教师发展已经成为医学教育越来越重要的组成部分,大多数的医学院校(及其附属医院)、专业协会、监管机构和卫生专业组织会提供正式的教师发展计划和活动,如成立教师发展中心、提供教师发展的专业课程和进修机会。我国已建立起世界上规模最大的医学教育体系,但是如何发展教师,使之为社会、国家培养更多、更优秀的医生,仍然是亟待解决的关键问题。了解教师发展、学习教师发展、促进教师发展,对我国医学教育事业发展具有着重大意义。

尽管如此,目前针对教师发展的中文书籍还不多,大多数教师是依托组织机构开始逐渐接触教师发展,对教师发展尚无清晰概念,不了解教师发展的方法,更没有很好地开展教师发展。基于这样的现状,我们发现《医学教师发展:研究与实践》很好地解决了以上问题。这本书从无到有,翔实地论述了教师发展这一主题,从教师发展核心概念和原则开始介绍教师发展范畴,教授教师发展方法,指导教师发展实践与应用,探讨教师发展研究与学术,以及展望教师发展未来方向。这本书可以帮助医学教师更好地了解自己的职业发展,追求更高更远的未来。

　　我非常有幸作为《医学教师发展:研究与实践》的主译,在国内首次翻译书籍,在这个过程中,邀请了许多国内知名院校的优秀教师参与。本书充分展示了医学教师发展的核心概念和实践应用等内容。在这里,我要特别感谢参与翻译编写的各位同仁为此书付出的精力和心血。本书可以作为医学院校(及其附属医院)、专业协会、监管机构和卫生专业组织教师发展的指导性教材和参考书,相信它会帮助医学教师发展自己的同时,为祖国的医学教育事业添砖加瓦,也期待中国医学教师发展能走出自己的道路。

　　本书能顺利出版离不开各院校教师团队的辛勤付出,在此,向北京大学、重庆医科大学、复旦大学、哈尔滨医科大学、华中科技大学、九江学院、汕头大学、山东大学、同济大学、西北民族大学、西南医科大学、徐州医科大学、中国医学科学院、中南大学(按首字母排序)的教师团队表示衷心的感谢。由于译校者水平有限,错误与不当之处在所难免,恳请读者批评指正。

**闻德亮**
中国医科大学
2022 年 6 月

# 原著前言

    2011年5月,来自世界各地的教育工作者齐聚多伦多,参加第一届教师发展国际会议。此次会议由麦吉尔大学和多伦多大学主办,旨在鼓励交流最佳实践和研究成果,并建立一个致力于在各种背景下促进教师专业发展的全球领导者团体。国际教师发展领导者和卫生专业教育工作者深信教师发展对于在全球范围内实现医学教育目标的重要性。他们齐聚一堂,探讨教师发展如何为医疗卫生专业人员做好准备,使他们能够担任教师和教育工作者、领导者和管理者、研究者和学者等多重角色。

    这本书是此次会议以及大型团体会议、工作坊、研究报告和社会活动中进行的讨论的自然产物,旨在继续探讨2011年的对话内容。通过探索卫生专业教师发展的范围和实践,我们希望激发关于教师发展现状的讨论,确保研究(和证据)能够为正在进行的实践提供信息,并强调未来的研究和实践方向。

    Palmer(1998)曾说过,"任何技艺的发展都依赖于从业者之间的共同实践和诚实对话。"从多方面来看,本书的目标是:理解实践社区中积累得来的实践经验和研究成果,以帮助推动教师发展领域向前发展。

    教师发展已成为卫生专业院系和学校(及其附属医院)、专业协会、监管机构以及国家和国际协会中越来越普遍的项目。因此,这本书标志着我们正处于一个可以回顾过去的成就并开始规划未来方向的时刻。虽然仍有许多工作要做,但希望本书中的思想和概念将有助于为未来的成长和发展提供信息。

    本书分为六部分。在讨论了"教师发展"的含义以及为设计和实施多样化教师发展计划奠定基础的核心概念和原则之后,我们将描述教师发展计划和活动的能力,以提高教学和教育、领导和管理、研究与学术能力,促进学术生涯发展与组织变革。基于该领域现有的文献和经验,我们会讨论一些教师发展的方法,包括以工作为基础的学习和实践团体,同伴互助和导师制,工作坊和研讨会,奖学金和其他纵向项目,以及在线学习。此外,我们将强调实践应用,并描述如何利用教师发展举措来促进角色塑造和反思性实践、基于能力的教学和评估、跨专业教育和实践,以及国际合作和伙伴关系。综合教师发展计划的设计和发展,以及研究、学术和知识转化在教师发展中的作用也将得到阐明。本书的最后一部分将借鉴每一章的经验教训,并尝试为未来发展做规划。

希望这种对教师发展的描述能引起不同医学教育研究及实践者的兴趣,包括教育领导者和管理人员、教师、学生、研究人员,以及所有对于自身和同事的专业学习感兴趣的卫生行业政策制定者。尽管本书中的许多例子来自医学领域,但一般原则和策略适用于所有卫生专业人员的专业发展。同样地,虽然这本书是特别为卫生专业人员设计的,但其中的许多概念和见解也与其他领域对教师发展感兴趣的人息息相关。

本书的每一章都是为了回顾我们所知道的在一个特定领域的教师发展,讨论进一步发展和创新的途径,并在适当的情况下提供一个案例。那些从头到尾读完本书的读者将会对教师发展所能取得的成就有一个全面了解。然而每章也可以单独阅读,以吸引有特定兴趣的读者。

这本书代表了一个国际学者和教育工作者团队的集体努力,他们接受了开拓新领域以及突破教师发展思维和写作界限的挑战。综合当前教师发展的质与量的平衡是非常不容易的。然而,每一位拥有广泛临床和教育背景的作者都已接受了这一挑战,作者们根据他们在各种跨专业和国际背景下的经验,带来了关于教师发展的独到见解。

斯普林格出版社的《专业教育创新改革》系列丛书聚焦于专业教育的创新与变革。因此,我们关注的是教师的专业发展。我们希望这本包括了其他渠道无法提供的内容的合集,将有助于项目的规划、实施和评估,推动学术议程向前发展,并促进这一重要实践和学术领域的对话与辩论。

**加拿大魁北克省蒙特利尔市,Yvonne Steinert Ph.D.**
2013 年 4 月

# 原著作者

## Yvonne Steinert 的个人简介

Yvonne Steinert 是加拿大魁北克省蒙特利尔市麦吉尔大学医学院的临床心理学家和家庭医学教授，医学教育中心主任，医学教育 Richard and Sylvia Cruess（理查德和西尔维娅·克鲁斯）中心主席，以及医学院教师教学发展创始人（1993—2011）。Steinert 博士从事医学教育和教师发展工作超过 25 年，积极参与本科和研究生医学教育、教育研究以及跨专业教师发展计划和活动的设计与实施。研究兴趣集中在卫生专业的教学、课程开发和项目评估、教师发展对个人和组织的影响以及教师的持续专业发展。撰写了大量关于教师发展和医学教育的文章，经常受邀在学术和科学环境中为卫生专业人员及医学教育工作者做演讲，并一直推动促进地方、国家和国际背景下的教师发展。Steinert 博士是加拿大医学教育协会的前任主席，曾获得多项荣誉和奖项，以表彰她对教师发展和卫生专业教育的贡献。

# 原著作者

**Liz Anderson** Department of Medical and Social Care Education, University of Leicester, Leicester, UK

**Miriam Boillat** Centre for Medical Education and Department of Family Medicine, Faculty of Medicine, McGill University, Montreal, QC, Canada

**Francois Cilliers** Education Development Unit, Faculty of Health Sciences, University of Cape Town, Cape Town, South Africa

**David A. Cook** Division of General Internal Medicine and Office of Education Research, College of Medicine, Mayo Clinic, Rochester, MN, USA

**Willem de Grave** Department of Educational Development and Research, Faculty of Health, Medicine and Life Sciences, University of Maastricht, Maastricht, The Netherlands

**Michelle Elizov** Centre for Medical Education and Department of Medicine, Faculty of Medicine, McGill University, Montreal, QC, Canada

**Stacey Friedman** Foundation for Advancement of International Medical Education and Research (FAIMER), Philadelphia, PA, USA

**Larry D. Gruppen** Department of Medical Education, University of Michigan Medical School, Ann Arbor, MI, USA

**Marilyn Hammick** The Best Evidence Medical Education Collaboration, Dundee, Scotland, UK

**Sarah Hean** In-2-Theory: Interprofessional Theory and Scholarship Network, School of Health and Social Care, Bournemouth University, Bournemouth, Dorset, UK

**Brian Hodges** Department of Psychiatry, University of Toronto, Toronto, ON, Canada

University Health Network, Toronto, ON, Canada

Wilson Centre for Research in Education, Health Professions Education Research, University of Toronto, Toronto, ON, Canada

**Carol S. Hodgson** Faculty of Medicine and Dentistry, Division of Studies in Medical Education, University of Alberta, Edmonton, AB, Canada

**David M. Irby** Department of Medicine and Office of Research and Development in Medical Education, University of California San Francisco School of Medicine, San Francisco, CA, USA

**Brian Jolly** Medical Education, School of Medicine and Public Health, Faculty of Health, The University of Newcastle, Callaghan, NSW, Australia

Australian Society for Simulation in Healthcare and Health Division of Simulation Australia, Adelaide, SA, Australia

**Karen Leslie** Department of Paediatrics and Centre for Faculty Development, Li Ka Shing International Health Education Centre, University of Toronto, Toronto, ON, Canada

**Karen V. Mann** Division of Medical Education, Faculty of Medicine, Dalhousie University, Halifax, NS, Canada

**Désirée D. Mansvelder-Longayroux** Faculty Development Programmes, Centre for Innovation in Medical Education, Leiden University Medical Centre, Leiden, The Netherlands

**Judy McKimm** College of Medicine, Swansea University, Swansea, West Glamorgan, UK

**Willemina M. Molenaar** Institute for Medical Education, University of Groningen and University Medical Center Groningen, Groningen, The Netherlands

**John Norcini** Foundation for Advancement of International Medical Education and Research (FAIMER), Philadelphia, PA, USA

**Cath O'Halloran** Department of Health Sciences, School of Human and Health Sciences, University of Huddersfield, Queensgate, Huddersfield, UK

**Patricia S. O'Sullivan** Department of Medicine and Office of Research and Development in Medical Education, University of California San Francisco School of Medicine, San Francisco, CA, USA

**Richard Pitt** Interprofessional Learning, Law and Ethics Interest Group for Health and Social Care, School of Nursing, Midwifery and Physiotherapy, Queens Medical Centre Campus, University of Nottingham, Nottingham, UK

**Ivan Silver** Department of Psychiatry, Centre for Addiction and Mental Health, Faculty of Medicine, University of Toronto, Toronto, ON, Canada

**Linda Snell** Centre for Medical Education and Department of Medicine, Faculty of Medicine, McGill University, Montreal, QC, Canada

Royal College of Physicians and Surgeons of Canada, Ottawa, ON, Canada

**John Spencer** Primary Care and Clinical Education, School of Medical Sciences Education Development, Faculty of Medical Sciences, Newcastle University, Newcastle upon Tyne, UK

**Yvonne Steinert** Centre for Medical Education and Department of Family Medicine, Faculty of Medicine, McGill University, Montreal, QC, Canada

**Tim Swanwick** Postgraduate Medical Education, Health Education North Central and East London, London, UK

**Ara Tekian** Department of Medical Education, College of Medicine, University of Illinois at Chicago, Chicago, IL, USA

**Aliki Thomas** Occupational Therapy Program, School of Physical and Occupational Therapy and Centre for Medical Education, Faculty of Medicine, McGill University, Montreal, QC, Canada

**LuAnn Wilkerson** Center for Educational Development and Research, David Geffen School of Medicine at University of California Los Angeles, Los Angeles, CA, USA

**Anneke Zanting** Centre for Education and Training, Ikazia Hospital Rotterdam, Rotterdam, The Netherlands

# 原著致谢

有人说医学教育是一项团队运动。师资发展和著书也是如此。我深深感谢每一位作者,感谢他们对这个项目的奉献,以及他们对教师发展在推动医疗卫生行业发展中重要性的认可。

我还要感谢第一届卫生专业教师发展国际会议的联合主席 Ivan Silver。我仍然感激他的远见、智慧和友好。我也要感谢两位丛书编辑,Wim Gijselaers 和 LuAnn Wilkerson,感谢他们邀请我来编写这本书,并感谢他们认识到教师发展在卫生专业中的重要性。

同行评议是学术写作的标志之一,这本书也不例外,每一章都由该书的两位作者或该领域的同事审阅。我想感谢以下个人对具体章节的建设性反馈:Miriam Boillat,Diana Dolmans,Michelle Elizov,Stacey Friedman,Carol Hodgson,David Irby,Brian Jolly,Karen Leslie,Karen Mann,Judy McKimm,Peter McLeod,Willemina Molenaar,Clare Morris,Catherine O'Keeffe,Patricia O'Sullivan,Ivan Silver,Linda Snell,John Spencer,Tim Swanwick 和 Aliki Thomas。参考文献的准确性是学术写作的另一个挑战,我要感谢 Robert Zhu,Monika Krzywania 和 Cristina Torchia,感谢他们在参考文献检查、格式设置以及确保我们所有人正确引用同行的观点方面所提供的帮助。

我们每个人都与一个由教师、教育家、领导者和学者组成的团体合作。我深深地感谢:麦吉尔大学医学院的领导们,他们为我提供了一个良好的环境让我探索新思想,帮我承担风险,并制订了一个经过了 18 年发展的教师发展计划;麦吉尔大学教师发展团队的学术和行政成员,他们重视学习和职业发展,并与我一起踏上了这段旅程;参与我们的教师发展项目并致力于在所有工作中追求卓越的教师;以及医学教育中心(另一个教师发展平台)的成员,他们激发了我的好奇心,挑战了我的思维,并与我们一起追求创新、学术和卓越。没有这个"实践共同体",我自己对这个复杂过程的理解就不可能实现。

最后,我要感谢我的家人一直以来的支持和鼓励。我的丈夫 Ron,我的女儿 Elana,Shelley 和 Danna,他们是我最好的老师,他们教会我教学和学习的乐趣,激励我追求我的梦想。

# 目　录

# 第1部分
## 引言

# 第1章
# 教师发展：核心概念和原则

Yvonne Steinert

## 1.1 引言

教师发展已成为医学教育越来越重要的组成部分，大多数学院和学校（及其附属医院）、专业协会、监管机构和卫生专业组织现在都提供正式的教师发展项目和活动。事实上，在医疗卫生专业中已经报告了不同的教师发展项目（Alteen et al. 2009；Hendricson et al. 2007；McLean et al. 2008；McNamara et al. 2012；Mitcham et al. 2002；Rothman and Rinehart 1990；Scudder et al. 2010），人们对这方面的研究和实践的兴趣日益浓厚。本章的目标是强调教师发展共同的目标和定义、基本原理以及发生的背景。我们还将讨论教师发展的范围、响应教育和医疗保健重点的常见方法和实际应用，以及这一新兴领域对研究、学术和知识转化的需求。Whitcomb（2003）认为"医学院的师资是其最重要的资产"。尽管这一观点是在十多年前提出的，但这种理念仍然强调了我们在教师发展方面所做的很多工作，包括我们在努力培养和维持教师的好奇心、创造力和教学热情。

## 1.2 共同目标和定义

教师发展，也被称为员工发展，是指机构用来更新或协助教师担任多重角色的广泛活动（Centra 1978）。过去，教师发展在传统意义上被定义为一个规划项目，旨在为机构和教师的各种角色做好准备（Bland et al. 1990）并提高个人在教学、研究和管理领域的知识和技能（Sheets and Schwenk 1990）。然而，尽管教师发展历来与规划项目相关，但据我们最近的观察：医疗卫生专业人员会参与正式和非正式的教师发展活动，以提高他们的知识和技能（Steinert 2010a, c），而且他们的大部分职业发展都是以自我为导向，并与体验式学习和工作场所学习相联系。因此，根据本书的目的，**教师发展指的是医疗卫生专业人员，**

**作为教师和教育者、领导者和管理者、研究者和学者，在个体和团体环境中，追求知识、技能和行为提升的所有活动。**

有人说，教师发展的目标是"不论现在还是将来，向教师传授与其所在机构和教职岗位相关的技能，并保持他们的活力"(Steinert 2009)。考虑到这一目标，教师发展能够为个人提供有关教与学、课程设计和交付、学习者评估和项目评估、领导力和管理，以及研究和学术等方面的知识与技能。它还能够强化或改变对教师角色和责任等多方面的态度或信念，为通常凭直觉执行的工作提供概念框架，并将医疗卫生专业人员介绍给具有共同目标与追求的个人和群体(Steinert 2009)。从最广泛的意义上讲，教师发展应针对教师的所有角色(如上所述)，而不是像通常那样仅限于专注教学和教育。

同样重要的是，要注意教师发展可以作为一种促进组织变革的有用工具(Jolly 第 6 章；Steinert et al. 2007)。例如，教师发展能够通过提出正式、非正式和隐性课程、制定政策或提高组织能力(Bligh 2005)，从而试图影响机构文化(Hafferty 1998)。此外，通过建立共识、产生支持、传播核心内容和促进技能获取，教师发展有助于支持课程变革(Snell 第 13 章)并为未来构建教育能力(Swanwick 2008)。

读者将会注意到，文献中存在对教师发展的不同定义(McLean et al. 2008；Jolly 第 6 章；Silver 第 16 章)。该术语的含义也因文化和语言而异。例如，荷兰语术语 *docentprofessionalisering* 粗略地翻译为教学的专业化(Steinert 2012)。这种对教师和教学专业化的强调很有吸引力，并且与最近很多教学标准相吻合(Purcell and Lloyd-Jones 2003)。然而，该术语是有局限性的，它强调教学而排除了其他角色和责任。在某些方面，法语表达 *formation professorale* 通过提及"教授的"角色的形成更具包容性，就像德语短语 *personal- und organisationsentwickelung* 一样突出了个人和组织的发展。然而，无论使用何种命名法，重要的是要了解教师发展在不同语言中表达的含义以及这种专业发展形式如何在不同的环境和文化中展开。

仔细审查"教师发展"一词所产生的另一个问题与"教师"的含义有关。尽管教师的概念通常被认为是"学术教师"的同义词，但在本书中，**教师是指：整个医疗卫生专业(例如通信科学、口腔科学、护理学、康复医学)，参与针对各级学习者(例如本科生、研究生、继续教育者)的教学和教育，在大学、医院及社区从事领导和管理工作，以及从事研究和学术工作的所有人。**在某些方面，英语术语"员工发展"避免了对学术环境的潜在偏见，但它没有区分专业和管理人员。重要的是，在本次讨论的背景下，"教师"一词的含义是包括在各种环境中工作的所有医疗卫生专业人员。

医疗卫生专业人员经常质疑教师发展和持续专业发展(在某些情况下也

称为继续医学教育)之间的区别。由于教师发展是持续专业发展的一种形式,因此,这种潜在的区别可能会变得更加混乱。然而,无论是在实践中还是出于本书的目的,我们所做的区分是:教师发展是指教师角色的改善和强化,包括教育、领导和研究,而持续专业发展是指维护和改进医疗卫生专业人员的临床专业知识(即作为卫生保健提供者)。

最后,值得注意的是:在某些行政辖区,教师发展与本科医学教育密切相关;在其他国家和环境中,它通常融入研究生医学教育(Swanwick 2008)。就本书而言,**教师发展被视为教育事业各个层面的组成部分——跨越所有学科。**

## 1.3  教师发展的依据

在过去的十年中,我们见证了全球教师发展活动的显著增长(e.g. Adkoli et al. 2009;Anshu et al. 2010;Cornes and Mokoena 2004;Wong and Agisheva 2007)。这种活动增长的部分原因是认识到医疗卫生专业人员通常没有为他们的教师角色做好准备。正如 Westberg 和 Jason(1981)所说:

> 与教师特别相关的一项任务是教学,所有其他任务都可以在其他环境中进行。矛盾的是,教师的核心责任通常是他们最没有准备的。

正式的教师发展项目的增多还与公众责任感的增强、医疗保健服务性质的变化、对卓越的持续追求以及教学和医学教育的专业化有关(Gruppen et al. 2006;Swanwick 2008)。对医疗保健质量保证的强调,以及为学生和住院医师提供高质量培训项目的渴望(Schofield et al. 2010),也推动了教师发展的需求,许多新兴的教育重点(例如职业精神的教与学、文化意识和谦逊、跨专业教育和实践)也是如此。与此同时,我们不能忽视监管机构和国际机构的影响,这些机构已经开始关注教师和教学的认证(General Medical Council 2006;World Federation for Medical Education 2007),这样做强调了教师发展在教育工作者认证中的重要性(Eitel et al. 2000)。正如 McLean 等(2008)曾指出,特别是在谈到教师和教育者的作用时,“由于要求医学教师承担着社会任务的责任主体和执行主体,教学实践的专业化压力越来越大”。例如,在英国,医学总会(General Medical Council 2006)指出,“如果您参与教学,您必须培养一名称职教师的技能、态度和实践”。而教师的角色越来越多地被认为是所有医生的核心专业活动,作为一名医生,“不能仅凭运气、天赋或兴趣”(Purcell and Lloyd- Jones 2003)。在北美,医学教育联络委员会(Liaison Committee on Medical Education 2012)要求医学院的成员有能力成为有效的教师。而在加拿大,维护认证计划项目（Maintenance of Certification Program）承认教师发展是维持职业标准的关键因素（Royal College of Physicians and Surgeons of Canada 2011）。有趣的是，尽管教师作为领导者和研究者的角色尚未受到同样的审查，但是如果所有教师角色的标准都将在未来十年内出现，而不仅仅是在医疗卫生专业中出现，这也就不足为奇了。

## 1.4　教师发展的背景

　　医疗卫生专业的教师发展发生在不断变化（和复杂）的环境中，包括大学和医学院校、教学医院和社区场所，以及国家和国际协会及组织（Hueppchen et al. 2011）。在所有这些背景下，教师发展项目和活动必须响应医疗保健服务、教育实践和医疗卫生专业人员不断变化的角色变化。有人说医学教育需要将其目标和目的与社会需求相结合（Nora 2010），教师发展也必须这样做。

### 1.4.1　医疗保健供给

　　在过去十年中，医疗保健及其提供环境发生了巨大变化。我们目睹了疾病概况（例如人口老龄化、更复杂的疾病、从急性病到慢性病的转变）、医疗保健提供地点（例如从单一机构到医疗网络）和医疗保健提供者（例如从单个专业人员到医疗卫生专业人员的医疗团队）的重大变化。患者（及家属）的知识和期望也发生了变化，他们对医疗保健的参与也发生了变化。技术发展创造了新的希望和期待，导致个性化医疗的潜力和成本的增加。事实上，对成本和绩效上升的关注导致西方世界大部分地区的政府干预和改革增加，而正是在这种复杂和不确定、相互依存和变化的环境中（Mamede and Schmidt 2004），必须开展教师发展。

### 1.4.2　临床和学术环境

　　教师发展所处的临床和学术环境也在发生变化。例如，Swanwick 和 McKimm（2010）描述了影响所有医疗卫生专业人员在临床环境中经受的许多挑战：需要平衡繁忙的临床、教学和研究工作量，永远缺乏时间，孤立感，不断增加的各级患者和学生人数，以及保持与时俱进的压力。学术环境的特点还包括：不断变化的结构和日益增长的相互依存关系（Nora 2010）、工作量的增加、对基金资助的竞争加剧，以及对学术生产力的新需求。那么，医疗卫生专业人员如何找到时间，参与教师发展呢？ Steinert 等（2010b）探讨了教师参与结构化教师发展活动的原因，并确定了四个因素：教师发展促进个人和专业发展的看法；重视学习和自我提升；与同事交流的机会；以及鼓励持续参与的初步积极经验，教师对这些和其他激励因素的认识，对于教师发展项目的设计和实施非常有帮助。

### 1.4.3　教育趋势和机遇

　　新兴的教育趋势和创新也为教师带来了新的挑战和机遇。一方面,我们正在面对不断变化的学生群体,他们具有更广泛的多样性和很高的期望,对机构问责制度有更高的要求(Dankoski et al. 2012)。另一方面,我们正在探索新的(和更新的)教育框架(例如基于能力的教育、跨专业教育和实践)、替代的学习场所(例如基于社区的教育)和新颖的教学方法(例如模拟和其他先进的技术)。所有的这些发展都需要不同的技能,监管机构不断增长的需求也是如此(如上所述)。正如弗里德曼等(Friedman et al. 第 15 章)所描述的那样,医疗保健的全球化也带来了新的机遇,正是在这种情况下,教育领导者和教师发展工作者必须保持洞察力与灵活性,帮助教师平衡相互竞争的需求和重点。

### 1.4.4　环境的作用

　　在本节中可以明显看出,如果不解决教师学习和实践所在环境的作用,任何对教师发展的讨论都是不完整的。教师的工作环境,以及奖励和规范他们行为的制度规范及政策,显然会影响他们的职业成长(Lieff 2010)。例如,一些医学院校组织提供职业发展机会并鼓励对新想法进行实验。另一些学校和组织也许不鼓励这种行为,也可能不会为创新和学术提供行政支持。令人惊讶的是,教师发展报告中关于背景和制度环境的作用的文章很少。然而,正如西尔弗所强调的那样(Silver 第 16 章),教师发展人员必须对机构和环境的需求与重点保持敏感,特别是因为它们将影响各种计划和活动的形式及重点。教师发展所在的文化也必须得到认识和承认,我们必须始终认识到这样一个事实,即我们所做的事情是由我们工作的文化所塑造的。

## 1.5　教师发展范围

　　如前所述,教师发展可以促进个人和组织层面的变革。此外,尽管教师发展项目往往主要侧重于教学和教学效果(Steinert et al. 2006),但是这些活动迫切需要解决所有的教师角色,包括领导者和管理者以及研究者和学者的角色(Steinert 2011)。教师发展在职业发展和组织变革中的作用也不容忽视,这些领域都将在第 2 部分讨论。

### 1.5.1　教学效果

　　正如 Hodgson 和 Wilkerson 所概述的(第 2 章),教师发展的起源可以追溯到为提高高等教育和医学教育教学效果而进行的早期努力。事实上，"教会教师教学"的愿望一直是这场运动的根源，这种运动在 20 世纪 90 年代初就出现了。该领域的活动和计划是为在大学、医院和社区环境中教育不同层次学生（包括本科生和研究生）和所有医疗卫生专业人员设计的。共同关注的领域包括大型和小型团体教学、反馈和评估，以及临床环境中加强教学和学习。最近，特定的内容领域（例如酗酒和药物滥用、医疗错误）已成为教师发展议程的一部分（Skeff et al. 2007）。然而，令人惊讶的是：大多数教师发展项目并没有将他们的工作建立在理论（或概念）框架中（Steinert 2011），也没有围绕教师的预期成果或能力制订计划。然而，Hodgson 和 Wilkerson（第 2 章）正是这样做的，将有关教师发展以促进教学改进的文献置于医学教育者学会（Academy of Medical Educators 2012）的专业标准的背景下。无论我们是采用这种教学架构，还是采用其他同事的架构（e.g. Milner et al. 2011；Molenaar et al. 2009；Srinivasan et al. 2011），制订工作蓝图仍然很重要。正如 Purcell 和 Lloyd-Jones（2003）所观察到的那样，在许多国家，"有大量针对医学教师的教师培训计划。但什么是好的医学教学？除非我们知道它是什么，否则我们如何开发它？"。只要我们关注个人目标、重点并充满热情，对教师进行基于成果的教育，似乎与培训各级学生一样重要。

## 1.5.2　领导力发展

如前所述，医疗保健服务、临床实践和医学教育都处于不断变化的状态。为了应对所有这三个领域发生的快速变化和范式转变，医疗卫生专业人员需要展现多样化且有效的领导和管理技能。正如 Swanwick 和 McKimm（第 3 章）所强调的，"有效的领导能力被认为是提供高质量医疗保健和专业实践的先决条件"。领导力发展也可以成为确保教育创新和卓越、学术产出和成功的研究生涯的关键因素。虽然可能性很大（Steinert et al. 2012），针对领导力和管理的教师发展项目可以解决许多问题，包括个人和人际交往效率、领导风格和变革管理、冲突解决和谈判、团队建设和协作以及组织变革和发展。迄今为止，教师发展文献主要关注教育领导力（Spencer and Jordan 2001）。然而，我们需要更广泛地思考，让我们自己和我们的同事具备能使我们应对多层次的复杂性和变化的领导力（Steinert 2011）。

## 1.5.3　研究与学术

Frontera 等（2006）指出，"医学科学的进步取决于对研究产生的新信息的生产、可用性和使用"。正如这些同事所言，"一项成功的研究事业不仅取决于精心设计的能够满足临床和社会需求的议程，还取决于开展工作所需的研究能力"(Frontera et al. 2006)。正如霍奇斯所概述的,教师发展在发展研究能力方面发挥着关键作用(Hodges 第 4 章)。因此,我们需要问问自己,我们准备让医疗卫生人员在多大程度上成为学术型人才。Boyer(1990)确定了四类学术:发现类学术、综合学术、应用式学术和教学学术。尽管许多教师会同意学术的推广是医疗卫生专业人员专业发展的一个重要方面,但该领域尚未得到充分的发展。用于促进学术而设计的项目可以侧重于学术的定义、在同事和同行中促进学术的方式、传播学术工作的方法以及"从创新转向学术"(Steinert 2011)。培养研究能力而设计的项目可以侧重于提出好的研究问题、发展重点领域的知识或技能(例如,发展研究团队、资助)、理解研究设计、数据收集和分析以及学术写作的原则(Hodges 第 4 章)。此外,包括工作坊或其他模块化项目、长期项目和毕业学位在内的各种形式都可以实现这些目标。

### 1.5.4　职业发展

学术环境越来越复杂。正如 Leslie(第 5 章)所指出的,在学术和职业发展方面的教师发展包括:

> ……明确提供指导、学习机会和资源,使个人能够反思自己和他人的职业,确定目标和所需资源,实施适当的计划和活动,并评估其工作的过程和结果。目标是让教师在他们的环境和实践文化中体验成功与成就感。

其他作者将教师发展描述为"有组织的、以目标为导向的实现职业发展和成长的过程"(Hamilton and Brown 2003)。从这个角度来看,教师发展代表了一种有意识的努力,以帮助教师在他们的职业道路上取得成功,通常(但不仅限于)在学术环境中(Duda 2004;Hamilton and Brown 2003)。为了实现职业发展而进行的教师发展可以解决广泛的问题,包括个人与组织之间价值观的一致性,与学术角色和责任相关的机构内的流程、结构和资源,以及职业规划。它还可以包括正式项目(包括工作坊和研讨会)、非正式方法(包括训练和指导),或提供可以指导和促进职业发展的材料和资源。令人惊讶的是,支持职业发展的教师发展项目目前还没有得到更频繁的描述,特别是考虑 Kanter(2011)的观点,即职业发展可以被视为教师发展的总体框架。

### 1.5.5　组织变革

如前所述,教师发展可以在促进组织变革和发展方面发挥重要作用。例如,教师发展可以通过帮助制定支持和奖励卓越表现的机构政策、鼓励重新审查学术晋升标准、认可创新和学术以及为初级和高级教师提供学习机会和资源来促进变革文化 (Steinert 2011)。在教育领域，教师发展可以作为促进课程变革的有效工具 (e.g. Snell 第 13 章；Steinert et al. 2007)、在教学中对卓越的认可 (Brawer et al. 2006)，以及教与学的整体概况。它还可以帮助促进一种培育批判性探究的环境，并在变革后的和解、适应和成长中发挥作用 (Jolly 第 6 章)。也就是说，教师发展可以帮助组织进入后现代的框架 (并表明机构目标和结构的更大多样性)，促进领导力和管理 (并鼓励团队发展和角色识别)，并有助于协助改变工作场所的文化 (强调专业奖励和激励)。在许多方面，我们是时候该利用教师发展在促进组织变革方面带来的好处，并记住机构 (以及个别教师) 可以成为"客户"。

## 1.6　教师发展途径

医疗卫生专业人员可通过多种方式培养他们作为教职员工的能力。对于某些人来说，这种培养包括参加正式的工作坊或课程；对其他人来说，学习是以非正式的方式进行的，通常是通过工作场所的角色示范和实践经验。图 1.1 显示了这种关于教师发展的观点，并提供了教师发展如何沿着两个维度变化的图解描述：从个人 (独立) 经验到小组 (集体) 学习，以及从非正式方法到更正式的方法 (Steinert 2010a，c)。

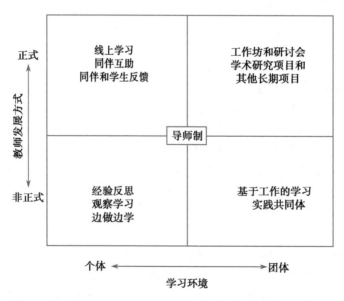

图 1.1　教师发展的方法 [该图最初是为 "成为更好的教师：从直觉到意图" (Steinert 2010a) 一章准备的；它也出现在 *Medical Teacher* (Steinert 2010c) 和 *Academic Medicine* (Steinert 2011) 医学教育学术期刊中经美国医师学会许可印刷 © 2010]

教师发展的个人方法包括:从经验中学习,包括边做边学、观察学习和经验反思;向同行和学生学习(在医师执业阶段上的各个层次);在线学习。集体学习包括结构化活动,例如工作坊和研讨会、学术研究项目和其他长期项目,以及工作场所学习和在实践共同体中的学习。如图 1.1 所示,导师制(可以是正式的或非正式的)被置于中心位置,因为任何自我提升的策略都可以从有效导师提供的支持和挑战中受益(Steinert 2010a)。这些以及其他教师发展方法将在第 3 部分进行介绍。

## 1.6.1  从经验中学习

卫生专业人员通常通过“责任的性质”和“在工作中学习”来熟练他们的工作(Steinert 2010b;第 7 章)。 尽管医疗卫生专业出版的大部分文献都集中在正式的(结构化的)教师发展活动上(Steinert et al. 2006),但是通常发生在工作场所的非正式学习同样重要。这种学习形式结合了角色建模、反思和向同事学习,也可以形成一个实践共同体(Wenger 1998)。O'Sullivan 和 Irby(第 18章)在提出探索教师发展项目和活动有效性的新方法方面,考虑了基于工作的学习和实践共同体。显然,在设计和实施教师发展活动时,应考虑这些学习方法,因为在工作中学习对于所有医疗卫生专业人员的发展至关重要。我们还应该尽可能地努力提高这种学习的可见度,以便它可以成为一种合法的职业发展形式。

## 1.6.2  同伴互助和导师制

同伴互助和导师制是教师发展中另外两种有效的方法。正如 Boillat 和 Elizov(第 8 章)所描述的,它们都是高度个性化、以学习者为中心的方法,需要安全的环境、相互信任和合作以及反思。同伴互助在医疗卫生专业中具有特别的吸引力,因为它可以发生在实践环境中并促进合作(Steinert 2009)。导师制基于相同的原则,通常用于促进教师的社会化和职业发展。鉴于导师有能力提供指导、支持、方向和专业知识,这种教师发展的方法没有得到更广泛的认识确实很令人惊讶(Morzinski et al. 1996)。

## 1.6.3  工作坊和研讨会

工作坊和研讨会(或短期研讨会)因其固有的灵活性和提供主动学习而广受欢迎。此外,虽然它们最常用于促进教育角色和责任相关的技能获取,但它们对于领导力发展和研究能力建设同样有效。正如德格拉维等概述的(de Grave et al,第 9 章),将这种方法用于教师发展的挑战在于阐明其设计背后的原则,将学习理论融入其构建中,以及整合促进将其转移并应用到工作场所的策略。工作坊和研讨会在开设时间长度、内容和教学方法上各不相同,代表了模块化学习的一个重要方面,模块化学习可以融入其他方法,例如学术研究项目或其他长期项目。

### 1.6.4　强化长期项目

学术研究项目和其他长期项目的时长、形式和重点各不相同,最常用于培养教育技能(教学、评估和课程设计)、领导力和学术。然而,这种形式在培养更通用的领导力和研究技能方面也很有效。正如 Gruppen(第 10 章)指出的那样,强化长期项目不仅是对个别教师的投资,也是对机构健康发展的一种投资。这些项目已展现出实现其教育目标、促进教育领导力和学术生产力以及建立共同体意识的能力,被视为支持教育作为一门科学学科的关键因素。补充长期项目的其他方法包括证书项目和高级学位(Hodges,第 6 章;Tekian and Harris 2012)。

### 1.6.5　在线学习

在教师发展中,一种未被充分利用的学习方法就是在线学习。尽管互动和社交网络受到教师的高度重视,但在线教师发展提供了许多不容忽视的好处。正如 Cook(第 11 章)所建议的,在线学习为个性化学习、评估和反馈提供了灵活的机会,并且当它与更传统的方法相结合时,可以充分利用两者的优势。在线学习也可以通过多种方式完成(例如通过在线教程、计算机支持的协作学习或计算机模拟),而成功的关键(除了遵守教学设计和多媒体使用的基本原则之外)包括关注感知的需求、精心的策划、清晰的沟通以及营造共同体意识。

在考虑本书中概述的教师发展的不同方法时,很重要的是要记住教师发展可以为医疗卫生专业人员提供有关教学和学习、领导和管理、研究和学术以及职业发展的知识与技能。教师发展可以成为发展实践共同体的有力工具,同时实践共同体也可以引领教师的成长和发展(Steinert et al. 2010a)。

## 1.7　重新定义教师发展

在一项关于教师专业成长的有趣的研究中,Clarke 和 Hollingsworth (2002)观察到了"教师专业发展的模式与我们寻求促进的过程的复杂性不匹配"。这一观察同样适用于医疗卫生专业的教师发展,因为大多数文献都描述了正式的项目和活动,继续加强了基于事件的教师发展方法,而事实上,我们知道,我们大部分的发展是发生在非正式(和非结构化)方式下。正如 Clarke 和 Hollingsworth(2002)所指出的,是时候将我们的重点"从早期将变革视为针对

教师的改革,转变成将变革视为一个涉及学习的复杂过程"。 Webster-Wright
也表达了类似的观点(2009),他主张对专业发展进行重新概念化,使我们从发
生在"离散、有限的片段"中的学习转变到关注持续性和真实性的专业学习。
更具体地说,她建议我们朝着促进学习的概念转变,在真实环境中促进学习的
概念,而不是只关注教师的发展。这种单纯的教师发展在许多方面暗示了一
种有缺陷的模型,强化了我们对教师"做某事"的概念,而忽略了获得技能的
重要场所。

在进一步描述"教师改变"的过程中,Clarke 和 Hollingsworth(1994)确定
了关于教师如何改变的六个相互关联的观点,所有这些观点都可以适用于医
疗卫生专业教师的专业成长。这些相互关联的观点包括:

- 伴随着培训的改变——即改变的是对教师做的事情。
- 适应的改变——即教师改变(或适应)以应对变化的环境。
- 个人发展的改变——即教师寻求改变以提高表现或发展新技能。
- 地方改革的改变——即教师为个人成长而改变某些东西。
- 系统性重组的改变——即教师制定系统的变革政策。
- 成长或学习的改变——即教师通过专业活动而改变。

有趣的是,当前对医疗卫生专业教师发展活动的观点似乎主要与"培训"
和"个人发展"的改变的概念一致。但是,在设计和实施医疗卫生专业教师发
展时,应检查和考虑上述其他观点。

本讨论还突出了在教师发展中使用理论框架的重要性。西尔弗(Silver,
第 16 章)总结了许多可用于设计和实施教师发展项目的概念方法,包括成人
学习、自主学习和反思性实践的原则,同时也描述了社会文化理论和建构主
义理论(Cobb and Yackel 1996;Rogoff 1990;Steffe and Gale 1995)。这种观点的
核心是,个人通过他们的经验和与他人的互动来构建知识和意义。在许多方
面,这个框架,以及将学习视为一种社会中介和建设性的过程的情境学习框架
(Brown et al. 1989;McLellan 1996),对于理解教师发展过程特别有帮助。情境
学习基于这样一种观念,即知识处于情境之中,受到其中的活动、情境和文化
的影响(Brown et al. 1989)。这种知识观对我们理解教师发展以及教师教学活
动的设计和实施具有重要意义。情境学习的一些关键组成部分包括:认知学
徒制、协作学习、反思、实践和阐明学习技能(McLellan 1996),这些元素将在第
7 章中进一步讨论。

## 1.8 响应教育和卫生保健重点的实际应用

如前所述,教师发展必须满足教育和卫生保健需求,以保持相关性和响应

性。教师发展在许多领域也发挥着重要作用，包括个人层面的变化（例如增强意识和得当行为的明确示范作用）、课程（例如核心能力的教学和评估）、临床实践（例如跨专业教育和实践）以及国际合作。本书第 4 部分将阐述这些领域以及如何启动教师发展项目的关键问题。

### 1.8.1　促进角色示范和反思性实践

角色示范和反思性实践越来越被认为是教学中的重要元素（Kenny et al. 2003；Schön 1983）。尽管这两个要素在所有教师角色中都同样重要，但迄今为止的文献主要关注它们在教育领域的重要性。正如 Mann（第 12 章）所建议的，教师角色示范的发展需要意识到这种教学和学习策略的力量，关注个人和专业行为，并关注专业实践开展的环境。反思性实践与角色示范密切相关，并包含对我们所做的事情进行批判性思考的能力。令人鼓舞的是，反思技能是可以学习的，反思性实践可以采取多种形式，并且增加反思可以增强所有教师角色的角色示范作用（Mann，第 12 章）。短暂的一次性干预不太可能显著影响角色示范或反思性实践，这也不足为奇。然而，促进真实和有意义学习的正式和非正式方法都可以促进变革。

### 1.8.2　加强课程改革

教师发展既能够支持也能够推动课程变革和更新，事实上，这两个过程是密不可分的。正如 Snell（第 13 章）指出的，教师发展在促进认同、解决变革阻力、促进知识获取和技能发展，以及关注课程开展的组织文化方面，发挥着关键作用。在教育领导和管理、教育研究和成果评估等方面的教师发展也是必要的。以问题为基础的学习（problem-based learning）和能力本位教育（competency-based education）是需要教师发展的课程改革的例子，以确保教师能够做好领导教育改革的准备。这些经验还表明，不同的职业发展方法可以帮助教师掌握新的内容领域以及教学和评估方法。

### 1.8.3　推进跨专业教育和实践

Anderson 等（第 14 章）指出，跨专业教育和实践是对旨在促进以患者为中心的综合护理的医疗保健供给的特定改变的回应。此外，正如这些作者所建议的，跨专业课程的开发（旨在促进跨专业实践）面临着许多重大挑战：跨专业界限、将跨专业课程整合到每个专业的现有课程中、重视跨专业教育的理论严谨性和证据基础并认识到跨专业学习是复杂且不同的（Anderson et al.，第 14 章）。为了使教师在这个领域的发展有效，正式的方法必须在个人和组织两个层面解决现有的教学和学习的问题，并使教师为设计和促进课堂与临床环境中的跨专业实践做好准备。

### 1.8.4　创建国际教师发展伙伴关系

在医疗卫生专业中,教师发展超越国界的需求日益明显。事实上,正如 Friedman 等(第 15 章)展示的,国际教师发展伙伴关系的出现是为了应对一系列需求和机会,包括与医疗保健重点、教育的迫切性和全球教师职业发展相关的问题。正如这些作者所阐述的,国际伙伴关系在结构和目的以及组织独立与相互依存的程度各不相同。然而,不同的模型可以实现相似的目标,并且可以在很多层面体验到这些关系的好处,包括个人、机构和整个系统层面。关系本身也可以成为自豪和成就的源泉,带来新的举措和合作(Friedman et al. 第 15 章)。运作良好的伙伴关系允许使之接触其他途径可能获取不到的方法、材料、机会和网络,而文化桥梁、有效沟通和共同目标设定是可持续发展的关键因素。

### 1.8.5　启动教师发展项目

教师发展项目的设计和开发绝非易事。此外,一旦接受了承担这一任务的挑战,就涉及许多步骤,正如 Silver 所概述的(第 16 章),了解制度和组织文化、制定变革战略、形成指导联盟、进行环境巡检、确立项目的愿景和价值观以及定义清晰的目标和目的。下一个重要步骤是根据现有的证据和相关概念框架,确定教师发展课程和实施方法,随后是制定评估标准和可持续性计划。在这种情况下,还必须记住"凡事不能一刀切",因为每种环境和文化都将决定自己的成功之路。

## 1.9　教师发展研究、学术和知识转化

研究、学术和知识转化对于推动教师发展至关重要。尽管本书的每一章都基于当前的文献和现有证据,但我们需要通过系统地评估我们的各种项目和活动、评估多个层面的成果以及检查教师的发展情况,继续扩大该领域的研究基础。我们还必须确保让研究为实践提供信息——也使实践为研究提供信息——正如本书第 5 部分所强调的。

### 1.9.1　当前发展水平

对旨在提高教学效率的教师发展活动影响的研究表明,对项目的总体满意度很高,并且参与者向同事推荐了这些活动(Steinert et al. 2006)。更具体地说,医疗卫生专业人员报告了对教学态度的积极变化,以及自我报告的关于教育原则和特定教学行为的知识变化。其他益处包括增加个人兴趣和热情,增

强自信心，对共同体有更大的归属感，以及教育领导力和创新。最近对旨在增强领导力的教师发展项目审查中（Steinert et al. 2012）也发现了非常相似的结果。参与者报告了对自己组织的态度、领导能力和领导角色的积极变化，与领导概念、原则和策略相关的知识与技能的积极增长，以及领导行为的变化，包括新的角色和责任。

在查看这些和其他对高等教育教师发展的系统评价后（Amundsen and Wilson 2012；Stes et al. 2010），Spencer（第 17 章）总结道，虽然我们对教师发展"奏效"有了初步了解，但我们仍然需要了解"变化是如何发生的，以及为什么会发生"。此外，尽管对项目进行了大量描述，但很少有项目进行过严格的评估以确定该项目对教师的影响，并且缺乏支持这些举措对个人和组织的有效的结论性数据。在该领域进行的研究中，大多数依赖于对参与者满意度的评估；少数评估了认知学习或表现的变化，而另一些则研究了这些干预措施的长期影响。然而，大多数研究依赖于自我报告，而不是客观的结果测量或变化观察。目前显然需要更严格的研究设计和更多地使用定性和混合方法来捕捉教师发展干预的复杂性。还需要使用更新的基于绩效的评估方法，结合不同的数据源，以及比较不同的教师发展战略和保持随时间变化的过程导向研究（Spencer 第 17 章；Steinert et al. 2006）。

## 1.9.2　研究范式和方法论

基于现有证据，O'Sullivan 和 Irby（第 18 章）表明这一学术领域过度依赖实证主义研究范式，并建议考虑后实证主义、解释主义和批判理论范式。这些作者还建议使用可替代的研究方法，包括设计研究（Collins et al. 2004）、成功案例（Brinkerhoff and Dressler 2003），以及可持续发展的叙述（Swart et al. 2004）。这些方法中的每一种，都可以为教师发展的过程和价值提供新的见解。O'Sullivan 和 Irby（2011，第 18 章）还提出了进行教师发展研究的新概念框架，将教师发展定位在两个独立但相关的共同体中：①教师发展共同体；②工作场所的教学实践共同体。正如作者所建议的，教师发展共同体指的是真实和虚拟的环境，教师在这种环境中，讨论他们作为教育工作者的关注点和挑战，并学习新的角色和技能；第二种共同体位于进行教学、研究或领导的工作场所，无论是在课堂上还是在临床环境中。对于教师发展共同体，四个关键要素包括：参与者、教师发展项目、促进者，以及项目发生的背景。对于工作场所共同体，还有四个额外的组成部分：参与者与同事和学习者的关系和联系网络；在工作环境中必须完成的教育任务和活动；可用于帮助实现特定目标和目的的指导；以及工作场所的组织和文化。鉴于教师发展的社会性质（D'Eon et al. 2000）以及对实践共同体的日益重视（Wenger 1998），我们相信这个概念框架为推进该领域的学术研究提供了丰富的可能性。

### 1.9.3　知识转化与教师发展

知识的创造,以及将知识转化为实践,仍然是教师发展的挑战。因此,本书第 5 部分最后讨论了知识转化及其在教师发展中的应用。知识转化被定义为一种迭代的、跨学科的过程,用于促进将知识转化为实践,主要发生在临床环境中(Graham et al. 2006)。然而,正如 Thomas 和 Steinert(第 19 章)提出的假设,知识转化对教师发展的影响可以包括多种选择:

> ……①基于现有的最佳知识和 / 或科学证据的教师发展项目;②使用已知有效的教育和其他知识转化策略;③认识到,在缺乏支持教师发展活动的科学证据或科学知识与现有实践或价值观不一致的情况下,需要替代知识来源;④将教师发展活动概念化为知识转化干预本身。

希望将知识转化的视角应用于教师发展会有助于实现两个目标:在正式和非正式教师发展方法的设计、实施和评估中更系统地使用证据,并更加一致地努力在该领域创造新知识。

## 1.10　结论

本书中的章节代表了国际医疗卫生专业教育工作者、领导者和研究人员组成的学术团体的工作。这些章节还描绘了职业发展这一方面所包含的范围、方法的多样性、实际应用和研究机会。

本书中的讨论涉及许多未来需要更多关注的主题。例如,虽然本书的书名是《医学教师发展:研究与实践》,但由于当前发展水平,大多数例子都来自医学专业。此外,尽管越来越多的人一致认为教师发展旨在针对所有的教师角色,但迄今为止,大多数文献都集中在为了教育提升而进行的教师发展,通常是在学术环境中。将我们的重点转移到让教师成为领导者和管理者以及研究人员与学者,并在学术环境之外对教师发展的广度进行概念化,仍然是一个挑战。将重点从教师发展转向教师学习的建议亦是如此。本书的第 6 部分根据前几部分的内容总结了教师发展的未来方向。

教师活力被定义为"使有目的的生产成为可能的个人和机构的那些重要但无形的积极品质"(Clark et al. 1985)。教师发展的目标是培养、促进和加强教师及其工作机构(学术环境内外)的活力,以便我们能够促进未来医疗卫生专业人员的发展,并最终改善病人护理。

## 1.11 核心内容

- 教师发展包括正式和非正式活动,这些活动涉及教师在各种环境中的多重角色和责任。
- 教师发展在培养和维持医疗卫生专业人员作为教师和教育者、领导者和管理者以及研究人员和学者方面发挥着作用;教师发展还有助于促进学术和职业发展以及组织变革。
- 教师发展的常见方法包括:工作场所的体验式学习、同伴互助和导师制、工作坊和研讨会、长期项目和在线学习。
- 教师发展的实际应用可以包括:个人层面的变化(例如角色示范和反思性实践)、课程、临床实践(例如跨专业教育和实践)和国际合作。
- 需要研究、学习和知识转化来推动医疗卫生专业教师发展领域的发展。

(闻德亮 译)

## 参考文献

Academy of Medical Educators. (2012). *Professional standards*. London, UK: Academy of Medical Educators. Available from: http://www.medicaleducators.org/index.cfm/linkservid/180C46A6-B0E9-B09B-02599E43F9C2FDA9/showMeta/0/

Adkoli, B. V., Gupta, V., Sood, R., & Pandav, C. S. (2009). From reorientation of medical education to development of medical educators. *Indian Journal of Public Health, 53*(4), 218–222.

Alteen, A. M., Didham, P., & Stratton, C. (2009). Reflecting, refueling, and reframing: A 10-year retrospective model for faculty development and its implications for nursing scholarship. *The Journal of Continuing Education in Nursing, 40*(6), 267–272.

Amundsen, C., & Wilson, M. (2012). Are we asking the right questions? A conceptual review of the educational development literature in higher education. *Review of Educational Research, 82*(1), 90–126.

Anshu, Sharma, M., Burdick, W. P., & Singh, T. (2010). Group dynamics and social interaction in a South Asian online learning forum for faculty development of medical teachers. *Education for Health, 23*(1), 311.

Bland, C. J., Schmitz, C., Stritter, F., Henry, R., & Aluise, J. (1990). *Successful faculty in academic medicine: Essential skills and how to acquire them*. New York, NY: Springer Publishing.

Bligh, J. (2005). Faculty development. *Medical Education, 39*(2), 120–121.

Boyer, E. L. (1990). *Scholarship reconsidered: Priorities of the professoriate*. Princeton, NJ: Carnegie Foundation.

Brawer, J., Steinert, Y., St-Cyr, J., Watters, K., & Wood-Dauphinee, S. (2006). The significance and impact of a faculty teaching award: Disparate perceptions of department chairs and award recipients. *Medical Teacher, 28*(7), 614–617.

Brinkerhoff, R. O., & Dressler, D. E. (2003). *Using the success case impact evaluation method to enhance training value & impact*. San Diego, CA: American Society for Training and Development International Conference and Exhibition.

Brown, J. S., Collins, A., & Duguid, P. (1989). Situated cognition and the culture of learning. *Educational Researcher, 18*(1), 32–42.

Centra, J. A. (1978). Types of faculty development programs. *Journal of Higher Education, 49*(2), 151–162.

Clark, S. M., Boyer, C. M., & Corcoran, M. (1985). Faculty and institutional vitality. In S. M. Clark & D. R. Lewis (Eds.), *Faculty vitality and institutional productivity: Critical perspectives for higher education* (pp. 3–24). New York, NY: Teachers College Press.

Clarke, D., & Hollingsworth, H. (1994). Reconceptualising teacher change. In G. Bell, B. Wright, N. Leeson, & J. Geake (Eds.), *Challenges in mathematics education: Constraints on construction: Vol. 1. Proceedings of the 17th annual conference of the Mathematics Education Research Group of Australasia* (pp. 153–164). Lismore, NSW: Southern Cross University.

Clarke, D., & Hollingsworth, H. (2002). Elaborating a model of teacher professional growth. *Teaching and Teacher Education, 18*(8), 947–967.

Cobb, P., & Yackel, E. (1996). Constructivist, emergent, and sociocultural perspectives in the context of developmental research. *Educational Psychologist, 31*(3/4), 175–190.

Collins, A., Joseph, D., & Bielaczyc, K. (2004). Design research: Theoretical and methodological issues. *Journal of the Learning Sciences, 13*(1), 15–42.

Cornes, D., & Mokoena, J. D. (2004). Capacity building: The enhancement of leadership and scholarship skills for nurse educators in South Africa. *Nursing Update, 28*(3), 32–33.

Dankoski, M. E., Palmer, M. M., Nelson Laird, T. F., Ribera, A. K., & Bogdewic, S. P. (2012). An expanded model of faculty vitality in academic medicine. *Advances in Health Sciences Education, 17*(5), 633–649.

D'Eon, M., Overgaard, V., & Harding, S. R. (2000). Teaching as a social practice: Implications for faculty development. *Advances in Health Sciences Education, 5*(2), 151–162.

Duda, R. B. (2004). Faculty development programs promote the academic advancement of the faculty. *Current Surgery, 61*(1), 93–95.

Eitel, F., Kanz, K. G., & Tesche, A. (2000). Training and certification of teachers and trainers: The professionalization of medical education. *Medical Teacher, 22*(5), 517–526.

Frontera, W. R., Fuhrer, M. J., Jette, A. M., Chan, L., Cooper, R. A., Duncan, P. W., et al. (2006). Rehabilitation medicine summit: Building research capacity. *Journal of Spinal Cord Medicine, 29*(1), 70–81.

General Medical Council. (2006). *Good medical practice.* Retrieved November 18, 2011, from http://www.gmc-uk.org

Graham, I. D., Logan, J., Harrison, M. B., Straus, S. E., Tetroe, J., Caswell, W., et al. (2006). Lost in knowledge translation: Time for a map? *Journal of Continuing Education in the Health Professions, 26*(1), 13–24.

Gruppen, L. D., Simpson, D., Searle, N. S., Robins, L., Irby, D. M., & Mullan, P. B. (2006). Educational fellowship programs: Common themes and overarching issues. *Academic Medicine, 81*(11), 990–994.

Hafferty, F. W. (1998). Beyond curriculum reform: Confronting medicine's hidden curriculum. *Academic Medicine, 73*(4), 403–407.

Hamilton, G. C., & Brown, J. E. (2003). Faculty development: What is faculty development? *Academic Emergency Medicine, 10*(12), 1334–1336.

Hendricson, W. D., Anderson, E., Andrieu, S. C., Chadwick, D. G., Cole, J. R., George, M. C., et al. (2007). Does faculty development enhance teaching effectiveness? *Journal of Dental Education, 71*(12), 1513–1533.

Hueppchen, N., Dalrymple, J. L., Hammoud, M. M., Abbott, J. F., Casey, P. M., Chuang, A. W., et al. (2011). To the point: Medical education reviews – Ongoing call for faculty development. *American Journal of Obstetrics and Gynecology, 205*(3), 171–176.

Kanter, S. L. (2011). Faculty career progression. *Academic Medicine, 86*(8), 919.

Kenny, N. P., Mann, K. V., & MacLeod, H. (2003). Role-modeling in physicians' professional formation: Reconsidering an essential but untapped educational strategy. *Academic Medicine, 78*(12), 1203–1210.

Liaison Committee on Medical Education. (2012). *Functions and structure of a medical school:*

*Standards for accreditation of medical education programs leading to the M.D. degree.* Available from: http://www.lcme.org/publications/functions2012may.pdf

Lieff, S. J. (2010). Faculty development: Yesterday, today and tomorrow: Guide supplement 33.2 – Viewpoint. *Medical Teacher, 32*(5), 429–431.

Mamede, S., & Schmidt, H. G. (2004). The structure of reflective practice in medicine. *Medical Education, 38*(12), 1302–1308.

McLean, M., Cilliers, F., & Van Wyk, J. M. (2008). Faculty development: Yesterday, today and tomorrow. *Medical Teacher, 30*(6), 555–584.

McLellan, H. (1996). *Situated learning perspectives.* Englewood Cliffs, NJ: Educational Technology.

McNamara, A., Roat, C., & Kemper, M. (2012). Preparing nurses for the new world order: A faculty development focus. *Nursing Administration Quarterly, 36*(3), 253–259.

Milner, R. J., Gusic, M. E., & Thorndyke, L. E. (2011). Perspective: Toward a competency framework for faculty. *Academic Medicine, 86*(10), 1204–1210.

Mitcham, M. D., Lancaster, C. J., & Stone, B. M. (2002). Evaluating the effectiveness of occupational therapy faculty development workshops. *American Journal of Occupational Therapy, 56*(3), 335–339.

Molenaar, W. M., Zanting, A., van Beukelen, P., de Grave, W., Baane, J. A., Bustraan, J. A., et al. (2009). A framework of teaching competencies across the medical education continuum. *Medical Teacher, 31*(5), 390–396.

Morzinski, J. A., Diehr, S., Bower, D. J., & Simpson, D. E. (1996). A descriptive, cross-sectional study of formal mentoring for faculty. *Family Medicine, 28*(6), 434–438.

Nora, L. M. (2010). The 21st century faculty member in the educational process – What should be on the horizon? *Academic Medicine, 85*(9 Suppl.), S45–S55.

O'Sullivan, P. S., & Irby, D. M. (2011). Reframing research on faculty development. *Academic Medicine, 86*(4), 421–428.

Purcell, N., & Lloyd-Jones, G. (2003). Standards for medical educators. *Medical Education, 37*(2), 149–154.

Rogoff, B. (1990). *Apprenticeship in thinking: Cognitive development in social context.* New York, NY: Oxford University Press.

Rothman, J., & Rinehart, M. E. (1990). A profile of faculty development in physical therapy education programs. *Physical Therapy, 70*(5), 310–313.

Royal College of Physicians and Surgeons of Canada. (2011). *A continuing commitment to lifelong learning: A concise guide to maintenance of certification.* Retrieved August, 2012, from http://www.royalcollege.ca/portal/page/portal/rc/common/documents/moc_program/moc_short_guide_e.pdf

Schofield, S. J., Bradley, S., Macrae, C., Nathwani, D., & Dent, J. (2010). How we encourage faculty development. *Medical Teacher, 32*(11), 883–886.

Schön, D. A. (1983). *The reflective practitioner: How professionals think in action.* New York, NY: Basic Books.

Scudder, R., Self, T., & Cohen, P. A. (2010). The leadership academy: A new approach for changing times in communication sciences and disorders programs. *Perspectives on Issues in Higher Education, 13*(1), 32–37.

Sheets, K. J., & Schwenk, T. L. (1990). Faculty development for family medicine educators: An agenda for future activities. *Teaching and Learning in Medicine, 2*(3), 141–148.

Skeff, K. M., Stratos, G. A., & Mount, J. F. S. (2007). Faculty development in medicine: A field in evolution. *Teaching and Teacher Education, 23*(3), 280–285.

Spencer, J., & Jordan, R. (2001). Educational outcome and leadership to meet the needs of modern health care. *Quality in Health Care, 10*(Suppl 2), ii38–ii45.

Srinivasan, M., Li, S. T., Meyers, F. J., Pratt, D. D., Collins, J. B., Braddock, C., et al. (2011). 'Teaching as a competency': Competencies for medical educators. *Academic Medicine, 86*(10), 1211–1220.

Steffe, L. P., & Gale, J. (Eds.). (1995). *Constructivism in education.* Mahwah, NJ: Lawrence Erlbaum.

Steinert, Y. (2009). Staff development. In J. A. Dent & R. M. Harden (Eds.), *A practical guide for medical teachers* (3rd ed. pp. 391–397). Edinburgh, UK: Elsevier Churchill Livingstone.

Steinert, Y. (2010a). Becoming a better teacher: From intuition to intent. In J. Ende (Ed.), *Theory and practice of teaching medicine* (pp. 73–93). Philadelphia, PA: American College of Physicians.

Steinert, Y. (2010b). Developing medical educators: A journey not a destination. In T. Swanwick (Ed.), *Understanding medical education: Evidence, theory and practice* (pp. 403–418). Edinburgh, UK: Association for the Study of Medical Education.

Steinert, Y. (2010c). Faculty development: From workshops to communities of practice. *Medical Teacher, 32*(5), 425–428.

Steinert, Y. (2011). Commentary: Faculty development: The road less traveled. *Academic Medicine, 86*(4), 409–411.

Steinert, Y. (2012). Perspectives on faculty development: Aiming for 6/6 by 2020. *Perspectives on Medical Education, 1*(1), 31–42.

Steinert, Y., Mann, K., Centeno, A., Dolmans, D., Spencer, J., Gelula, M., et al. (2006). A systematic review of faculty development initiatives designed to improve teaching effectiveness in medical education: BEME Guide No. 8. *Medical Teacher, 28*(6), 497–526.

Steinert, Y., Cruess, R. L., Cruess, S. R., Boudreau, J. D., & Fuks, A. (2007). Faculty development as an instrument of change: A case study on teaching professionalism. *Academic Medicine, 82*(11), 1057–1064.

Steinert, Y., Boudreau, J. D., Boillat, M., Slapcoff, B., Dawson, D., Briggs, A., et al. (2010a). The Osler Fellowship: An apprenticeship for medical educators. *Academic Medicine, 85*(7), 1242–1249.

Steinert, Y., Macdonald, M. E., Boillat, M., Elizov, M., Meterissian, S., Razack, S., et al. (2010b). Faculty development: If you build it, they will come. *Medical Education, 44*(9), 900–907.

Steinert, Y., Naismith, L., & Mann, K. (2012). Faculty development initiatives designed to promote leadership in medical education. A BEME systematic review: BEME Guide No. 19. *Medical Teacher, 34*(6), 483–503.

Stes, A., Min-Leliveld, M., Gijbels, D., & Van Petegem, P. (2010). The impact of instructional development in higher education: The state-of-the-art of the research. *Educational Research Review, 5*(1), 25–49.

Swanwick, T. (2008). See one, do one, then what? Faculty development in postgraduate medical education. *Postgraduate Medical Journal, 84*(993), 339–343.

Swanwick, T., & McKimm, J. (2010). Professional development of medical educators. *British Journal of Hospital Medicine, 71*(3), 164–168.

Swart, R. J., Raskin, P., & Robinson, J. (2004). The problem of the future: Sustainability science and scenario analysis. *Global Environmental Change, 14*(2), 137–146.

Tekian, A., & Harris, I. (2012). Preparing health professions education leaders worldwide: A description of masters-level programs. *Medical Teacher, 34*(1), 52–58.

Webster-Wright, A. (2009). Reframing professional development through understanding authentic professional learning. *Review of Educational Research, 79*(2), 702–739.

Wenger, E. (1998). *Communities of practice: Learning, meaning, and identity*. New York, NY: Cambridge University Press.

Westberg, J., & Jason, H. (1981). The enhancement of teaching skills in US medical schools: An overview and some recommendations. *Medical Teacher, 3*(3), 100–104.

Whitcomb, M. E. (2003). The medical school's faculty is its most important asset. *Academic Medicine, 78*(2), 117–118.

Wong, J. G., & Agisheva, K. (2007). Developing teaching skills for medical educators in Russia: A cross-cultural faculty development project. *Medical Education, 41*(3), 318–324.

World Federation for Medical Education. (2007). *Global standards programme*. Retrieved December 10, 2012, from http://www.wfme.org

# 第 2 部分
# 教师发展的范畴

# 第 2 章
# 教师发展促进教学能力提升

Carol S. Hodgson and LuAnn Wilkerson

## 2.1 引言

　　教师发展促进教学提升是医学文献中最常见的教师发展活动类型。教师发展尽管在北美的起源可以追溯到 20 世纪 50 年代,但它现在已是世界各地医学院校的一项持续性教师活动,在其他医疗卫生专业的院校也越来越受到重视。在本章中,我们先介绍医学教育中教学改进项目的兴起,然后系统地回顾几个国家的医学教师胜任力框架,每个框架的设计都旨在确定为了促进学生的学习,医学教师需要知道什么和能够做什么。文中几个最佳实践的范例展示了如何提高教师教学能力,并总结了教学改进项目的基本特征。

## 2.2 历史回顾

　　教师发展作为改善美国教学的重要手段,它的出现可以追溯到医学教育项目(the Project in Medical Education)。该项目是在布法罗大学医学院 George Miller 医学博士和教育学院 Stephen Abrahamson 博士的共同领导下,专注于将教育方面的研究成果应用于医学院的教学设计与实践(Miller 1980)。目前大家公认的医学教育教学改进项目创始人 Hilliard Jason(1962)当时恰好是作为一名医学生参与了该项目的研究工作,并同时获得了医学和教育学的双博士学位(Wilkerson and Anderson 2004)。1977 年发表的关于全美医学院校教师调查结果的重要报告显示,大多数教师对自己作为教师的角色感到准备不足,并希望有更多机会能学习如何教学(Association of American Medical Colleges1977;Jason and Westberg1982)。因此,Jason 通过美国医学院校协会(AAMC)开发了关于学习教学的工作坊、视频和阅读材料,特别强调小组讨论和临床教学机会。

　　与此同时,在美国的高等教育中,越来越多地使用学生对教师的评价,促进了高校教师教学改进项目的兴起(Centra 1976)。同样,在 20 世纪 70 年代的荷兰,第一个改善高等教育教学的教师发展项目也应运而生(Metz et al.1996)。20 世纪 70 年代之前,各学科领域的学术休假和专业会议是改进教学的通常做法,这从一个侧面反映出对大学教师而言其学科专业知识是其核心要求。受 Allen 和他的同事们在马萨诸塞大学临床诊所里改进大学教学工作的启发,Bergquist 和 Phillips(1975)的 *"Handbook for Faculty Development"*,Gaff(1975)的 *"Toward Faculty Renewal"*,这两本书的相继出版催生了大家聚焦教师教学技能和方法的提高(Sorcinelli et al.2006)。高等教育专业和组织发展协会网络(The Professional and Organizational Development Network)成立于 1975 年,致力于为教师发展工作者提供培训和支持,其中许多会员为有意愿改善教学能力的教师提供工作坊和开展个人咨询的工作。

　　近年来,随着人们对学生学习方式认知的演变,高等教育教学改进项目的重点也随之发生变化(Wilkerson and Irby,1998)。行为主义学习理论指导了早期的教学改进项目,强调可观察到的教师行为和具体的教学技能,因此,通常采用个人咨询、视频录制的微格教学活动等的教师发展方法。例如,典型的教师发展会议的主题包括:编制教学目标、提出问题和回答学生问题的技能。20 世纪 80 年代,人们对认知学习理论越来越感兴趣,这与创建教学改进项目相关,关注课程设计和学习方法的应用,强调学生的认知和信息处理,包括越来越重视教师转换其学科专业知识以满足学习者需求的能力(Shulman 1986)和 Schön(1987)描述的"在实践中反思"的能力。20 世纪 90 年代,随着人们对社会建构主义学习理论兴趣的日益增长,扩展研讨会和纵向工作坊成为教学改进活动的主要形式。在这些活动中,教师可以通过互动交流和同伴互助而相互学习,同时由志趣相投的教师共同组建以相互学习为目的的"学习社区"。20 世纪 90 年代的英国,Peyton(1998)采用培养培训师的模式为临床教师推出了一项"教会教师教学"(teach-the-teacher)计划,将常规教学改进项目的培训对象由学院的教师扩大到医院的医生。所有这些类型的教学改进主题和活动,依然是今天高等教育和医学教育综合教学改进项目的重要组成部分。此外,还增加了在线互动模块和社交媒体的使用,进一步扩大了教学改进项目的可及范围。

## 2.3　教学胜任力框架

　　教学改进项目设计的核心问题是准备从事医学教育的教师需要具备哪些知识、技能和态度(Irby 1994)。对医学生和住院医生而言的医学教育取决于教师是否愿意履行好教师的职责。例如,本章作者所在的阿尔伯塔大学和加利福尼亚州立大学洛杉矶分校的医学院,2012年有200多名新教师(主要是临床教师)和200多名新住院医生及研究员将要带教实习生了。由于每年有大量的新教师和住院医生进入医学院,这使得我们必须制定教师发展战略,既要培训新的教师和住院医生能够担当起教师的角色,又要保持和更新现有教师的能力。新教师需要具备哪些能力?一旦初步准备就绪,我们如何继续帮助教师在从讲师晋升到教授的过程中能够不断进步?几十年来,医学教育中关于学习者胜任力导向教育的文献已发表许多。我们是否应该考虑或要求我们的教师具备这些胜任能力?高等教育,特别是医学教育的教育工作者们已经提出了若干胜任力框架,这些框架可以用来回答医学教师需要知道什么和能够做什么的问题。

2004年,荷兰14所研究型大学均实施了国家教学质量保证体系(van Keulen 2006)。例如,在乌得勒支大学,低年资和高年资教师都必须使用档案袋系统记录他们获得的一系列资格证书(作为目标要求)。乌得勒支大学为教师提供职业培训,但这并不要求作为质量保证体系的一部分。所需要的是已经获得了理想教学能力的证据。荷兰的医学教育也紧随其后。荷兰8所医学院院长与荷兰医学教育协会(Netherlands Association for Medical Education)合作,成立了一个工作组,为医学教师开发了一套类似的教师资格体系(Molenaar et al. 2009)。这个工作组还扩大到口腔科学和兽医学。每种教学能力和总体框架的描述当时都发布在网上,供全国利益相关方进行反馈和讨论。

由此产生的框架包括六个教学领域,涵盖了医学教育连续统一体三个教学层次(微观、中观和宏观)的五个子领域。这三个层次构成的责任越来越大,从教师个体层面的"微观"责任,到需要教师对某个课程内容体系起到"中观"协调责任,再到对一门课程或一个专业的"宏观"领导责任。该框架的微观、中观和宏观三个层次用于评价教师的责任水平,同时提供区分"教师""高级教师""教育家"和"教育大师"之间的差别(即教师 vs. 教育领导)(Molenaar et al. 2009)。这个框架、领域和子领域已在全国范围内使用,随后是各院校围绕这些教学领域制定适合本校的具体要求。这是一个非常系统化的过程,允许所有利益相关方在多个时间节点上进行审阅,有助于在全国范围形成接受这一过程的氛围,并期望医学教师能够达到这一套核心能力要求。

大约在同一时间的美国,针对牙科教师所需的能力(包括新老教师),Hand (2006)使用了一种改良的 Delphi 方法,向牙科学院的院长、牙科教师发展师以及美国牙科教育协会(American Dental Education Association)成员进行了咨询。这套能力的基本框架是将教学作为一种学术形式重新定义(Boyer 1990),并以此为基础设计的。

2009年,英国医学教育者学会(the Academy of Medical Educators,AoME)

为临床医学和非临床医学(如兽医学)的教育工作者制定了一套专业标准(Academy of Medical Educators 2012)。该专业标准和教育者评估体系发展的总体目标是通过医学培训与实践来改善以患者为中心的医疗照护。一个"关键绩效目标"就是"确保进一步认可医学教育工作者在提供高质量患者照护方面的核心作用"(Academy of Medical Educators 2008)。专业标准委员会成员广泛地咨询了各利益相关方,并让许多国家的组织参与标准的制定和领域开发。所有这些团体都应邀对草拟的标准发表意见,并收到了100多份答复(Academy of Medical Educators 2012)。

　　AoME 专业标准的关键是七大核心价值观:①专业诚信;②教育学术;③机会平等和多样性;④尊重公众;⑤尊重患者;⑥尊重学习者;⑦尊重同事。希望申请成为会员的每一位医学教育工作者必须首先证明对核心价值观的承诺。除了这些核心价值观外,还有医学教育的五个核心能力领域:①设计与策划学习活动;②教授与支持学习者;③对学习者评价与反馈;④教育研究与循证实践;⑤教育管理和领导力(Academy of Medical Educators 2012)。每个领域进一步细分为评价要素和标准等级列表(参见附 1)。与荷兰开发的医学教师能力一样,有三个层次,同样与 Molenaar 等(2009)所描述的非常相似。达到某个特定级别的标准后,提供相应的证据,就可以成为 AoME"成员"(1~2 级证据)或"研究员"(3 级证据)(Academy of Medical Educators 2012)。这些标准现已成为英国医学委员会教育督导员认证框架的一部分(Academy of Medical Educators n.d.)。

　　在美国,几个临床专科一直努力界定与其特定领域相关的教学能力。美国内科医学教育联盟(Alliance for Academic Internal Medicine,AAIM)提出了一套内科技能。Hueppchen 等(2011)提出了妇产科"高效医学教育工作者的七个习惯",Harris 等(2007)利用家庭医学的教师未来计划,开发了从临床教师到教育院长,适合所有教师宽泛的能力方案。

　　现有描述教师胜任力的工作都是建立在早期确定和评估有效临床教学基础上的(Harden and Crosby 2000;Irby 1978;Price and Mitchell 1993;Skeff et al.1992)。20 世纪 90 年代,斯坦福教师发展项目(Stanford Faculty Development Program)开发并传播了一个改善临床教学的框架(Skeff et al.1992),该框架由七个具体的教学能力组成:①营造积极的学习氛围;②控制教学过程;③沟通学习目标;④促进理解和记忆;⑤评价;⑥反馈;⑦促进自主学习。2006 年 Skeff 和同事们举办了为期两天的教学能力会议,目的是开发和实施技能发展框架(Srinivasan et al. 2011)。该小组描述了医学教育教学的四大核心价值观或原则:①学习者参与;②以学习者为中心;③适应性;④自我反思。他们还为所有医学教育工作者提出了六项医学教育者核心能力(参见表 2.1)。

表 2.1　各种教学胜任力框架之间的关系

| | 英国 AoME 领域[b] | 荷兰能力框架[c] | 学术能力[d] | 医学教育者能力[e] | 牙科教学能力[f] | 卡内基工作组[g] |
|---|---|---|---|---|---|---|
| 设计与策划学习活动 | √ | √ | √ | √ | √ | |
| 教授与支持学习者[a] | √ | √ | √ | √ | √ | √ |
| 对学习者评价与反馈 | √ | √ | √ | √ | √ | √ |
| 教育研究 | √ | | √ | | √ | |
| 业务管理 / 行政管理 | √ | √ | √ | | | √ |
| 领导力 | √ | | √ | | | |
| 基于证据 / 基于实践的教学 | √ | | | √ | | √ |
| 基于系统的学习 | | | | √ | | |
| 医学信息学 | | | √ | | | |
| 医疗管理 | | | √ | | | |
| 评估 | | √ | | | | |
| 学科专业知识 | | | | √ | | √ |
| 职业素养和角色塑造 | | | | √ | | |
| 多元文化 | | | √ | | | |
| 学习社区成员 | | | | | | √ |
| 在不同场所中教学 | | | | | √ | |

注:[a] 包括以学习者为中心和交流沟通技能。

[b] 英国 AoME 领域:①设计与策划学习活动;②教授与支持学习者;③对学习者评价与反馈;④教育研究与循证实践;⑤教育管理和领导力。

[c] 荷兰教学能力框架的领域(Molenaar et al.2009):①发展;②组织;③执行;④指导;⑤评价;⑥评估。

[d] 美国家庭医学特定角色的能力(Harris et al.2007):①领导力;②行政管理;③教学;④课程开发;⑤研究;⑥医学信息学;⑦医疗管理;⑧多元文化。

[e] 斯坦福核心教学能力(Srinivasan et al. 2011):①医学 / 学科专业知识;②以学习者为中心;③人际交往和沟通能力;④职业素养和角色塑造;⑤基于实践的反思和改进;⑥基于系统的学习。

[f] 美国牙科教师的能力(Hand 2006):①基本能力;②规划和评估教学 / 学习经验;③在不同场所教学(大班、小组、一对一、临床前、临床、实验室、远程 / 继续);④评价学生表现;⑤课程规划与评估;⑥研究能力(基础性的、制定研究问题、设计研究、撰写标书、实施和管理研究项目、收集和管理数据、管理数据分析、评估和讨论研究结果并发表)。

[g] 美国中小学教育工作者的能力(美国国家专业教学标准委员会 2002):①教师对学生和他们的学习负责;②教师熟悉所教授科目以及如何教授学生这些科目;③教师负责管理和监督学生的学习;④教师系统地思考他们的实践,从经验中学习;⑤教师是学习社区的成员。

迄今为止提出的各种胜任力框架（表 2.1）之间存在着大量的重叠，包括美国国家专业教学标准委员会（2002）（National Board for Professional Teaching Standards）确定的美国中小学教育者能力框架。各种报告中使用的术语可能略有不同，或者可能会引入一个新概念，如职业素养和角色塑造（Srinivasan et al. 2011）或医学信息学（Harris et al. 2007）；然而，医学教育教学的整套能力是相当一致的，而且定义相对明确。此外，诸如 AoME 教学领域的能力模型可以作为制订医学教师综合教师发展方案的框架。

## 2.4　教师发展促进教学能力提升的范例

### 2.4.1　选择胜任力框架

本章的目的不是为医学教师定义一个胜任力框架，而是帮助那些设计教学改进方案的人确定教师参与培训后最终所能获得的一系列能力。Milner 等（2011）提出了界定教师胜任力的 3 种方法：①使用 Bland 和 Schmitz（1986）描述的成功教师的特征；②使用已建立的胜任力框架；③在工作坊和大型会议期间形成的专家共识。在本章的以下部分，我们将使用 AoME 专业标准来说明，一个旨在培养教师成为合格教师的综合教师发展方案中，可能会涉及的目标范围包括：①设计与策划学习活动；②教授与支持学习者；③对学习者评价和提供反馈。虽然纵向教学学者或奖学金项目通常涵盖 AoME 所有 5 种教师能力，但我们将这种特定类型的教师发展项目放在第 10 章讨论。其余两个 AoME 能力——教育领导力和教学学术能力将在第 3 章和第 4 章中讨论。

### 2.4.2　胜任力领域 1：设计与策划学习活动

AoME 领域 1 关注"教育设计和学习发展过程"的下列标准（Academy of Medical Educators 2012）：①在课程开发中使用学习理论；②开发和使用需求评价；③定义学习目标；④选择与目标相关的学习方法 / 活动；⑤评估学习结果（具体标准见附 1）。这些要素与 Kern 等（1998）在《医学教育课程开发六步法》（*Curriculum Development for Medical Education：A Six-Step Approach*）中所描述的非常相似：

第 1 步：问题识别和一般需求评价；第 2 步：有针对性的需求评价；第 3 步：教学目标和学习目标；第 4 步：教育策略；第 5 步：实施；第 6 步：评估（Kern et al. 1998）。

下面介绍两个遵循 Kern 等(1998)的课程开发模式的教师发展项目,也是非常有用的实现 AoME 领域 1 的教师发展项目范例。

Snyder(2001)介绍了一个 1 年期的家庭医学教师发展奖学金项目。它是由一系列课程计划开发工作坊组成,持续 10 个月,每月 3 小时。工作坊的教学形式包括阅读、小讲座、小组讨论和课程计划项目的开发。评估包括参与者的满意度、对书面课程计划项目质量的同行评分以及课程计划实际实施的证据。每个书面课程计划项目都是根据上述 Kern 等(1998)模式中的六个步骤进行评级的。编制了 8 个课程计划项目:7 个包括有针对性的需求评价;所有人都有自己的教学目标和具体学习目标;6 个有与学习目标相匹配的教学策略,但只有 5 个含有评估计划。最重要的是,8 个课程计划中已经实施了 6 个。

Windish 等(2007)分享了在约翰霍普金斯大学医学院使用 Kern 等(1998)的模式,围绕课程计划设计主题的教师发展项目实施 16 年的经验:

> 该项目的教学目标是让参与者实现:①培养设计、实施、评估和传播医学教育课程计划所需的知识、态度和技能;②设计、试点、实施、评估、编写和呈现课程计划(Windish et al. 2007)。

这个为期 10 个月的培训项目包含一周一次的半天时长的会议,主要采用互动工作坊、阅读、辅导课程计划开发项目以及持续的报告会议形式。在 16 年的时间里,有 145 名教师完成了这个培训项目。对于第 2 至第 9 组队列,每位参与者都确定了一位同事作为对照,他们可以在人口统计学特征、培训和专业地位方面起到控制作用。项目要求参与者和对照组就其人口统计学特征、学术活动、课程计划开发经验、课程计划开发技能的自我评价、课程计划实施、课程计划评估和享受课程计划活动乐趣等方面内容,完成培训前和培训后的调查。参与者还回答了他们对教师发展培训项目满意度的开放式问题。在基线调查时,非参与者对其课程计划 / 教育计划开发技能和课程计划 / 教育计划实施技能的评分明显高于参与者。然而,项目参与者对享受课程计划 / 教育计划开发乐趣的评价高于他们的同事对照组。在培训实施后,结果正好相反,项目参与者在所有领域的技能评分都高于对照组。在比较培训前后的差异时,参与者在除课程计划 / 教育计划评价技能和享受乐趣之外的所有方面,从培训前到培训后的差异都有所增加。同事对照组在培训前后也发生了变化,但变化方向相反,从培训前到培训后所有值均有所下降。在所有的参与者队列中,84% 的人部分或全部实施了课程计划。大约 20% 的人在同行评议的期刊上发表了一篇关于课程计划的文章。绝大多数参与者(86%)以结对或团队的形式开展他们所设计的项目,并报告本次合作是他们这次经历的重要组成部分。在独自工作的人员中,有 3/4 的人希望能与他人合作共事。来自第 2 至第 9 组的项目参与者和同事对照组成员在最初完成调查后也进行了 6~13 年的纵向随访(Gozu et al.2008)。在长期随访中,参与者更有可能报告在课程计划的制订、实施/管理和评估方面的熟练程度。与对照组相比,参与者也更有意识地报告在过去 5 年里实施了一项或多项课程计划;他们还报告说,他们更频繁地进行了需求评价。参与者和同事对照组之间只有一个方面没有显著差异,即"根据课程计划的教学目标和学习者的需求,使用不同的教育策略"。这些结果表明,参与者和非参与者之间不仅存在即时的自我报告差异,而且这些差异会持续多年。

这两个培训项目的有趣之处在于,它们都使用 Kern 等(1998)的模式在单一机构内进行课程计划开发。然而,第一个项目评估了所开发的实际课程计划,以确定参与者是否应用;第二个项目尽管时间很长,还主要依赖于自我报告。Mitcham 和 Gillette(1999)报告了由美国作业治疗协会(American Occupational Therapy Association)为招聘、培训和选留新近合格的作业疗法(occupational therapy,OT)教师而提供的一项国家教师发展计划,其重点是课程计划设计和评估。该计划最初是由南卡罗来纳医科大学(Medical University of South Carolina,MUSC)为来自任何机构的 OT 新教师提供为期一周的 3 学分现场强化课程。课程结束后,学员返回他们的机构,开发并实施一个课程计划或为一门课程编写新的教学材料,并将其作为 MUSC 培训课程的一部分提交评分。这使得该计划的参与者能够应用他们所学到的知识,并通过成绩获得反馈。尽管这门课程受到了好评,但参与者的反馈致使一周的课程改变为 3 天的工作坊,其中课程计划开发仍然是现有 OT 会议的一项重点内容。在 5 年的时间里,先后举办了 10 期工作坊,有 354 名学员参加。一项关于他们对 17 个教学要素认知掌握的前-后回顾性调查显示,在课程计划开发领域的改进,表现在"教学大纲的构建""教学计划的构建"和"内容呈现的创造性"等方面(Mitcham et al.2002)。此外,还要求参与者分享学生对他们教学的评价是否有任何变化。在回答有教学评价的学员中,"48% 的人在参加了 10 个工作坊中的一个或多个之后,其评价结果就有所改善(10% 的受访者尚未接受评价)"。一个开放式问题要求受访者回答他们在自己的教学中学习和使用过的 3 个最重要的原则。最常见的回答是改进了学习目标、提升了考试质量、提高了学习目标与测试试题之间的一致性。他们还指出,学生在课程/教师评价中对这些原则发表了评论。

在医学教育文献中,很少有专门研究课程计划开发的教师发展项目。上述三个范例的参与者都实现了教师发展项目的核心目标——开发和实施课程计划。这些项目提供了证据,表明如果教师发展项目有大量的时间和支持,教师发展可以成功地用于提高教师的课程计划开发技能。

## 2.4.3　胜任力领域 2：教授与支持学习者

AoME 领域 2 的核心要素包括：①教学 / 学习方法；②学习环境；③教学反馈；④主动学习；⑤反思（参见附 1）。满足这些能力的教师发展项目是文献中最常见的教师发展类型。

斯坦福大学教师发展项目就是该领域的一个最佳案例。它侧重于各种专题的教学，这些专题是以学习内容、学习者、教师和情境互动促进学习的方式为基础进行理解和有效回应。斯坦福项目于 1985 年首次实施（Skeff et al.1992），通过其毕业学员，该项目已在北美和其他国家的医学院校得以实践，特别是中国（Wong and Fang 2012）和俄罗斯（Wong and Agisheva 2007）。这个为期一个月的斯坦福教师发展项目自 1986 年实施以来，已经培训了来自 141 个机构的 300 多名临床和基础学科教师（Stanford Faculty Development Center for Teachers 2012）。各机构的教师们在斯坦福医学院接受为期 1 个月的培训之后，回到单位与同事们一起实施教学改进项目。斯坦福项目由 7 个 2 小时的研讨会（其中 1 个是视频录制伴有反馈的实践教学）、阅读、讨论、为学员准备在所属机构传播该项目而进行的实践教学会议等部分组成。这种培养培训师的传播概念是基于这样一种理念，即"具有目标受众特点的变革推动者在向同事传播新思想方面具有很强的可信度"（Skeff et al.1992）。

斯坦福大学教师发展项目最重要的目标就是为参与者在其本国机构内有效实施该项目做好准备，并采用回顾性前-后测评的方式，由参与者所培训的学员报告自己临床教学行为的变化来评估该培训项目的影响（Skeff et al.1992）。然而，当该项目在中国实施时也面临着诸多挑战："尽管这个项目是由一个经过充分研究且成功实践的模式改造而来的，但要成功克服文化、语言和教育体系的差异仍然是一个巨大的挑战"（Wong and Fang 2012）。

即便如此，通过回顾性前-后测评对调查的总体部分和具体教学技能部分的分数仍有显著提高。参与者的评论最常描述的是学习氛围的改善、促进理解和记忆、反馈和促进自主学习（Wong and Fang 2012）。在斯坦福项目的另一项研究中，Berbano 等（2006）利用客观结构化教学评估（Objective Structured Teaching Evaluation，OSTE）对 8 名教师的教学行为进行了直接测量，以此评估斯坦福项目的实施效果。每位参与者在参加项目培训前和培训完成后 1 个月分别进行了三站的 OSTE，与 1 名三年级医学生、1 名实习生和 1 名内科住院医生讨论一个病例。从测试前到测试后，参与者在提问方式和反馈类型方面都发生了改变。在测试后，提问的总数显著减少。在病例讨论过程中，事实性问题减少了（80%~59%），需要分析 / 综合的高级问题的数量增加了（分别为

10%~34%)。这项研究进一步表明,与大多数研究经常使用自我报告的方式相比,采用直接评估教学技能的方法证明斯坦福项目是有效的。

虽然工作坊和演讲是帮助教师和住院医生提高教学技能的最常用方法,但使用了反思方法,结合实践与反馈的培训项目表明,采用广泛的培训方法可能更为有效(Alteen et al.2009;Branch et al.2009;Cole et al. 2004;Kumagai et al.2007;Rabow et al.2007;Steinert et al.2010;Tang et al.2009)。一个多机构的纵向教师发展项目研究显示,使用反思方法改善临床教学是特别值得关注的。美国 5 所医学院合作开发并实施了一项在医疗过程中培养人文价值观和行为的教学项目(Branch et al.2009)。这个为期 18 个月的教师发展项目采用自我反思讨论和叙事写作作为核心教学方法。作者采用了设有对照组的但只有后测的准实验研究设计来探究该项目的效果。对项目参与者的学生和住院医生以及愿意作为对照组的教师进行了调查,调查教师在教授医疗人文维度方面的有效性。针对人文教学实践有效性问卷调查的 10 个条目中,参与者的得分均显著高于对照组。一些条目包括:激励我在个人和专业上有所成长(88% vs.76%);积极利用教学机会展示人文关怀(86% vs.73%);成为杰出的榜样(89% vs.77%);明确地教授沟通和建立关系的技巧(83% vs.72%);激励我对患者采取关怀的态度(90% vs.80%)。这项研究的优势在于,一个标准的教师发展课程计划在多所医学院校实施,并通过比较参与者和对照组的学生所报告其教学行为的变化来进行评价的。尽管选择偏差可能会有助于这些结果,但在参与研究的一所医学院,对参与者和对照组的住院医生进行的历史性前测比较时,在基线上没有发现显著差异。

Kumagai 等(2007)和 Tang 等(2009)介绍了一种改进教学的新方法,即利用互动剧场,以激发反思并为新的教学行为提供实践体验的场所。论坛剧场是一种互动剧场,打破了演员和观众之间的传统障碍,观众直接参与并决定戏剧的走向(Kumagai et al.2007)。

在密歇根大学,一年级到三年级的学生以小组形式进行纵向病例研究。这些病例可能包含有争议的问题,应该敏感地讨论,而不是回避。事实上,主持人"要确保小组中的每个人都有一个安全而受尊重的环境,并提出问题,识别矛盾,激发讨论,鼓励个人和分享对这些问题及其后果的反思"(Kumagai et al.2007)。

为了让小组主持人顺利完成这项任务,2004 年推出了一门 3 个半小时如何应用论坛剧场的教师发展课程。大学学习与教学研究中心(The University Center for Research on Learning and Teaching,CRLT)有成员们(即演员们)接受过表演训练,并学会如何反思自己和他人的偏见,特别是在性别、种族、性取向和社会经济地位方面。对于论坛剧场教师发展项目,CRLT 演员们根据实际课程所观察到的小组讨论情境而演绎了一个剧情。在表演结束后,教师发展项目的参与者(两个阶段各 15 人)可以向演员们提问,演员根据其剧本的角色做出回答。然后,参与者就剧情中所示问题的可能解决方案进行了讨论。接着CRLT 演员们使用教师发展参与者的建议重新进行了表演。在工作坊结束以及 9~15 个月后,我们对参与者进行了调查。调查结束一周后,邀请参与者参加一个焦点小组。结果表明,论坛剧场的经历促使主持人反思自己的教学,提高了对影响妇女和少数民族问题的认识;它还为处理小组内部的困难对话提供了新的策略。得分最高的调查条目是"促使我反思了我在课堂上的行为如何影响学生"(Kumagai et al. 2007)。在焦点小组中,一位主持人分享说,工作坊使他"对我们讨论的文化方面更加敏感"(Kumagai et al. 2007)。作者认为,论坛剧场工作坊在引导主持人以一种新的方式反思他们的教学方面相当成功,这将最终改善他们小组内部的讨论,特别是围绕敏感文化问题的讨论。

上述这些实例旨在说明帮助教师提高教学技能的一系列方法和内容。其中两个特别令人感兴趣的例子是,各院校之间在教学改进项目的设计、实施和评估方面的合作力量。

### 2.4.4　胜任力领域 3:对学习者评价与反馈

本章要讨论的最后一个 AoME 领域是领域 3,重点是对学习者的评价与反馈。该领域的教师发展项目通常侧重于:①测试的开发;②使用各种考核方法的综合培训;③反馈。医学教育中使用的评价工具包括各种形式的知识考试类型、评价临床能力的工具以及在模拟临床环境中的表现性评价练习(Wass and Archer 2011)。然而,这一领域的教学改进在文献中介绍较少,这可能反映出它在教师发展项目中很少被提及。

在医学教育中,专注于改进测试的开发和标准设定的教师发展项目的研究很少。Jozefowicz 等(2002)研究表明,使用标准方法培训过的试题编写者比未经培训者更擅长编写试题,如美国国家医学考试委员会(National Board of Medical Examiners,NBME)关于试题撰写的册子《为基础和临床科学编写笔试试题》(*Constructing Written Test Questions for the Basic and Clinical Sciences*)中所概述的方法(Case and Swanson 1998)。Naeem 等(2012)开展了一个为期一周的脱产教师发展项目,培训教师撰写选择题、简答题,并为客观结构化临床考试(OSCE)开发检核表。为了评估该项目的培训效果,研究人员要求参与者在项目开始前提交一个关于每类培训内容的"最佳"试题的例子。在干预的每个阶段之后,参与者重新编写他们的测试试题。这些试题在测试前、测试中以及第二次干预后进行评分。从测试前到测试中,以及从测试中到测试后,试题质量的得分都有明显提高,培训效果显著。这些结果连同 NBME 的研究,提供了证据,证明可以通过教师发展活动来提高测试试题的编写质量。

美国威斯康星医学院(Medical College of Wisconsin,MCW)纵向奖学金项目经过 10 年的实践已发展成为一个模块化系统——卓越临床教育和领导力(Excellence in Clinical Education and Leadership,ExCEL)。在这个系统中,教师可以完成一个专题的模块,或者将一组模块串在一起,以完成一个纵向的学习计划(Simpson et al.2006)。这个模块化系统允许教师创建自己的个性化学习计划,以满足自己和部门的需要。MCW 模块化教师发展系统含有一个"学习者表现性评价"模块。该评价模块包括实用而有趣的练习,比如威斯康星州巧克力博览会评审(Wisconsin State Fair Chocolate Judging),在这个练习中,教师通过制定描述最佳巧克力的标准来学习测量理论。这项工作的高潮是对各种各样的巧克力进行实际评判,其中有一些是知名品牌的,另一些则是提交给威斯康星州博览会参加比赛的。教师通过他们的味蕾来学习偏差和测量误差。在另一项任务中,教师们以小组为单位开发一个 OSCE 考站。这个练习涉及 OSCE 的所有方面,从病例目标的制定、标准化病人脚本的撰写、检核表的开发,甚至为站点制作门牌标识。在练习过程中,提醒教师考虑可靠性和测量误差的问题。评价模块还要求教师根据教育的实际需求开发自己的评价工具。然后,他们对评价工具进行试点测试,并确定测量特征。每一个评价练习都采用了主动的学习方法,对学习者来说是实用的,并在学习过程中融入了一些有趣的元素。ExCEL 项目成功的证据是其持续增加的注册人数。这些都超出了设计者的预期,每个模块有 23 名家庭医生参与,完成率为 85%。从模块完成前到完成后的回顾性自我报告表明已经达到项目目标。此外,在 2002—2005 年,30 名参与者在区域全国会议上平均发表了 5 篇同行评议的报告,并发表了 20 多篇文章和50 篇摘要。在 2005 年 5—11 月,他们研发的 10 种经过检验的产品被美国医学院校协会(AAMC)下辖的 MedEdPORTAL 期刊收录(Simpson et al.2006)。

尽管提供有效反馈通常是教师希望掌握的技能之一,但很少有研究报告关注培训反馈的艺术,尤其是那些提供参与者满意度评估数据的研究。Walsh等(2009)评价了一个 2 小时工作坊的效果,该工作坊通过案例讨论、角色扮演和反思如何改变教学实践来提供反馈。对参与者的测试前调查包括了构成有效反馈的题目和阻碍有效反馈的题目。一项即时的测试后调查要求参与者指出他们在教学实践中的预期变化。研讨会结束后的 3~4 个月,对参与者进行了一项跟踪调查,表明他们是否按照计划对教学行为做出了改变,或是否有计划外的改变。只有 20% 的人在测试前认为有效的反馈应该是及时或有建设性的。在即时测试后,76% 的人表示他们计划"在教学实践中做出明确的改变"(Walsh et al.2009)和 41% 的人表示有具体的变化。4 个月后的跟踪调查显示,自工作坊以来,约 75% 的受访者与学习者进行过互动,并且所有人都报告说,他们在反馈方式上至少进行了 1 次计划中的改变。37% 的人甚至报告了他们的教学发生了预想不到的变化。还有一些关于培训教师反馈技能项目的研究，但其中有一些研究结果是负面的（McAndrew et al. 2012；Stone et al.2003）。这些提供反馈技能的培训项目都是简短的工作坊。随着医学教育迅速进入以胜任力为基础的发展阶段和发展教育模式（即在医学教育连续统一体中的里程碑意义的成就），这一领域可能需要开发和评估更为广泛的教师发展项目（Dath and Iobst 2010；Holmboe et al.2011；Ross et al.2011）。

## 2.5　设计教学改进活动

针对具体教学改进干预措施的评价研究，为有效设计教学改进活动所能提供的指导非常有限。大多数培训项目主要依赖于参与者对质量或有用性的评价。另一些项目则依靠自我报告，了解关于教学时知识、态度和信念上发生的变化，有时甚至是教学实践的实际变化。很少有评价研究设有对照组或关注学生对教学行为或实际学习结果的评分变化（Steinert et al.2006）。与教学行为或学习者结果的实际变化相关的少数研究表明，某些教学改进形式比其他模式更有效（Chism and Szabo 1997；Steinert et al.2006；Wilkerson and Irby 1998）。在对教师发展研究的系统综述中，Steinert 等（2006）总结到：

> 提高教师发展有效性的主要特征包括使用体验式学习、提供反馈、有效的同伴和同事关系、遵循教学原则精心设计的干预措施，以及在单一干预措施中使用多种教育方法。

教学改进活动的新方法可能会利用日益普及的社交媒体和其他简短电子通信方法，例如已经在临床教学中用于向学习者"推送"信息的方法（Boulos et al.2006）。但目前很少有文献介绍或评估使用这些工具用于教学改进的目的，尽管基于网络的教学技能模块已经使用多年（例如实用文档）。在一种使用电子邮件的新方法中，Matzie 等（2009）使用了一种间隔教育方法，指导住院医生在普通外科项目中提供反馈。55 名参与的住院医生按培训年份和是否参加过 1 小时的关于提供反馈的教学培训进行分层；在 9 个月的时间里，他们被随机分配每周要么收到要么不会收到电子邮件，邮件包含有关提供反馈的小贴士（例如，持续反馈的重点和避免给予太多反馈）。要求外科见习轮转的学生评估在过去两周与他们一起工作过的住院医生提供的反馈频率和质量。间隔实践干预组的住院医生被评价为提供了比对照组更多的反馈和更有用的反馈。间隔教育利用重复和时间来强化所学的知识与技能，而不是集中或一次性的学习。使用电子邮件提醒,或者将来可能使用社交软件作为教师发展的辅助手段,或许会变得更加普遍。随着越来越多的千禧一代学生成为教师,我们可能需要研究如何向习惯于通过短信和社交软件接收信息并使用社交媒体进行交流的新一代人提供教师发展。

无论教学改进项目采用什么方法,重要的是要专注于关键目标——改变。O'Sullivan 和 Irby(2011)提出,我们需要一个更为复杂的教师发展模型,以便更好地理解影响教师、学习者、组织和患者发生预期变化的特征。作者建议,需要将重点放在参与者的教师发展社区和工作场所社区,而不是只关注参与者个人。他们提出了对策划和评估教师发展至关重要的四个组成部分——参与者、培训项目的内容、培训师(促进者)的技能和态度,以及参与者实际教学的组织环境,以扩展我们对教师发展基本特征的理解。在 *Influencer: The Power to Change Anything* 一书中,Patterson 等(2008)认为,当个人和组织的"六种影响力来源"被包括在内时,改变的可能性会增加:将不值得的事情变成值得的;利用同伴压力,制定组织奖励和问责措施;建立个人对改变的承诺;通过他人的参与来加强新的能力;构建环境,使目标行为得到奖励。这种个人、社会和结构性影响来源的相互作用来自社会心理学和组织变革。学校、机构和国家层面各级教师胜任力的发展正在改变我们培养和奖励称职教师的方式。教师发展为提高教学水平有着悠久的历史。作为教师发展人员,我们如何设计、实施和传播我们成功的培训项目,应该有助于我们推动这一领域向前发展,以满足利益相关方(学员、患者、教师和认证机构)向我们提出的需求和挑战,这些医学教育研究及实践方将要求我们提供工具和培训,使我们的教师尽可能成为最称职的教师。

## 2.6　教师发展对改进教学活动的影响

随着教学作为一种学术活动和教育学术(Boyer 1990),已成为医学教育中更有价值的教师活动,并在晋升和终身教职过程中占据更有影响力的位置,估计会有更多的机构、更多的政府将会效仿荷兰的做法。我们相信,一个胜任力框架,如由 AoME 开发的能力框架,是为教师发展人员创建教师发展项目以培训教师满足教学标准的一个有用指南。在这一章中,我们描述了许多成功的教师发展项目,这些项目培训教师开发课程、教学、对学习者评价并提供反馈。在一些领域,如课程计划开发与评价,已发表的研究也仅限于学生满意度调查。我们面临的挑战是如何记录并规范研究我们正在做的工作。所发表的许多研究超出了参与教师发展项目后行为变化的自我报告。这方面的例子有评估课程质量(Snyder 2001),通过客观结构化教学评价评估教学行为(Berbano et al.2006),或评价测试项目(Jozefowicz et al.2002；Naeem et al.2012)。

　　资源越来越稀缺。预算越来越少,时间似乎在不断缩短。如果我们作为教师发展人员要证明我们在高校中的继续存在是合理的,我们可能需要接受更严格的审查,以证明我们的培训项目对我们的教师和机构来说是值得的。我们是否可以通过设计全面的教师发展项目来培训我们的教师达到特定的可测量的能力,就像学生和其他学员必须做的那样? 我们是否也应该考虑一个发展模型(Dreyfus and Dreyfus 1986；Green et al.2009),这将证明我们可以培训我们的教师达到不同的能力水平,并随着时间的推移保持他们的能力?O'sullivan 和 Irby(2011)建议参与者确定知识差距,然后发展自己的方法来证明他们已经填补了这个空白。胜任力框架的使用应该让教师了解学校的价值观和期望,允许他们评估自己的需求,以满足教师的既定标准。在一个综合性的教师发展项目中使用胜任力框架,不仅可以告知教师个人,还可以告知更大的教师社区,从而影响他们的教学和工作的环境。这与 O'sullivan 和 Irby(2011)认为教师发展的最终目标是一致的。他们认为这个系统是复杂的,需要我们考虑受我们培训项目影响的各种实践社区以及我们的培训项目所处的位置。一个成功的教师发展项目是只影响了参与者,还是当它影响更大的社区和机构的环境时才算成功呢? 人们也可能会问,让我们对教师的期望更加明确,比如使用胜任力框架,是否是影响实践社区的第一步。如果教师知道他们需要什么来证明他们是有影响力的教师,我们是否必须为他们提供工具,以不同于我们今天所做的方式来改进他们的教学? 在美国威斯康星医学院(Simpson et al.2006),纵向教师发展项目改为模块化系统,以便更好地满足参与者的需求。更加个性化的系统是教师发展的未来吗? 如果 O'sullivan 和 Irby 的方法(2011)是正确的,假使我们也能在这些较小的教学单元内创建社区,情况可能就会如此。只有时间和使用严格的结果测量才能告诉我们这种改进教学的新方法是否成功。

## 2.7　小结

　　20 世纪 50 年代,改进教学的教师发展是高等教育中最早出现的教师发展类型之一。今天,它仍然是医学教育领域最常见的教师发展形式。在本章中,我们回顾了一些以改善医学教育领域教师教学能力的框架。我们发现这些框架彼此之间是有相当大的重叠,包括①课程计划设计技能;②教授与支持学习者;③评价与反馈。教师发展文献中的几个最佳实践范例展示了如何学习这三种能力,并说明了各种教学改进活动的有效性。关于对教师、学生以及教育与医疗系统有效运行,所提供的现有文献的证据质量是有限的。作为教师发展人员,我们需要不断创新,为医学教育领域教师界定和传授从新手到大师级教师所需的能力。

## 2.8　关键信息

- 教师发展促进教学提升是医学专业文献中最常见的教师发展活动类型。
- 现有许多改进医学教育领域教师教学的胜任力框架,其中大多数包括:①课程计划设计技能;②教授与支持学习者;③评价与反馈。
- 英国医学教育者学会(the Academy of Medical Educators in Great Britain)开发的医学教师胜任力框架,对于希望创建各种教师发展项目来培训医学教师达到教学标准的教师发展人员而言,无疑是一个有用的指南。
- 许多成功的教师发展项目已经培训了教师开发课程、有效教学、对学习者评价和提供反馈。许多人参加教师发展项目后,已不再限于自我报告行为的改变,还包括更加严格的评价方法。
- 教师发展人员未来应当考虑开发综合性的教师发展项目,以培训我们的教师达到可测量的特定胜任能力。

## 附 1

英国医学教育者学会 2012 年职业标准的前三个领域[ 经医学教育者学会《职业标准》(2012 年)许可转载 ]。

### 领域 1:设计与策划学习活动

该领域总结了医学教育工作者开展教育设计和学习发展过程的预期标准。申请人必须证明和审查人必须证实这些能力。

| 评价要素 | 第 1 级标准(合格标准) | |
|---|---|---|
| 学习与教学的原则 | 1.1.1 | 展示如何将学习与教学的原则融入教育发展 |
| | 1.1.2 | 是否了解不同的学习与教学方法 |
| 学习需求 | 1.1.3 | 展示如何考虑学习者的需求 |
| 学习成果 | 1.1.4 | 是否意识到需要定义什么是要学习的 |
| 学习与教学的方法和资源 | 1.1.5 | 是否了解一系列的学习方法、经验和资源,以及如何有效地使用它们 |
| 教育干预措施的评价 | 1.1.6 | 对教育干预措施的反馈与评价做出适当反应 |

| 第 2 级标准（良好标准） | 第 3 级标准（优秀标准） |
|---|---|
| 1.2.1 在一个单元、模块或科目范围的设计中应用学习与教学原则 | 1.3.1 在整个课程计划或学位课程体系设计中应用学习与教学原则 |
| 1.2.2 课程设计要与所选择的不同的学习与教学方法相匹配 | 1.3.2 开展复杂的学习需求分析，包括学习者、团体、专业或医疗保健系统 |
| 1.2.3 收集和解释关于学习者需求的基本信息 | 1.3.3 在理论框架内定义学习成果 |
| 1.2.4 构建能够被测量或判断的恰当学习成果 | 1.3.4 在获取资源和应对限制方面是否具有适应性和有效性 |
| 1.2.5 将学习方法、经验和资源与预期成果相匹配 | 1.3.5 开展、解释、实施和传播对学习方案的评估 |
| 1.2.6 为拟开设的课程开发学习资源 | |
| 1.2.7 评估和改进教育干预措施 | |

## 领域 2：教授与支持学习者

　　该领域总结了医学教育工作者在教授和促进学习方面的预期标准。申请人必须证明和审查人必须证实这些能力。

| 评价要素 | 第 1 级标准 | |
|---|---|---|
| 提供教学 | 2.1.1 | 适当地使用一系列的学习与教学方法和技术 |
| 保持一个有效的学习环境 | 2.1.2 | 是否意识到建立一个安全而有效的学习环境的重要性 |
| 学习与教学方法和资源 | 2.1.3 | 是否了解可用于学习和教学活动的一系列学习方法 |
| 学习反馈 | 2.1.4 | 了解在学习和教学中寻求、接收和回应反馈的重要性 |
| 参与 | 2.1.5 | 描述了让学习者参与到现实的实践中的方法，例如体验式学习的机会 |
| 反思 | 2.1.6 | 是否意识到反思性实践的重要性 |

| 第 2 级标准 | 第 3 级标准 |
|---|---|
| 2.2.1 适当地使用更广泛的学习与教学方法和技术 | 2.3.1 在学习和教学方面是否具有适应性和创新性 |
| 2.2.2 建立一个有效的学习环境 | 2.3.2 支持他人创新 |

| 第 2 级标准 | 第 3 级标准 |
|---|---|
| 2.2.3　在相关情况下提供教育、个人和专业支持 | 2.3.3　监控和管理复杂的学习环境 |
| | 2.3.4　主动寻求改善学习环境 |
| 2.2.4　使用与教育计划内容相关的学习与教学方法 | 2.3.5　根据意外情况调整学习与教学方法 |
| | 2.3.6　开发创新的学习资源 |
| 2.2.5　适当地使用学习资源 | 2.3.7　培养学习者和教师的自我意识 |
| 2.2.6　培养学习者的自我意识 | 2.3.8　解释、综合和处理来自学习者和教育者反馈的冲突信息 |
| 2.2.7　积极地倾听并使用各种方法向学习者提供有效的反馈 | 2.3.9　有效地向学习者展示根据反馈改变或不改变教与学活动的理由 |
| 2.2.8　让学习者参与反思性的实践 | |
| 2.2.9　使用包含自我和他人反思性实践的教学与培训系统 | 2.3.10　积极寻求将学习者融入一个实践社区 |
| | 2.3.11　对自我、学习者和同事进行反思性实践 |

## 领域 3:对学习者的评价与反馈

该领域总结了医学教育工作者针对学习者的学习成就,通过捕捉、指导和决定的方式做出判断时的预期标准。申请人必须证明和审查人必须证实这些能力。

| 评价要素 | 第 1 级标准 |
|---|---|
| 评价目的 | 3.1.1　是否了解评价的一般目的 |
| 评价内容 | 3.1.2　是否知道评价应该与课程的学习结果相一致 |
| 评价的开发 | 3.1.3　是否意识到良好的评价方法是课程开发的不可或缺部分 |
| 选择合适的评价方法 | 3.1.4　是否知道根据评价的目的、内容和水平选择评价方法 |
| | 3.1.5　使用一系列基本的方法来评价学习者 |
| 保持评价的质量 | 3.1.6　是否知道需要持续监测和改进评价实践 |

| 第 2 级标准 | 第 3 级标准 |
|---|---|
| 3.2.1 将评价的目的与课程或教学计划相联系 | 3.3.1 设计复杂的评价策略和评价蓝图 |
| 3.2.2 证明任何评价的贡献都是针对学习成果和评价蓝图的 | 3.3.2 维护和管理一个或多个课程或层次的评价蓝图 |
| 3.2.3 促进评价项目的构建 | 3.3.3 利用公认的良好实践，主导评价的设计与开发，如确定评价的信度、效度、可接受性、成本效益和教育影响 |
| 3.2.4 选择与学习者的目的、内容和水平相匹配的评价方法 | |
| 3.2.5 使用广泛的方法来评价学习者 | 3.3.4 使用多种方法来评价学习者 |
| 3.2.6 准确解读与教育质量管理相关的评价报告 | 3.3.5 在指导下为标准设定过程做出贡献 |
| | 3.3.6 应用与特定方法和形式最相关的标准制定程序 |
| | 3.3.7 解释有关评价实践有效性的技术数据 |
| | 3.3.8 为学习者、考试委员会和外部利益相关方准备评价报告 |

（厉岩 译）

# 参考文献

Academy of Medical Educators. (2008). *Annual report and financial statements: 30 September 2008.* Available from: http://www.medicaleducators.org/aome/assets/File/Annual%20 Report%202008%20final.pdf

Academy of Medical Educators. (2012). *Professional standards.* London, UK: Academy of Medical Educators. Available from: http://www.medicaleducators.org/index.cfm/linkservid/180C46A6-B0E9-B09B-02599E43F9C2FDA9/showMeta/0/

Academy of Medical Educators. (n.d.). *Educational Supervisors Project.* Available from: http://www.medicaleducators.org/index.cfm/profession/edsupervisors

Alteen, A. M., Didham P., & Stratton C. (2009). Reflecting, refueling, and reframing: A 10-year retrospective model for faculty development and its implications for nursing scholarship. *Journal of Continuing Education in Nursing, 40*(6), 267–272.

Association of American Medical Colleges. (1977). *Second preliminary report of the faculty development survey: Special report.* Washington, DC: Distributed by ERIC Clearinghouse.

Berbano, E. P., Browning, R., Pangaro, L., & Jackson, J. L. (2006). The impact of the Stanford Faculty Development Program on ambulatory teaching behavior. *Journal of General Internal Medicine, 21*(5), 430–434.

Bergquist, W. H. & Phillips, S. R. (1975). *A handbook for faculty development.* Washington, DC: Council for the Advancement of Small Colleges.

Bland, C. J. & Schmitz, C. C. (1986). Characteristics of the successful researcher and implications for faculty development. *Journal of Medical Education, 61*(1), 22–31.

Boulos, M. N. K., Maramba, I., & Wheeler, S. (2006). Wikis, blogs and podcasts: A new generation of web-based tools for virtual collaborative clinical practice and education. *BMC Medical Education, 6*, 41.

Boyer, E. L. (1990). *Scholarship reconsidered: Priorities of the professoriate.* Princeton, NJ: Carnegie Foundation for the Advancement of Teaching.

Branch, W. T. Jr., Frankel, R., Gracey, C. F., Haidet, P. M., Weissmann, P. F., Cantey, P., et al. (2009). A good clinician and a caring person: Longitudinal faculty development and the enhancement of the human dimensions of care. *Academic Medicine, 84*(1), 117–125.

Case, S. M. & Swanson, D. B. (1998). *Constructing written test questions for the basic and clinical sciences.* Philadelphia, PA: National Board of Medical Examiners.

Centra, J. A. (1976). *Faculty development practices in U. S. colleges and universities.* Princeton, NJ: Educational Testing Service.

Chism, N. V. N. & Szabo, B. (1997). How faculty development programs evaluate their services. *Journal of Staff, Program and Organizational Development, 15*(2), 55–62.

Cole, K. A., Barker, L. R., Kolodner, K., Williamson, P., Wright, S. M., & Kern, D. E. (2004). Faculty development in teaching skills: An intensive longitudinal model. *Academic Medicine, 79*(5), 469–480.

Dath, D. & Iobst, W. (2010). The importance of faculty development in the transition to competency-based medical education. *Medical Teacher, 32*(8), 683–686.

Dreyfus, H. L. & Dreyfus, S. E. (1986). *Mind over machine: The power of human intuition and expertise in the era of the computer.* New York, NY: Free Press.

Gaff, J. G. (1975). *Toward faculty renewal.* San Francisco, CA: Jossey-Bass.

Green, M. L., Aagaard, E. M., Caverzagie, K. J., Chick, D. A., Holmboe, E., Kane, G., et al. (2009). Charting the road to competence: Developmental milestones for internal medicine residency training. *Journal of Graduate Medical Education, 1*(1), 5–20.

Gozu, A., Windish, D. M., Knight, A. M., Thomas, P. A., Kolodner, K., Bass, E. B., et al. (2008). Long-term follow-up of a 10-month programme in curriculum development for medical educators: A cohort study. *Medical Education, 42*(7), 684–692.

Hand, J. S. (2006). Identification of competencies for effective dental faculty. *Journal of Dental Education, 70*(9), 937–947.

Harden, R. M. & Crosby, J. (2000). AMEE guide no. 20: The good teacher is more than a lecturer – The twelve roles of the teacher. *Medical Teacher, 22*(4), 334–347.

Harris, D. L., Krause, K. C., Parish, D. C., & Smith, M. U. (2007). Academic competencies for medical faculty. *Family Medicine, 39*(5), 343–350.

Holmboe, E. S., Ward, D. S., Reznick, R. K., Katsufrakis, P. J., Leslie, K. M., Patel, V. L., et al. (2011). Faculty development in assessment: The missing link in competency-based medical education. *Academic Medicine, 86*(4), 460–467.

Hueppchen, N., Dalrymple, J. L., Hammoud, M. M., Abbott, J. F., Casey, P. M., Chuang, A. W., et al. (2011). To the point: Medical education reviews - Ongoing call for faculty development. *American Journal of Obstetrics and Gynecology, 205*(3), 171–176.

Irby, D. M. (1978). Clinical teacher effectiveness in medicine. *Journal of Medical Education, 53*(10), 808–815.

Irby, D. M. (1994). What clinical teachers in medicine need to know. *Academic Medicine, 69*(5), 333–342.

Jason, H. (1962). A study of medical teaching practices. *Journal of Medical Education, 37*(12), 1258–1284.

Jason, H. & Westberg, J. (1982). *Teachers and teaching in U. S. medical schools.* Norwalk, CT: Appleton-Century-Crofts.

Jozefowicz, R. F., Koeppen, B. M., Case, S., Galbraith, R., Swanson, D., & Glew, R. H. (2002). The quality of in-house medical school examinations. *Academic Medicine, 77*(2), 156–161.

Kern, D. E., Thomas, P. A., Howard, D. M., & Bass, E. B. (Eds.). (1998). *Curriculum development for medical education: A six-step approach.* Baltimore, MD: Johns Hopkins University Press.

Kumagai, A. K., White, C. B., Ross, P. T., Purkiss, J. A., O'Neal, C. M., & Steiger, J. A. (2007). Use of interactive theater for faculty development in multicultural medical education. *Medical Teacher, 29*(4), 335–340.

Matzie, K. A., Kerfoot, B. P., Hafler, J. P., & Breen, E. M. (2009). Spaced education improves the feedback that surgical residents give to medical students: A randomized trial. *American Journal of Surgery, 197*(2), 252–257.

McAndrew, M., Eidtson, W. H., Pierre, G. C., & Gillespie, C. C. (2012). Creating an objective structured teaching examination to evaluate a dental faculty development program. *Journal of Dental Education, 76*(4), 461–471.

Metz, J. C. M., Zwierstra, R. P., Fluit, C. R. M. G. & Scherpbier, A. J. J. A. (1996). Didactische en onderwijskundige scholing van docenten geneeskunde. [Didactic and educational development of medical teachers.] *Nederlands Tijdschrift voor Geneeskunde, 140*(16), 894–896.

Miller, G. E. (1980). *Educating medical teachers.* Cambridge, MA: Harvard University Press.

Milner, R. J., Gusic, M. E., & Thorndyke, L. E. (2011). Perspective: Toward a competency framework for faculty. *Academic Medicine, 86*(10), 1204–1210.

Mitcham, M. D. & Gillette, N. P. (1999). Developing the instructional skills of new faculty members in occupational therapy. *American Journal of Occupational Therapy, 53*(1), 20–24.

Mitcham, M. D., Lancaster, C. J., & Stone, B. M. (2002). Evaluating the effectiveness of occupational therapy faculty development workshops. *American Journal of Occupational Therapy, 56*(3), 335–339.

Molenaar, W. M., Zanting, A., van Beukelen, P., de Grave, W., Baane, J. A., Bustraan, J. A., et al. (2009). A framework of teaching competencies across the medical education continuum. *Medical Teacher, 31*(5), 390–396.

Naeem, N., van der Vleuten, C., & Alfaris, E. A. (2012). Faculty development on item writing substantially improves item quality. *Advances in Health Sciences Education, 17*(3), 369–376.

National Board for Professional Teaching Standards. (2002). *What teachers should know and be able to do.* Retrieved January 22nd, 2013, from http://www.nbpts.org/sites/default/files/documents/certificates/what_teachers_should_know.pdf

O'Sullivan, P. S. & Irby, D. M. (2011). Reframing research on faculty development. *Academic Medicine, 86*(4), 421–428.

Patterson, K., Grenny, J., Maxfield, D., McMillan, R., & Switzler, A. (2008). *Influencer: The power to change anything.* New York, NY: McGraw Hill.

Peyton, J. W. R. (Ed.). (1998). *Teaching and learning in medical practice.* Rickmansworth, UK: Manticore Europe.

Price, D. A. & Mitchell, C. A. (1993). A model for clinical teaching and learning. *Medical Education, 27*(1), 62–68.

Rabow, M. W., Wrubel, J., & Remen, R. N. (2007). Authentic community as an educational strategy for advancing professionalism: A national evaluation of the Healer's Art course. *Journal of General Internal Medicine, 22*(10), 1422–1428.

Ross, S., Poth, C. N., Donoff, M., Humphries, P., Steiner, I., Schipper, S., et al. (2011). Competency-based achievement system: Using formative feedback to teach and assess family medicine residents' skills. *Canadian Family Physician, 57*(9), e323–e330.

Schön, D. A. (1987). *Educating the reflective practitioner.* San Francisco, CA: Jossey-Bass.

Shulman, L. S. (1986). Those who understand: Knowledge growth in teaching. *Educational Researcher, 15*(2), 4–14.

Simpson, D., Marcdante, K., Morzinski, J., Meurer, L., McLaughlin, C., Lamb, G. et al. (2006). Fifteen years of aligning faculty development with primary care clinician-educator roles and academic advancement at the Medical College of Wisconsin. *Academic Medicine, 81*(11), 945–953.

Skeff, K. M., Stratos, G. A., Berman, J., & Bergen, M. R. (1992). Improving clinical teaching:

Evaluation of a national dissemination program. *Archives of Internal Medicine, 152*(6), 1156–1161.

Snyder, S. (2001). A program to teach curriculum development to junior faculty. *Family Medicine, 33*(5), 382–387.

Sorcinelli, M. D., Austin, A. E., Eddy, P. L., & Beach, A. L. (2006). *Creating the future of faculty development: Learning from the past, understanding the present.* Bolton, MA: Anker Publishing.

Srinivasan, M., Li, S. T., Meyers, F. J., Pratt, D. D., Collins, J. B., Braddock, C., et al. (2011). 'Teaching as a competency': Competencies for medical educators. *Academic Medicine, 86*(10), 1211–1220.

Stanford Faculty Development Center for Medical Teachers. (2012). *Stanford Faculty Development Center - Background.* Available from: http://sfdc.stanford.edu/background.html

Steinert, Y., Boudreau, J. D., Boillat, M., Slapcoff, B., Dawson, D., Briggs, A., et al. (2010). The Osler Fellowship: An apprenticeship for medical educators. *Academic Medicine, 85*(7), 1242–1249.

Steinert, Y., Mann, K., Centeno, A., Dolmans, D., Spencer, J., Gelula, M., et al. (2006). A systematic review of faculty development initiatives designed to improve teaching effectiveness in medical education: BEME Guide No. 8. *Medical Teacher, 28*(6), 497–526.

Stone, S., Mazor, K., Devaney-O'Neil, S., Starr, S., Ferguson, W., Wellman, S., et al. (2003). Development and implementation of an objective structured teaching exercise (OSTE) to evaluate improvement in feedback skills following a faculty development workshop. *Teaching and Learning in Medicine, 15*(1), 7–13.

Tang, T. S., Skye, E. P., & Steiger, J. A. (2009). Increasing patient acceptance of medical student participation: Using interactive theatre for faculty development. *Teaching and Learning in Medicine, 21*(3), 195–200.

van Keulen, H. (2006). *Staff development and basic teaching qualification systems in the Netherlands, with a focus on Utrecht University.* International Consortium for Educational Development 2006 International Conference: Sheffield, UK. Retrieved August 2nd, 2012, from http://igitur-archive.library.uu.nl/ivlos/2006-1221-201509/keulen%20-%20towards%20a%20national%20system.pdf

Walsh, A. E., Armson, H., Wakefield, J. G., Leadbetter, W., & Roder, S. (2009). Using a novel small-group approach to enhance feedback skills for community-based teachers. *Teaching and Learning in Medicine, 21*(1), 45–51.

Wass, V. & Archer, J. Assessing learners. (2011). In T. Dornan, K. Mann, A. Scherpbier, & J. Spencer (Eds.), *Medical education: Theory and practice*, (pp. 229–255). Edinburgh, Scotland: Churchill Livingstone Elsevier.

Wilkerson, L. & Anderson, W. A. (2004). Hilliard Jason, MD, EdD: A medical student turned medical educator. *Advances in Health Sciences Education, 9*(4), 325–335.

Wilkerson, L. & Irby, D. M. (1998). Strategies for improving teaching practices: A comprehensive approach to faculty development. *Academic Medicine, 73*(4), 387–396.

Windish, D. M., Gozu, A., Bass, E. B., Thomas, P. A., Sisson, S. D., Howard, D. M., et al. (2007). A ten-month program in curriculum development for medical educators: 16 years of experience. *Journal of General Internal Medicine, 22*(5), 655–661.

Wong, J. G. & Agisheva, K. (2007). Developing teaching skills for medical educators in Russia: A cross-cultural faculty development project. *Medical Education, 41*(3), 318–324.

Wong, J. G. & Fang, Y. (2012). Improving clinical teaching in China: Initial report of a multihospital pilot faculty development effort. *Teaching and Learning in Medicine, 24*(4), 355–360.

# 第 3 章
# 教师领导力和管理能力的发展

Tim Swanwick and Judy McKimm

## 3.1  前言

在医学教育领域,当我们提到领导力时,总是很容易想到医学院院长、大学校长、学术负责人。但绝大多数与教育领导力(特别是毕业后教育阶段)有关的领导者,主要在医院和社区工作。他们既是临床医生,要照顾患者;也是教师,承担着培养未来医务工作者的职责。所有这些都发生在瞬息万变的医疗环境中,充满了挑战和不确定性。

世界各地的医学教育标准框架和核心课程(如,加拿大皇家内外科医生学会 2010;英国医学委员会 2009)都强调领导力是医务工作者必不可少的"非技术技能"(Fletcher et al. 2002)。有效的领导力被公认为高质量医疗工作的先决条件(Institute of Medicine 2011;King's Fund 2011)。大量文献也将领导力视为医疗实践的重要基础(如,van Mook et al. 2012)。对于那些在学术机构(颁发专业资格证书)和临床环境(大部分学习都是在这种环境中进行的)双重背景下工作的医务人员来说,情况更是如此。

因此,教师发展的重要作用就是要确保这些双重背景的领导者和管理者具备与其角色和所在机构相适应的知识、技能和态度。本章中,我们使用"教育领导力"一词(以区别于医疗团队、科室、单位及特定临床情形下的"临床领导力")来描述机构、科室、资源、研究、项目、课程、评估与创新的领导及管理。在教育和医疗环境中,领导力可以发生在所有层面上,分布或分散在整个组织中。医疗卫生领域的领导力和教育领导力都涉及专业人员,他们有专业职务、有自主性。正因如此,领导者需要调动的不仅是职位权力,还要包括专业权力。我们将在本章的最后探讨这些问题。

对于医学这样的职业,学习者往往要经过长达 15 年的专业训练。由于学术机构的变革步伐非常缓慢,教育领导者面临的巨大挑战就是如何确保课程和能力框架可以有效地实施,从而将学习者真正培养成独当一面的专业人员。除了教学问题,教育工作者(特别是学术机构的教育工作者)需要履行的行政和管理职能也越来越多。他们要回应监管机构和投资方的质量保障要求,要开展学术研究,要在经费日益紧张的情况下培养更多的学生。在这样"拥挤的阶段"为学生提供高质量的学习体验,对所有医务人员来说,挑战绝不仅仅是跟上学科发展、教育知识发展与技术发展那么简单(McKimm and Swanwick 2011)。

这些挑战也给临床教师带来了一些特殊问题,因为他们很多人都是从临床医学专业进入教育或研究领域的。在这个过程中,他们的角色不得不从临床医生转变为教师,再从教师/研究者转变为管理者和领导者。其他来自学术、生物医学或社会科学背景的教育者也要经过类似的转变。尽管高等教育和临床教师的专业化程度越来越高(至少在高收入国家),有非常多的课程或培训项目培养医务人员对教学的认知和理解,帮助他们提高教学能力(见第 2 章),但针对领导力和管理能力的教师发展则相对较新。本章将阐述引入这些概念的理由和依据,并为医疗机构、学术组织以及个人介绍一些"学习领导力"的方法。

## 3.2　领导力模型、概念和原理

在过去的 60 年中,伴随时代和社会文化变迁,出现了领导者和领导力,领导力的概念也随之不断发展。在试图描述"什么可行""什么不可行"的过程中,产生了一系列理论模型。值得关注的是,新模型的出现并不意味着旧模型被丢弃,相反,它们被重新定义。在 google 上搜索"领导力",可以找到超过 120 000 000 个网站,因此在这一节里,我们主要讨论与领导力相关的一些主要理论和概念。

领导力模型和理论可以通过多种方式进行分类。尽管一些理论之间存在着明显的重叠,但由于本章的目的是讨论医学教育工作者的教师发展,我们将领导力模型进行如下分类:

1. 与领导者个人品质或个性有关的模型。
2. 领导者与他人互动的模型。
3. 解释与环境或系统有关的领导者行为模型。

从这些角度去考虑这些理论,可以量身定制教师发展活动,以达到个人、团队或组织的预期结果。有关领导力的文献有很多,表 3.1 列出了一些常见的理论、概念和模型。括号中的数字(即 1、2 或 3)就是这些理论所对应的上述 3 类模型。

Kouzes 和 Posner(1995)指出,领导力是一套可观察到的、可学习的方法。领导力并不是普通人无法理解的神秘缥缈的东西。如果有机会得到反馈和练习,那些有领导意愿和毅力并做出改变的人,能够极大地提高自己的领导力。既然领导者和领导力是可以培养的,那么,医学教师发展人员如何才能运用这些理论或模型,以解释为什么有些领导力方法在医学教育和培训中效果最好。我们将依次讨论这些问题。

表 3.1 常用的领导力理论、概念和模型[a]

| 领导力理论、概念和模型 | |
| --- | --- |
| 自适应型领导(3) | 投入型领导(2) |
| 情感型领导(1,2) | 追随力(2) |
| 真实型领导(1,2) | 领导-成员交换(LMX)理论(2) |
| 魅力型领导(自恋型)(1) | 本体论领导(1) |
| 复杂适应型领导(3) | 关系型领导(2) |
| 协作型领导(2,3) | 仆人式领导(1,2,3) |
| 权变理论(2,3) | 情境型领导理论(2,3) |
| 对话型领导理论(2) | 特质(伟人)理论(1) |
| 分布、分散、共享型领导(2,3) | 交易型领导(2,3) |
| 生态型领导(3) | 变革型领导(1,2,3) |
| 情商(1,2) | 价值引领,道德型领导或智慧型领导(1,2) |

注:[a] 对那些有兴趣深入探讨领导力理论和概念的读者,Northouse(2012)提供了一个很有帮助的出发点。

## 3.2.1 关注领导者个人品质或人格特征的理论

特质理论由来已久,因为"伟大的"领导者往往具有某些特征,这些特征有时与他们的地位有关——始终如一、值得信赖、激励他人、诚实可靠,并表现出适当的情感、价值观和道德勇气(Avolio and Gardner 2005;Kouzes and Posner,2002)。尽管人们对这种"伟人"理论持怀疑态度,但人格特质似乎是有效领导力的重要前提条件。领导者的人格特征与"五大"因素中的外向性、对新事物保持开放心态,以及责任心呈正相关(即使是弱关联),与神经质或焦虑性呈负相关(Judge et al. 2002)。这种个人主义的方法因崇拜"英雄领袖"而受到批评(King's Fund,2011)。然而,诸如仆人式领导(领导者"服务第一")(Greenleaf,2002)、本体论领导("成为领导"而不是"做领导者")(Erhard et al. 2010;Souba,2010),或"不完整的"、易犯错误的领导者(这种领导的行为是真实的)(Ancona et al. 2007),所有这些似乎和医务人员的领导力密切相关,他们的职业行为和模范作用至关重要。领导者在从事"人的工作"(情感型领导力)

时,要与自己的情绪保持一致,这种观点也很好地印证了医学教育工作者的主要作用是培养下一代医务人员(Held and McKimm,2012)。Nonaka 和 Takeuchi (2011)建议领导者要培养实践智慧,Hilton 和 Slotnick(2005)认为领导力应该成为医学专业精神的核心组成部分。这些睿智型领导者能够:

> 评估什么是好的;迅速抓住事物本质;创造学习环境;有效交流;运用政治权力把人们团结在一起;以及通过师徒制和导师制指导鼓励他人,培养实践智慧(Nonaka and Takeuchi 2011)。

基于这些观点,教师发展活动的目标主要是开发个人的领导力行为、能力和长远潜力。下列策略和活动可以帮助培养个人的自我洞察力和理解自身影响力——个人发展规划、优势和个人发展领域分析、指导和辅导、基于工作场所的反馈(例如多源反馈),以及使用心理测量工具测试,如迈尔斯-布里格斯性格分类法(MBTI 性格测试)(Myers et al. 1998)或 Hogan Personality 性格量表。

## 3.2.2　领导者与他人互动的理论

多数领导力理论可以解释领导者如何与他人更好地合作,以使他人参与,并施加影响,加快改变。早期的模型,例如交易型领导(Burns 1978)和领导-成员交换理论(Seibert et al. 2003)研究领导者如何与其他人相互合作,通过给予奖励、施加惩罚,以及使他们参与领导者的"内部团队"来提高组织绩效(Heifetz and Linsky 2004)。戈尔曼的情商模型(EI)和领导风格模型(2000)可以为领导者提供一个框架,让他们考虑不同的背景和情况,并采用适当的风格或方法来激励他人,调节负面情绪。戈尔曼(2000)认为,情商高的领导者需要具备自我意识、自我调节 / 管理、社会意识、同理心和关系管理方面的能力。

领导者可以从某种"菜单"中选择不同的方法、行为或风格。这种观点认为:①领导力可以通过培训和反馈来学习与培养;②领导力行为取决于情境或相关因素(即权变理论、情境型领导力)。这种观点也使我们脱离了领导力主要根植于个人特性的原有认识。团队发展活动(与医务人员的相关性极大,因为他们大部分工作都是在团队中进行的)以及理解团队工作中的错误方式,这些都十分有用。那些着重培养与整个(通常是多学科)团队合作,以发展和磨炼领导力及团队工作技能的教师发展活动,也很有效。这些活动可以包括模拟临床或管理困境(可能涉及人体模型或模仿演员),或利用角色扮演来重新设计服务的案例研究场景。

与一些可以独立实施的管理活动(如撰写报告或战略文件)不同,领导力是关系性的,也是对话性的,主要涉及与他人合作(Isaacs 1999;Lieffand Albert

2010；Souba 2011；Uhl-Bien 2006）。我们将在本章的后面探讨领导力和管理力之间的区别。领导者需要"追随者"，越来越多的文献也提到"追随者"这个概念。Grint 和 Holt（2011）的追随类型是基于权威性、确定性和不确定性来考虑组织所面临的复杂性和问题类型（"恶劣"或"顺从"）。其他作者（e.g. Kellerman 2007；Kelley 1988）考虑的是与医疗服务和医学教育高度相关的领导者和追随者之间权力关系的本质，这其中长期存在着专业团体、等级制组织、学生、患者和教师之间的权力与地位差异。

基于这些观点的教师发展活动将着重探讨如何通过以团队为基础的活动，或者通过获得知识库支持的多源反馈来培养领导者与他人相处的能力，从而为领导者提供可以在工作中使用的框架。

### 3.2.3　解释与环境或系统有关的领导力理论

在商业和健康环境方面，这些理论可能是最新的。这些理论把组织（或其小团体）作为复杂和动态的社会系统，而领导者具有"适应性"（Doll and Trueit 2010；Fullan 2005；Mennin 2010）。领导者在这里的任务是理解内部系统（正式和非正式的结构与过程），以及内部系统与外部环境的关系。从这个角度来看，通过理顺人员和过程，推动系统朝着突发变化的方向发展，最终导致变革的发生。Bolman 和 Gallos（2011）认为，使用隐喻或"框架"可以帮助学术领导从组织内部的工作人员及学习者的不同角度对组织进行定义。

领导者的主要任务就是成为"变革推动者"，领导者需要与追随者一起工作，以实现持久的转型变革（Fullan 2007；Kellerman 2008）。"变革型领导"的概念（Bass and Avolio 1994）在公共服务领域有很高的影响力，这些领域的领导者要与他人合作，激励和启发他们进行更高层次的思考和价值导向变革。虽然变革型领导体现了所有 3 种类型的要素，但也有人持批评态度，认为变革型领导过于注重个体的"魅力型"（潜在的自恋和危险）领导，而没有关注全系统的干预，并建立"社会资本"（Bolden et al. 2009）。由于缺乏有效的管理和监督体系，许多组织被一个魅力十足又权力巨大的领导者操控，走入失败的深渊。共享、分布、分散和协作的领导力（King's Fund 2011）概念现在开始脱颖而出，取代了主要归因于个人的概念。这种方法不仅更符合医务人员的价值观和工作方式，而且还使组织能够分散风险和建立机构复原力。最近，关注可持续发展成为所有系统的关键特征，生态型领导力的概念成为这些后英雄主义范式中的一个新兴话题（Western 2011）。生态型领导强调互联互通、相互依赖、伦理道德和社会责任感——在某些方面与仆人式领导类似。

从这个角度来看，教师发展需要侧重于全系统的干预措施，培养组织能力，以适应不断变化的环境。在各级组织建立可持续的领导能力，使医务人员具有专业间合作和跨专业合作的能力,以实现持久而有意义的变革。当与组织发展联系在一起时,领导力发展才是最有效的,尽管这可能说明其代价是高昂的,但采用全面的组织方法来发展领导力(例如聘请外部顾问与所有部门和个人合作)可以促进长期和深远的文化变革。

上面我们在讨论领导力时,似乎它是以独立实体的形式而存在。但在现实中,医务人员被任命担任管理岗位或承担管理责任,人们期望他们能够领导,他们必须能够理解管理,并拥有管理技能和领导技能。接下来我们再来看看领导力对教师发展者的影响。他们必须充分理解用于医学专业教育背景下的领导力和管理理论,以便采用最相关的理论方法。快速发展的领导力理论和持续不断的医疗服务之间的动态变化,意味着提供领导力发展培训的教师发展人员需要充分意识到领导者的学术和医疗服务的背景,从而更好地将理论与实践相结合,并适当加以应用。

## 3.3　管理、行政和领导力

在过去以及目前比较传统的环境中,人们通常认为大学教师的主要职责是负责课程的学术内容和课程结构、课程交付、设计评估,以及评价教育效果和质量。除了教学外,大学教师还要进行研究,并做一些行政工作,例如主持委员会、管理财政预算或整理考试成绩等。大学行政人员则要为大学教师的学术活动和教学活动提供支持,并确保适当的管理系统和流程通畅。今天,教育领导者被越来越多地要求展示有效的管理技能,从而导致学术和行政之间的界限模糊。这本身就可能带来压力,并且需要与所有参与课程规划、课程实施和方案评估的人员交流沟通,明确职责;但现实的情况是,教育领导者(无论在哪个级别)需要比以前拥有更多的技能,从企业管理、创业精神,到项目管理和评估。

由于学术和行政职能的融合,文献中描述的领导和管理之间的界限已经不像以前那样清晰。直到不久以前,领导力还被视为管理学的一个分支,许多商业文献关注的是管理,而非领导力。但最近,领导力已经变成了一个流行词,几乎在各行各业都被推崇为解决世间大多数问题的灵丹妙药。

其实,领导力和管理在方方面面都有区别,表 3.2 给出了典型描述,但这些活动是相互交织、相辅相成和相互依存的。许多作者(Bolman and Deal 1997;Covey et al. 1994;Gosling and Mintzberg 2003;Kotter 1990a,b)强调,把领导与管理加以区分,往好了说,根本无法反映现实;往坏了讲则很危险。领导者如果不能有效管理,就会面临着与同事疏远,甚至是脱离的风险,他们也难以实现组织目标、处理优先事项。结果很可能是由于财务管理不善、或对法律的无知或是无视人力资源流程,导致组织利益受到损害。相反,如果管理者缺乏明智和有远见的领导力,组织就会萎靡不振,无法应对变化。组织、团队和小组所需要的是有效领导力与良好管理相结合:领导力能够联合、授权和激励他人,创造愿景、实现变革和运转,而管理则可以确保稳定、一致和有序。

表3.2    传统的领导力和管理之间的区别

| 管理 | 领导 |
|---|---|
| 生产秩序和一致性 | 产生变化和运动 |
| 计划和预算 | 设定方向 |
| 解决问题 | 定义问题 |
| 组织和配备人力 | 建立承诺 |
| 控制和监督 | 激励和维持 |

改编自 Northouse(2012)。

在3.2这一节,我们讨论了如何区分不同的领导力模型和概念。根据所选择的理论框架,每个人自然会推测出他们自己(大致相似)的领导能力。本章稍后会提供有关领导才能培养的代表性课程内容,不过在这一点上,似乎应该将教育者需要具备的多种(有时看上去不那么吸引人的)技能列入"管理"的范畴。表3.3描述了一些常见的管理活动,总结了这些活动在医学教育方面的重要性,并提出了一些基于工作的培训活动,这些活动可能帮助教育者获得和培养这些技能。大多数组织都向资深教育者提供训练课程,但这些课程通常是在一个人走向管理岗位后提供的,而不是作为发展或继任规划的常规部分提供的。我们接下来会讨论如何采用"整个组织"的方法将领导力发展嵌入各个层次,从而帮助人们为管理岗位做好准备,并强化组织。

表3.3    医学专业领域教育者的管理活动

| 管理活动 | 为何重要 | 培训活动 |
|---|---|---|
| 理解、控制和管理预算 | 千万不要超过预算。要做到这一点,你就要知道如何分配预算,并通过设定优先权和合理采购来积极管理预算<br>一旦你知道了预算,你就可以为教育做出改变,为新计划提供资金,或者根据内部或外部的变化改变优先级<br>教育和培训预算通常是第一个被削减的———一贯如此<br>支持临床教学和培训的各级预算往往都非常复杂 | 弄清楚谁负责哪项预算,并要清楚规划和预算周期是如何运作的<br>参与制定和管理工作范围内的预算<br>参与(或主持)财务委员会以及其他资源分配团体<br>了解临床实习和培训的预算分配(国家级的,区域的,以及本地的)<br>了解您所在组织的正规流程 |

续表

| 管理活动 | 为何重要 | 培训活动 |
|---|---|---|
| 人力资源(人)管理 | 机构会把大部分时间和金钱都投资在人身上<br>要完成任务(并且做得好),最重要的是能够委派任务并与他人一起工作<br>理解正规工作流程(招聘、考核、绩效管理等)有助于你支持和培养你的团队 | 通过多源反馈或其他非正式途径,获得有关你与他人合作方式的反馈<br>学会委派任务,不要自己包揽一切<br>多参与招聘工作(如写工作描述、参加面试小组)和评估工作 |
| 有形资源和设施 | 教室、教学设备、实验室、临床实习/合适的病例组合、模拟、沟通和信息技术设施等对于提供高质量体验非常重要,当然也价格不菲<br>随着教学/学习经验的改变,学生和其他医学教育研究及实践者的期望也在变化,学习资源要进行适当更新调整<br>教师发展需要跟上技术或教育的变化 | 了解各类设施的规划、分配和管理;是否有教学资源/设施计划?<br>参观其他机构,了解未来的教育需求<br>内部讨论现有设备是否适应当前和未来的学习,可能需要哪些新设备 |
| 业务规划(如战略规划、部门规划、运行规划) | 这些规划确定了组织和下级的目标、优先事项和战略,从而使每个人都朝着同一个目标努力<br>目的和目标有助于制定战略(为实现目标需要做什么)<br>没有规划,你就不能设定优先事项或分配预算及其他资源,招聘和留住人员,以及制订新的激励措施<br>审阅规划,以便评估活动并确定下一步的工作计划 | 检查组织战略规划(应该是公开的),以及部门计划,以便在制订团队规划、项目规划或激励措施时,与组织规划一致<br>了解一些基本的管理工具(比如SWOT 分析) |
| 课程计划/项目管理 | 一个设计精美的项目,如果在实践中不起作用,注定会失败<br>需要确定最详尽的细节,确定清晰的课程体系和实施过程,以便加以落实<br>管理要求每个人都知道自己的责任,并使资源得到合理分配<br>有效的项目管理不仅可以使内部和外部的医学教育研究及实践者放心,同时还能为审查和变革提供基础 | 了解组织如何管理课程/项目<br>是否明确任务和职责,专业人员与行政人员如何协同工作,委员会如何运作?<br>参与课程计划的制定、管理和评审,并承担主要职责 |

| 管理活动 | 为何重要 | 培训活动 |
| --- | --- | --- |
| 项目管理 | 所有短期活动都可以从项目管理方法中获益<br>项目管理有助于识别和管理风险、选择、关键医学教育研究及实践者、预算、时间和其他所需资源<br>许多卫生机构都有合适的正规项目规划流程 | 了解基本的项目管理技术(例如甘特图、关键路径分析和项目规划),并将其应用到项目或方案中<br>参与项目,并查看项目计划(通常是资助方所要求的) |
| 了解内部环境 | 了解组织的正式结构、流程、作用和责任对于良好的管理和实施变革至关重要<br>了解"阴暗面"(潜规则、惯例、权力斗争和工作方式)也有助于你影响变革,掌控局势 | 了解你的组织:管理层次/组织树;委员会结构和职权范围;部门结构等<br>考虑一下非正式的一面,谁有影响力? 谁是关键人物? 如何完成任务? 你的组织有什么规则和惯例? |
| 了解外部环境 | 由于医学教育是在多重背景下进行的,因此了解外部环境、系统、医学教育研究及实践方和流程至关重要 | 了解你的项目/组织与哪些关键的外部组织相互交流,以及他们自己的内部结构和流程<br>利用 PESTLE(政治、经济、社会人口、技术、法律、环境)这样的工具评估外部环境中的关键因素,以及这些因素对组织/项目有何影响 |
| 了解和开发管理系统(包括信息技术)和流程 | 教育管理越来越依赖信息技术<br>有效的管理系统可以提高质量,改善数据处理,并支持各类活动<br>技术系统不应该驱动教育过程,但实际上却经常如此 | 学会使用(或更好地使用)支撑项目实施和评估的管理与教育信息技术系统<br>看看其他组织有什么——有没有你可以拿来用的<br>确保你了解数据保护/立法的基础知识 |
| 教育质量,评估 | 系统内的上级机构(如大学)以及外部机构(投资者、监管者、专业团体)都需要质量保障、管理及提升机制,以及报告<br>健全而有力的质量保障机制能够及早发现和解决问题,而且从长远的观点看,有利于项目审核与改革 | 了解你的项目/课程的质量保障要求,以及是谁提出的要求<br>查看来自利益相关方(内部和公共领域)的报告<br>了解什么样的内部过程是适当的<br>参与准备报告,以及内部和外部的评估审核报告 |

续表

| 管理活动 | 为何重要 | 培训活动 |
|---|---|---|
| 时间管理(自我和他人) | 有效的时间管理可以充分利用每个人的时间,做更多的事<br>时间管理是许多其他管理活动的基础(例如项目、主持会议等) | (为自己和他人)商定优先顺序,并定期评估<br>制订计划,列出清单(并坚持执行)<br>为受到干扰、处理行政事务和电子邮件留出时间(这些都是工作的一部分,不是附加的) |
| 在委员会中担任主席或成为一员 | 委员会是组织决策的正规途径<br>了解委员会的工作方式可以使你自己的想法获得讨论并引发有效变革 | 参与,主动提出加入或主持委员会、项目小组和工作组<br>学习如何制定议程(在不同的情况下会有所不同),有效地主持会议(通过观察他人),并做好会议记录(阅读会议记录,以便理清思路) |

## 3.4　领导力发展的一般方法

那么,当提及领导力时,处理这一系列复杂社会历程发展的最佳途径是什么呢?

总的来说,培养领导力的方法越来越多,但就可靠性而言,目前缺乏有力的证据支持。事实上,这是近期最佳循证医学教育(Best Evidence Medical Education,BEME)审稿中的一个发现,如表 3.4 所示,我们审核了医学教师领导力发展中使用的干预证据(Steinert et al. 2012)。问题的关键可能要回到活动对象。领导力、管理和组织发展都可以被看作是同一过程的组成部分,也就是"提高组织及其内部人员的能力,以更好地实现组织目标"(Bolden 2010)。这使我们超越了目前仍然普遍存在的历史上有关领导力发展的概念。这个概念专注于培养个人承担更多的责任,更复杂的任务,并把重点从领导者个人发展向领导力发展转移。领导力发展是一种对社会资本的投资,它培养了该组织各层面的领导能力以及具有个人能力和才能的人力资本。

在这种转变的范式中,我们可以在更广泛的领导力发展文献中发现许多二级主题,概括为下列思想的演变:

● **教育方法**:从提供培训转向关注系统和组织流程(例如评估)中正在发生的领导力发展。

● **学习地点**:从教室搬到工作场所。

● **职业发展**:从组织需求到个人需求,重新排序。

这些趋势为项目设计的某些特定策略以及选择合适的教师发展干预措施指出了方向。

表 3.4　促进医学教育领导力的教师发展措施：BEME 系统性回顾的重要发现

| 已认定证据的审核： |
| --- |
| 41 项研究，涉及 35 种不同的干预措施<br>研究设计方法不够严谨，过于简单<br>大多数评估数据是在干预后收集的，包括对参与者进行问卷调查和访谈 |
| 参与者报告： |
| 对教师发展项目的满意度高，认为这些项目有用，对个人发展和职业发展都有好处<br>对自己组织的看法和对自我领导能力的态度发生了积极转变<br>对机构愿景和挑战的认识及付出增加<br>对个人优势和局限性有更强的自我意识，积极性更高，对自己的领导角色更有信心<br>社区意识增强，更加认同社交网络的好处<br>增加了对领导力概念、原则和战略的认识<br>提高了某些具体的领导技能<br>提高了学术背景下领导角色的意识<br>改变了领导力行为<br>在组织实践中的变化有限 |
| 有助于取得积极成效的特点，包括使用： |
| 单一干预中的多种指导方法<br>体验式学习和反思性实践<br>个人和团体项目<br>同伴支持和发展实践社群<br>导师制<br>机构支持 |

改编自 Steinert 等（2012）。

## 3.4.1　从训练到发展

关于领导力发展有效性的争论中有很多基本问题，但核心问题是领导力是否可以学会。正如我们前面讨论过的，领导力特质理论认为领导者有一些固有的品质，而行为主义者和能力导向的活动则坚持领导力行为是能够被获得的。真相可能介于两者之间。最近，伴随我们如何思考领导力的同时，领导力发展出现了范式转变，从以教师为中心的教学转变为以学习者为中心的个人转化。

Antonacopoulou 总结道:"转型范式"起源于建构主义、社会建构主义和互动主义,强调共同创造、解释、发现、实验和批判性视角。与别人想象的不同,学习者不是单独学习领导力,而是在社群中学习,他们理解自己的经验,在自己身上和彼此之间发现和培养领导力(Antonacopoulou 2004)。

Antonacopoulou(2004)认为,这种方法的基本原理是,如果领导力的主要目的是在不断变化的世界中让他人感觉有意义,那么领导力发展中的关键问题就不是学什么,而是如何学习(即如何保持对新情况、新环境和新的人际关系和组织关系的接受和适应)。相反,正如 Hodgson(1999)所强调的那样,"那些学会了一系列领导力规则的人,会具有一种固有的顽固性,并最终导致他们垮台……告诉人们如何领导大致相当于数字绘画"。

Holman(2000)提出了一个有用的分类法,揭示了领导力发展的一些基本假设。Holman 的四个"管理教育模式"中的每一个都突出了关于学习和管理本质的不同哲学信仰(图 3.1)。作为给项目设计者的忠告,Holman 建议,过度依赖理论("学术自由主义")或行动("经验职业主义")都不太可能达到预期的结果。相反,他倾向于围绕批判性反思和行动学习来建立干预。

| 学术自由主义 | 经验职业主义 |
|---|---|
| 旨在追求客观性,以产生管理"科学家"。通过讲座、案例研究、研讨会的方式实施。 | 旨在使管理者具备"工作"所需的技能。主要是通过以能力为导向的方法来落实,主要包括短期课程、作业和在线学习。 |
| 经验自由主义 | 经验的/批判性的 |
| 旨在培养能够将理论运用于实践的反思型从业者。通过行动学习和自我发展来实现。 | 旨在培养一种更具反思性的方法和更高层次的批判性,以使从业者能够挑战既有的行动形式。如何实现呢? |

图 3.1　管理教育模型(引自 Holman 2000)

## 3.4.2　从课堂到工作场所

Mintzberg 认为:"利用课堂来培养已经有管理实践经验的人是个不错的想法,但是装模作样地从完全没有管理经历的人中培养管理者却是个骗局"(Mintzberg 2004)。Mintzberg 指出,对于不断增加的 MBA 课堂,人们有了越来越多的共识,那就是领导力发展既应来自基于工作的活动,也应融入其中。早在 1988 年,创造性领导力中心的麦考尔等就将这个观点清清楚楚地总结了出来(Lombardo and Eichinger 2000)。他们提出,在有效的领导力发展项目中,70% 应该是基于工作或项目的;20% 应该是通过个人发展实现的,例如通过工作和与他人互动,多渠道反馈和辅导;另外 10% 可以通过正式的培训项目提供,例如参加课程。

以下是 Gosling 和 Mintzberg(2004)在一篇综述中总结的领导力发展最佳实践原则,进一步强调了基于工作的学习的重要性:

- 领导力发展只对当前负有领导责任的人有意义。
- 尽管开发项目的工作人员应该清楚他们要教的内容,但参与者应该能够将自己的经验融入这个过程中。
- 领导力发展应该尽可能充分利用工作和生活经验。
- 学习的关键是深刻的反思。这就意味着要留出时间。领导能力的发展应该是嵌入式的,并最终促进组织的发展。
- 领导力发展成为一个互动学习的过程。
- 教育的各方面都应以促进学习和发展为目标。

但矛盾的是,这些原则也表明,要获得管理和领导力发展的好处,就需要设计"适合特殊情况的适当方法,而不是采用最佳实践的通用模型"(Burgoyne et al. 2004)。因此,一个旨在培养领导力技能的研究项目可能包括新的项目负责人(即他们有领导责任);使用来自优秀研究项目或失败研究项目的案例;包括预算、项目管理以及团队建设等技能;并运用相关的领导力理论(例如多中心项目的合作领导)。或者,一个旨在培养发展中国家医疗卫生领域领导人的项目,可以提供公共卫生战略,侧重于卫生管理案例研究,包括战略卫生系统管理技能,并探索组织结构、流程和文化对提供有效医疗服务的影响。此外还应包括各种领导力理论,因为这些领导需要从一个大范围的理论清单中进行选择。

### 3.4.3 平衡组织需求和个人需求

最后,在任何领导力开发项目中,都需要考虑个人的职业抱负。事实上,任何一个成功的持续专业发展计划的目标都应该将组织目标与个人需求保持一致。Clarke 等(2004)在商业领导力开发中确定了一系列方法,说明了这种平衡。在考虑领导力发展中的主体和内容的时候,作者针对如何在组织内部提出这样的方案,开发了四种不同的方法。我们可以看到这四种方法在高等教育和卫生部门的计划中所发挥的作用,如图 3.2 所示。

然而,与商业和企业界相反,在日益复杂的医学专业教育中,组合型工作(即拥有许多不同的角色、工作或雇主)已经成为常态,教职员工往往将临床工作奉为"日常工作"。此外,由于医务人员中女性比例越来越高,以及随之而来

| 内容 | 主体 | |
|---|---|---|
| | 以个人为目标的领导力发展 | 为整个组织提供的领导力发展 |
| 个性化内容 | 通过量身定制的项目培养高绩效个体 | 为组织发展提供开放机会，同时也保留个体发展的空间 |
| 一致性内容 | 根据组织需求为特定人群定制活动 | 组织的规定要自上而下层层推进，面向所有人 |

图 3.2　领导力发展的方法（引自 Clarke 等,2004）

的家庭和生活方式的影响,"组织不能再假定那些具有明显潜力的人会渴求获得组织希望他所担任的管理职位"(Sturges 2004)。例如,目前在英国,临床(医学)专业的学者严重缺乏,有些学科和专业受到的影响尤其突出。这不仅影响到这些领域的研究和教学活动,还意味着对战略发展和人员招募具有长期影响的领导楷模越来越少。事业已经成为一种个人"财产",而不是组织的财产。这个区别非常重要,因为这意味着组织对自己培养的领导和管理职位的控制减少了,对如何培养以及何时培养的掌控也被严重削弱了。组织也不太可能对那些可能跳槽或在做兼职的人进行领导力发展的投资,组织因此会为他们提供更多的临时、短期和即时的课程,而不是长期培训。对组织和个人而言,领导力发展当然还有其他目的,而不是纯粹为了发展,建立关系、保持和更新共同目标感对双方都有好处,这一点不容低估。

## 3.5　领导力发展干预

上面讨论的设计原则似乎把我们从一个预先确定的"课程"转变为个性化的"项目",这个项目植根于现实世界的经验。但在实践中又如何呢? 没有两个领导力发展项目会是完全一样的,但是可以考虑很多潜在的干预措施,这里我们选择一些进行简单描述。

### 3.5.1　课程、研讨会和工作坊

既然我们知道了领导力发展的原则,那么我们能从领导力课程中得到什么呢? 好处是显而易见的。课程和正式的学习机会能够给小组参与者一种群体感和目标一致感;还可以为参与者提供一种新的共同语言来思考和讨论那些突出问题。这些课程和学习能够使参与者有时间进行反思,并通过他人的支持和挑战,鼓励大家从新的角度思考那些熟悉的情况。虽然一次性的短期课程只能更新或升级技能,或是激发一下对领导和管理概念不熟悉的参与者的热情,但是利用讨论会上的讨论和反思,短期课程开发的程序化方法能够加强工作场所

的活动、辅导和反馈。除了这些眼前利益,正式项目通常会建立一个持续的工作网,或者是社交媒体支持的非正式网络,或是作为有组织的校友项目的一部分。

### 3.5.2　行动学习

"行动学习是在同事的支持下进行的不断学习和反思的过程,目的是把事情做好"(McGill and Beaty,2001)。从事行动学习的人与小组成员一起研究现实生活中的问题,在这种情况下,反思、行动承诺以及小组成员的支持和挑战为变革和发展创造了极佳环境。行动学习的另一种变化形式是"退后"技术,也就是说参与者提出问题后就"退后",并在小组处理问题的时候去倾听和观察。

### 3.5.3　辅导和指导

辅导和指导,以及相关的活动(例如监督、咨询、训导)经常被用来为领导能力发展提供支持(参阅第 8 章)。就我们的目的而言,我们将考虑把辅导和指导建立在发展性对话的同一连续体上,辅导往往侧重于短期实现特定目标,指导则侧重于组织或实践共同体中个人的长期提升或发展。

许多组织为新入职或刚刚被提升为领导或管理职位的人提供正式的指导计划。这种发展性对话可以与 360°评估、心理测试协同使用,或者帮助将课堂学习转移到工作场所。

### 3.5.4　多源反馈

多源反馈也称为 360°评估。在人力资源开发中,多源反馈被广泛采用(Alimo-Metcalfe and Alban-Metcalfe,2006)。当然,尽管在实践中如何应用这些工具还需要格外注意,但多源反馈现已成为医学专业教育领域的一个常见特征。在领导力发展领域,Chappelow(2004)在如何使用这些工具使学习者最大受益方面提供了一些有用的指导意见。这些指导意见包括:

- 360°评估不应该独立进行,而应与充满挑战和支持的发展计划结合起来。
- 成功实施的关键因素包括参与者承诺把评估所产生的发展目标作为自己的目标,此外,还需要得到各级管理人员的支持。
- 要想取得最佳效果,评估过程应该从最高层开始(也就是说,使用这些工具被看作是一种文化上可接受的标准)。
- 组织内 360°评估过程管理不善,可能造成灾难性后果。
- 时机至关重要(例如,为了避免裁员)。

### 3.5.5　模拟

模拟是在团队环境中演练领导力行为的一种特别有效的工具。模拟训练可以包括重点练习一对一沟通技巧,例如如何向同事提供建设性反馈,或如何处理工作中的困难情境,直至涉及整个团队或组织的全面沉浸式模拟训练。与临床模拟一样,领导力模拟的问题在于这些技能和方法如何"转移"到工作场所。其次,模拟是一个工具,是植根于工作的活动,最好整合在发展项目内。要确保参与模拟活动的人得到适当的建设性反馈,无论是在当下还是通过结构化的汇报,都是必不可少的,因为通过模拟可以培养更多的洞察力,了解一个人的行为对他人的影响,并如何进行改善。

### 3.5.6　促进自我觉察的心理测量工具

Zaleznik 的观点有些令人不寒而栗,"领导力是一个心理剧,剧中一个杰出而孤独的人为了控制他人必须首先控制自己"(Zaleznik 1977)。这个观点被质疑了 40 年,但培养自己的自我认知,以及自我洞察力始终是领导力培养的重点。领导干部选拔和培养项目采用了一系列心理测量,从室内游戏到可靠性很高的心理评估测试。如果精心使用,借助这些工具可以快速获取某些与人有关的信息,这些信息仅凭观察可能是难以发觉的。这些工具的另一个作用是可以提供一种中立的语言和框架来讨论参与者的优缺点。但是心理测量也伴随着一些健康警告;许多工具(包括一些广泛使用的工具)缺乏科学依据,这些测试的结果一定程度上依赖于自我认知,而且通常是各种因素的组合,并非个人的"特质""属性"或"偏好",但这恰恰是最重要的。与多源反馈一样,心理测试应该包括在发展项目中,不过最好是作为讨论的起点,而不是被用来提供某些绝对真理。

### 3.5.7　基于工作的学习措施

见习、项目工作、咨询、实习和会员资格都是基于工作进入组织机构的有用途径。结合辅导或行动学习,通过参与可以使学习变得更加真实而有效。有关基于工作的学习见第 7 章。

### 3.5.8　网络学习

尽管网络学习对学生来说很方便,但即便是在比较好的知识型专业,网络学习的退学率通常也很高(Martinez 2003)。对于网络学习,Romiszowski 在他的综述(2004 年)中批评道,尽管社交媒体和移动技术的兴起为新一代提供了强大的网络和支持工具,但"学"还是常常沦为"网"的附属品,也就是说,程序员更关注的是技术而不是学习。全球实践共同体现在可以轻松地聚到一起,几乎可以对世界各地的网络成员进行即时访问。网络学习和移动学习(使用智能手机和其他移动技术的移动学习)对于保持联系和建立人际网络,以及全天候轻松获取"理论知识"、文章和网络资源都非常有用,但由于领导力发展侧重于个人发展,因此面对面学习仍然是必不可少的。

## 3.6    教师发展架构

虽然上述短期课程、工作坊及教师发展活动可以根据需要随时进行,但如果我们进一步考虑到发展组织潜能和社会资本的话,就需要按部就班地培养教师的领导力。因此,我们提出了设计领导力发展项目的五个原则,教师发展项目应该:

- **有实操性:**可以将教师发展项目与辅导技术、变革管理和谈判技巧等关键技能的培训结合起来。
- **以工作为导向:**将项目工作本身作为行动学习的关键组成部分。
- **支持个人发展:**通过 360°反馈、辅导和指导来实现。
- **理论联系实际:**提供与教育背景相关的特定领导力和管理文献。
- **建立网络:**借助行动学习、辅导和社交网络进行。

基于这些原则,图 3.3 展示了领导力发展项目计划的基本结构。这个通用的例子来自作者参与的很多发展项目,包含领导力发展的程序化方法,体现了上述原则,再加上以学习者为中心的方法,从而将理论与实际的项目结合起来,并在安全的环境中收集和处理反馈信息。

就更详细的课程内容而言,文献中描述的领导力框架越来越多,可以说是面面俱到。许多机构和专业团体都有自己的领导力框架,只是略有差别;同时,相似的能力和主题往往会涵盖在每一个框架中。与任何项目开发一样,首先必须明确学习者的要求、所要求的学习目标和结果,并从大量的理论、模型和概念中选择最能支持教师发展活动和预期学习的内容。显然,由于培训者的培训理念和方法不同、背景和经历不同,个人和组织的需要不同,教师发展的方法和重点也不同。图 3.4

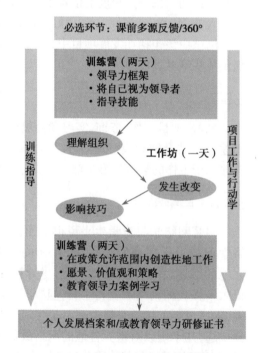

图 3.3    领导力发展项目的样本结构

a. NHS领导力框架（英国）

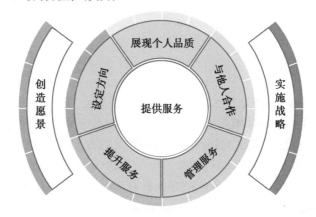

b. NCHL医疗卫生领导力能力模型（美国）

NCHL模型提供的突破性
研究和综合数据库可以用
来界定未来卓越的医疗卫
生领导力所需的能力

**转化**

成就导向
思维分析
社区导向
财务技能
信息搜寻
创新思维
战略定位

**医疗卫生领导力**

**执行**

问责制
改变领导力
协作
沟通技能
冲击和影响
信息技术管理
倡议
组织意识
绩效考核
流程管理/组织设计
项目管理

**人**

人力资源管理
人际洞察力
专业化
建立关系
自信
自我发展
人才开发
团队领导力

图 3.4　领导力发展能力框架

a. 领导力框架（UK）（NHS 领导力研究院 2011）© 2011 NHS 领导力研究院。
版权所有（由 NHS 领导力研究院授权使用该图表）。b. 医疗卫生领导力能
力框架（US）（国家医疗卫生领导力中心 2010）（由 NCHL 授权使用该图表）。

展示了两个典型的医务人员发展框架,本章所包含的所有附带条款都可以用来指导医学教育中的领导能力发展。

## 3.7　结论

2010 年《柳叶刀》杂志发表了一份"独立委员会"报告,来自全球的 20 位专家学者阐述了他们对相互依存世界里医学教育未来的共同愿景(Frenk et al. 2010)。十项改革建议充满挑战,同时也说明我们所处的系统日趋复杂。这些建议可以被看作是在即将到来的世纪里教师的"待办清单"。正如该委员会所强调的那样,"关键角色是专业教育者,因为如果没有他们的领导力和担当,变革是不可能发生的"(Frenk et al. 2010)。如果我们要找到一个指导目标,加强医学教育领导者的师资发展,表 3.5 中的清单则是一个很好的起点。

表 3.5　医疗专业教育改革提案

| 改革提案 |
| --- |
| 1. 采用基于能力的互动型课程,包括处理全球卫生问题以及复杂的卫生和社会系统的能力。 |
| 2. 促进专业间和跨专业教育,加强协作和团队合作,并包括可转化的能力,如沟通技能和分析能力。 |
| 3. 在管理和数据处理系统中使用信息技术的能力和可能性,从而实现转化式教育,使学习者能够掌握大量信息。 |
| 4. 利用全球资源,包括课程、资料、师生交流等,并使其本土化。 |
| 5. 加强教育能力和教育资源建设,加大教师发展投入。 |
| 6. 开发和推广一套针对所有医务人员专业态度、价值观和行为的准则,使他们做好准备,成为变革推动者、有责任感的资源管理者和基于证据的政策倡导者。 |
| 7. 建立联合机制,让医学教育的核心利益相关方参与政策和战略发展规划的制定以及资源(包括医疗卫生工作者)规划和管理。 |
| 8. 将健康教育从学术中心扩展到整个卫生系统,包括初级卫生保健和社区的参与。 |
| 9. 建立全球和区域联合体、网络和联盟,以克服单一组织或国家的局限性,公平地共享资源。 |
| 10. 培养批判性探究文化,调动科学知识、伦理辩论和公共推理,促进开明的社会变革 |

改编自 Frenk et al. (2010)。

显然,要实现这种转型变革,至关重要的是培养领导力、管理技能和方法,并需要了解教师。我们已经讨论了实现这个目标的一些可能的方法。上面描述的"转化型"教育者需要在日益复杂的全球环境中工作,并领导卫生健康教育机构、课程和团队。他们不仅需要具备学科专业知识、理解教育原则及实践，还需要培养和展示多种领导力和管理才能。因此，全系统领导力发展项目的建立，需要积极主动地管理，并应将领导力发展纳入课程设计和交付、师资及教育发展项目、绩效管理方法以及招聘和留任政策中。这反过来又要求各级领导者相信并表达一个共同的愿景和方向，以便使那些能够改变教育并最终改善卫生服务的战略和政策得以有效实施。完成这项任务的关键是通过"学习型领导力"来为教师提供培训和支持。

## 3.8 关键信息

- 医学教育领域的领导者通常承担着双重职责，既要保障教育质量，又要确保安全有效的医疗工作。
- 高效组织要求各级领导都要具备领导力；领导者需要学会如何领导。
- 领导力和管理对组织绩效至关重要，缺一不可。
- 领导力发展需要针对不同情况制订具体的解决方案。
- 教师发展项目应该从实际出发，以工作为中心，支持个人发展，理论联系实际，并建立网络。
- 除了短期课程，还需要纵向发展计划。

（张忠芳 译）

## 参考文献

Alimo-Metcalfe, B. & Alban-Metcalfe, J. (2006). More (good) leaders for the public sector. *International Journal of Public Sector Management, 19*(4), 293–315.

Ancona, D., Malone, T. W., Orlikowski, W. J., & Senge, P. M. (2007). In praise of the incomplete leader. *Harvard Business Review*, *85*(2), 92–100.

Antonacopoulou, E. P. (2004). Methods of 'learning leadership': Taught and experiential. In J. Storey (Ed.), *Leadership in organizations: Current issues and key trends,* (pp. 81–102). Abingdon, UK: Routledge.

Avolio, B. J. & Gardner, W. L. (2005). Authentic leadership development: Getting to the root of positive forms of leadership. *The Leadership Quarterly*, *16*(3), 315–338.

Bass, B. M. & Avolio, B. J. (Eds.). (1994). *Improving organisational effectiveness through transformational leadership.* London, UK: Sage.

Bolden, R. (2010). Leadership, management and organisational development. In. J. Gold, R. Thorpe & A. Mumford (Eds.), *Gower handbook of leadership and management development,* 5th Ed., (pp. 117–132). Farnham, UK: Gower.

Bolden, R., Petrov, G., & Gosling, J. (2009). Distributed leadership in higher education: Rhetoric and reality. *Educational Management, Administration and Leadership*, *37*(2), 257–277.

Bolman, L. G. & Deal, T. E. (1997). *Reframing organizations: Artistry, choice and leadership.* San Francisco, CA: Jossey-Bass.

Bolman, L. G. & Gallos, J. V. (2011). *Reframing academic leadership.* San Francisco, CA:

Jossey-Bass.

Burgoyne, J., Hirsh, W., & Williams, S. (2004). The development of management and leadership capability and its contribution to performance: The evidence, the prospects and the research need. London, UK: Department for Education and Skills. Available from: https://www.education.gov. uk/publications/eOrderingDownload/RR560.pdf

Burns, J. M. (1978). *Leadership*. New York, NY: Harper & Row.

Chappelow, C. T. (2004). 360 degree feedback. In C. McCauley & E. Van Velsor (Eds.), *The Center for Creative Leadership: Handbook of leadership development*, (pp. 58–84). San Francisco, CA: Jossey-Bass.

Clarke, M., Butcher, D., & Bailey, C. (2004). Strategically aligned leadership development. In J. Storey (Ed.), *Leadership in organizations: Current issues and key trends*, (pp. 271–292). Abingdon, UK: Routledge.

Covey, S., Merrill, A. R., & Merrill, R. R. (1994). *First things first*. New York, NY: Simon and Schuster.

Doll Jr., W. E. & Trueit, D. (2010). Complexity and the health care professions. *Journal of Evaluation in Clinical Practice, 16*(4), 841–848.

Erhard, W. H., Jensen, M. C., & Granger K. L. (2010). *Creating leaders: An ontological model*. Harvard Business School: Harvard Working Paper Series. Retrieved February 15th, 2013, from http://hbswk.hbs.edu/item/6570.html.

Fletcher, G. C. L., McGeorge, P., Flin, R. H., Glavin, R. J., & Maran, N. J. (2002). The role of non-technical skills in anaesthesia: A review of current literature. *British Journal of Anaesthesia, 88*(3), 418–429.

Frenk, J., Chen, L., Bhutta, Z. A., Cohen, J., Crisp, N., Evans, T., et al. (2010). Health professionals for a new century: Transforming education to strengthen health systems in an interdependent world. *The Lancet, 376*(9756), 1923–1958.

Fullan, M. (2005). *Leadership and sustainability: Systems thinkers in action*. Thousand Oaks, CA: Corwin Press.

Fullan, M. (2007). *The new meaning of educational change (4th Ed.)*, Abingdon, UK: Teachers College Press.

General Medical Council. (2009). *Tomorrow's doctors: Outcomes and standards for undergraduate medical education*. Retrieved August 7th, 2012, from http://www.gmc-uk.org/education/ undergraduate/tomorrows_doctors.asp

Goleman, D. (2000). Leadership that gets results. *Harvard Business Review, 78*(2), 78–90.

Gosling, J. & Mintzberg, H. (2003). The five minds of the manager. *Harvard Business Review, 81*(11), 54–63.

Gosling, J. & Mintzberg, H. (2004). The education of practicing managers. *MIT Sloan Management Review, 45*(4), 19–22.

Greenleaf, R. K. (2002). *Servant leadership: A journey into the nature of legitimate power and greatness (25th anniversary edition)*. Mahwah, NJ: Paulist Press.

Grint, K. & Holt, C. (2011). *Followership in the NHS*. Commission on Leadership and Management in the NHS. London, UK: The King's Fund. Available from: http://www.kingsfund.org.uk/ sites/files/kf/followership-in-nhs-commississon-on-leadership-Management-keith-grint-claire-holt-kings-fund-may-2011.pdf

Heifetz, R. A. & Linsky, M. (2004). When leadership spells danger. *Educational Leadership, 61*(7), 33–37.

Held, S. & McKimm, J. (2012). Emotional intelligence, emotional labour and affective leadership. In M. Preedy, N. Bennett, & C. Wise (Eds.), *Educational leadership: Context, strategy and collaboration*, (pp. 52–64). Milton Keynes, UK: Open University Press.

Hilton, S. R. & Slotnick, H. B. (2005) Proto-professionalism: How professionalisation occurs across the continuum of medical education. *Medical Education, 39*(1), 58–65.

Hodgson, P. (1999). Leadership, teaching and learning. In Royal Society of Arts (Ed.), *On work and leadership*. Aldershot, UK: Gower.

Holman, D. (2000). Contemporary models of management education in the UK. *Management*

*Learning, 31*(2), 197–217.

Institute of Medicine of the National Academies. (2011). *The future of nursing: Leading change, advancing health.* Washington, DC: The National Academies Press.

Isaacs, W. N. (1999). Dialogic leadership. *The Systems Thinker. 10*(1), 1–5.

Judge, T. A., Bono, J. E., Ilies, R., & Gerhardt, M. W. (2002). Personality and leadership: A qualitative and quantitative review. *Journal of Applied Psychology, 87*(4), 765–780.

Kellerman, B. (2007). What every leader needs to know about followers. *Harvard Business Review, 85*(12), 84–91.

Kellerman, B. (2008). *Followership: How followers are creating change and changing leaders.* Boston, MA: Harvard Business School Press.

Kelley, R. E. (1988). In praise of followers. *Harvard Business Review, 66*(6), 142–148.

King's Fund Commission on Leadership and Management in the NHS. (2011). *The future of leadership and management in the NHS: No more heroes.* London, UK: The King's Fund. Available from: http://www.kingsfund.org.uk/sites/files/kf/future-of-leadership-and-management-nhs-may-2011-kings-fund.pdf

Kouzes, J. M. & Posner, B. Z. (1995). *The leadership challenge: How to keep getting extraordinary things done in organizations.* San Francisco, CA: Jossey-Bass.

Kouzes, J. M. & Posner, B. Z. (2002). *The leadership challenge.* San Francisco, CA: Jossey-Bass.

Kotter, J. P. (1990a). What leaders really do. *Harvard Business Review, 68*(3), 103–111.

Kotter, J. P. (1990b). Management and leadership. In J. P. Kotter (Ed.), *A force for change: How leadership differs from management*, (pp. 3–8). New York, NY: Free Press.

Lieff, S. J. & Albert, M. (2010). The mindsets of medical education leaders: How do they conceive of their work? *Academic Medicine, 85*(1), 57–62.

Lombardo, M. M. & Eichinger, R. W. (2000). *The career architect development planner, (3rd Ed.).* Minneapolis, MN: Lominger Limited.

Martinez, M. (2003). High attrition rates in e-learning: Challenges, predictors, and solutions. *The e-Learning Developers' Journal.* Retrieved December 9th, 2012, from http://www.elearningguild.com/pdf/2/071403MGT-L.pdf

McGill, I. & Beaty, L. (2001). *Action learning: A practitioner's guide (Revised 2nd Ed.).* London, UK: Kogan Page.

McKimm, J. & Swanwick, T. (2011). Educational leadership. In T. Swanwick & J. McKimm (Eds.), *ABC of clinical leadership*, (pp. 38–43). Oxford, UK: Blackwell Publishing.

Mennin, S. (2010). Self-organisation, integration and curriculum in the complex world of medical education. *Medical Education, 44*(1), 20–30.

Mintzberg, H. (2004). *Managers not MBAs: A hard look at the soft practice of managing and management development.* San Francisco, CA: Berrett-Koehler Publishers Inc.

Myers, I. B., McCaulley, M. H., Quenk, N. L., et al. (1998). *MBTI manual: A guide to the development and use of the Myers-Briggs Type Indicator, (3rd Ed.).* Palo Alto, CA: Consulting Psychologists Press.

National Center for Healthcare Leadership. (2010). *Health Leadership Competency Model.* Retrieved August 16th, 2012, from www.nchl.org/Documents/NavLink/Competency_Model-summary_uid31020101024281.pdf

NHS Leadership Academy. (2011). *Leadership framework.* Coventry, UK: NHS Institute for Innovation and Improvement.

Nonaka, I. & Takeuchi, H. (2011). The wise leader. *Harvard Business Review, 89*(5), 58–67.

Northouse, P. G. (2012). *Leadership, theory and practice, (6ᵗʰ Ed.).* Thousand Oaks, CA: Sage Publications.

Romiszowski, A. J. (2004). How's the e-learning baby? Factors leading to success or failure of an educational technology innovation. *Educational Technology, 44*(1), 5–27.

Royal College of Physicians and Surgeons of Canada. (2010). *CanMEDS Physician Competency Framework.* Retrieved August 12th, 2012, from http://www.royalcollege.ca/portal/page/portal/rc/canmeds/framework.

Seibert, S. E., Sparrowe, R. T., & Liden, R. C. (2003). A group exchange structure approach to leadership in groups. In C. L. Pearce & J. A. Conger (Eds.), *Shared leadership: Reframing the hows and whys of leadership*, (pp. 173–192). Thousand Oaks, CA: Sage Publications.

Souba, C. (2010). Perspective: The language of leadership. *Academic Medicine*, *85*(10), 1609–1618.

Souba, W. (2011). Perspective: A new model of leadership performance in health care. *Academic Medicine*, *86*(10), 1241–1252.

Steinert, Y., Naismith, L., & Mann, K. (2012). Faculty development initiatives designed to promote leadership in medical education. A BEME systematic review: BEME Guide No. 19. *Medical Teacher*, *34*(6), 483–503.

Sturges, J. (2004). The individualisation of the career and its implications for leadership and management development. In, J. Storey (Ed.), *Leadership in organisations: Current issues and key trends*, (pp. 249–268). Abingdon, UK: Routledge.

Uhl-Bien, M. (2006). Relational leadership theory: Exploring the social processes of leadership and organizing. *The Leadership Quarterly*, *17*(6), 654–676.

van Mook, W. N. K. A., Gorter, S. L., Kieboom, W., Castermans, M. G. T. H., de Feijter, J., de Grave, W. S., et al. (2012). Poor professionalism identified through investigation of unsolicited healthcare complaints. *Postgraduate Medical Journal*, *88*(1042), 443–450.

Western, S. (2011). An overview of the leadership discourses. In M. Preedy, N. Bennett, & C. Wise (Eds.), *Educational leadership: Context, strategy and collaboration*, (pp. 11–24). Milton Keynes, UK: The Open University.

Zaleznik, A. (1977). Managers and leaders: Are they different? *Harvard Business Review*, *55*(3), 67–78.

# 第4章
# 教师发展促进科研能力建设

Brian Hodges

## 4.1 引言

大学教师通常会尽力平衡科研与教学的关系，对于临床教师而言，还要应对照护患者的挑战。为了支持临床教师的工作，各部门都开发了继续教育项目和提升教学技能的教师发展项目。尽管除了教学（和临床工作）之外，都在普遍强调学术生产力，但帮助医学教师提升科研能力的项目并未得到广泛应用。举例来说，Rothman 和 Rinehart 对美国 110 个理疗项目进行调研后发现，几乎没有几个项目能够帮助医学教师实现他们的学术目标或者引领学术进步（1990）。护理专业的情况也是如此，有文章提及存在缺乏学术发展项目的情况（Foley et al. 2003）。医学领域出现大量批评科研质量的声音，呼吁进行更多的科研培训（Beckman et al. 2009；Chen et al. 2004；Cook et al. 2008；Gruppen et al. 2011；Whitcomb 2002）。归纳起来，这些文章对提升医学教育教师的学术能力和科研水平给出新的挑战。为了解决这一问题，Steinert（2011）建议拓展教师发展的传统领域（教师发展和教学技能），涵盖学术和科研的具体发展。本章接受了这一挑战，并审查了教师科研能力的发展情况。通过对现有项目的描述和评估，可以让医学教师深受启发，同时也是一个绝佳的机会，通过创造新颖、富有创意的教师发展项目来提升教师的科研能力和学术水平。

### 4.1.1 资料来源

为了准备本章内容，笔者收集的所有资料均源自加拿大、美国和欧洲国家的一些项目负责人和科研人员，聚焦于医学教育研究。这些咨询内容和比较系统的文献综述源于特定的背景：所有文章的主要作者和同事均应用英语进行写作，且在欧美国家工作。尽管如此，对于什么是确凿"证据"、何为"最佳实践"的结论，尚需在其他背景和文化的应用中进行检验与核实。

### 4.1.2  文献综述

语言选择英语,关键词输入"卫生职业/医学/护理教育(及其变化形式)/科研(及其变化形式)和教师发展",在 Ovid Medline 数据库进行文献检索,并在 Ovid Healthstar 网站重复检索。关于教师发展促进科研能力的文献较多,范围从具体的实施(如何做)到抽象的概念(教师发展和大学职责),时间跨度为1984—2012。其中,2000—2006 为该主题文章暴发阶段。最初检索出了 376篇摘要,所有摘要均被审核。人工检索相关文章,找出二级文献。作者深度阅读了其中的 93 篇文章,用来准备本章节的内容:36 篇文章源自检索医学教育和教师发展,29 篇文章源自检索护理或其他卫生职业和教师发展,26 篇文章源自检索一般的教师发展文献,2 篇文章源自检索教师发展和科研。通过对上述所有类别的二级文献进行人工检索,进一步确定了 36 篇文章。

## 4.2  创造、培育和评估教师发展科研能力项目

O'Sullivan 和 Irby(2011)描述了他们所谓的教师发展"传统"模型的局限性,这个模型通过一个线性概念贯穿全程,教育从教师到学生,再到患者。他们认为:这种线性概念具有局限性,因为它意味着患者的就医结局(医疗提升、健康改善)是通过学生的学习结果来实现的。他们也对这种模型缺乏相关的研究背景提出批评。Drummond-Young 等(2010)从护理角度也提出了类似观点,他们强调一个全面的教师发展计划必须涵盖教学发展、职业发展、领导力发展和组织发展。O'Sullivan 和 Irby 确定 4 个基本要素:背景、参与者、项目和促进者,这些要素构成一个教师发展的综合实践共同体,他们将其称为"教学共同体"(2011)。这种实践共同体被纳入另一个更大的工作场所的教学实践共同体中。文献中,大多数作者都认为教师的工作环境至少应与下达的正式教学指南一样重要(部分教师认为其重要性超过教学指南)。基于上述原因,本章通篇都应用了 O'Sullivan 和 Irby 的这种模型(并非完整模型)。本书第 18章 O'Sullivan 和 Irby 将对该模型进行深入阐释。下面我们将讨论项目参与者、背景、项目(课程)以及导师的作用。

### 4.2.1  参与者

医学院校花费大量的时间来设计选拔标准和筛查工具,以确定可能成功的学生申请者。奇怪的是,教师与发展项目匹配的概念几乎没有引起任何注意。但有文献指出了与科研生产力相关的一些特征。例如,Levinson 和Rubenstein(2000)认为,成功开展研究需要"有智慧且致力于发现"。Bland 和

Schmitz(1986)记录了成功的研究者所具有的 10 个关键特征。深入了解自己的科研领域和掌握高超的方法技能,不足为奇。然而,他们指出的其他特征十分关键:学术价值适应社会需要、与导师关系融洽、自律的工作习惯、善于交流及保持专业联系能力、高度积极性和自主工作能力。"除了某研究领域必备的知识和技能,成功的研究者还应具备源自特定社交经历的学术价值和态度"(Bland and Schmitz 1986)。

Elen 等(2007)认为教师的科研能力发展与教育学上的"技巧范式"关注点不同。学术发展聚焦于"具体教学能力的发展",通常采用设计完好的教学策略培训或"建议和技巧"展示(Elen et al. 2007)。除了学习技巧,Elen 等认为一个科研教育者应具备一项重要素质是发展"复杂的认识论信仰体系"(2007)。他们认为该信仰体系是一种意志,大学教师要深入了解其渴望参与的科研共同体的信仰体系。而且,千万不要想当然地认为经验丰富或者之前有过成功经历的科研人员就能胜任一切研究。例如,以往认为基础研究科学家也许难以适应教育科研的背景和方法(Brawer 2008)。

当然,个体研究者的工作已经发生显著变化,研究从曾经是其多面性学术生涯中微不足道的一个组成部分,转变成其主要的学术活动。关注个人融入的特定角色和网络非常重要,能够确保研究发展计划的相关性和有效性(Bakken et al . 2006)。

## 4.2.2　背景

正如 Arnold(2004)所述,"尽管个体研究者的性格特征会影响科研生产力,但是研究环境的质量对于科研成果产出更为重要。"首要的是,教师科研能力的发展一定要关注研究背景。Bland 和 Ruffin(1992)关于科研产出的 30 年文献回顾强调了成功促进研究所需的精妙结构,清晰地阐述科研生产力环境的 12 个特征。在医学教育领域,Arnold(2004)基于对美国、加拿大和欧洲的 8 个案例的研究,给出了一个实用的科研小组成功要素概论,指出机构支持和资源投入的重要作用。Bakken 等(2006)强调个体的性格特征与研究背景的相互作用,指出优化临床研究人员职业发展的具体干预措施。包括:减少角色冲突、提供持续科研训练、创造积极导师文化、产生正面预期成果。

这种背景在非研究密集型的机构也许更具挑战性。Feldman 和 Acord(2002)的一篇关于护理的文章写道,"对于那些无研究密集型大学资源的高等教育院校而言,支持教师发展科研面临着特殊挑战。"Mundt(2001)也描述到,在无自然孕育这些科研活动的环境中,创造培养研究和学者项目极其重要。这些项目包括帮助大学教师与校外具有重大研究焦点的机构的导师建立联系。

Hafler 等(2011)强调了严重影响大学教师生活和行为的"隐性课程"。他们的文章拓展了 Hafferty (1998) 关于隐性课程对学生学习行为产生影响的著名论点,并且质问教育者为什么会忽视那些能够驱动大学教师行为的有效隐性课程。他们指出:当教师开始真正了解"一个好老师"意味着什么的时候,他们接触的广泛的文化信息就会在一定程度上让他们去努力提高正式的教师发展项目的教学价值、影响力和 / 或相关性 (Hafler et al. 2011)。他们认为,教师隐性课程的核心要素是晋升和终身职位进程、空间和时间支配问题、薪酬结构和领导力。明确阐明背景和教师水准的隐性课程也许有助于解答这些发人深省的问题。尽管很多研究者都参加了旨在提升科研能力的活动(其广泛度有时类似于一门硕士课程),但绝大多数人员并没有开展较多或较好的研究。

很显然,那些项目创建之初忽视这些背景因素的教师发展科研能力项目,其长期的影响力已经下降。除了这些不利因素,还有重要的组织和结构因素,可以帮助研究者在某些特定环境中迅速提升。教师发展中关于促进组织发展的内容将在第 6 章讨论。希望促进教师科研能力提升的机构,必须同等关注教师发展和组织发展。

## 4.2.3　项目

本节我们将讨论教师发展科研能力项目的核心要素,首先是项目的需求评估,其次聚焦于各种课程结构、内容要求,以及可能应用的教学方法,最后讨论项目促进者和导师的素质与角色。

### 4.2.3.1　需求评估

与任何一个教育类项目相似,课程内容和结构都应该满足项目参与者的需求。而且两者都应该建立在一系列连贯的目标基础上,目标既要有意义,又具可行性。它也许反映了教师面对科研绩效的压力,他们有时幻想通过半天的课程学习就能掌握所有的科研技巧。因此,首要任务就是使参与者的期望与现实的课程目标一致,明确课程目标,换言之,基于充分的需求评估。

文献表明教师对研究发展项目具有强烈渴望。例如,一项 2010 年对 76个国家 860 人的调查,分析了人们对于医学教师发展的重点优先顺序的观点(Huwendiek et al. 2010)。该研究得到欧洲医学教育学会联系地址上列出的最初的 2 200 成员中 36% 的回应率,这个长列表上显示出最优先考虑的是研究方法。与之形成对比的是研究者都认为自己在教学原则、教学评估、课程开发及其他教学话题方面具有专业知识储备。同样地,一个类似的护理专业的小样本研究对美国 24 个项目调查发现,尽管很少有正式的教师发展项目(但确实存在),但应重点关注教学技巧 (Foley et al. 2003)。当研究者被问及优先考虑的重点时,研究指导、学术论文写作以及获得资助的技巧高居列表榜首。

说到特定领域的教师发展需求,可以从批评当前科研质量的文章中收集信息。(可以用来设置教师发展课程)的常用主题包括如下需求：理解和限定干预措施与患者结局之间的联系(Whitcomb 2002)；研究目标与适当的方法学的完美一致(Cook et al. 2008)；运用概念框架和理论来设计更好的科研项目(Bordage 2009)。

在项目设计上需要考虑一个重要问题是该教授哪些研究理论和方法学，因为没有一门课程，甚至博士学位，能够覆盖科研理论和方法学的整个广度。然而，拥有扎实的科研理论和方法学技巧是成功实施科研项目的关键。因此尽管确实不易，在该领域工作的教师发展人员必须做出选择。就像本科课程试图覆盖太多不同主题而遭受诟病一样，教师发展中心人员也应该花些时间和精力思考一下那些充斥太多不同方法(通常为理论上的不匹配)的项目。例如，有时间去处理实证主义理论或者建构主义理论背后的根本不同吗？有时间同时去处理自然观察的定性方法和受控制的实验方法吗？有可能去处理基于语言的编码和释义数据的同时，兼顾针对数字数据的统计学方法吗？

这些问题这些问题触及了一般研究和医学教育专业研究中对质量的批评核心。Bordage 等(2000)观察到大多数研究都是在比较随机的情况下实施的，缺乏理论基础，很少有基金资助，研究者独立行事，论文分散发表。如果我们将这些观察到的问题作为一门优秀课程的开发立足点，至少会解决以下几个问题：抽样和研究设计、文献检索、应用理论 / 概念框架、寻求经费资助、科研团队构建和系统发表科研论文。

课程结构的选择范围从短期研讨会、纵向课程、导师项目、研究小组，到研究生学位。接下来的章节，我们将这些方法与一系列可行的目标结合起来(表4.1)，并且为已经发表的模型和资源提供参考文献来源。当然，课程内容和模式的选择应该基于评估需求之上。

表 4.1　教师发展研究项目分类

| 项目类型 | 可行性目标 | 模型项目 | 资料来源 |
|---|---|---|---|
| 短期工作坊和模块化项目 | 作为"消费者"开展研究的能力<br>激发更多参与研究的渴望<br>提出好的研究问题<br>发展重点领域的知识和技能<br>介绍研究理论和方法(核心课程，将会更加深入) | 医学教育研究认证(AAMC 教育事务小组，Gruppen et al. 2011)<br>RESME/AMEE<br>Wilson Center Atelier 威尔逊中心工作室 | RESME 研究指南(Ringsted et al.2011)<br>获得资助的 12 条箴言(Blanco and Lee，2012)<br>医学教育写作工作坊(Steinert et al. 2008)<br>护理学术写作工作坊(Shatzer et al. 2010) |

续表

| 项目类型 | 可行性目标 | 模型项目 | 资料来源 |
|---|---|---|---|
| 纵向研究金和学者项目 | 执行支持的学术项目（不一定是发现研究） | 医学教育学者计划（Gruppen et al. 2003） | 开发教育学术项目：医学教师入门（Beckman and Cook 2007）《医学学术》特别版-专注奖学金和学者计划［2006,81(11)］ |
| 全日制研究奖学金项目（常与硕士计划挂钩） | 导师制下培养高级研究技能，旨在开展一个完整的研究项目　研究的核心要素：设计、文献综述、伦理、数据收集、分析、出版、展示 | 威尔逊中心奖学金项目（Hodges 2004；Parker et al. 2010）加利福尼亚大学旧金山分校，科研奖学金项目（IrBy et al. 2004） | 教育奖学金计划：共同主题和首要问题（Gruppen et al. 2006） |
| 硕士和博士学位 | 综合研究项目或论文研究工作外部审查/同行评审　同行评审出版物 | | 硕士及其课程索引（Cohen et al. 2005）全球硕士课程目录（Tekian and Harris 2012） |

#### 4.2.3.2　短期研讨会和模块化项目

显而易见，一个称职的科研人员不应该策划简单雷同、满足所有需要的短期工作坊。一个有意义的短期工作坊应该满足以下几点：

- 开发一种以消费者身份进行阅读和利用科研的路径；
- 激发强烈的个人从事研究的渴望；
- 发展重点领域的知识/技能：例如，获得基金、组建研究团队/合作小组，或关于抽样策略或特定形式的数据分析展开深度讨论。

研讨会的一个常见的针对性用途就是培养研究者发表学术论文和申请基金的技能。例如，Paul 等（2002）发现参加基金申请专题研讨会与专业医师的科研成果密切相关。Blanco 和 Lee（2012）撰写了一个名为"申请教育类基金项目的 12 条箴言"，可以用于研讨会培训，这是一个非常实用的指南。Steinert 等（2008）报道了一个医学教育学术写作研讨会，包括半天时间的研讨会，辅以同伴写作小组和一个独立工作手册。Shatzer 等（2010）描述了一项针对护士的学术写作项目，包括研讨会和导师计划。该项目聚焦失败恐惧和写作焦虑，他们选用了一门旨在提升写作中自我效能感的优秀课程。

有些人利用研讨会帮助教育工作者能够有效地"与经验更丰富的研究者合作"，成为"医学教育奖学金的最佳消费者"（Gruppen et al. 2011）。考虑到医学教师自己要面临丰厚科研成果的压力,就必须让所有参与者明确创办这类研讨会的目的,避免令其失望。

然而,研讨会的价值和影响力也许可以纵向延伸到一定程度。举例来说,Coates 等(2010)描述了如何通过一个研究证书计划(医学教育研究证书-MERC 计划)介绍的基础知识进行拓展,并通过找出志趣相投的人士,建立一个联合体开展更有力的研究性学习,进而支持一个真实的研究项目发展。实际上,越来越多的教育研究已经证实,与纵向方法相比较,一次性的教育报告意义不大,产生持久性效果更差(Davis et al. 1999)。建议只要有可能,研讨会都应尽可能涵盖纵向延伸因素。

每年召开的国际医学教育会议如欧洲医学教育联盟(Association for Medical Education in Europe,AMEE)、美国医学院校协会(Association of American Medical Colleges,AAMC)和加拿大医学教育大会(Canadian Conference on Medical Education,CCME)均提供科研研讨会。一些研讨会结束后会颁发证书,如与 AMEE 相关的《医学教育研究精要课程》(Research Essentials in Medical Education,RESME),以及美国医学院校协会教育事务小组开发的长期模块化医学教育研究证书(modular Medical Education Research Certificate,MERC)(Gruppen et al. 2011)。事实上,现在很多国际会议都提供研究技能发展内容,因为会议组织者都意识到这类课程的巨大需求是一个创收机会。然而,Goldszmidt 等(2008)指出,即使在比较富裕的国家(如加拿大),近 50% 的研究者报告指出,由于费用问题,他们也很少参加此类课程。

上面提及的 MERC 项目创建于 2004 年,提供 11 项主题,其中 6 项主题需要取得证书(Gruppen 等,2011 年已经出版相关课程)。这些主题是:研究问题设定和研究设计、医学教育文献检索和评价、数据管理和统计咨询准备、以信度和效度衡量教育成果、科研伦理、医学教育中的质性分析、项目评估与评估研究、问卷设计和调查研究、质性数据收集方法、学术写作与出版和假设驱动研究。Gruppen 等(2011)强调,该项目显然不是为了培养独立研究者而设计,而是一个与潜在参与者沟通时的重要信息。他们也指出,尽管项目委员会不断地承受压力来修改项目以期能达到上述要求,但他们始终坚信他们的这种称为“适度的目标”的价值和重要性,即“为项目参与者提供足够的知识……向可以帮助规划研究和分析结果的专家与顾问提出一些有见解的核心问题”(Gruppen et al. 2011)。这个项目已经成功实施,招募的入学人数持续增长,截至 2011 年底,已经有超过 140 人获得证书。作者也强调该项目面临的一系列挑战,包括需要持续关注的商业模式——项目的学费、促进者的薪水、每门课程的参与者人数等问题,已经严重影响了该项目的可持续性。

《医学教育研究精要》(RESME)课程由 AMEE 于 2007 年创建,采取了一种略有不同的方法。该课程是一门独立性课程,在 AMEE(或其他)会议期间提供 4 天课程内容。主要议题包括医学教育研究领域的新手培训、提出研究问题、定量研究的设计与分析导论,以及定性研究的设计和分析导论。课程的正式部分发表在课程使用手册中(Ringsted et al. 2011)。课程实施包括平衡个人和小组的实践活动,在同场会议中要对实际的研究摘要、海报和现场展示进行分析与评判。在课程实施过程中,要求参与者对于自己的研究计划给出粗略方案,在随后 1 年的学习过程中,在 1 名促进者的指导下逐步完善研究方案。这个课程已被证实是成功的,目前已经招募了 160 多名学员。总而言之,这种模块化、持续多日的研究项目,尽管学费贵、耗时久,但深受欢迎。

### 4.2.3.3 纵向奖学金计划和学者项目

在过去 20 年中,医学专业的教师发展项目的一个流行模式是教育学者纵向计划,该计划招募一群医学教师完成 1~2 年的课程(Fidler et al. 2007)。纵向学者奖学金计划的更多细节将在第 10 章进行讨论。不同于下文所述的全日制项目,学者计划和许多奖学金项目并不需要教师完全脱离他们的全日制临床或学术工作。一个常见模式是定期(每周、每个月或者每 2 个月,取决于项目)召开半天会议。然而,学者计划和研究金项目涵盖一系列主题,包括教育理论、教学方法、项目评估和领导力,多数包括备受关注的定义宽泛的奖学金,有些项目也包括研究组成成分(很多这类项目都会刊登在 *Academic Medicine* 杂志特刊,如 Hatem et al. 2006;Robins et al. 2006;Steinert and McLeod 2006;也见于 Wilson and Greenberg 2004)。

仅举一个例子。医学教育学者计划是密歇根大学于 1998 年设立的,包括一门含有研究方法和设计构成的课程及一个必修的科研项目。两份已公布的项目评估记录了项目结束之后,研究者参与了更多的研究出版物、大会发言和获得资助(Gruppen et al. 2003;Frohna et al. 2006)。对其他项目的研究结果表明,尽管项目评估通常由非对照研究设计和自行报告结果构成,但学者项目参与者在科研产出、基金资助和职称晋升等方面均有显著改善(Coates et al. 2010;Steinert and McLeod 2006)。

很少有文章报道学者计划的实际目标或研究课程。但加利福尼亚大学旧金山项目是个例外(Muller and Irby 2006),该计划描述了 7 个研究目标:开发教育研究技能,足够使参与者提出、解决、分析和提交研究计划;撰写一个问题明确的研究提案;选择合适的研究设计和研究方法;制订研究分析计划;识别被接受和被拒绝的研究特征;撰写摘要;批判教育研究。尽管可以对各种计划进行归类,但大多数计划都需要某种学术项目,这些项目往往关注课程开发、评估方法以及新技术或项目评估的其他创新或应用,反映出除了重视研究型项目,更重视 Boyer(1990)的应用型和教学型奖学金计划(Frohna et al. 2006;

Muller and Irby 2006）。考虑到对学者计划的全面关注，这种情况合乎逻辑。然而，Gruppen 等（2011）发出以下警告：

> 将研究技能指导这一环节植入广泛的教师发展课程，有其一些明显优势，但也存在局限性。局限性之一就是当研究技能与教学技巧和教育方法等主题"竞争"时，其关注度存在下降的风险。

他们接着指出，许多研究机构缺乏开设一门优秀的研究技能课程所需的基础设施、资源和专业知识。

学者计划的一个变体就是创建一个研究支持小组。Beckman 及其同事（Beckman et al. 2009）在梅奥诊所（Mayo Clinic）创建了一个项目，涉及一个学者小组，要求小组成员每个月定期出席会议，参与、演示和评判真实项目。作者指出使该模式奏效的某些特定要素，如责任心（学术活动参与者的考勤管理），督导精神，关注工作进展，以及对通过竞争方式分配给小组的保护时间和经费的合理配置。他们还报道了各种学者项目，近 1/3 项目含有研究。这个计划采用 Beckman 和 Cook（2007）针对开发学术项目而发表的一个思维框架，包括下列关键步骤：凝练研究问题、确定设计和研究方法、选择结果。和许多同类项目一样，作者指出，"一个问题是……学术产出是由少数成员来实现的"（Beckman et al. 2009）。

### 4.2.3.4　全日制科研奖学金计划

更具针对性的是专门用于科研的奖学金。在临床部门设立此类奖学金由来已久，以期能够培养出具有研究生学位的临床科学家。近 10 年来，这种模式在医学教育领域才逐渐被人知晓。Irby 等（2004）首次发表了关于医学教育研究奖学金的案例报道，他们报道了一个加州大学的项目。该奖学金包括针对受保护时间的资金支持，旨在完成一个教育学者项目或普通教育硕士学位之后可以延续下去。该项目特意规模不大，重点关注校外基金和领导力出色的优秀候选人个体。

从更大范围来讲，多伦多大学威尔逊教育研究中心提供的一项 30 多人参与、为期 2~5 年的奖学金计划。在特定时间内，将重点放在研究技能发展和一对一的监督及导师制（Hodges 2004）。研究者必须完成多伦多或国际上以研究为导向的研究生学位。威尔逊中心奖学金计划的重点是赋能建设，从而培养能够"参与他们自己的高质量研究计划的研究人员，与各类研究伙伴[（他们将成为）这一领域的下一代研究人员]合作共事"（Parker et al. 2010）。对于该项目的正式报道和述评已经出版，强调了正规要素（清晰的程序、结构化目标、正式共同体活动）和非正规要素（研究者和监督者的多样性，预期的灵活性，培养健康的独立性)的重要性(Parker et al. 2010)。综上所述,尽管纵向计划对于培养一个全面的教育和领导力技能非常有用,但是现在迫切需要的可能是将研究技能专门开发成一门针对性课程。

#### 4.2.3.5　硕士学位

许多领域的研究人员将攻读研究生学位作为深化研究技能的一种方式。尽管回顾整个研究生教育领域的述评已超出本章范围,但对于担任教师工作的个人而言,回顾那些与研究生学位相关的、重要的、有争议的问题尚属本章范围。Levinson 和 Rubenstein(2000)认为正规的研究生教育对于科研人员至关重要。他们认为利用奖学金项目帮助临床医生发展基本技能,虽然会让他们参与项目并在学术能力上得以提升,但这样的入门培训不足以让他们以独立研究员的身份发挥作用。他们认为青年教师要开展科研事业,需要有"受保护的时间、不受临床或教学工作的干扰、高级科研人员指导以及空间和资金保障"以及研究生学位(Levinson and Rubenstein 2000)。他们强调要有一个"清晰的路线图"来引导他们的事业走向成功(Levinson and Rubenstein 2000)。

对于那些工作繁忙的临床教师而言,这是一项非常具有挑战性的任务,他们必须要在完成临床、教学及管理工作的基础上攻读研究生课程。然而,这种方法越来越受欢迎(Cohen et al. 2005)。事实上,在医学教育领域,硕士研究生增长迅速(Tekian and Harris 2012)。有趣的是,很少有项目把研究包括在内。与上述学者项目一样,很多研究生项目(尤其是教育硕士)专注于各种主题,有些项目根本就没有研究培训内容。Goldszmidt 等(2008)将这一重要的观察结果放到显著位置。他们发表的题目为"这不仅仅是'学位'问题"的报道,通过对加拿大一所医学院校的 108 位对医学教育感兴趣的医学教师进行有针对性的抽样调查,结果显示 40% 的教师选择了正式的全日制奖学金项目或攻读硕士学位课程。尽管很多人参加了学者项目,但是很少有人获得了资助或者发表了相关成果,对有无受过正规教育培训的人群进行比较,并未发现二者之间有显著性差异。事实上,1/4 的项目参与者表示,他们所修的学位课程存在的一个主要弱点就是无法帮助他们开展研究。那些认为学位对其学术产生积极影响的人则报道他们完成 1 篇学位论文,并且查阅了大量教育文献。

Goldszmidt 等(2008)指出,比获得学位更重要的是获得科研支持、加强同事之间互动、持续开展研究活动。存在的主要问题包括:缺乏受保护时间、缺乏获得维持研究的背景和支持人员,以及缺乏研究方法的知识。作者在强调研究背景的作用,得出结论:

　　　　许多医学教师认为他们的条件还不足以争取到教育奖学金,尤其是教育研究。就高等教育项目本身而言,如硕士学位项目,如果计划是获得教育奖学金,则可能无法提供所有必需培训。需要持续的机构支持和教师发展计划(Goldszmidt et al. 2008)。

综上所述,这些结果表明,正规的研究生培训(或全日制的奖学金项目)或许是研究职业生涯准备工作的一个重要组成部分;然而就其自身而言,这还远远不够。Goldszmidt 等(2008)的研究给出明确警告,不要认为硕士学位或者奖学金计划为从事研究提供了充足的培训;同时再次强调,支持性文化和资源获取都是关键性因素。

#### 4.2.3.6　博士学位

包括医学院校在内的大部分大学院系的教师聘任需要博士学位。因此,博士们和他们的研究生主要分布在大学的研究中心。临床医生-科学家是个例外,他们当中很多人并无博士培训经历。

Levinson 和 Rubenstein(2000)率先提出,为了开展独立研究,临床研究人员可能会从博士学位培训中受益。他们同时建议接受过这种培训的临床医生科学家将至少 75% 的时间用于研究,以提高科研成效。尽管他们在 2000 年发表论文时指出,对本专业(教育领域)做出重大贡献的医学博士人数很少,但他们预见到拥有这样一批临床研究人员的重要性。事实上,人们如今对于诸多领域的博士课程越来越感兴趣。大多数博士项目,就其本质而言,需要一篇全面的基于大量研究的学位论文。例如,在荷兰的马斯特里赫特大学、美国的芝加哥大学,加拿大的多伦多大学和麦克马斯特大学的医学教育学博士项目都是如此,这里仅列举了几个例子。拥有博士学位的临床医生人数正在稳步上升,一些人正在教育研究中心寻找临床医生科学家的角色(Hodges 2004)。然而,医学博士的培训既昂贵又耗时,仅有极少数人适合。虽然博士研究人员的作用可能会持续增加,但这种方法对于大多数渴望参与某个奖学金项目的临床教师不太可行或者不太实用。因此,对于那些希望攻读博士学位的人而言,考虑一条如何通向博士学位课程的路径很重要,同时,也要认识到对于大多数人来说,博士学位教育并非研究教师发展最重要的或最实用的模式。

### 4.2.4　促进者和导师

在回顾了需求评估、课程内容和结构之后,我们转向最后一个考虑因素——教师发展研究项目中扮演促进者和导师角色的个人因素。正如我们已经看到的,研究环境至关重要,因为要有足够的时间保证和充分的资金支持。此外,研究导师的角色也至关重要。很多论文,特别是护理文献,都聚焦于导师的核心作用(Morrison-Beedy et al. 2001)。本书第 5 章和第 8 章将对导师制进行深入探讨。

在调查促进职业治疗领域科研生产力的因素时,Paul 等(2002)指出了拥有一位研究导师的关键作用,因为导师可以帮助科研人员制订短期目标和长期目标。Morrison-Beedy 等(2001)在护理领域也提出了类似观点,他们写道,有效的科研指导的核心要素包括:为项目设定明确目标、明确对学生的期望、建立和维持良好的团队沟通、分享与研究和护理相关的价值观。Mundt(2001)也著有护理方面的文章,概述了导师的一系列活动,这些活动让路易斯维尔大学迅速培育出一种关于科研增长和生产力的文化。这些活动包括:制定一个5 年的研究职业轨迹、制订或强化科研项目的计划、制订与评论校外基金提案和手稿,以及提供加强研究发展的建议。因此,导师制的角色在研究发展中的作用似乎尤为重要。

另一个关键问题就是相对于发展研究人员个人技能的导师,促进者的角色是为研究人员提供更常见的科研支持。一些大学雇用职员提供统计、设计和机构审查委员会咨询的内容,而另一些大学则雇用研究科学家来为研究人员提供各种不同科研发展水平的指导。稀缺资源应该投资到何处? 人们已经注意到,工作繁忙的临床医生面对研究的压力可能会落入依赖某些支持的境地,尽管有些帮助,但从长远来看,可能不利于能力建设。一位博士科研人员讲述了一个极端例子,他在被聘用后不久就被要求携带传呼机,以便医生们可以在手术室接台间隙给他打电话进行研究的微咨询。世界各地大型研究中心的同事们在 Albert 等(2007)称之为"服务"和"科学"之间尽力寻求正确的平衡。总的说来,就能力建设而言,比起提供的技术服务,导师制的长期影响可能更大。

一个迄今已有近 30 年的文献中实例显示,密歇根州立大学人类医学院成立了一个支持教育研究的办公室(Downing et al. 1983)。该办公室工作人员提供诸如澄清研究问题、设计研究、统计分析、编写初稿和口头报告等服务。各种请求让该办公室应接不暇,仅在成立的第一年,该办公室就启动了 62 个新项目。效果显而易见,38% 的参与者表示,如果没有科研办公室提供的帮助,他们的项目将无法实施,但是仅 41% 的参与者表示愿意支付类似服务的费用。该办公室运营 2 年后,作者表示"引导他们经历一次积极的初步研究很有教育价值,但是不太可能产生外部资金"(Downing et al. 1983)。这就引出了一个问题:这种研究支持在多大程度上促进了可持续性与依赖性? 作者指出,"为大量缺乏经验的研究人员提供研究机会,并且其中很多人无法进一步提高研究技能,这造成更多障碍"(Downing et al. 1983)。尽管这些资源非常重要,而且确实可以推动一个机构的科研生产力,但是通过发展擅长研究的教师来创造可持续性和提升科研能力的程度并不清楚。因此,一方面必须实现技能发展和导师制项目之间的平衡,另一方面必须实现直接研究支持服务和提供科研便利之间的平衡。

Lave 和 Wenger(1991)提出的"合法的边缘性参与概念"有助于思考一个研究新手如何参与到一个新的研究共同体中。在他们看来,新手是从一个实践共同体的边缘角色转变为核心角色。研究导师帮助他们逐渐从边缘的观察者角色转变为更积极的参与者。有些人(并非全部)将会进入核心研究人员角色,主导自己的科研项目。最后,O'Sullivan 和 Irby(2011)强调了聚集不同学科教师,相互学习和支持发展的重要性。这似乎是实现 Boyer(1990)二级整合学术的重要组成部分。然而,不仅于此。将具有不同学科、不同认识论和方法论观点的个体聚在一起,是形成广泛思维文化的一个重要部分,而在专门的研究中心、病房或院系开展跨学科研究可能会加快这一进程。

## 4.3 小结

教师发展促进科研能力建设是一项复杂的任务,在许多方面不同于其他形式的教师发展。然而,一份相对完善的文献,包括几个已经发表的模型连同项目评估,可以用来指导那些希望接受这一挑战的人。如果本章回顾的文献中有一个重要主题,那就是教师发展人员不仅要关注课程内容、参与者、导师和促进者,还要关注参与者将要回归的环境。

我们所在的领域将使不同层次的接受培训的学者和研究人员受益。对研究的理解,以及研究素养,将使每一个人受益;能够参与研究对数量不多但也不少的大学教师是有帮助的;对少数教师而言,开展独立研究项目的技能是必需的。这里介绍的课程形式可以看成是一种渐进的过程,甚至可以认为是一种发展规划:从意识要发展到个人参与、再到研究领导力。这样一种模式,再加上适当的支持性工作环境,可能会更好地让教师们根据他们的个人需要、兴趣和能力,在每一个接续层次上都能获得提升。这种模式也同样强调"教师发展"的自身进步。

## 4.4 关键信息

- 提升科研能力建设的教师发展可以借鉴其他领域的教师发展,但并不完全相同。
- 考虑项目参与者的工作环境至关重要;比起他们的教育发展,他们回归的环境和得到的支持对他们的科研生产力更是一个决定因素。
- 发展应被认为是循序渐进的,重点介绍项目让位于耗时较长的多组分课程和研讨会,这些活动反过来可能会引领一些人实现奖学金计划或研究生课程。

**致谢:** *作者感谢 Elisa Hollenberg 在文献检索和手稿及参考文献的格式化方面提供的帮助。感谢 Yvonne Steinert,David Irby 和 Pat O' Sullivan 提出非常有益的意见和建议。*

(马薇　译)

# 参考文献

Albert, M., Hodges, B., & Regehr, G. (2007). Research in Medical Education: Balancing service and science. *Advances in Health Sciences Education, 12*(1), 103–115.

Arnold, L. (2004). Preface: Case studies of medical education research groups. *Academic Medicine, 79*(10), 966–968.

Bakken, L. L., Byars-Winston, A., & Wang, M. F. (2006). Reflections: Viewing clinical research career development through the lens of social cognitive career theory. *Advances in Health Sciences Education, 11*(1), 91–110.

Beckman, T. J. & Cook, D. A. (2007). Developing scholarly projects in education: A primer for medical teachers. *Medical Teacher, 29*(2–3), 210–218.

Beckman, T. J., Lee, M. C., & Ficalora, R. D. (2009). Experience with a medical education research group at the Mayo Clinic. *Medical Teacher, 31*(6), 518–521.

Blanco, M. A. & Lee, M. Y. (2012). Twelve tips for writing educational research grant proposals. *Medical Teacher, 34*(6), 450–453.

Bland, C. J. & Ruffin, M. T. IV (1992). Characteristics of a productive research environment: Literature review. *Academic Medicine 67*(6), 385–397.

Bland, C. J. & Schmitz, C. C. (1986). Characteristics of the successful researcher and implications for faculty development. *Journal of Medical Education, 61*(1), 22–31.

Bordage, G. (2000). La recherche en pédagogie médicale en Amérique du Nord: Tour d'horizon et perspectives. *Pédagogie Médicale, 1*(1), 9–12.

Bordage, G. (2009). Conceptual frameworks to illuminate and magnify. *Medical Education, 43*(4), 312–319.

Boyer, E. L. (1990). *Scholarship reconsidered: Priorities of the professoriate.* Princeton, NJ: Carnegie Foundation for the Advancement of Teaching.

Brawer, J. R. (2008). The reincarnation of a biomedical researcher: From bench science to medical education. *Medical Teacher, 30*(1), 86–87.

Chen, F. M., Bauchner, H., & Burstin, H. (2004). A call for outcomes research in medical education. *Academic Medicine, 79*(10), 955–960.

Coates, W. C., Love, J. N., Santen, S. A., Hobgood, C. D., Mavis, B. E., Maggio, L. A., et al. (2010). Faculty development in medical education research: A cooperative model. *Academic Medicine, 85*(5), 829–836.

Cohen, R., Murnaghan, L., Collins, J., & Pratt, D. (2005). An update on master's degrees in medical education. *Medical Teacher, 27*(8), 686–692.

Cook, D. A., Bordage, G., & Schmidt, H. G. (2008). Description, justification and clarification: A framework for classifying the purposes of research in medical education. *Medical Education, 42*(2), 128–133.

Davis, D., O'Brien, M., Freemantle, N., Wolf, F. M., Mazmanian, P., & Taylor-Vaisey, A. (1999). Impact of formal continuing medical education: Do conferences, workshops, rounds and other traditional continuing education activities change physician behavior or health care outcomes? *JAMA, 282*(9), 867–874.

Downing, S. M., Richards, R. K., Maatsch, J. L., & Peirce, J. C. (1983). Development of a community-based office of research consultation. *Journal of Medical Education, 58*(11), 902–904.

Drummond-Young, M., Brown, B., Noesgaard, C., Lunyk-Child, O., Matthew-Maich, N., Mines, C., et al. (2010). A comprehensive faculty development model for nursing education. *Journal of Professional Nursing, 26*(3), 152–161.

Elen J., Lindblom-Ylänne, S. & Clement, M. (2007). Faculty development in research-intensive universities: The role of academics' conceptions on the relationship between research and teaching. *International Journal for Academic Development, 12*(2), 123–139.

Feldman, H. R. & Acord, L. (2002). Strategies for building faculty research programs in institutions that are not research intensive. *Journal of Professional Nursing, 18*(3), 140–146.

Fidler, D. C., Khakoo, R., & Miller, L. A. (2007). Teaching scholars programs: Faculty development for educators in the health professions. *Academic Psychiatry, 31*(6), 472–478.

Foley, B. J., Redman, R. W., Horn, E. V., Davis, G. T., Neal, E. M., & Van Riper, M. L. (2003). Determining nursing faculty development needs. *Nursing Outlook, 51*(5), 227–232.

Frohna, A. Z., Hamstra, S. J., Mullan, P. B., & Gruppen, L. D. (2006). Teaching medical education principles and methods to faculty using an active learning approach: The University of Michigan Medical Education Scholars Program. *Academic Medicine, 81*(11), 975–978.

Goldszmidt, M. A., Zibrowski, E. M., & Weston, W. W. (2008). Education scholarship: It's not just a question of 'degree'. *Medical Teacher, 30*(1), 34–39.

Gruppen, L. D., Frohna, A. Z., Anderson, R. M., & Lowe, K. D. (2003). Faculty development for educational leadership and scholarship. *Academic Medicine 78*(2), 137–141.

Gruppen, L. D., Simpson, D., Searle, N. S., Robins, L., Irby, D. M., & Mullan, P. B. (2006). Educational fellowship programs: Common themes and overarching issues. *Academic Medicine, 81*(11), 990–994.

Gruppen, L. D., Yoder, E., Frye, A., Perkowski, L. C. & Mavis, B. (2011). Supporting medical education research quality: The Association of American Medical Colleges' Medical Education Research Certificate Program. *Academic Medicine, 86*(1), 122–126.

Hafferty, F. W. (1998). Beyond curriculum reform: Confronting medicine's hidden curriculum. *Academic Medicine, 73*(4), 403–407.

Hafler, J. P., Ownby, A. R., Thompson, B. M., Fasser, C. E., Grigsby, K., Haidet, P., et al. (2011). Decoding the learning environment of medical education: A hidden curriculum perspective for faculty development. *Academic Medicine, 86*(4), 440–444.

Hatem, C. J., Lown, B. A., & Newman, L. R. (2006). The academic health center coming of age: Helping faculty become better teachers and agents of educational change. *Academic Medicine, 81*(11), 941–944.

Hodges, B. (2004). Advancing health care education and practice through research: The University of Toronto, Donald R. Wilson Centre for Research in Education. *Academic Medicine, 79*(10), 1003–1006.

Huwendiek, S., Mennin, S., Dern, P., Friedman Ben-David, M., Van Der Vleuten, C., Tönshoff, B., et al. (2010). Expertise, needs and challenges of medical educators: Results of an international web survey. *Medical Teacher, 32*(11), 912–918.

Irby, D. M., Hodgson, C. S., & Muller, J. H. (2004). Promoting research in medical education at the University of California, San Francisco, School of Medicine. *Academic Medicine, 79*(10), 981–984.

Lave, J. & Wenger, E. (1991). *Situated learning: Legitimate peripheral participation.* Cambridge, UK: Cambridge University Press.

Levinson, W. & Rubenstein, A. (2000). Integrating clinician-educators into academic medical centers: Challenges and potential solutions. *Academic Medicine, 75*(9), 906–912.

Morrison-Beedy, D., Aronowitz, T., Dyne, J., & Mkandawire, L. (2001). Mentoring students and junior faculty in faculty research: A win-win scenario. *Journal of Professional Nursing, 17*(6), 291–296.

Muller, J. H. & Irby, D. M. (2006). Developing educational leaders: The teaching scholars program at the University of California, San Francisco, School of Medicine. *Academic Medicine, 81*(11), 959–964.

Mundt, M. H. (2001). An external mentor program: Stimulus for faculty research development. *Journal of Professional Nursing, 17*(1), 40–45.

O'Sullivan, P. S. & Irby, D. M. (2011). Reframing research on faculty development. *Academic Medicine, 86*(4), 421–428.

Parker, K., Shaver, J., & Hodges, B. (2010). Intersections of creativity in the evaluation of The Wilson Centre fellowship programme. *Medical Education, 44*(11), 1095–1104.

Paul, S., Stein, F., Ottenbacher, K. J., & Liu, Y. (2002). The role of mentoring on research productivity among occupational therapy faculty. *Occupational Therapy International, 9*(1), 24–40.

Ringsted, C., Hodges, B., & Scherpbier, A. (2011). 'The research compass': An introduction to research in medical education: AMEE Guide no. 56. *Medical Teacher, 33*(9), 695–709.

Robins, L., Ambrozy, D., & Pinsky, L. E. (2006). Promoting academic excellence through leadership development at the University of Washington: The Teaching Scholars Program. *Academic Medicine, 81*(11), 979–983.

Rothman, J. & Rinehart, M. E. (1990). A profile of faculty development in physical therapy education programs. *Physical Therapy, 70*(5), 310–313.

Shatzer, M., Wolf, G. A., Hravnak, M., Haugh, A., Kikutu, J., & Hoffmann, R. L. (2010). A curriculum designed to decrease barriers related to scholarly writing by staff nurses. *Journal of Nursing Administration, 40*(9), 392–398.

Steinert, Y. (2011). Commentary: Faculty development: The road less traveled. *Academic Medicine, 86*(4), 409–411.

Steinert, Y. & McLeod, P. J. (2006). From novice to informed educator: The Teaching Scholars Program for Educators in the Health Sciences. *Academic Medicine, 81*(11), 969–974.

Steinert, Y., McLeod, P. J., Liben S., & Snell, L. (2008). Writing for publication in medical education: The benefits of a faculty development workshop and peer writing group. *Medical Teacher, 30*(8), e280–e285.

Tekian, A. & Harris, I. (2012). Preparing health professions education leaders worldwide: A description of masters-level programs. *Medical Teacher, 34*(1), 52–58.

Whitcomb, M. E. (2002). Research in medical education: What do we know about the link between what doctors are taught and what they do? *Academic Medicine, 77*(11), 1067–1068.

Wilson, M. & Greenberg, L. (2004). Overview of the educational scholarship track. *Ambulatory Pediatrics, 4*(1 Suppl.), 88–91.

# 第 5 章
# 教师发展促进学术和职业发展

Karen Leslie

## 5.1　引言

我们必须在职业发展的过程中提供给教师职业发展的机会,因为教师发展也有益于教师的个体成长。开展教师个人的职业发展,首先要确保他们的导师、所在机构的领导者清楚哪些是有价值的职业发展,如何让他们了解这些具体目标,以及最终如何通过他们的支持、认可来实现这些目标。本章内容概述了教师发展在全世界教师的职业生涯中,对他们的学术和职业发展的影响。有关这一领域的文献相对稀少;虽然目前已有一些文献描述了教师发展的一些领域,但是还需要开发更多额外的项目和资源来探讨更多的教师发展领域。虽然本章的主要重点是学术职业发展,但书中许多建议和影响也与医疗卫生人员相关,不管他们是否参与支持学术的任务。

在许多因素的影响下,学术环境迅速变化,变得越来越复杂。有证据表明,由于教员对其角色准备不足、缺乏集体组织关系、反馈和认可不足以及满足不切实际的期望、资源不足以及工作和个人生活之间缺乏平衡等,通常是工作压力的产生和教师们不满意自身职业生涯的原因(Bland et al. 2009)。

教师职业发展是指通过向教师提供明确指导、学习机会和资源,让个人能够反思自己和他人的职业来确定自身发展目标、所需资源,实施适当的计划和活动,最终评估这项工作的流程和结果的全部过程。职业发展的目标是让教师在自己的工作环境和实践文化中体验成功并获得成就感。

包括工作坊和研讨会在内的正式课程,个人和团体的咨询与学习(包括辅导和指导等方法),个人可以获得的材料和资源信息都属于教师职业发展范畴,教师们可以使用这些职业发展内容以指导和促进自己的发展。综合考虑教师参与教师发展的各种方式,Steinert(2011)提出了一个模型,可用于个人和团体、正式和非正式的教师发展,以导师指导为核心或中心活动。很明显,在整个职业生涯中,没有一种最好的方式来提供教师发展,因此应考虑采用各种方法来满足教师需求及其对工作环境的要求。

本章将首先讨论职业发展的几个非常重要的概念,这些概念为教师发展这一领域提供了方法。在本章后续各节中,将描述以下项目组成教师职业发展,在可能的情况下这些项目可以合并:①个人及其组织之间价值观的一致性;②机构内与学术角色和责任相关的流程、结构和资源;③教师个人发展需求;④他们的机构或组织领导人的职业发展需求;⑤现有文献;⑥教师发展创新建议。

我们将使用案例来说明教师发展在整个职业生涯中的作用。本章的思想和内容中包含着这样一种理念:我们的工作是我们生活的一部分,我们的个人和自身的职业身份与地位是相互依存的。

## 5.2　职业发展的总体概念

本书中有几个职业发展中教师发展的统领性的概念。其中包括如何将"成功"应用于职业发展、如何将个人价值观与组织环境的价值观保持一致,以及学术活力的概念。每一个概念都将参考相关文献,然后我们将讨论如何利用教师发展来解决所发现的问题和需求。

### 5.2.1　成功的定义

在讨论教师发展对职业发展和成功的作用之前,有必要仔细考虑我们所说的"成功"的含义以及人们是如何领会成功的。成功可以定义为"目标或目的的实现",也可以定义为实现"目标或结果"(Oxford English Dictionary Online n.d.)。然而,根本问题是"谁决定什么是可取的?"这个问题可以预见的答案是"这取决于"。有许多观点可能有助于我们如何定义成功,对于在学术环境中工作的医疗卫生人员来说,成功可能包括患者、学生、同事、机构、家庭和自己的观点。其中一些观点可能是一致的,而另一些观点可能不是一致的。职业发展的教师发展应让教师思考并协调这些不同的观点。我们如何看待成功取决于学术生涯的过程和结果的价值。成功是一个动态的概念,随着时间的推移,在专业团体和个人实践的文化中,每个教员都会不断发展。

"满意度"是指教师从事职业时倾向使用的另一个术语。在提及教师的职业经历时,经常需要使用"满意度"这个概念。在本章中,我们使用"成就感"一词,而不是"满意度",因为成就感意味着更高水平的教师职业经验(Brown and Gunderman 2006)。

## 5.2.2　价值的一致性

个人价值观与工作实践的文化价值观之间的一致,是我们获得职业成就感的一个基本要素。专业工作者要感觉到他们正以有意义的方式为他们的专业领域做贡献,而反过来,他们的专业环境也对这些专业成就做出了贡献。Lieff(2009)提出,在个人的工作实践环境中,在激情/兴趣、力量和价值观的碰撞下,经常会产生有意义、有价值的工作。健康科学学术组织是一个复杂的环境,每个教员都需要涉及多个学科领域和多种实践类型。

临床教师回忆他们在职业生涯中最重视的事情时,都会谈到临床护理的回报,他们谈到护理患者能够让人增添活力和干劲。教师们也认同大学的教学使命意义非凡,对许多人而言,参与教学就是他们选择在学术界工作的原因(Pololi et al. 2009b)。对于某些教师而言,是否为了追求其他学术机会而放弃临床工作可能也是一个重要的职业决定。

学术生涯的另一个重要组成部分是参与学术活动和发现新知识。这个要素有多种表现形式;无论如何,作为一种体现探究、探索和创新精神的文化的一部分,它对教师来说很重要。

学术文化中存在着令人紧张的竞争关系,一些教员报告说,相对于临床和教学工作,他们的学术文化更崇尚研究(Buckley et al. 2000;Wright et al. 2012)。那些已经获得终身职位的教师,或者在一个晋升主要取决于研究工作产出率的机构中的教师们,参与的教学和其他活动通常少于他们的预期值。另一项研究表明:那些最近晋升为副教授的人分享说,他们现在能够专注于自己喜欢的工作,而不是做那些必须做的事情,并且自己所做与自己所想更加一致(Field et al. 2011)。

上述描述的职业领域构成了健康领域学术背景下通常被称为“三方”的任务,从表面上看,似乎教师和他们从事实践的机构也以类似的方式来看待这一使命。

有证据表明情况并非总是如此。教师们经常会传递一些公开和隐蔽的信息,这些传递的信息中被认定的价值和实际工作中被重视的价值之间存在差异,会造成一些矛盾(Pololi et al.2009b)。其中的一些矛盾是学术性医疗保健组织原来就存在的,这些组织中的医疗保健体系和高等教育体系有一定重叠,但它们就先后次序没有达成一致的意见,最终导致产生了这些矛盾。医疗保健的首要任务显然是患者护理,而大学的重点在于教学、学习、理解和发现新知识。

教师发展可以帮助健康领域专业人员在这些复杂的专业环境中反思自己的价值观,评估自己的优势和兴趣,最终对自己的职业做出选择。这个过程可以通过小组形式的教师发展模式来进行；然而，一些教师可能更愿意以个人为基础进行反思和计划。整个过程可以使用印刷材料或网络材料来指导反思和计划，也可以通过与导师或同事一对一的对话形式来进行。关于导师指导作用的更多细节见第 8 章。

### 5.2.3　教师活力

越来越多的人认识到，大学等机构需要认识到提供时间和资源来培育工作环境的重要性，通过具体措施来解决这个问题，最终使教师能够茁壮成长并为大学的未来做出巨大贡献。许多作者认为，保持教师的活力是保证教师和整个组织成功的关键因素（Bland et al. 2002；Bunton et al. 2012；Lowenstein et al. 2007；Pololi et al. 2009a）。

教师活力这个术语涉及职业满意度和生产力，所以有时它会与教师发展互换使用。Bunton et al.（2012）对美国医学院的全职教师的工作满意度进行了调查，结果显示组织结构、透明度、系室及医学院内部的治理状况能够预测教员的总体满意度。预测工作满意度的其他因素包括任务是否明确和重点是否突出，以及工作场所的各种关系和文化，这些因素表明机构及其领导人在建立、促进教师参与工作环境中起到了重要作用。研究影响学术界教师留任的因素也是理解教师学术生涯和学术文化参与度的一种方式。教师表达对学术医疗文化的负面看法、离开机构和 / 或学术实践的意图、与机构的低支持度、不一致的价值观相关（Pololi et al. 2012）。新一代的教师对学术生涯含义的理解可能不同，他们对学术生涯的期望可能与前辈教师的期望一致，也可能不一致，这些前辈教师中的许多人都担任领导职务，监督教师的招聘和保留（Bickel and Brown 2005）。

在教师健康和活力这一领域，显然要开展教师发展，许多大学机构正以集中的项目和资源提供这种培训。到目前为止，鲜有文献评价这些项目，因此，确定那些项目在教师发展这一重要领域是最佳实践项目可以弥补我们目前在教师培训认识上的这个缺陷。

价值观的一致性、如何定义成功、教师活力等概念可以为我们提供关于思考职业发展的信息，这些概念还可以嵌入如何开发、交付和评估教师发展这一领域的成果。

## 5.3　教师发展促进职业发展

职业发展差异较大，它在很大程度上受个人和工作系统的影响。何时定义为某人的职业生涯早期、中期或晚期，似乎目前还没有达成共识。职业可以有不同的发展方向,一些教师在从事专业实践一段时间后,会担任一些有学术意义的角色。传统意义上人们会从大学晋升的角度来看待学术生涯,然而,这种有点僵化的职业发展程序不再适用于大部分个人。在每个大学机构中,教师们都需要了解个人在其自身学术环境中扮演的各种角色,确定并解决与其职业发展兴趣相关的各类教师发展需求。将教师发展需求称为职业"点"而不是职业"阶段",可以更好地描述职业发展的流动性。

下一节将描述与教师职业发展需求相关,具体到职业生涯的不同阶段的文献。每一篇文章都将讨论教师发展如何满足被确定的需求,并总结文献中所描述的内容。

上述健康卫生教育文献中报告的大部分内容仅限于教师职业发展的早期阶段。这些文献是在教师最初几天和几个月开始他们的工作时,以单一课程、任职培训或手册的形式提供的一种类似于备胎式的信息式文献。相反,我们需要考虑在教师发展过程中加入更多适时的学习内容,在合适的时间发布这些更有用、更相关的内容。例如,尽管教师必须要了解他们所在机构的晋升标准,但是在新入职的头几周他们不太可能需要了解更多的细节。教师发展应以多种活动形式纵向提供,并有机会反思、讨论单个教师发展过程的学习和实践状况(Steinert et al. 2006)。这些活动应该包括能够提升教师阐明和发展职业目标、确定自身学习需求以及记录符合个人和机构价值观的学术成就方面的技能等一系列项目。教师发展除了研讨会和纵向项目,还需要包括教师发展的方法,如引导式自我评估和反思、指导、辅导和领导力发展(本书中有单独的章节)。应该有现成的学习资料和产品提供给教师需要的信息和 / 或技能,来帮助他们实现特定的职业目标或决策。此外,那些在教员职业生涯起支持作用的角色(如主任、主管、主席和导师)都需要了解这些课程和资源,这样在假定机构领导者和导师了解并重视这些教师发展资源的前提下,他们能够向教员推荐可能最适合他们、最相关的课程。

## 5.3.1　职业早期教师发展

健康卫生专业人员在他们职业生涯的早期,往往通过发展自身的一个专业领域、开发一个学术专长或研究重点,同时向行业领域专家的方向发展。对于某些可能已经完成研究生学习或一些特殊训练的人士,在成为教师之前,就会拥有现有一定的学术地位。他们通过进一步寻求或受邀请加入学术(圈)网络,自身的学术地位可以进一步得到发展,尽管并非每个人都能获得这些资源。对于专业人士而言,在确定职业目标和个人计划时,从事的职业和个人发展目标达到一致是非常重要的。

职业发展过程中,能否获得教师培训,不同学术角色之间是不一样的。

例如,研究型职场文化中的职业发展计划,通常与早期职业基金资助和项目资助计划相联系。这些项目可以包括研讨会和工作坊、正式的研究指导和监督,以及促进学术联系的一系列活动(Brown et al. 2008;Bruce et al. 2011;Byars-Winston et al. 2011)。许多教师在研究生学习期间就开始搭建学术关系网和促进未来事业成功的平台。参与此类课程的教员在后期的专著出版和获得后续项目资助等方面更为成功。然而,由于参与这些课程通常会涉及竞争性申请过程,选择偏差可能会影响这些报告结果。Parker et al. (2011)描述了一种培训项目,项目中除了上述发展计划中的内容外,还增加了在线学习模块。他们还采用了一种新的评估方法,通过一种发展性手段,不仅研究了传统的终点研究生产力,还探索了职业身份的发展。他们以 Ibarra 的研究为工作框架,Ibarra 的研究假设个人在职业生涯早期会尝试不同的职业身份(Ibarra 1999)。

　　一些大学机构中有明确的教师和教育工作者之家,设有教育学院(Irby et al. 2004)、医学教育和师资发展中心。这些机构通过为教师提供正式和非正式的机会来进一步支持教师们的职业发展,提供教师的发展机会,为他们将来在教育领域担任教师、学者和领导者的学术角色做好准备。虽然这些中心在教师职业生涯的各阶段都是教师们的资源,但获得正式的教师发展机会、成为职业社区的一员、有机会与潜在导师联系,对于教师们在早期职业生涯中尽早确立教师和教育者身份是一个巨大的优势。

　　总之,在职业生涯早期,教师可以从教师发展中受益,通过教师发展来确定自己的价值观和职业目标,和有类似职业发展目标的同事组成社区,了解他们不断发展的职业发展需求。通过组织多种形式的教师发展,由一名或多名导师提供支持,最终可以实现上述目标。

　　职业早期教师的高年资领导和导师可能需要他们自己的教师发展项目,这些项目有助于他们指导初级教师如何确定与学院相一致的职业目标,并调整与这些职业目标相一致的教师发展资源和计划。

## 5.3.2　职业中期教师发展

　　正如本节前面提到的,确定什么是职业中期有点挑战性,因为这需要明确你的职业最终什么时候结束。Golper 和 Feldman (2008)曾提出:职业中期的教师可能会经历"迷失方向",因为此时机构可能强烈要求他们担任导师,并且他们可能在机构委员会中承担更多的管理角色。Field 等(2011)新近采访了 6 个系的 39 名教师来确定最近晋升的副教授所需的职业发展需求。教职员工表示,他们的内在驱动力和机构的期待值具有很大的一致性(不足为奇,因为晋升过程是由机构来决定的)。这些教员提出了对他们承担的领导责任相关的技能发展方面需要进行培训,其他职业发展需求调查中确定这种培训是一个职业发展过程中的必需阶段(Miedzinski et al. 2001;Sanfey et al. 2012)。在本书第 3 章中描述了教师发展中这种培训的具体细节。

总而言之,虽然处于职业生涯中期的教师可能与学术生涯早期的教师有许多相同的职业发展需求,但是因为他们需要额外的知识和技能来履行正式领导与导师职责,所以他们有额外的职业发展需求。

### 5.3.3　职业晚期教师发展

职业生涯后期的医疗卫生人员可能即将结束自己的领导职位,或考虑在当地或国家实践社区中担任新的领导角色。Tannen(2008)描写了一些院长和其他高级管理人员退休后的生活,他提出继续担任临床、教学和行政职务,以及考虑退休都应该被视为是合理的职业选择。处于职业生涯晚期阶段的个人,作为导师,可以为那些处于早期职业生涯的人士提供许多建议,但是职业生涯后期的工作者们,作为一个群体,有他们自己的辅导需求,而这些需求往往得不到满足,因为辅导计划和资源往往集中在初级教师身上。

对于健康卫生专业人员,尤其是那些偏学术型的专业人员,近期关于他们的晚期职业规划和退休问题的文献极度不足。Wasylenki(1978)讨论了退休背景下学术医师如何应对变化的理念,并回顾了这方面的文献。他提出:采纳危机理论的概念,运用危机理论来检验损失,可能能够帮助学术医师的退休。在考虑这些人群的教师需求和教师发展可能涉及的领域时,必须仔细考虑退休后带来的身份、收入、职业和社交机会的丧失。

Merline 等(2010)调查了美国儿科学会(American Academy of Pediatrics,AAP)的成员,得出非全日制工作和退休前减少工作时间,是近期预期退休的高年资儿科医生正在和期望使用的工作方式。这项研究的作者认为,通过逐渐减少工作时间或其他形式逐步退出劳动大军的退休选择,可能有助于延长职业生涯。有人建议,系主任可以在本系老师 50 多岁时提出上面这些有关退休的问题,在系成员的职业生涯中发挥重要作用(Hall 2005)。

教师发展可以以多种方式来满足某些已被明确的需求。目前基本没有关于学术型卫生专业人员职业后期和退休规划的教师发展文献。事实上,在这个领域可以进行很多学术研究。教师发展可以通过多种方式来满足某些已明确的需求。应定期举办关于退休规划的工作坊,讨论诸如活动选择、财务规划、资源以及健康和福利等领域的内容。与此同时,教师领导也需要通过教师发展项目来制订策略,规划并安排他们所负责领域中的学术人力资源,考虑如何评估、利用他们学术组织中高年资成员的经验和专业知识。

同辈辅导,无论是 1∶1 还是以小组为基础(见第 8 章),对于教师职业后期来说都可能是一种特别有价值的教师发展战略,它可以促进职业发展相关战略的知识交流和共享学习,以应对职业生涯后期安排和退休计划。

　　总而言之,那些处于职业生涯后期的教师们对如何在学术背景下解决他们的兴趣和需求是有独特要求的。对于那些尚处在职业生涯早期的教师,他们的职业发展应该包含退休在内的对未来的积极规划。对于那些职业生涯晚期的教师而言,需要教师发展来帮助他们制订过渡期规划,这种规划既涉及重新调整他们的学术角色和职责,又包括从学术工作中退休。

## 5.4　职业发展的流程和结构

　　在现有机构和组织中,教员有许多机会接受教师发展培训,以促进自身职业发展。如图 5.1 所示,这些培训中的许多机会与现有流程相关,这些流程又映射到学术职业轨迹上。

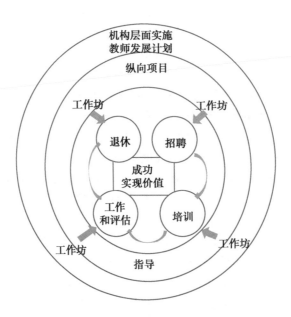

图 5.1　促进和实现教师职业成功的发展框架

　　下面我们将回顾其中一些流程,包括招聘、入职培训、评估体系(如绩效评估、晋升和任期)、持续专业学习和退休规划。我们将引用已制订的教员发展计划,并明确现有实践哪些可纳入教员发展。

　　本图描述了职业发展周期,我们将周期置于促进和实现教师职业成功的发展框架内。当教师发展有需要时,可以提供具体的讲座(或在线材料和培训计划),具体的研讨会(或在线材料和计划),纵向计划和指导提供反思与持续评估职业需求和学习的机会。在机构或组织层面,教员开发人员可以帮助制订和实施与职业发展相一致并促进职业发展的政策和程序。

工作坊:"及时"传送型(如简历准备、面试技巧)。

纵向计划和总体安排:证书课程与辅导通过支持和宣传教师发展,在整体机构层面实施教师发展的政策和过程(如招聘、晋升、提升)。

## 5.4.1　招聘

今年 33 岁的 JF,最近完成了专业培训,目前正在考虑在全国多所院校担任教员职位。她已经完成了几项工作的面试,目前正在考虑两份工作:一个在学术部门,另一个在社区实践部门。她主要对临床工作感兴趣;然而,她希望参与教学,并且未来渴望从事教育行政角色。她还希望在未来五年内生一到两个孩子,但担心这会影响她的职业前途。

上述这个例子说明了新教员招聘流程中的一系列相关问题,教师发展对个人职业发展的需求,以及各机构及其领导如何确保教师发展所起的作用和这些新的潜在学员期望相一致。JF 从收到工作邀请的两个机构中,获得了哪些信息? 这两个机构的价值观与她的价值观匹配度有多高? 她的技能和兴趣是否很合适这两个机构的要求? 作为一名新教员,她可以获得哪些支持? 尽管各机构及其领导必须承认他们在确保期望一致性方面所起的作用,但 JF 本身显然需要职业发展支持。

招聘过程中的这些理念如何在教师发展中得到体现? 在招聘过程中,申请人要如何提交一份能够吸引雇主目光的简历? 教师发展围绕着这个主题,可以教会教师们如何打造全面的有条理的简历。比方说,知道在简历中删除、维护和增加哪些内容,在职业生涯早期对你可能起到过很大的帮助,但是这些技巧对于申请某个学术型职位也许合适 / 不合适,甚至没有任何价值。与此同时,大多数新职位都会提供受聘条件和对新教员的要求。研究生和研究生课程通过正式研讨会与辅导,可以为个人提供师资发展,以促进他们反思个人技能和兴趣与学校的技能和兴趣是否一致。一些专业机构还在年会上提供讲习班,协助高级学员完成这一过程。

面试为应聘者和招聘人员提供了进一步探索双方不同层面角色的机会,包括对双方的期望值。协商讨论教师职位需要哪些技能,结果是多种多样的,新教师,特别是那些刚结束培训的教师,在这一过程中往往没有多少或者是根本没有权力。利用现有导师或指定某人成为一名"教练",并使用角色扮演、面试、谈判等策略,可以成为一种有用的教师发展策略,因为这些技能有助于教师发展自身积极学习的方法。这些技巧也可以嵌入关于面试和谈判的讲习班或研讨会中。

领导者和管理者需要制订他们的招聘策略与方法,来聘用他们所期望的新职员。他们需要在个人和机构的价值观、目标和需求之间寻找良好的契合点(Staveley-O'Carroll et al. 2005;Viggiano and Strobel,2009)。针对教师职业生涯中这一特殊时期的课程或策略实施度和影响力,目前缺乏相关的评估文献。我们需要更深入地研究那些最有效的学术实践招聘方法,类似于关于健康卫生人员培训计划准入过程的学术研究。这些信息可以给予那些参与新员工征聘,并负责发展和参与开发培训过程的职工,成为他们的教师发展的信息。

## 5.4.2　角色和文化定位

如何在某一种职业和文化中实现社会化是职业发展的一个基本方面,因为这些非正式的思想情感大都无法通过正式的教学方法进行沟通(Bland et al. 1990)。这种情感沟通通常是偶然而不是故意发生的,有很多种可能产生的方式。有很多的因素可以影响这种社会化进程,例如除了学校提供的正式入职培训课程外,新教员可以接触具有类似角色和身份的其他人来影响社会化进程。在教师发展计划中明确新入职教师的目标和指导,可以扩大现有的正式入职培训课程和现有机构中已经存在的隐性社会化课程的影响。

Bland 等(1990)提出,教师们要获得职业成功,需要通过社会化过程来获得一些核心竞争力。基于对研究学术成就成功相关因素的广泛回顾(主要是在与研究相关的环境审核),Bland 把这些核心能力命名为专业学术技能(Professional Academic Skills,PAS),并建议将其正式纳入新教员的教员发展课程。专业学术技能包括 3 个子区域:学术价值观、学术关系和学术生涯管理。获得学术价值观包括理解学术价值观、规范和传统,以及解决或管理价值观冲突。学术关系是指在多个不同专业级别应用知识和技能,以及建立和维护关系。学术生涯管理包括:设定目标,理清事情先后顺序,了解奖励和晋升制度,了解工作场所的运作,给自己的职业角色和活动定位,了解相关外部组织的作用和运作流程。教师发展课程必须从纵向和多纬度的方面传授这些专业学术技能。到目前为止,尚没有任何发表的描述上述课程的传授文献,但是,Morzinski 和 Fisher(2002)以上述这种培训课程为基础来评估他们的教师发展项目,教师们反馈:他们参加了类似的项目后,提高了自身的学术社交技巧,加强了和那些支持他们职业发展的同事建立的关联。

明确自身的角色、责任和期望,有助于教师在自身应参与的活动中做出决策。在尝试缓解一些与教师预期目标相关的"三重威胁"(即教师们必须在所有工作领域表现出色)的挑战中,许多机构已经制定了职业发展框架结构。这些框架描述了分配给不同学术角色的时间比例,这个比例取决于他们的最初职业定位(如临床医生、研究人员)。这些框架,如果与评估系统相联系起来的话,能够有力地帮助专业人员明确自身职业定位和职业期望。(Harris et al. 2007;O'Brodovich et al. 2007;Simpson et al. 2007). O'Brodovich 在 2007 年描述的一个项目也和教师的奖惩是一致的。他们在这些例子中重点描述"教师需求的紧密结合,机构优先事项和学术奖励结构"(Simpson et al. 2007)。教师发展可以帮助主管和导师熟悉这些框架结构的实用性和应用性,这样可以用来指导教员在当前职业角色中选择做什么,以及他们将来可能希望做什么。

在缺乏具体工作任务和框架的情况下,可以使用机构晋升轨道指明教员重点职业活动的方向。晋升途径从主要的研究型和终身教职,到包括非终身教职以及临床和教学教职员工在内的多种教职,已经发生了演变(Coleman and Richard 2011)。各院校之间的差异仍然很大,许多院校继续期望所有教员在传统的终身教职制度范式下展示研究成果。教师发展可以在晋升过程中纳入、认可和评价不同的学术活动与成就,从而在组织层面上促进对差异的理解。通过让教师发展开发人员加入系室、机构晋升委员会;制定教员晋升指导方针、开办关于晋升过程的研讨会等多种方式,可以实现对差异的理解。

还有许多其他包括简历、卷宗、档案在内的工具可以帮助教师进行职业发展规划。尽管简历、卷宗、档案等被视为因人设事的活动,然而,可以使用创造性的方法让这些活动既可以促进教师对自身职业活动和成就的反思,还可以帮助教师们确定未来的职业方向和相关的职业目标。

## 5.4.3 成果评估

在学术体系中有许多可以为教师提供反思职业发展的机会基准。虽然这些基准通常被视为总结性的流程和框架结构,但是他们都具有以形成性方式来促进职业发展的潜在价值。

绩效考核可能每年进行一次,或在某些院校首次教师任命后的 3 年内进行,此后可能会有所变化。绩效考核可以向教师及其主管提供信息,确定教师是否达成了既定职业角色中的学术目标。这些评论为教师提供了一个机会来反思他们现有和预期的角色异同,同时将他们个人的与系室、医院或大学的需求和目标进行比较,找出差异。通过组织提交绩效评审材料之前的反思和讨论,以及在收到绩效报告反馈后的进一步讨论,可以提高这些绩效评审的价值。教师发展活动可与这些评估的时间相匹配,内容可为如何设定相关目标、为实现这些目标需要进行哪些持续学习,以及制订评估学习成果和职业目标实现情况的方法。

Pololi (2006)描述了一个学术职业发展计划的九步策略,内容包括如何思考、选择所需的学术发展途径、目标设定,并且通过让一位主管或导师参与这个过程,最终确保自身的目标和组织机构的工作环境一致。该九步策略从确定和优化相关职业价值开始,确定自身优势、短期和长期职业目标,以及所需技能和相关学习目标。她指出了导师指导能够促进这一过程的加速完成。

采用晋升和长期聘用可以构建职业发展,如本章前面所述,每个机构都有自己的晋升标准。可以主动利用这些标准来指导教师关于个人目标和活动的决策。过去,晋升标准没有考虑过除发现型学术研究以外的其他奖学金(Boyer 1997)。人们已经转向更具包容性的学术理念,这个理念已被运用于教学、教育、学术临床和管理活动中(Levinson and Rubenstein 2000;Simpson et al. 2007)。除了传统的简历外,人们也使用档案和卷宗记录及描述这些职业活动和成就。档案也可用于监测职业进展情况,促进教员持续发展需求的反思。Zobairi 等(2008)调查研究了初级保健部门对学术档案的理解和使用,在回答了所有问题的领导中,只有略超过一半的人为他们的教员使用了档案。这些领导把档案视为简历的延伸,发现它们对于年度审查和晋升非常有用。教师还需要学习如何构建和丰富学术档案,这样档案中不仅描述了那些对机构有价值的信息,而且还可为教师职业发展决策和计划提供信息。

教师发展可以帮助健康领域专业人员充分利用自身发展和反思职业档案这个机会,发挥作用。教员及其导师可以学习如何识别和记录相关活动及成就的信息,以促进自我评估、提供反馈、确定持续学习的需求。Ross 和 Dzurec (2010)描述了一个可以用于这一过程的创新方法,即使用概念图来描绘各种学术活动的过程和结果。这种方法的吸引力在于:它为一个人的活动和成就提供了一种可视化的集体表现。

目前已有一些明确的符合教育工作者、学术临床医生和研究人员的职业发展的教师发展计划。每个计划都有不同的活动和成绩,这些活动和成绩在晋升过程中在不同的机构里可能会受到重视。显然,机构领导人及其晋升委员会更需要熟悉和接受这些活动和成就,以便评估所有的学术活动。以这一水平为目标的教师发展可以帮助机构完成这些必要的学习。Morahan 和 Fleetwood(2008)描述了一个为满足发展中国家教师需求而创建的模型,该模型将职业活动(临床、服务或教育)与学术研究等同起来。他们认为这可能是一种开始发展评估的学术活动的不同思考方式。

包含教育学术研究在内的教师发展包括奖学金计划(Gruppen et al. 2006)和其他各种包括研讨会、团体辅导(Thorndyke et al. 2006)以及提供教育研究领域特定技能发展的研究生计划(Cohen et al. 2005)。这些课程可以帮助教师获得从事学术教育工作所需的技能,以及能够以机构认可和重视的方式描述与报告学术教育工作的技能。这一点尤其重要,因为教学和教育中的活动与成就并不总是与晋升过程中使用的指标一致。

相比之下,用于评估应用和基础科学研究成果的指标得到了更广泛的认可和理解。然而,对于从事这类职业活动的教员来说,还有其他职业发展挑战。由于资金日益稀缺,竞争不断加强,培训时间的延长,以及对自身生活方式的关注,初级教师愿意从事研究和科学家职业的人数不断变少(Shea et al. 2011)。教师发展可提供的干预措施包括提供如何书写基金、论文等的工作坊。这些对临床医生和科学家进行的特定指导是非常重要的,然而,还需要探索如何更好地提供这一服务。描述指导这种计划的大多数论文都没有包括关于如何选择和准备导师的信息(一个巨大的教师发展机会!),或者这种指导包括了哪些具体过程(Shea et al. 2011)。旨在为所有教员提供学习和实践,有效指导下相关的技能发展的反馈,应该是所有培训项目的重要组成部分。

持续专业学习

> ML,44 岁,是他所在机构的护理学副教授。他积极参与并成功完成了他的研究项目,最近获得了(受到其系主任和其他人的大力鼓励)一个在大学里担任主要领导角色的机会。ML 觉得他需要额外的培训才能胜任这样的角色,同时也想知道这次提升对他的研究项目和他未来晋升为全职教授有什么意义。

在上述案例情况下,职业发展的问题是什么?担任当地领导职务是否会影响 ML 从事其研究工作并展示其工作的国际影响力的能力?如果他考虑领导职位,他需要发展什么样的技能?他在哪里以及如何获得这种知识? ML接受这一新角色后需要承担哪些压力?在为这一重要的职业发展状况做出明智和深思熟虑的决定前,他是否接受了足够的指导?

教师的职业发展由确定目标和相关的知识需求,并通过学习和应用这些知识组成(Pololi 2006)。在学术背景下,教师发展是提供学习知识的手段,如本章所述,教师发展又包括研讨会、在线学习、正式和非正式的工作场所学习、纵向证书和研究生课程在内的多种学习方式。

公休假也被确定为一种途径,教师可以通过公休假的时间来进一步学习(和 / 或自我充电)(Bernstein et al. 1999;Brazeau and Van Tyle 2006)。

上述案例中描述的职业机会为教员提供了重新审视其价值观、技能和职业目标的机会,教师考虑新的职业机会时参考这些指标。在这一过程中,教师需要进一步发展能力和进行专业学习。

### 5.4.4　退休

退休通常被认为是一件人生大事。事实上,退休是一位教师及其主管和领导需要充分了解的职业发展过程。

请考虑下列场景:

FR 现年 63 岁,最近非常成功地完成了一个大型学术部门系主任的 10 年任期。在这段任期内,尽管他继续参与教学,并担任了几个研究项目的共同研究者,但是为了让他有时间发挥领导职能,已经减少了他的临床和研究活动。他在考虑接下来的工作安排,他对自己的专业工作充满热情,但不确定自己是否想长时间回到住院部的工作还是书写课题。他不确定他对自己的临床领域最新进展是否了如指掌,他也希望能花更多的时间和他的 3 个孙子在一起,在他的花园里工作更长的时间。

FR 的机会是什么? 他有什么样的职业目标? 新的系主任会有什么想法? FR 是否有其专业角色以外的其他兴趣? 他的身体怎么样? 如果他打算退休,他的财务计划是否到位? 如果 FR 可能希望兼职工作,会得到他所在系室的支持吗?

在学术健康专业文献中,很少有文献可以帮助解决一些与退休相关的问题。正如本章前面所述,许多作者已经发现了我们必须以一种欣赏性、创新性的方式来思考高年资教员在系室中扮演的角色。Genovese (2006) 提出:"减速 / 呼叫减少计划是否成功取决于对实践需求的理解以及高级医师可以提供的优势。"健康卫生行业的院系和部门需要开发创新性的责任分配模式,以确保更多的高年资教员的经验和专业知识作为组织的宝贵资源得到充分利用。Bland 和 Bergquist (1997) 在他们所著的书 *The Vitality of Senior Faculty Members-Snow on the Roof-Fire in the Furnace* 中讨论到,尽管随着教师年龄的增长,他们的能力或生产力似乎没有下降,但他们的优先事项和价值观往往会发生变化。本章前面已经讨论了价值观一致性的重要性,很明显,就像在职业生涯的其他所有阶段一样,它在极大程度上影响了高级教员的决策决定。一个人对自己身份的概念化也是如此,Viggiano 和 Strobel (2009) 暗示了一个事实,即一个人的职业身份有助于个人形成身份,教师发展可以帮助教师为退休带来的身份转变做好准备。考虑退休的处于职业发展晚期的教师通常很难从自己的部门中找到合适的导师;因此,特定的教师发展资源,如同辈辅导小组,可能会满足此时的一些职业发展需求。

## 5.5　学院机构在教师职业发展中的作用

如前一节所述,有多种制度流程可以促进教师职业发展。这包括提供指导,以及在项目、部门、医院和大学内予以行政支持的其他指令。向这些项目提供制度支持(财务支持和基于任务的支持)非常重要,因为这些支持向教员展示了他们是组织的宝贵资源这一强烈信息。

### 5.5.1　提供指导

教师指导已被确定为教师职业成功的重要组成部分。在当今快节奏、下一个工作期限接踵而至的环境中,能够腾出时间积极考虑职业机会不会总是发生(Leslie et al. 2005)。确定和培养非正式的指导关系对于较小部门或地理位置孤立的工作场所的教员来说可行性较小。正式辅导计划形式的教师发展可以补充现有的非正式辅导,创新的辅导模式,包括发展网络的概念,作为增加和支持职业发展的方式,在文献中越来越突出(Dobrow et al. 2012)。关于教师发展过程和结果的研究表明:培养教员识别和使用这些指导支持项目的技能很重要。

### 5.5.2　教师发展资源

有许多机构资源可以为教师的职业发展提供领导、协调或监督功能。这些机构资源可能有不同的命名;然而,他们的职能就是监督教员的任命、职业规划、晋升、角色和职责的转换、留任、满意度/参与度、绩效和健康。这些机构资源包括下列部门:教师事务办公室、教师发展办公室/中心、继续教育办公室/部门/继续教育中心,教育和专业发展办公室,或教师健康办公室。许多机构还设有医学教育中心或办公室,这个机构可以为职业发展提供重要服务和帮助。这些发展项目在不同机构中涵盖的范围可能不同,而且各自以其独特的方式来展现他们共同的功能,但是,他们都是为教师们提供教师发展的资源和项目的来源。关于建立教师发展计划的信息请参阅第16章。

通过职业发展和教师发展可以促进员工职业成功发展,要实现这个目标,需要从院长到系主任和主任,再到同行导师和同事等学院多个层面的关注。目前,大多数职业发展都是针对单个教师进行的,为了解决本章中提出的问题,教师发展应包含领导者和组织者在内的团队,他们能够影响教师发展的构造和过程。有关教师发展和组织变革的更多信息,请参阅第6章。

## 5.6  结论

总之,教师发展计划和资源可以通过多种方式增加教师在学术界的经验、反思和规划。这些教师发展计划需要与部门和机构内的现有计划及流程进行融合。是否有必要在担任领导职务的个人、担任导师的个人以及整个职业范围内的教员之间进行持续性对话,以便了解需要哪种类型的教师发展? 如何在现有环境下最好地提供这种教师发展? 在回顾有关职业发展的文献并思考与职业成功和成就相关的教师发展需求时,显然需要对个别教师、其导师、领导和机构进行相关培训,这样才能明确职业中的价值,这些价值将影响具体目标的达成度,以及这些目标的支持度和认可度。在个人和团体的持续指导下,组合纵向项目、研讨会、在线学习等资源,可以满足教员及其对应的工作环境的不同需求。

许多领域值得进一步探索和研究。首先是学术身份的概念;学术身份是如何在健康卫生专业实践背景下发展起来的,它在职业生涯中是如何演变的,以及它对专业学习和实践的影响。

第二个需要进一步研究的领域是学术隶属关系如何影响职业发展。例如,希望从事非全日制工作的人员(在职业生涯的任何阶段),如何保证自己的职业目标符合目前的学术招聘、评估和晋升制度? Punnett(2008)写道:妇女和妇女问题委员会最初将这一概念引入医学学术界,然而,许多职业也渐渐地期望或需要非全日制工作。随着越来越多的学校迁移到分散式校园,需要为学员提供相关的社区体验,这就要求有更多的社区卫生专业人员从事非全日制学术角色和教员任命。如何让这些非全日制工作的职业轨迹与更传统的概念相一致? 这些卫生专业人员的教师发展应该是什么样的? 目前尚不清楚。

最后需要重点关注的一点是教师职业发展中的评价和评估领域。有许多论文描述了如何识别教师发展需求,以及为满足这些需求而制订的计划、活动和准则。然而,在健康专业学术领域中很少甚至没有发表对全面的职业发展战略进行严格的纵向评估的文献。这显然是一项复杂的工作;然而,有必要证明教师发展的影响力,以便这项工作能够得到认可,并最终获得所需的资源来支持各机构拥有的最宝贵的财富,即教师。

一个机构与其说是伟大教员的生产者,不如说是伟大教员的产物(Kanter 2011)。

## 5.7  关键信息

- 当教员的价值观、知识和技能与所在组织的价值观、知识和技能相一致时,他们的工作效率最高。

- 支持学术和职业发展的教师发展在教师的职业转型中尤为重要;然而,应该在整个职业生涯中明确提供这种服务。
- 教师职业发展应包括正式课程,包括工作坊和研讨会以及个人与团体咨询和学习(包括辅导和指导等方法)。
- 教师职业发展应以个人、领导者及其机构为目标,按照一项整体组织战略来进行。

(谭斯品　译)

## 参考文献

Bernstein, E., James, T., & Bernstein J. (1999). Sabbatical programs and the status of academic emergency medicine: A survey. *Academic Emergency Medicine, 6*(9), 932–938.

Bickel, J. & Brown, A. J. (2005). Generation X: Implications for faculty recruitment and development in academic health centers. *Academic Medicine, 80*(3), 205–210.

Bland, C. J. & Bergquist, W. H. (1997). *The vitality of senior faculty members: Snow on the roof—Fire in the furnace.* ASHE-ERIC Higher Education Report Series 25(7). Washington, DC: George Washington University Graduate School of Education and Human Development.

Bland, C. J., Schmitz, C. C., Stritter, F. T., Henry, R. C., & Aluise, J. J. (1990). *Successful faculty in academic medicine: Essential skills and how to acquire them.* New York, NY: Springer Publishing.

Bland, C. J., Seaquist, E., Pacala, J. T., Center, B., & Finstad, D. (2002). One school's strategy to assess and improve the vitality of its faculty. *Academic Medicine, 77*(5), 368–376.

Bland, C. J., Taylor, A. L., Shollen, S. L., Weber-Main, A. M., & Mulcahy, P. A. (2009). *Faculty success through mentoring: A guide for mentors, mentees, and leaders.* Lanham, MD: Rowman & Littlefield.

Boyer, E. L. (1997). *Scholarship reconsidered: Priorities of the professoriate.* San Francisco, CA: Jossey-Bass.

Brazeau, G. A. & Van Tyle, J. H. (2006). Sabbaticals: The key to sharpening our professional skills as educators, scientists, and clinicians. *American Journal of Pharmaceutical Education, 70*(5), 109.

Brown, S. & Gunderman, R. B. (2006). Viewpoint: Enhancing the professional fulfillment of physicians. *Academic Medicine, 81*(6), 577–582.

Brown, A. M., Morrow, J. D., Limbird, L.E., Byrne, D. W., Gabbe, S. G., Balser, J. R., et al. (2008). Centralized oversight of physician-scientist faculty development at Vanderbilt: Early outcomes. *Academic Medicine, 83*(10), 969–975.

Bruce, M. L., Bartels, S. J., Lyness, J. M., Sirey, J. A., Sheline, Y. I., & Smith, G. (2011). Promoting the transition to independent scientist: A national career development program. *Academic Medicine, 86*(9), 1179–1184.

Buckley, L. M., Sanders, K., Shih, M., & Hampton, C. L. (2000). Attitudes of clinical faculty about career progress, career success and recognition, and commitment to academic medicine. Results of a survey. *Archives of Internal Medicine, 160*(17), 2625–2629.

Bunton, S. A., Corrice, A. M., Pollart, S. M., Novielli, K. D., Williams, V. N., Morrison, L. A., et al. (2012). Predictors of workplace satisfaction for U.S. medical school faculty in an era of change and challenge. *Academic Medicine, 87*(5), 574–581.

Byars-Winston, A., Gutierrez, B., Topp, S., & Carnes, M. (2011). Integrating theory and practice to increase scientific workforce diversity: A framework for career development in graduate research training. *CBE Life Sciences Education, 10*(4), 357–367.

Cohen, R., Murnaghan, L., Collins, J., & Pratt, D. (2005). An update on master's degrees in medical education. *Medical Teacher, 27*(8), 686–692.

Coleman, M. M. & Richard, G. V. (2011). Faculty career tracks at U.S. medical schools. *Academic Medicine, 86*(8), 932–937.

Dobrow, S. R., Chandler, D. E., Murphy, W. M., & Kram, K. E. (2012). A review of developmental networks: Incorporating a mutuality perspective. *Journal of Management, 38*(1), 210–242.

Field, M. B., Barg, F. K., & Stallings, V. A. (2011). Life after promotion: Self-reported professional development needs and career satisfaction of associate professors. *The Journal of Pediatrics, 158*(2), 175–177.

Genovese, B. (2006). Senior physician slowdown: Problem or opportunity? *Physician Executive, 32*(2), 42–46.

Golper, T. A. & Feldman, H. I. (2008). New challenges and paradigms for mid-career faculty in academic medical centers: Key strategies for success for mid-career medical school faculty. *Clinical Journal of the American Society of Nephrology, 3*(6), 1870–1874.

Gruppen, L. D., Simpson, D., Searle, N. S., Robins, L., Irby, D. M., & Mullan, P. B. (2006). Educational fellowship programs: Common themes and overarching issues. *Academic Medicine, 81*(11), 990–994.

Hall, J. G. (2005). The challenge of developing career pathways for senior academic pediatricians. *Pediatric Research, 57*(6), 914–919.

Harris, D. L., Krause, K. C., Parish, D. C., & Smith, M. U. (2007). Academic competencies for medical faculty. *Family Medicine, 39*(5), 343–350.

Ibarra, H. (1999). Provisional selves: Experimenting with image and identity in professional adaptation. *Administrative Science Quarterly, 44*(4), 764–791.

Irby, D. M., Cooke, M., Lowenstein, D., & Richards, B. (2004). The academy movement: A structural approach to reinvigorating the educational mission. *Academic Medicine, 79*(8), 729–736.

Kanter, S. L. (2011). Faculty career progression. *Academic Medicine, 86*(8), 919.

Leslie, K., Lingard, L., & Whyte, S. (2005). Junior faculty experiences with informal mentoring. *Medical Teacher, 27*(8), 693–698.

Levinson, W. & Rubenstein, A. (2000). Integrating clinician-educators into academic medical centers: Challenges and potential solutions. *Academic Medicine, 75*(9), 906–912.

Lieff, S. J. (2009). Perspective: The missing link in academic career planning and development: Pursuit of meaningful and aligned work. *Academic Medicine, 84*(10), 1383–1388.

Lowenstein, S. R., Fernandez, G. & Crane, L. A. (2007). Medical school faculty discontent: Prevalence and predictors of intent to leave academic careers. *BMC Medical Education, 7*, 37.

Miedzinski, L. J., Armstrong, P. W., & Morrison, M. A. (2001). Career Development Program in Department of Medicine at University of Alberta. *Annals RCPSC, 34*(6), 375–379.

Merline, A. C., Cull, W. L., Mulvey, H. J., & Katcher, A. L. (2010). Patterns of work and retirement among pediatricians aged ≥50 years. *Pediatrics, 125*(1), 158–164.

Morahan, P. S. & Fleetwood, J. (2008) The double helix of activity and scholarship: Building a medical education career with limited resources. *Medical Education, 42*(1), 34–44.

Morzinski, J. A. & Fisher, J. C. (2002). A nationwide study of the influence of faculty development programs on colleague relationships. *Academic Medicine, 77*(5), 402–406.

O'Brodovich, H., Beyene, J., Tallett, S., MacGregor, D., & Rosenblum, N. D. (2007). Performance of a career development and compensation program at an academic health science center. *Pediatrics, 119*(4), e791–e797.

Oxford English Dictionary Online. (n.d.). Available from: http://oxforddictionaries.com/definition/english/success

Parker, K., Burrows, G., Nash, H., & Rosenblum, N. D. (2011). Going beyond Kirkpatrick in evaluating a clinician scientist program: It's not 'if it works' but 'how it works'. *Academic Medicine, 86*(11), 1389–1396.

Pion, G. M. & Cordray D. S. (2008). The Burroughs Wellcome Career Award in the Biomedical Sciences: Challenges to and prospects for estimating the causal effects of career development programs. *Evaluation & the Health Professions, 31*(4), 335–369.

Pololi, L. (2006). Career development for academic medicine - A nine step strategy. *BMJ, 322*(7535), 38–39.

Pololi, L., Conrad, P., Knight, S., & Carr, P. (2009a). A study of the relational aspects of the culture of academic medicine. *Academic Medicine, 84*(1), 106–114.

Pololi, L., Kern, D. E., Carr, P., Conrad, P., & Knight, S. (2009b). The culture of academic medicine: Faculty perceptions of the lack of alignment between individual and institutional values. *Journal of General Internal Medicine, 24*(12), 1289–1295.

Pololi, L., Krupat, E., Civian, J. T., Ash, A. S., & Brennan, R. T. (2012). Why are a quarter of faculty considering leaving academic medicine? A study of their perceptions of institutional culture and intentions to leave at 26 representative US medical schools. *Academic Medicine. 87*(7), 859–869.

Punnett, A. (2008) Part-time academic medicine: Understanding culture to effect change. *Higher Education Perspectives, 4*(1), 1–16.

Ross, R., & Dzurec, L. (2010). Worth 1000 words: Concept mapping the path to tenure and promotion. *Journal of Professional Nursing, 26*(6), 346–352.

Sanfey, H., Boehler, M., Darosa, D., & Dunnington, G. L. (2012). Career development needs of vice chairs for education in departments of surgery. *Journal of Surgical Education, 69*(2), 156–161.

Shea, J. A., Stern, D. T., Klotman, P. E., Clayton, C. P., O'Hara, J. L., Feldman, M. D., et al. (2011). Career development of physician scientists: A survey of leaders in academic medicine. *American Journal of Medicine, 124*(8), 779–787.

Simpson, D., Fincher, R. M., Hafler, J. P., Irby, D. M., Richards, B. F., Rosenfeld, G. C., et al. (2007). Advancing educators and education by defining the components and evidence associated with educational scholarship. *Medical Education, 41*(10), 1002–1009.

Staveley-O'Carroll, K., Pan, M., Meier, A., Han, D., McFadden, D., & Souba, W. (2005). Developing the young academic surgeon. *Journal of Surgical Research, 128*(2), 238–242.

Steinert, Y. (2011). Commentary: Faculty development: The road less traveled. *Academic Medicine, 86*(4), 409–411.

Steinert, Y., Mann, K., Centeno, A., Dolmans, D., Spencer, J., Gelula, M., et al. (2006). A systematic review of faculty development initiatives designed to improve teaching effectiveness in medical education: BEME Guide No. 8. *Medical Teacher, 28*(6), 497–526.

Tannen, R. L. (2008). The afterlife for retiring deans and other senior medical administrators. *Clinical Journal of the American Society of Nephrology, 3*(6), 1875–1877.

Thorndyke, L. E., Gusic, M. E., George, J. H., Quillen, D. A., & Milner, R. J. (2006). Empowering junior faculty: Penn State's faculty development and mentoring program. *Academic Medicine, 81*(7), 668–673.

Viggiano, T. R., & Strobel, H. W. (2009). The career management life cycle: A model for supporting and sustaining faculty vitality and wellness. In T. R. Cole, T. J. Goodrich, E. R. Gritz (Eds.), *Faculty health in academic medicine*, (pp. 73–81). Totowa, NJ: Humana Press.

Wasylenki, D. (1978). Coping with change in retirement. *Canadian Family Physician, 24*, 133–136.

Wright, S. M., Gozu, A., Burkhart, K., Bhogal, H., & Hirsch, G. A. (2012). Clinician's perceptions about how they are valued by the academic medical center. *The American Journal of Medicine, 125*(2), 210–216.

Zobairi, S. E., Nieman, L. Z., & Cheng, L. (2008). Knowledge and use of academic portfolios among primary care departments in U.S. medical schools. *Teaching and Learning in Medicine, 20*(2), 127–130.

# 第 6 章
# 教师发展促进机构改革

Brian Jolly

## 6.1　引言

　　有这样一种假设被广泛认同:大多数的教师发展举措的长期结果中将会产生一定程度的机构改革(organizational change)。许多情况下确实如此。经过教师发展过程的干预后,大多数人都在机构层面上观察到了变化。然而并非所有教师发展活动都会导致改革的发生,很明显,一些机构改革即使在没有太多教师发展活动的情况下也会发生。

　　个人的教师发展只能实现有限的变化。其限制的程度取决于个人在组织中的位置以及他们如何参与教师发展的过程。促进机构改革所进行的教师发展,需要从所有医学教育研究及实践者(stake holders)的角度去考虑。每个医学教育研究及实践方都需要不同的方法,但可以通过审慎的思考获得协同效应。教师发展促进机构改革需要关注教育和制度环境、劳动力和组织本身。大多数时候改革是缓慢的,而且还受到外部因素的影响。此外,并非所有改革都可以归因于教师发展的影响。使用旨在抵制或至少承认变革的抑制因素的策略,可以为教师发展带来更有效的结果。

　　本章将探讨教师发展人员可以用于促进或协助机构朝向积极方向改革的机制和策略,还将讨论在这一过程中所存在的一些障碍,并向从事教师发展的人员、组织领导和参与教师发展的人员以"成功策略"的方式提出建议。这些建议中将包括需要关注哪些内容、如何构建教师发展,最终使得机构改革能够更加与组织的需求和安排保持一致。

## 6.2　促进机构改革的教师发展是什么样的?

　　"教师发展"一词的含义是模糊的,有两个原因。首先,因为它的表现形式多种多样（Brew and The Society for Research into Higher Education 1995）。其次，如果拥有一个清晰的理论基础可能会很实用（Steinert et al. 2012），然而教师发展并没有自己的理论基础（Steinert 2010）。事实上，这种大家都认同的符合目标的理论，可能对构建教师发展有所帮助。本章我们将研究教师发展的提供者和使用者通常如何看待教师发展的，以及这些看法作为机构改革的推动者，如何影响自身价值。

常用的教师发展的定义有 12~15 个（美国：faculty development；英国：staff development）。目前大多数教师发展项目的目标人群是具有共同学习或发展目标（例如需要更新教学或管理技能）的个人或小组。然而，在一些教师发展定义的语言表示中强烈地暗示了它是组织必须具备的结构（Jolly 2002）。个人需求与机构需求之间的差别，机构在提供教师发展活动中所扮演的角色，是一个关键的因素，在以下关于教师发展的四个定义中得以体现：

- "学术环境中为个人的专业成长提供机会的持续的过程"（Allen 1990）。
- "通过关注教师个体所需的能力和促进学术卓越所需的体制政策，提高我们机构教育活力的工具"（Wilkerson and Irby 1998）。
- "机构内用于更新或协助教职员工担任多重角色的形式多样的活动。教师发展活动包括加强教学和教育、研究和学术活动、学术领导和管理以及教师事务（包括教师招聘、晋升、留任和活力）的计划。这些活动的目的是帮助教职员工胜任教师、教育者、领导者、管理人员和研究人员的角色"（2011 年第一届卫生专业教师发展国际会议）。
- "一个广泛的概念，包括系统地识别组织及其成员当前和预期需求，以及为满足这些需求而制订的计划和活动。教师发展与个体工作的所有方面均相关"（Elton 1987）。

第四个定义似乎最适用于机构改革（尽管第三个定义是最新的）。Elton 于 1987 年所做出的定义的实用性在于，它侧重于一个系统的过程，该过程旨在实现个人和组织的利益，并解决职业生涯的"所有方面"。这个覆盖广泛的定义在我们当前的学术和医疗卫生组织中可能是站得住脚的，但前提是我们促进、提供和评估教师发展的方式发生了一些根本性变化。Elton 关于教师发展的概念清楚地表明，教育培训机构中的研究人员和临床工作人员正在参与个人发展的活动，因此，他们将会获得一些进步或成长。这种成长的好处是由教职员工和组织共同定义与实现的。在商业团体中，虽然个人成长确实重要，但通常情况下，鼓励这种成长主要是因为组织需要它并可以从中获利，或是组织将可以通过某种方式变得更具竞争力（在第 6.9 节中将进一步讨论这一思想）。然而，相比之下，在大学里，尽管竞争和获利也是机构的合法目标，并且它们的强度越来越大（Wildavsky 2010），但依然高度依赖于当地的文化背景，包括政府对机构的资助程度、获批研究经费和招收学生的竞争强度,而且不同国家之间与此相关的环境背景差异很大。关于个人学习和机构改革之间的对比将在6.4 和 6.8 中进一步讨论。

## 6.3　教师发展目前包括哪些内容?

　　构成教师发展的活动类型多种多样,方法很多,包括:讲座(Davis et al. 1999)、混合方法(Khan et al. 2013)、行动小组、生存或体能消耗课程(Marinac and Gerkovich 2012)、心理治疗和学术"闪电约会"(Laprise and Thivierge 2012; Muurlink and Matas 2011)。这证明了"教师发展"在内容和方法上几乎是没有界限或界限模糊。教师发展发生的背景也各不相同,一般包括个人发展,如学术休假或选修;专业发展,例如攻读更高学位或专业资格;和工作"调整",通过轻微的改变或调动可以使工作获得更高的效率。有时,教师发展好像与"继续职业发展(continuing professional development)"等类似活动几乎无异。教师发展与继续职业发展在教育策略和教育方法上确实有共同点。两种活动目前都体现并保持了以个体为中心的观点。那么,教师发展在组织框架中处于什么位置呢?

## 6.4　教师发展在什么背景下运行? 它是如何起作用的?

　　在学术界,机构效益(institutional benefit)的观点与珍视学术自由的价值观背道而驰。大学受到经济衰退的威胁时,这种矛盾往往会变得激烈,导致以往实施扩招专业的学生人数减少,机构唯一的盈利方法就是减少教职员工人数或削减部门(例如,参见 Meyers 2012,他列举了学生数量过度膨胀和对高等教育学的额外关注作为影响因素)。然而,研究和教学之间的紧张关系也逐渐加剧——作为学术生活的两大焦点,他们本应是互补的,但却是经常对立的(Rust 2011)。因此,尽管教师发展通常意味着培养更适合机构(研究和教学)双重目的的人员,但在专业学习或医学研究机构中,这一直是一个具有挑战性的理念。在传统中,个人能力和专业素质(例如智力和赋能),特别是研究能力,往往被视为高于行政能力和优于人文与教育能力(Handy 1999)。例如,Handy (1999)将医疗和学术机构的文化描述为"个人文化",其中个人魅力和专业知识主导着权力等级。在澳大利亚的几所大学中发生了类似的机构或社会需求与个人自主权之间的冲突,并在英国引起了广泛的讨论。在过去十年里,每当尝试向新教师开展关于教学能力的必修教师发展活动时,都会遭到一些高年资学者的反对,他们认为为教学能力投入的时间会对新教师们的研究能力产生潜在的不利影响（Onsman 2009；UK Department for Education and Employment 1999）。

机构及其成员如何看待教师发展，将会决定他们会如何使用教师发展。在上面的定义中，Wilkerson 和 Irby（1998）认为教师发展应该集中在教师所做的可以促进有质量的教学和学术卓越的事情上。但 Elton（1987）是高等教育的主要研究者，并有着丰富的研究成果。他认为教师发展的目标和内容应该比这更广泛。事实上，在大多数大型的大学里，人们越来越普遍使用教师发展活动（faculty development programs）来解决一系列广泛的问题，例如：财务和管理技能，包括改革管理、冲突解决、领导力、创新、创造力和文化能力。然而，机构目标（与个人目标相对立）的具体性质并不清晰（即应该带来什么类型的利益？）。如果机构中的教师发展仅被视为是为了个人的利益，也许是一项权利，或者至少是学术生涯的必要组成，那么它可能可以成为引起该机构改革力量的机会就比较小。

这意味着，如果教师发展要成为机构改革的工具，它应当涵盖提高自身在组织机构中的地位的内容，作为一种机制，它在增强个人技能的同时也是发展机构学术资本的一种手段。因此为了具有实效性、相关性和组织可接受性，需要从更广泛的视角重新规划教师发展，而不仅只关注个人。例如，从事教师发展的人员应该在启动项目之前，了解他们的同事目前如何看待他们所在组织中的教师发展活动。这些工作是否主要是为了从组织外部产生收益或声誉吗？这些工作是否对教职员工的需求做出了回应？这些工作是否有效？是否有教师发展中心？这些工作是曲高和寡的，还是反应灵敏、协作和具有拓展意义的？

因此，利用教师发展来实现机构改革的第一个策略可能是：**提升机构成员对教师发展工作的认可程度，使他们明确这些工作将对提升机构能力和促进机构改革做出贡献**。这意味着应该根据项目的基本原理、宣传材料和开发活动，进行项目开发。例如，一所大学教师发展活动的宣传材料里可能会写："该大学的学生们并不认为在这里获得了足够或及时的反馈，使他们能够改进他们的学习，这对国家评级和政府资金投入产生了负面影响。因此我们需要做得更好。一篇系统综述文献已经将有效反馈策略、定义培训内容的需求评估，以及为教师设计的项目的主要特征进行了分解，这些将提升反馈的敏感性、系统性和有效性……"。尽管这个例子（稍后我们讨论第二个策略时也会用到）关注的主要是大学，但其他组织也可能会表现出类似的特征。然而，使用这种策略也存在风险。这种朝向合理化的行动将会如何描述参与教师发展的组织单位或学者？他们会被视为足够自由的思考者，还是主要被视为控制组织的代理人，提供例如冲突解决、财务管理、如何处理不守规矩的学生之类的典型课程?

## 6.5　教师发展举措的组织潜力是什么?

医疗卫生(health care)组织和大学由人管理,为人服务。即便如此,组织中人员的影响仍然多种多样。例如,医疗卫生和教育等服务行业总体上严重依赖其成员拥有的技术和社交技能。传统上,在其他行业,如采矿、农业、汽车生产和工程等所有类型的组织中,在重视个人技能的同时,或许可以少雇佣人,多使用机器,更依赖员工的技术能力和技术指导系统。然而,这种传统里明确的界限正在迅速被改变(Hilton 2008),因此即使是传统的科技型职业,未来也将需要更多的"软技能"。此外,在未来 20 年,医疗卫生服务将大幅扩张。到 2025 年,预计医疗卫生服务提供者将照顾更年长、更睿智和更复杂的客户,而且在西方,医疗卫生领域也将会拥有比任何组织都更多的劳动力(举例 Buerhaus et al.2008)。因此,至少对于医疗卫生行业,在这些组织中培养人才,不仅是促进改革的合理策略,而且对于医疗卫生的总体使命也至关重要。下一节(Heaven et al. 2006)中描述的有关护士学习新沟通技巧的研究里非常清楚地表明,用更具包容性的方式推动教师发展具有其本身的优势。但由于它需要考虑更广泛的因素,让教师发展工作也变得更加繁重。

教师发展的另一个特点是通常由个人决定教师发展活动的选择,比较典型的是从机构所准备的各种项目中自选。该项目清单可以是现代和探索型的,也可以是经典和精致型的。在任何一种情况下对个人都有用;他们在发展技能的同时,有时间进行反思,并且可以追求自己的个人目标。这样做时,他们可能可以获得与组织目标和形势非常匹配的技能,能够胜任超出组织要求的角色和任务,但却并不愿意或无法在组织中发挥作用。从组织的角度来看,他们将在系统中"迷失",所以推动机构改革的可能性较小。因此,**第二个为成功所打造的策略比第一个策略更进一步:如果要帮助促进机构改革,教师发展活动的设计需要具有前瞻性,并且与组织目标直接相关,或者至少认识到并响应组织目标**。在我们之前给出的向学生提供更好反馈的例子中,与机构和个人目标相关的信息直接预示了教师发展的活动内容。

因此,教师发展团队的结构和它的人员组成,决定了它在一个组织中的地位、如何被管理,以及获得怎样的资助。如果"那所大学"需要改革,主要专注于教职员工或部门的教师发展单位(例如医学教育单位)不太可能承担这样的职能。倒不是因为这个部门无法实现所需的项目,而是因为它可能不会得到适合的当权者的指导和推动,这些项目也不会得到合适的支持。从对立的角度来看,如果一个教职员工或部门单位承担了这样的角色,它可能会被视为没有充分关注其教职员工的需求。实际上,为了机构改革,副校长或校长(或组织中最强的医学教育研究及实践者)需要对教师发展活动表现出明确的热情,并鼓励和支持那些执行者。

## 6.6 "被发展"的教师发生了什么?

与此矛盾的是,对于在职员工开展教师培训的组织来说,可能不会接受、甚至抑制教师发展活动可能导致的改革。例如,在一项设计得较为完善的随机对照试验中,61 名临床护士被分为两组,其中一组参加了以患者为中心的新沟通技巧培训工作坊,之后是临床监督,另一组仅仅参加了沟通技巧培训(Heaven et al. 2006)。作者首先通过模拟病人的方法,评价了工作坊对于护士们沟通技巧所产生的影响。两个小组的护士的评价结果都显示,参加培训对他们的沟通技巧即刻产生了同样明显的良好影响。此外,研究人员在实施干预前和实施干预后两次在护士的实际工作环境中跟踪观察。结果表明,只有那些经历了额外的临床监督的护士,才能将在培训工作坊中学到的技巧继续转移到工作场所。该研究具有开创性,因为它不仅表明临床监督有效,还表明"临床护士认为,如果在工作场所中没有这样的支持,他们几乎不可能为患者提供最佳的服务,并且认为将新学习的技巧整合到工作习惯中是极其困难的"。White 和 Winstanley(2010)在精神病学的护理工作中描绘了一个几乎相同的过程。这些研究强调了这样一个事实:仅仅通过培训使人们承担更复杂的角色内容,并不能保证这些内容会在工作场所得到发展,除非它被同事接受,并得到监督过程的拥护、指导和支持。

在此前的一篇论文中,Shanley(2004)从护士教育的角度,指出了许多与机构改革相关的教师发展活动中的缺陷,并进行了批评。她指出:"如果学习者回到他的工作环境后,无法得到主管、上级和同行对于实施他所新学习内容的支持,那么以学习者为中心的教师发展活动将收效甚微……"。她还提出了许多其他问题,这些问题证实了现有系统、程序和协议与新学习之间经常存在紧张的关系。她预测了 Van Roermund 等(2001)的研究结果:由于认为事情总是以"不同的方式"完成,所以通常不鼓励新的工作方式(见下文)。Shanley 还强调了组织内潜在的冲突或缺乏方向和凝聚力可能对教师发展活动的结果产生负面影响。Shanley 在文章里所继续指出的"得到组织响应的教师发展(organizationally responsive faculty development)的特征"与本文中描述的"成功策略"有许多共同之处。

最近一项关于荷兰全科医生(general practitioners,GPs)如何看待自己教师身份的研究中也发现了一个相关现象。这些全科医生已经参与了一些关于全科医生教学能力框架(competency framework)的教师发展(Van Roermund et al. 2011)。作者描述了可能对这一新教育框架的实施产生最大影响的两个主要因素。首先是"识别"。这个过程发生在教师发展之后,涉及教师发展接受者根据新框架识别或描述自己;他们的问题很有效果"我是什么类型的专业人士/老师/人?"作者使用镜子的比喻来描述这个过程。当教师看到教师发展经验提供的新镜子时,他们真的相信他们可以做得更好,并致力于提高自己的能力。然而他们仍然坚持他们从经验中学到的信念和方法。在这种情况下,教师发展活动不能让他们自然而然地接受新的教学模式或表现出预期结果。

　　另一个因素是"组织文化"。新员工一上任,经验丰富的导师就会参与到他们社会化过程中,将新同事塑造成为专业的教师。在这种环境中,新教师不仅学会了"如何教学"(无论教师发展过程里学习了什么),而且还"开始了解在本部门的文化背景下,教学中该做和不该做的事"(Van Roermund et al. 2011)。这种现象被 Billet(1995)等研究者认为是,基于工作的学习和文化的内在"力量"战胜了其他更传统、命题式和程序式的学习形式:工艺对概念的支配。

　　这些分析告诉我们,在为组织培养更有效率的员工时需要注意相关组织的特征。教师发展需要解决员工的需求,还需要处理组织中的领导力和中层管理人员的需求。医学院校和它们的教师常常被要求迅速对改革做出反应,然而与在竞争或动荡的市场中存在的那些必须定期改革才能生存的组织相比,医学院校和其中的教师仍然存在着非常大的惰性(Ernst and Young 2012)。

　　这给我们引入了第三个成功策略:**在为机构改革设计发展活动时,有必要解决参与机构中可能促进或阻碍发展过程的这些人的工作的因素。**

　　当然,这样做的一种方法是让参与者和那些可能对于改革表示出强烈抗拒的人参与进来,询问他们谁或什么将帮助他们改变他们的行为或可能阻止他们的行为;换句话说,他们怎样使新技能能够适应现有的组织,他们需要获得哪些支持? 在20世纪80年代初期,我在教师发展工作的早期尝试中,和同事设计了一个为期2~3天的教学技能培训活动,供主治医师在临床中使用。我们认为,在此过程中让主治医师的高年资同事、顾问医生参与进来非常重要。因此,我们用1天时间为顾问们介绍了课程,向他们展示主治医师们将会做什么。结果证明这非常有效,以至于1年后我们也不得不为顾问们开设一门课程。

　　管理流程的另一种方法是使参与者能够以更有效的方式与他们自己的组织打交道。这凸显了教师发展人员或参与者花费一些时间去了解他们的组织、活动参与者以及他们如何在自己的环境中工作的重要性。

## 6.7　教师发展作为机构改革推动者的研究告诉了我们什么？

教师发展也面临着挑战,因为大多数对其影响的研究和评估(参见第 17 章示例)使用教师的自我报告或个人行为变化作为结局评价指标,而不是使用组织发展程度(Towle 1998)。在最近发表的一项关于对"住院医师作为教师"项目的影响的系统文献回顾中,符合纳入标准的 29 项研究中只有 2 项将机构改革作为结局指标(Hill et al. 2009),值得注意的是这两项研究都是在 20 世纪 90 年代初期进行的。当然,教师发展经常导致一些机构改革,大多数教师发展人员已经观察到并在长期利用这一特征(Elton 1998;Hatton and Bullimore 1993;Mennin and Kaufman 1989)。

尽管如此,许多教师发展活动在组织层面上的成果可能未能在文献中报告,哪怕是在教育类期刊中,更不用说报告机构改革方面的内容了。这限制了我们对教师发展在这一水平上的有效性的理解。此外,同时发生的政治、社会和经济变化几乎完全掩盖了教师发展的组织效益。例如,在 20 世纪 80 年代,巴茨医院医学院的一项新的教师发展计划包括为期一周的教学和评估课程,形成了一支规模小、积极性高、训练有素的教师队伍,他们在教育专业人士的支持下,坚持将本科医学课程从非常传统的基于学科的模式转变为面向社区、整合和以学生为导向的模式。然而,这些重大变化的发生往往被归因于伦敦地区医院和医学院的连续重组。几个月来,这些医院和医学院一直占据着伦敦日报的头版(Waddington 2003)。如果分析所有与之相关的影响因素,将使研究项目过于宽泛且可能无法实现。各种改革驱动因素之间的相互依赖关系,也将会成为存在于调查中巨大的混杂因素。

一般来说,那些需要对教师发展的所有影响都进行监测的研究工作是非常庞大的。从历史上看,此类研究并不属于为管理教师发展而设立的单位的职权范围(O'Sullivan and Irby 2011,第 18 章)。因此作为一个整体,仅在短期内评价教师发展项目,而且通常是在个人层面上进行评价。由于缺乏研究技能或缺乏适当的资金,许多人也无法确定它的长期影响;在项目已经运转 5~10 年后,也很难说服机构继续对项目进行资助。这导致了需要在"教师发展如何更好地引导改革"这一问题上重新考虑。我们所寻求的前 3 个机构改革策略真正关注的是教师发展需要从哪里开始,而不是需要去哪里。

## 6.8　教师发展如何对组织形成挑战？

那些在医疗卫生教育(health professions education)领域里运转良好的教师

发展项目中,有许多也频频引起大学教职员工和行政部门面临令人不愉快的教育和社会公正问题。例如,以文化素养为目标的教师发展项目往往会对他们对于本土或移民学生的惯用处理方式提出挑战。通过允许学业成绩较差的学生入学的计划使得社会经济地位较低的群体能够获得高等教育的机会增加(详见 Langlands 2005),有时就涉及要对学术机构惯有的那种将高级学术成果和精英主义进步模式联系在一起的心态做出改变。与此相同,与教师发展有关的另一个事项,是对医学专业和其他医疗卫生学科学生的平等接收计划(详见 GMC 2010),它对公认的以入学成绩作为大学录取的标准形成了挑战(例如,在美国达到某个平均绩点,或在英国全国"A 级"学校考试中获得 3A 级成绩)这使一些教师在更大型的机构中被认为标新立异。因此,"对教师的要求"和"大学的需求"可能并不一致,更不用说在个人和上级组织之间的一致了。这可能会造成关系紧张,同时也指向了通过成功利用教师发展,实现机构改革的第四个策略:**教师发展项目必须具备组织和使用它们的教职员工所共同具备的,或者至少是可以容忍的属性和价值观**。然而,教师发展项目也必须做好应对准备,当教师们不能对一种价值观形成共识,甚至发生冲突时,需要对他们进行管理、成功地协调,或者至少平衡可能发生的紧张情形。

目前,大多数组织中的教师发展与组织的战略问题尚无联系,而主要是与最佳教学实践、最佳研究实践和最佳管理实践的概念相关。因此,讨论教师发展举措对机构改革带来些什么样的变化(如果有的话)是合理的。

## 6.9　教师发展如何促进机构改革?

仅有少量的教师发展项目曾对机构改革进行研究或报告。教师发展是大多数医疗卫生教育组织(专业团体和协会、大学和研究生学院)尝试改变员工工作实践的首选方法。正如 Heaven 等(2006)的研究中所述,教师发展经常用于产生新的临床实践。实际上,教师发展是用来改变教育实践的唯一形式,尽管绝大多数教师在高等教育和专业教育中参与教师发展活动的机会相对较少。许多学者和医疗卫生人员都会通过参加学术会议来使他们的知识和技能得到发展,然而这些知识和技能更多是与学科或方法学问题有关,通常与机构中首要事件的关系不大。虽然如此,各机构提供的教师发展机会的成效仍然普遍低下。因此,也许我们不难发现,教师发展目前在组织层面上还没有产生什么巨大和显著的影响。

对于"组织可以学习到什么程度",也一直存在着广泛的争论。Antonacopoulou(2006)在对一些文献中的几项研究进行综述时,提出了一些观点。首先,她认为"学习型组织(learning organization)"的概念(Argyris 和 Schön 1978 年的研究)

存在缺陷,因为组织并没有大脑。然而,在一些最近的概念里,例如实践共同体(community of practice)的概念(Lave and Wenger 1991),它将机构改革的责任定位在一个由当地和文化决定、行使组织控制职能的群体中。这立即强化了我们之前讨论过的相同问题:成功地将自己发展(或正在发展)成唯一的改革推动者并不一定会影响组织的实质性发展,哪怕是组织中相对较小一部分的实质性发展。Antonacopoulou 在 2006 年的研究中还进一步讨论了在银行业中,组织的自我发展和 / 或学习的方法如何能够对中层管理人员改变组织实践的能力产生重大影响。她指出,在真正尊重学习和鼓励学习的组织中,管理者可能更加独立自主,更愿意以扩大自身就业竞争力为追求目标,并且更有可能频繁地寻求自我的发展。相比之下,为了有效满足组织要求而去参加学习的管理者其实根本不会真正地学习,他们"只是按照政治的规则来游戏"。在这方面,大学似乎走了一条几乎相反的道路。学术文化最为重视的就是自我发展,只要反映了思想自由、高质量研究和有影响力的出版物的学术价值观就能被认可。因此,提高研究质量的统计方法学课程的数量比教学课程多出数十、数百倍,关于通过管理一个部门、改变一种文化来提高研究效率的课程也经常出现。然而,它们通常是在没有理论背景的情况下授课的。也就是说,我们对某些策略如何运作的理解非常有限,尽管经常会有实用的提示和经验法则,但可能并不存在真正的理论指导方针。此外,在这个过程中,项目参与者通常从其他由个人提供的,具有特定利益的课程列表中选课,而不是根据集体(实践共同体)的决定来选择在某一特定领域来进行自我提升学习。这种方法对组织产生影响的可能性很小。让我们以"领导力"为例进行分析。

　　Steinert 等在 2012 年对关于领导力的教师发展活动的文献进行了综述。它们通过综合整理现存证据,对教师发展干预设计促进在知识、态度、医疗技能上的领导力效果,并对于机构的影响进行了分析。通过对 48 篇文献(描述了 35 项干预措施的 41 项研究)进行的梳理,发现其中仅仅反映了有限的组织实践变化。作者还指出,虽然有证据表明通过实施特定的教育革新计划对组织产生了一些影响,但很少对组织实践中实际发生的变化进行检查。在少数包括这一维度的一些研究中,存在一些对机构效益进行的报告,例如:基于任务的预算、在职称晋升和任期决策中改善教育和学术研究状况、实施特定教育创新、加强合作以及创建新的领导力发展项目。因此,要么是因为缺乏研究能力,要么是因为对机构成果的关注较少,我们对教师发展如何产生领导力知之甚少。目前,在澳大利亚,为解决医疗改革(Health Workforce Australia 2012)中的领导力问题,澳大利亚卫生人力资源部(Health Workforce Australia,HWA)作为一个政府机构,正在推广一个名为"LEADS"的框架,并为在工作场所中使用领导力、充当改革推动者的个人研究者提供资助。

在大学里,从组织层面上得到认可的教师发展起到的主要影响似乎是这样的:教师发展课程能够被组织很好地接受,并且得到参与者的高度评价,从而成为机构活动的一部分。正如文献中所报告的那样,这种情况已经发生过多次(如 Litzelman et al. 1994;Roberts et al. 1994)。然而,很可能还有更多这样的"推广应用"已经完成,却没有被记录下来。我们可能会问,这些获得推广采纳的教师发展项目是否能被认为与机构改革处于同等地位? 我们希望机构改革的另一种标志是"真正的"改革或者转型式的变化,例如能力持续得到发展的教师、或教师发展项目的目标得到了认可并成为机构任务和目标的一部分。再或者,教师发展项目可以在另一个环境里获得更高级别的组织影响力。例如,Johansson 等(2009)在瑞典成功地使用了一个原本由加利福尼亚州的一个机构所创造的为住院医师设计的教师发展模型。

但有些项目似乎可以非常有效地推动改革。国际医学教育与研究促进基金会(The Foundation for Advancement of International Medical Education and Research,FAIMER)曾经提出这样一个问题,国际学员项目是否能够分别对其自身领导力和所在机构改革具有影响? (Burdick et al. 2010,2012;Friedman et al.,第 15 章)。FAIMER 使用了一种基于研究课题的方法。来自不同国家和不同医疗卫生环境的学员都必须设计一个基于本土的课题,描述课题的重要性、课题成果、研究方法、时间安排、预算,以及如何评价课题是否成功。值得注意的是,这个课题需要得到该学员所在机构领导的书面支持。

第一项研究(Burdick et al. 2010)的结果表明,FAIMER 这种高度参与体验的模式向学员整合式地提供了使用教育和领导力 / 管理工具的技术和能力,这些能力可以用于不同的国家背景环境,并形成一个由相互依存的领导者组成的全球网络。澳大利亚急诊医学学院"领头人指导计划"(Mentoring Champions Program)也采用了类似的流程,该计划的目的在于加强个人指导他人的能力,并在整个工作场所实施该指导计划(Australasian College for Emergency Medicine 2012)。

在对 FAIMER 学员进行的第二项研究里,调查了学员课题所影响的程度和模式。经过对 435 个课题的分析,其中主要涉及以下一个或多个领域:教育方法、课程改革、项目评估、学生评价以及教育内容与当地医疗卫生服务需求的一致性。总体而言,这些课题中有 62%(自我报告)实现了较高的机构影响力。Burdick 等(2012)的研究认为,对于相对较高的组织影响率的解释之一,可能是 FAIMER 对学员提供了有效的课题指导,以及使用了严格的标准来选择学员。这个过程中的一个基本前提条件是学员需要在课题启动之前得到所属机构领导的支持。这种要求是许多改革管理理论中的一个关键特征(Grant and Gale 1989),在教师发展中可能也并不例外。

　　FAIMER 坚持在教师发展项目启动之前让学员和他们的机构一起参与，这可能成为项目能在广泛领域引发机构改革的关键因素。因此，在迈向成功的步骤中，根据以上内容所总结的第五个策略应该如下：**教师发展促进者和教师发展参与者应在教师发展项目发生之前与各自的机构领导进行接触，协商讨论潜在的预期成果范围，并获得机构支持和 / 或承诺。** 当教师发展的促进者和参与者都在同一个组织中工作时，可能是最简单的。但是 FAIMER 学员项目在国际和跨文化方面的成功表明，即使他们独立工作也值得付出努力，拥有一个外部的、也许更客观的角度是有益的。

　　除了"取得所在机构上级认同"，使教师发展能够获得广泛影响的还可能是传统上并非教师发展项目重点的一些其他技能。一些具有启发性的研究揭示了在这种复杂的环境中可能需要的技能。Lieff 和 Albert（2012）研究了 16 位医学教育领导者的工作方式以及他们如何学习和影响改革。他们发现这些领导者的四个主要工作活动"维度"：个人内部的、人际的、组织层面的（例如，创建一个共同的愿景）和系统层面的。在许多其他活动中都与组织背景环境相关，很容易被发现：

　　　　在推动改革的过程里，他们（领导人）的大部分注意力都放在了解个人和文化上。作为结果，在分散组织阻力、转变态度和文化上，发展出了多种措施（Lieff and Albert 2012）。

　　类似的例子强调，如果从一个教师发展项目的角度希望进行机构改革，或许应该给项目领头人提供技能和机构制度支持，让他们研究基本要素、结构和人员是如何结合在一起的，以及阻力可能来自哪里。

　　这些作者还发现，在他们的研究中，领导者采取了外部系统的角度：

　　　　个人政治取向、过程和学术背景结构对他们的成功至关重要。他们通过有意地与特定群体接触，来了解政治、权力、文化和事件，从而确定自己的定位（Lieff and Albert 2012）。

　　虽然这种技能对有些人来说可能是与生俱来的，或者是由他们的职业道路发展而来的，但并没有理由认为，从事学术或专业工作就必然会提供这些技能，同理，对教学和评价技能的设想也是一样。因此，以机构改革为核心的教师发展应该包含政治、社会理论和策略规划的等多种组成元素。

　　"尝试消除错误和改善患者安全"，是近十年来推出的范围最广、强度最大的教师发展活动之一。很难认定这是否是完整的"教师发展"，而不是持续职业发展。但总的来说,至少在澳大利亚,大学和医疗卫生部门之间的合作产生了许多教师发展举措。Greenfield 等(2011)记录了这一领域中的进展——跨专业学习(interprofessional learning, IPL)改善患者安全。具体来说,研究人员通过联合研究行动,在一个政治独立的医疗卫生组织中,对跨专业改进举措的演变和形成组织影响的因素进行了研究。该组织向近 50 万人口提供医疗卫生服务,涵盖三个领域:其一,为包括 5 000 名管理人员、临床医生和政策制定者提供医疗服务;其二,该组织是一个含有 400 名大学医疗卫生学者的学术关系纽带;第三,共有 71 个专业协会,大约 300 名工作人员。在两年的时间里,参与者设计了超过 111 个跨专业改进项目,包括开发以跨专业学习(IPL)为重点的医疗卫生人员导师制,从而实现学生共享临床学习配置来进行学习和实践。3 名研究人员对与 111 项新举措相关的民族志(ethnographic data)数据进行了分析,来识别促进或抑制它们的发展以及对组织产生影响的因素。分析表明,在 111 项新举措中,有 76 项的进展超越了最初的提议和 / 或讨论。这 3 个领域中获得成功的程度不同。在针对各领域对接互动所进行的研究中,尽管各领域的所有参与者都认为这类活动十分重要,仍然仅有数量很少的课题产生了影响力,在专业协会领域的影响也并不大。

这是一个非常令人担忧的问题,因为很多教师发展项目都是在这些边缘地带运作的。例如,大学对在册的医疗卫生人员进行教师发展培训,让他们通过所学的方法为学生授课并进行评价。医学院和研究生院通常并不通过在实地亲身参与来确认工作场所是否适宜用于培训,而是通过认证委员会的短暂考察或纸质演习去做出决定。在 Greenfield(2011)的研究中发现,在医疗卫生和学术领域的成功率相对较高;超过 50% 的课题对组织产生了影响。在 111 个课题中,有 27 个在组织内部得到了正式批准。最终确定了 6 个最大的影响因素:

• 场所接纳能力,这与更早之前 Heaven 等(2006)关于沟通技能的研究中所确定的特征相呼应。

• 团队凝聚力,这与参与每个举措的团队的实力和决心有关。

• 领导力,是指在团队中出现的领头人或监督人,他能够以引起同事们对专业和组织共鸣的方式,明确解释教师发展举措的具体目标。

• 与团队流程有关的对医疗卫生关系的影响。

• 对质量和安全事务造成影响的因素,它使项目举措安排中关于患者安全的目标突出可见。

• 机构整合或合法化的程度。

在医疗卫生组织中,传统上技术服务提供者(医生、护士)和管理者(行政人员)之间存在紧张关系(如 Davies et al. 2003)。在许多国家,尤其在英国,有一类主要的教师发展活动就是试图让更多的医生参与到医疗卫生管理工作中去。这个计划并不完全成功。Ham 等(2011)对成为国家卫生服务组织首席执行官的医生们的行为活动进行了研究。为了改进组织、改善对患者的服务,大多数人都离开了临床工作。尽管这些医生对自己的角色都持有肯定态度,但他们仍称自己是"热心的业余爱好者",他们认为自己需要结构性支持才能成为成熟的专业管理人士。在某种程度上,将这些高管和在 Heaven 等(2006)研究中的护士之间进行关联,很容易看出:将具备某些新技能的人纳入角色是一回事,让他们在这一角色中发挥作用是另一回事。这使我们能够在教师发展促进机构改革中进一步确定两个"成功策略"。其中第一条是:**项目参与者非常需要具备一些较为复杂的技能,例如:公正、敏锐的观察,说服同事重返工作岗位的能力。教师发展项目必须重视引入这些技能培训。**

在某种意义上,这与在自己的组织中卧底从事基础工作的老板,或者是培养学徒成为首席执行官一类的真人秀剧集产生了共鸣。这些节目虽然情节老套,但清楚地表明了那些通常不被视为学术能力的技能是多么重要。销售而不是解释,促销而不是评价,从事简单基础的工作而不是运用智力的工作。因此,最后一条策略如下:**教师发展必须认识到现场其他环境因素的影响水平,并找出和扩展已经成熟的专业人员处理这些因素的能力。**

如果教师发展项目是代表另一个组织运行的,这一策略也是至关重要的。这也意味着,就机构改革而言,通用课程可能不如那些为组织的需求、结构和文化量身定做的课程那么成功。

## 6.10　小结

如果机构要通过教师发展实现积极的机构改革,我们已经确定了七项在组织层面取得成功的策略。当然,可能还有更多需要尝试。但这一领域的文献基础广泛、学科多样,并不总是在医疗卫生人员倾向于阅读的那种期刊上发表,而且概念范围很广。在这一章中,我们试图将当代的相关策略集合在一起,而这只触及了这些文献的皮毛。

在这种情况下,对教师发展提出的主要批评是:它们通常不是或至少不被视作旨在应对重大挑战所需的那种长期体制改革;例如,需要在医疗卫生组织中提供学习文化,或是认可"准备工作"在学术组织中的价值(Newton et al. 2009,2011)。要发挥机构改革推动者的作用,教师发展项目还需要以至少反映组织价值观和目标的方式来进行设计、提供支持和使用推广。应该在项目基本原理中对项目开发的原因进行阐释,并反映机构的主要价值观,无论是教学、研究,还是两者的平衡结合。

　　这些限制将影响活动能获得的资金数额。学术和医疗卫生组织应将这些项目视为他们正需要的东西,并明确说明需要它们的原因。然后,我们可能会看到开展这些活动的单位的蓬勃发展。此外,如果项目在准备和设计中明确包含了学术价值(无论是基于证据的、明显植根于现实世界的问题,还是像 FAIMER 那样的用心监督),它们可能会更好地被接受,也会更成功。

## 6.11　关键信息

　　教师发展促进机构改革:
　　● 必须从一个方面对机构成员进行界定,并将其提升为机构成员,使其将自身能力与促进机构改革进行明确关联。
　　● 如果要协助推动机构改革,需要具有前瞻性,并与组织目标直接关联,或至少了解并响应组织提出的目标。
　　● 应解决组织或参与者机构中可能促进或阻碍开发人员工作的因素。
　　● 组织和教职员工必须拥有共同的或至少可以容忍的特质和价值观。
　　● 应当使教师发展项目推动者和参与者能够在项目开始之前,与各自所在机构的领导商量,讨论潜在预期结果的范围。
　　● 必须包括对那些复杂技能的关注,这些技能是参与者在项目中所必需的。该计划的参与者必须公正和敏感地观察、参与和说服他们的同事回到工作场所。
　　● 必须认识到该领域的其他背景因素的范围,并确定和提高已经成熟的专业人员处理这些因素的能力。

**致谢:**
　　作者希望感谢 Clare、Jane Conway 和 Mary Lawson 在本章的准备和校对过程中提供的慷慨帮助和启发性的想法。

(曲波　译)

## 参考文献

1st International Conference on Faculty Development in the Health Professions. (2011). Retrieved January 29th, 2013, from http://www.facultydevelopment2011.com

ACEM (Australasian College for Emergency Medicine). (2012). *Mentoring Champions Program*. Retrieved February 14th, 2012, from http://www.acem.org.au/sitedocument.aspx?docId=1268

Allen, D. L. (1990). Faculty development. *Journal of Dental Education, 54*(5), 266–267.

Antonacopoulou, E. P. (2006). The relationship between individual and organizational learning: New evidence from managerial learning practices. *Management Learning, 37*(4), 455–473.

Argyris, C. & Schön, D. A. (1978). *Organizational learning: A theory of action perspective.* New York, NY: Addison-Wesley.

Brew, A. & The Society for Research into Higher Education. (1995). *Directions in staff development.* Bristol, PA: Open University Press.

Billett, S. (1995). Workplace learning: Its potential and limitations. *Education and Training, 37*(5), 20–27.

Buerhaus, P. I., Staiger, D. O., & Auerbach, D. I. (2008). *The future of the nursing workforce in the United States: Data, trends and implications.* Boston, MA: Jones & Bartlett.

Burdick, W. P., Diserens, D., Friedman, S. R., Morahan, P. S., Kalishman, S., Eklund, M. A., et al. (2010). Measuring the effects of an international health professions faculty development fellowship: The FAIMER Institute. *Medical Teacher, 32*(5), 414–421.

Burdick, W. P., Friedman, S. R., & Diserens, D. (2012). Faculty development projects for international health professions educators: Vehicles for institutional change? *Medical Teacher, 34*(1), 38–44.

Davies, H. T. O., Hodges, C. L., & Rundall, T. G. (2003). Views of doctors and managers on the doctor-manager relationship in the NHS. *BMJ, 326*(7390), 626–628.

Davis, D., O'Brien, M., Freemantle, N., Wolf, F., Mazmanian, P., & Taylor-Vaisey, A. (1999). Impact of formal continuing medical education: Do conferences, workshops, rounds, and other traditional continuing education activities change physician behavior or health care outcomes? *JAMA, 282*(9), 867–874.

Elton, L. (1987). *Teaching in higher education: Appraisal and training.* London, UK: Kogan Page.

Elton, L. (1998). Staff development and the quality of teaching. In B. C. Jolly & L. Rees (Eds.), *Medical education in the millennium,* (pp. 199–204). Oxford, UK: Oxford University Press.

Ernst & Young. (2012). University of the future: A thousand year old industry on the cusp of profound change. Retrieved November 26th, 2012, from http://www.ey.com/Publication/vwLUAssets/University_of_the_future/$FILE/University_of_the_future_2012.pdf

General Medical Council. (2010). *Widening access into the medical profession.* Retrieved January 29th, 2013, from http://www.gmc-uk.org/Widening_Access_to_Medical_Education_1.0.pdf_25397210.pdf

Grant, J. & Gale, R. (1989). Changing medical education. *Medical Education, 23*(3), 252–257.

Greenfield, D., Nugus, P., Travaglia, J., & Braithwaite, J. (2011). Factors that shape the development of interprofessional improvement initiatives in health organisations. *BMJ Quality and Safety, 20*(4), 332–337.

Ham, C., Clark, J., Spurgeon, P., Dickinson, H., & Armit, K. (2011). Doctors who become chief executives in the NHS: From keen amateurs to skilled professionals. *Journal of The Royal Society of Medicine, 104*(3), 113–119.

Handy, C. B. (1999). *Understanding organizations, (4th Ed.).* London, UK: Penguin.

Hatton, P. & Bullimore, D. (1993). The role of staff development in changing environment: Experience from the University of Leeds. In Angela Towle (Ed.), Ch. 1, Section A, *Effecting change through staff development: Change in medical education (Sharing ideas 2),* (pp. 33–38). London, UK: The King's Fund.

HWA (Health Workforce Australia). (2012). *Health LEADS Australia, Draft Australian Leadership Framework.* Retrieved January 29th, 2013, from http://www.hwaleadershipframework.net.au/about

Heaven, C., Clegg, J., & Maguire, P. (2006). Transfer of communication skills training from workshop to workplace: The impact of clinical supervision. *Patient Education and Counseling, 60*(3), 313–325.

Hill, A. G., Yu, T. C., Barrow, M., & Hattie, J. (2009). A systematic review of resident-as-teacher programmes. *Medical Education, 43*(12), 1129–1140.

Hilton, M. (2008). Skills for work in the 21st century: What does the research tell us? *Academy of*

*Management: Perspectives, 22*(4), 63–78.

Johansson, J., Skeff, K., & Stratos, G. (2009). Clinical teaching improvement: The transportability of the Stanford Faculty Development Program. *Medical Teacher, 31*(8), e377–e382.

Jolly, B. C. (2002). Faculty development for curricular implementation. In G. R. Norman, C. P. M. van der Vleuten, & D. I. Newble (Eds.), *International handbook of research in medical education, Vol. 1*, (pp. 945–967). Dordrecht, NL: Kluwer Academic Publishers.

Khan, N., Khan, M. S., Dasgupta, P., & Ahmed, K. (2013). The surgeon as educator: Fundamentals of faculty training in surgical specialties. *BJU International, 111*(1), 171–178.

Langlands, Sir A. (2005). The gateways to the professions report. London, UK: Department for Education and Skills. Retrieved January 29th, 2013, from http://www.bis.gov.uk/assets/biscore/corporate/migratedd/publications/g/gateways_to_the_professions_report.pdf

Laprise, R. & Thivierge, R. L. (2012). Using speed dating sessions to foster collaboration in continuing interdisciplinary education. *Journal of Continuing Education in the Health Professions, 32*(1), 24–30.

Lave, J. & Wenger, E. (1991). *Situated learning: Legitimate peripheral participation.* Cambridge, UK: Cambridge University Press.

Lieff, S. & Albert, M. (2012). What do we do? Practices and learning strategies of medical education leaders. *Medical Teacher, 34*(4), 312–319.

Litzelman, D. K., Stratos, G. A., & Skeff, K. M. (1994). The effect of a clinical teaching retreat on residents' teaching skills. *Academic Medicine, 69*(5), 433–434.

Marinac, J. S., & Gerkovich, M. M. (2012). Outcomes from a mentored research boot camp: Focused Investigator Training (FIT) Program. *Pharmacotherapy, 32*(9), 792–798.

Mennin, S. P. & Kaufman, A. (1989). The change process and medical education. *Medical Teacher, 11*(1), 9–16.

Meyers, D. (2012). *Australian Universities: A portrait of decline.* AUPOD (e-Book). Available from: http://www.australianuniversities.id.au/Australian_Universities-A_Portrait_of_Decline.pdf

Muurlink, O. & Matas, C. P. (2011). From romance to rocket science: Speed dating in higher education. *Higher Education Research & Development, 30*(6), 751–764.

Newton, J. M., Billett, S., Jolly, B., & Ockerby, C. M. (2009). Lost in translation: Barriers to learning in health professional clinical education. *Learning in Health and Social Care, 8*(4), 315–327.

Newton, J. M., Billett, S., Jolly, B., & Ockerby, C. M. (2011). Preparing nurses and engaging preceptors. In S. Billett & A. Henderson (Eds.), *Developing learning professionals: Integrating experiences in university and practice settings.* Dordrecht, NL: Springer.

Onsman, A. (2009). *Carrots and sticks: Mandating teaching accreditation in higher education.* AARE 2009 International Education Research Conference: Canberra, Australia. Retrieved September 29th, 2012, from http://monash.academia.edu/AndrysOnsman/Papers/943519/Carrots_and_sticks_mandating_teaching_accreditation_in_Higher_Education

O'Sullivan, P. S. & Irby, D. M. (2011). Reframing research on faculty development. *Academic Medicine, 86*(4), 421–428.

Roberts, K. B., DeWitt, T. G., Goldberg, R. L., & Scheiner, A. P. (1994). A programme to develop residents as teachers. *Archives of Pediatrics & Adolescent Medicine, 148*(4), 405–410.

Rust, C. (2011). The professional development of faculty in the UK. *In Y. Dong (Ed.), Developing coordinately and growing together: Proceedings of the 2011 International Conference on Faculty Development.* Changchun, CN: Northeast Normal University Press. Available from: http://www.academia.edu/1019080/The_professional_development_of_faculty_in_the_UK

Shanley, C. (2004). Extending the role of nurses in staff development by combining an organizational change perspective with an individual learner perspective. *Journal for Nurses in Staff Development, 20*(2), 83–89.

Steinert, Y. (2010). Developing medical educators: A journey, not a destination. In Tim Swanwick (Ed.), *Understanding medical education: Evidence, theory and practice,* (pp. 403–418).

Edinburgh, UK: The Association for the Study of Medical Education.

Steinert, Y., Naismith, L., & Mann, K. (2012). Faculty development initiatives designed to promote leadership in medical education. A BEME systematic review: BEME Guide No. 19. *Medical Teacher, 34*(6), 483–503.

Towle, A. (1998). Staff development in UK medical schools. In B.C. Jolly & L. Rees (Eds.), *Medical education in the millennium*, (pp. 205–210). Oxford, UK: Oxford University Press.

UK Department for Education and Employment. (1999). Learning to succeed: A new framework for post-16 learning. London, UK: Department for Education and Employment.

Van Roermund, T. C. M., Tromp, F., Scherpbier, A. J. J. A., Bottema, B. J. A. M., & Bueving, H. J. (2011). Teachers' ideas versus experts' descriptions of 'the good teacher' in postgraduate medical education: Implications for implementation. A qualitative study. *BMC Medical Education, 11*, 42.

Waddington, K. (2003). *Medical education at St. Bartholomew's Hospital, 1123–1995*. Suffolk, UK: Boydell Press.

White, E. & Winstanley, J. (2010). Clinical supervision: Outsider reports of a research-driven implementation programme in Queensland, Australia. *Journal of Nursing Management, 18*(6), 689–696.

Wildavsky, B. (2010). The great brain race: How global universities are reshaping the world. Princeton, NJ: Princeton University Press.

Wilkerson, L. & Irby, D. M. (1998). Strategies for improving teaching practices: A comprehensive approach to faculty development. *Academic Medicine, 73*(4), 387–396.

# 第 3 部分
# 教师发展的方法

# 第 7 章
# 经验学习：从工作场所学习到实践共同体

Yvonne Steinert

## 7.1 引言

　　尽管大多数教师发展活动包括工作坊、研讨会、伙伴交流和其他纵向项目 (Steinert et al. 2006)，还有很多教师发展活动发生在工作场所中；但事实上，很多教师是在工作中学习教学、领导力和学术知识。例如，当教师们共同开发新课程或评估学生学习进度时，他们是从经验中学习；各教研室主任开会讨论指导青年教师的乐趣和挑战时，他们是"在工作中"进行专业发展，用于锻炼能力并有助于完成组织的优先事项；当研究人员撰写项目申请书或准备创新性的演讲报告时，他们就是在进行工作场所学习。在最近的一项研究中(Steinert 2012)，12 名教师描述了他们成为医学教育者的过程并强调了以下对他们的发展至关重要的影响因素：对教学的兴趣和渴望、做医学教育的价值和特定工作的责任、导师和榜样的价值、归属于志同道合群体的好处、成为正式(结构化)教师的发展机会及追求高等学位等。在这项研究中，教师也强调了实际工作经验的价值。这项研究特别考察了教师作为教育工作者的角色，我们可以推断在工作中学习和加入实践共同体与发展教师的其他角色有关。

　　本章目的是强调从经验中学习在培养卫生专业人才领域中发挥的作用。尽管工作场所学习(有时称之为基于工作的学习)被描述为一种促进高等教育和其他领域的专业发展策略，但有关卫生专业的教师发展的研究在很大程度上却忽视了工作场所学习(Cook 2009；Steinert 2010a，c)。教师 DuFour(2004)指出，"教师发展是校外偶然事件的传统观点已经逐渐被替代为：最好的教师发展发生在工作场所，而不是工作坊"。

　　这一观察结果与第 1 章所表达的观点是一致的，即"专业人士"从教师发展的不同领域学习，来塑造他们的实践(Webster-Wright 2009)，我们的观念应该把培养教师变为持续的专业学习。该观点还提示我们，我们可能无意间造成工作和学习之间完全对立的错误二分法。在本章中，我们将说明从经验中学习也可以在教师发展中发挥促进作用，并提出应该把注意力重新集中在工作场所上的建议。更具体地说，我们将讨论工作场所学习的宗旨及一些关键组成部分，包括角色模型，反思和同行学习。从经验中学习的其他方面，例如复习、排练、练习和反馈，将不会是本章的重点。然而，我们将探讨工作场所学习和实践共同体之间的联系，这些环境在促进教师发展方面的作用，以及需要组织／机构支持以实现工作场所学习。

## 7.2　工作场所学习

卫生专业人员在工作场所中学习。实际上，学习最常发生在日常工作场所中——教职工进行临床工作，研究和教学活动的地方以及与教师、同行和学生互动的场所（Steinert 2010b）。尽管这种学习形式并未在卫生专业领域的教师发展研究中得到重视，但其重要性在高等教育，管理和人力资源开发（Boud and Garrick，2001），大学医学教育（Dornan et al. 2007）以及研究生医学教育中已有描述（Swanwick 2005，2008）。Swanwick 和 McKimm（第 3 章）还强调了其对领导力发展的重要性。

### 7.2.1　什么是工作场所学习？

工作场所学习没有唯一的定义或理论。但是已有研究提供了一系列概念方法和实证结果（Cheetham and Chivers 2001）。基于本章讨论的目的，工作场所学习被定义为"为工作学习、在工作中学习和从工作中学习"（Swanwick 2008），强调在真实的环境中从观察、参与和专家指导中获得知识与技能（Billett 1994）。根据 Boud 和 Garrick（2001）的说法，工作场所学习的目标差异很大，包括为组织（即团队或企业）的利益而进行的绩效评估，为了学习者的利益而改进学习方法，以及将学习作为一种社会投资（即公民或社会责任）。然而，工作场所学习概念的基础是将学习视为一种社会调节的建设性过程（Billett 1996），"把参与工作"的价值视为学习的催化剂（Billett 2004），以及这个过程的复杂性是在不断变化的环境中进行的。Retallick（1999）描述了工作场所学习与其他形式的专业学习不同的几种特点："工作场所学习是专注于任务的，协作的，通常是从未知的知识基础的经验或问题中产生的"。工作场所学习也会发生在政治和经济背景下（Retallick 1999），其中学习和工作的概念可能并不总是兼容的。

那么，如何在工作场所进行学习呢？ Eraut（2004a）描述了四种获得知识和技能的工作活动类型：参与集体活动（包括团队合作）；与他人一起工作（并从同行那里获得新的观点);处理具有挑战性的任务(可以增强信心和解决问题的能力);与客户(或患者)合作。在意识到这些不同的学习机会并不依赖于知识或专业技能时,教师和从事教师发展工作的职工会开始考虑如何促进工作场所学习。Eraut(2005)也发现在工作环境下影响学习的 3 个主要因素:工作安排;工作关系;以及机构和帮助他们的个人。这个分类可以为卫生专业人员分析和改变教师发展的方式提供额外的路线图。

在另一种场景下,Billett(1996)提出了一个工作场所学习课程,指出了"通过解决问题进行学习的建设性本质",它包括两个关键部分:活动和指导。从这个角度来看,我们需要对越来越多的工作场所活动进行复杂性排序,这样做可以让学习者体验到更具有责任性的目标和任务并创建一个途径,让学习者有机会获得他们工作的成果,以便了解他们取得的成就。例如,教师首先可能是通过在病床边教导学生来学习临床教学技巧,然后再从同行那里获得指导,随后通过和更多样化的学生及住院医师群体一起工作来学习临床教学。学员反馈也将有助于为未来的行动提供参考。教师可能在担任临床实习的领导职位之前,首先为护士设计实习安排。显然,活动的顺序和描述实现特定目标的学习途径是教职工发展的关键因素。参与的过程是这种学习途径的另一重要因素,正如 Swanwick(2005)所建议的,没有个人参与,学习可能是肤浅的,最糟糕的情况甚至是没有学习。个人参与还取决于工作场所中个人兴趣和价值观之间的一致性(Billett 2002)。

工作场所学习具有许多优点:真实活动的价值(使目标导向的学习和解决问题成为可能)、同行的密切指导可以实现相关目标,并从简单任务过渡到复杂任务,与"其他专家"交流(专家同时也是解决问题的榜样)和参与任务(促进知识和技能的强化)(Billett 1995)。对个人来说,利用这些机会并克服一些常见的限制(例如,可能构建不准确的知识,专家不愿意提供指导或共享知识,限制获得准确专业知识的机会),仍然是一个挑战。

## 7.2.2 在工作场所学到了什么?

在调查工作场所能学到的内容时,Eraut(2004b)发现了以下几方面:任务表现(例如协作工作);意识和理解(例如优先事项和战略问题);个人发展;团队工作;角色表现(例如领导力;问责制);学术知识和技能;决策和解决问题;判断力。基于 Eraut 在许多环境中的研究,这种分类方法可成为帮助教职工在工作场所确定自身学习目标和成果的一种方式。在一项对卫生专业新进教师的有趣的研究中,Cook(2009)使用了这些指标并观察到工作场所学习主要涉及个人发展、任务和角色表现、意识和理解(针对临床教学),以及经验、观察、反思和反馈。正如 Cook(2009)指出的那样,本研究中的新进教师通过他们的日常实践,既学会了教学的"方法",也学会了教学的"成果"。

## 7.2.3　如何加强工作场所学习?

Billett(2002)认为工作场所的参与性实践是最重要的,它包括：参与新的工作活动;从有经验的同行那里获得适当的指导;并且能够完成重要任务。他还强调了工作环境的"支持和约束"(Billett 2004)以及个人参与者受到的"机构和个人"之间的相互作用。也就是说,工作环境强加了某些规范和何人可以从特定的机会中受益的期望(通常是为了其自身职业发展的连续性和存在性);同时,个人可以选择他何时以及以何种方式参与活动。组织因素(例如在医院、社区或大学)和个人因素(例如学习目标和偏好)这两方面是加强工作场所学习的关键,也是专家指导的概念。例如,Billett(2002)强调了工作场所中有意识的指导性学习策略的价值,并确定了达到最佳学习所需的不同指导水平,将它们分为"近端(近的)和远端(远的)指导形式"。近端指导是指来自同行或专家的指导,能够共同解决问题,并反映了认知学徒制的许多方面(Collins et al. 1989),包括建模、指导、渐稳和退出。在这种情况下,"学习者"(即教师)留在"驾驶员座位"上,可以决定活动的选择和排序。相反,远端指导不那么直接,它提供基于社会影响、文化规范、物理环境和制度实践的"线索和提示"。远端指导可以提供不那么直接解决问题的方法,然而它在学习过程中的作用同样强大。尽管大多数专业人士更喜欢近端指导,但这两种形式的指导都能影响教职工的行为。

### 7.2.3.1　让学习可视化

高等教育研究发现这样一件有价值的活动,就是帮助卫生专业人员将他们的日常经历视为"学习经历",鼓励他们与同行和学生一起在临床或课堂环境中的学习(Steinert 2010a)进行反思。有趣的是,Eraut(2004a)使用术语"非正式学习"来描述工作场所学习。正如他假设的那样,使用"非正式"的概念承认"向他人学习的社会意义,但意味着个人能动性不仅仅局限于社会化的范畴"。同样的情况还发生在专业任务的学习中,个人有时甚至不知道正在学习什么。具有讽刺意味的是,这既是工作场所学习的优势,同时也是其劣势。非正式学习在很大程度上是隐形的,要么是因为其中大部分被认为是理所当然的,或不被认为是学习(Eraut 2004a),我们有责任通过持续的反思和对话让这种隐形可视化。我们也必须认识到这种类型的学习不一定是偶然的(Swanwick 2005);相反,非正式的学习可以是"有计划的"或"紧急的"(Megginson 1996),因此,我们必须利用好我们日常环境中发生的事情。

### 7.2.3.2　采用工作场所教学法

"工作场所教学法"(Billett 2002)的概念十分吸引人。它将教与学的概念结合在一起,并有助于解释文化、社会和情境因素如何与个人兴趣、偏好和能力相互作用(Billett 2002)。工作场所教学法不仅包括在工作中有意识的指导性学习,作为教师,我们需要从经验中学习(例如:参与工作场所活动;寻求指导;参加有价值的实践),并认识到“机会”并不总是公平的。正如 Billett(2002)所说,“工作场所教学法需要说明工作场所如何举办活动并进行指导,以及个人如何选择参与工作场所提供的活动与指导”。这个概念表明我们需要仔细研究有意识的和间接的指导是如何在工作场所获得的,工作场所是如何促进参与和指导的,以及个人如何选择在工作场所中参与学习活动。工作场所学习的优势在于引导参与的理念,同时进行真实活动。因此,我们应该为所有卫生专业人员提供最大限度的学习机会。

## 7.3　角色示范是工作场所学习的一个关键特征

通过角色示范,以及观察同行和其他团队成员学习,是工作场所学习的一个关键特征(MacDougall and Drummond 2005)。尽管卫生专业人员经常运用这种复杂的学习方法(e.g. Cruess et al. 2008;Jochemsen-van der Leeuw et al. 2013;Kenny et al. 2003),但它却很少被视为一种教师发展的方法。然而,我们却都能记起在我们观察同行的行动时那些让人印象深刻的语言和行为。在许多方面,角色示范是一个强大的过程,教师可以通过这个过程了解他们角色的各方面。

Epstein(1998)等指出,角色示范是通过观察和反思进行的,是有意识和无意识活动的混合。虽然大多数卫生专业人员都意识到人们会有意识地观察他人的行为,而我们并未意识到通过这个过程学到的很多东西都融入了我们的日常生活。所以意识到这种无意识的过程可以成为充分利用角色示范的潜力的第一步。正如 Mann(第 12 章)指出,角色示范的过程扎根于 Bandura(1986)社会学习理论,它由 4 个相关联的过程组成:注意、保留、复制和动力。意识到这些过程受环境、行为和个人因素影响(Jochemsen-van der Leeuw et al. 2013),可以帮助教师从自然发生的事情中受益。需要强调的是,角色示范和以此为基础的观察性学习可以是非正式的(和自发的)或更结构化的(和深思熟虑的)(Steinert 2010a)。使这个过程更有目的性,并重视其对专业持续发展的贡献,将是值得迈出的第一步。

此外,角色示范是一个复杂的过程,即使我们有相似的背景和兴趣,还是不明白榜样想要展示的内容。因此,讨论所观察到的内容十分重要,应该鼓励观察者和被观察者谈论并反思正在发生的事情——无论是现在还是将来。Mann(第 12 章)概述了教师在与他们的学生一起进行角色示范的连续过程中如何变得更有想法和更加明确目标。除了把角色示范看做教师发展的策略，我们还必须意识到它作为个人学习和专业成长的途径作用。此外，我们需要更加了解我们在观察什么，反思我们的观察（单独或与同行一起），并愿意讨论我们在安全环境中观察到的内容。对于卫生专业的学生，角色示范被认为是"性格养成"（Kenny et al. 2003），职业身份（Reuler and Nardone 1994）以及职业行为获得（Cruess et al，2008；Jochemsen-van der Leeuw et al. 2013）的核心。角色示范在教师身份和行为形成中的作用尚待确定。此外，我们还必须探索负面榜样的影响，作为教师，我们应该注意我们在以什么为榜样。最后，我们应该意识到，作为专业学习的一个组成部分，机构（和环境）在促进角色示范方面的关键作用，尤其是"隐性课程"（Hafferty 1998）对角色示范的深远影响（Cruess et al. 2008）。展望未来，教师发展工作者不仅应该帮助教师利用这种强大的学习方法，他们自身也应该努力改变角色示范的工作环境。通过与同行一起使这种隐藏方法变得更加明确，促进角色示范成为改革过程中的重要工具。

## 7.4　反思的作用

从经验反思中学习是"理解工作场所学习如何发生的关键过程"（Retallick 1999）。长期以来，卫生专业人员的批判性思维和反思的能力一直被认为是提高临床表现的重要因素（Epstein 1999；Mamede and Schmidt 2004）。那么，这种反思可以提高卫生专业人员作为教师的技能和行为是否经得起推敲？

尽管有许多对反思的解释，但接下来的讨论将使用以下定义：

> 反思是通过仔细思考过去与现在的经历，认真、持续地推断事情本质的过程；学习是从过去或当前事件中发现意义，用于指导未来（Daudelin 1996）。

反思的概念起源于 Dewey（1933）的研究，他将反思性思维的概念化为一个 5 阶段的过程（Mamede and Schmidt 2004）：

1. 在了解或解决新问题时产生的怀疑、困惑或不确定的状态。
2. 彻底理解问题的本质并进行定义。
3. 通过归纳推理，提出合理的解释或可能的解决方案。
4. 对抽象、演绎思维产生的思想进行理性阐述，关注它们的影响。
5. 通过公开的或富有想象力的行动来检验由此产生的假设。

通过教师或教育者、领导者或管理者、研究人员或学者的视角看待这些阶段,我们很容易地看到这些阶段如何被应用。"怀疑状态或困惑状态"在教师的生活中并不少见。

Schön(1983)在 Dewey 研究的基础上提出了反思性实践的概念,并且认为它由两种反思活动组成:自发的"在行动中反思"的反应(即"驻足思考")和在事情发生后对情况进行思考的"对行动的反思"。前者通常是由认识到"某件事似乎不对"引起(Hewson 1991),它经常被描述为一个参与者没有完全意识到的潜意识过程。这种类型的反思也允许教师在心理上重建经验,并特别关注所处的环境。对行动的反思在重建场景和来源于从内部记忆或其他外部的知识之间搭建了一座桥梁。虽然"在"或"对"行动反思的能力已成为一项临床实践工作的重要指标,但是"对行动的反思"(Lachman and Pawlina 2006)涉及下一步的规划,并形成额外的改进途径。此外,尽管反思性实践的概念非常适合理解专业知识发展的探索(Mamede and Schmidt 2004),但在教师发展领域中仍然有相当大一部分未被探索——并且被低估。

Mann(第 12 章)回顾了一些与反思和反思性实践相关的基本概念和原则。工作场所学习背景的基本要素是意识到反思的不同阶段,学会反思并承认反思在专业发展(或学习)中的重要作用。Retallick(1999)提出,反思分为四个阶段:阐明问题或关注点;通过探查来分析问题,获取信息或提出问题;提出解决问题的方法,确定理论和解决方案的假说;通过在工作场所中检验假设和理论来促进学习。了解这些阶段可能有助于研究人员认识到在实验室或研究生管理中的挑战,就像它可能对课程协调员或单位负责人同样有价值一样。Boud 等(1985)提出了另一个框架,它由 3 个对反思过程很重要的因素组成并可以加强工作场所学习。包括:

● 回归体验——指的是对特别事件的回忆,学习者在脑海中重播最初的体验,或重述体验的其他主要特点。

● 关注情绪——包括利用积极情绪和消除消极情绪,这两者都是学习时所必需的。

● 重新评估——这显然是最重要的,而且如果忽略其他两个阶段,则此阶段通常不会完成。重新评估涉及根据学习者的目标重新评估原始经验,将新知识与已经处理过的知识相结合,并将新知识整合进学习者的概念框架中。

这种概念的内化也可能对教师或希望提高同行反思能力的教师发展工作者有帮助。正如 Raelin(1997)所观察到的,"因为更深刻的反思可能不会自然发生,需要在工作场所内提供教育机会来引发批判性反思",除了创造支持反思的工作环境外,还可以提供反思练习,叙事写作和讲故事、欣赏式探究以及分析重要事件的机会(Branch et al. 2009;Higgins et al. 2011;Mann,第 12 章;Sandars 2009)。如果我们不想靠运气学习,教师和教师发展工作者就要考虑这些激发反思的因素。

在很多方面,反思对学习的贡献与经验本身一样多(Raelin 1997),因为反思性学习可以使隐性变显性,通过改变观点、揭示态度和将知识、技能与教师的专业价值观联系起来以促进职业发展(Higgins et al. 2011)。正如 Lachman 和 Pawlina(2006)所观察到的,"反思的过程及其批判性思维的基础使理论概念融入实践,通过经验增加学习,增强在复杂情况下的批判性思维能力和判断力"。

## 7.5　同行学习

正如开头所说,在工作场所向同行学习是教育和商业领域个人成长与发展的策略。这也是临床领域的常见策略,因为卫生专业人员在正式(例如:查房)和非正式(例如:在走廊)的场景中相互学习。然而,令人惊讶的是,同行学习在传统上并未被视为卫生专业教师发展的一种方法,直到最近才开始出现在书籍中(McLeod and Steinert 2009)。然而,同行学习与角色示范(同行通常是榜样)和反思(与同行讨论可以促进批判性思维)的概念密切相关,并且具有不同的形式。

在本章前面,我们讨论了 Billett(1996)关于同行(和专家)指导的概念,其中大部分以非结构化的方式自发发生。Boillat 和 Elizov(第 8 章)还描述了在工作场所和更正式的环境中同行辅导与指导的价值。正如这些作者所描述的,同行指导是工作场所学习的一种形式,通常涉及观察和反馈;还可以包括围绕特定问题或挑战的协商,并可帮助教师提高在不同角色中的表现。从许多方面来说,同行指导非常适合医疗卫生专业,它是基于问题并建立在信任与合作的基础上,"以学习者为中心",依赖于共同智慧和共同决策。在一本有趣的专著中,Claridge 和 Lewis(2005)指出,"指导是让学习者在最佳状态下发展他们的方式",并描述了一些指导他们的原则与工作场所学习相关的有效学习方法。其中包括"学习者"在推进过程中的中心作用,同伴关系的重要性(建立在信任和尊重的基础上),好奇心驱动问题的价值,其重点是欣赏性探究(而不是基于缺陷的探究方法),并强调结果和行动。这种方法有很多优点,并且可以很容易地被教师和教师发展工作者接受,并加强同行学习的过程。

大多数关于工作场所的同行指导和反馈的文献都与提高教学效果有关(Bennett et al. 2012;Brown and WardGriffin 1994)。在这个主题下,McLeod 等

(2013)研究了讲授技能中同行评价的价值。为了完成这个调查,研究者请教师将他们的讲座录像,然后让同行对他们的表现进行评价。这个活动的反馈强调了同行评价的好处,包括更多的反思、新的合作意识、接触新的想法,以及获得技能的机会。其中一位参与者也在评论中强调反思的价值:"通过别人的眼睛了解自己是有帮助的"(McLeod et al. 2013)。事实上,通过同行了解自己可能是工作场所学习最强大的方面。

同行指导也被强调为工作场所学习的重要组成部分,特别是在促进卫生专业的研究能力方面(McCloughen et al. 2006;Paul et al. 2002;Records and Emerson 2003;Santucci et al. 2008)。在这种情况下,信任感、学院支持、共同目标、批判性询问和分享经验可以建立良好的关系。第 8 章概述了许多文献提出的指导模型。足以说明,我们应该认识到同行指导是工作场所学习的重要学习策略(Carter and Francis 2001),它提供了许多优势,包括减少职业隔离,同时促进对组织规范和价值观的理解。此外还有助于教师进行情境化学习、促进反思、促进合作探究和实践。

## 7.6　从工作场所学习到实践共同体

工作场所学习通常会发展到实践共同体。虽然这两个概念是不同的,但它们都基于社会建构主义并且相信社会实践是学习的基础。批判性反思和相互交流也是二者必不可少的构成部分(Herbers et al. 2011)。许多领域都有实践共同体,并且有不同的性质。有些在他们的组织中相当正式,而另一些则更具有流动性和动态性。然而,无论组织结构如何,成员通常是通过参与共同的活动以及学习知识而聚集在一起(Wenger 1998)。

Barab 等(2002)将实践共同体定义为"一个持续的、持久的个人社交网络,专注于共同参与实践和 / 或共有事业,能够分享和发展该领域的知识,建立信仰、价值观、世界观和工作经验。"为了详细说明这个定义,实践共同体涉及 3 部分的定义:共同关注的领域、社区和实践(Wenger 1998)。也就是说,实践共同体是指关注某一个领域,并对这一领域都怀有热情的一群人。这些人明确致力于某个领域,重视他们的集体经验,并相互学习。实践共同体的成员也参与共同活动,讨论并分享信息。他们互相建立关系并认为互动(和社区意识)对他们的成功至关重要。社区成员也是实践者,他们致力于开发共享资源、工作经验和学习工具,以解决问题,促进学术和变革(Herbers et al. 2011)。基于该观点,实践指的是共同体成员为了推进一系列共同目标而实施的行为,而在医学教育领域,实践也可以指卫生专业人员在教育、领导或研究方面的工作。

Lave 和 Wenger(1991)认为实践共同体的成功取决于 5 个因素:具有共同

目标与共享资源;存在能够实现该目标所使用到的知识;社区成员之间形成的关系的性质以及重要性;社区和社区之外的人的关系;社区工作和活动价值的关系。Wenger(1998)在他后来的作品中添加了实现社区共同目标需要的"共享公共资源库"这一概念,这个资源库包括语言、现状和实践活动。有趣的是,这些"指标"对想知道他们的工作场所是不是一个实践共同体和希望培养教师潜力的开发人员来说,非常有帮助。

为了促进这一过程,Wenger 等(2002)描述了一些有助于建立一个实践共同体的原则。这些原则将在第 14 章中进行概述,内容包括:设计进程;构建内部和外部之间的交互;邀请不同层次的参与者;设立公开和隐秘的共同体空间;关注价值;将友善随和与令人兴奋结合在一起;订立共同体的节奏。显然,这些设计原则不是成功的秘诀;然而,它们确实为发展实践共同体提供了一个框架。

如果我们不讨论合法的边缘性参与的概念,这个讨论将是不完整的,它与实践共同体的学习和发展密切相关。这种社会实践是新手成为专家的过程,它把"边做边学"和学徒制转化为一个理论视角。根据 Lave 和 Wenger(1991)的说法,学习者从在社区的边缘合法地练习并慢慢走向充分参与(因为他们调整自己在该社区中的位置),这样使他们发展自己的事业并运用到实践中。也就是说,他们从"新人变成老前辈"(Swanwick 2008),并在此过程中学会言行一致,说到做到。临床环境中的学习,作为合法的边缘参与的过程,最近得到了认可(Egan and Jaye 2009),它是各级初学者发展职业认同连续体的基础。这个过程是否也是教师的身份发展和教师获得许多方面专业知识的关键因素?

很少有文章专门研究教师发展范畴的实践共同体。Herbers 等(2011)做了一项研究,研究报道了 4 名教师的经验,他们试图通过实践共同体改进他们的教学实践并提高他们的研究生教育课程。不出所料,批判性反思和相互交流是学习的基础,并被视为发起者和参与者的一个变革过程。Sherer 等(2003)的另一份报告中描述了通过教师发展门户平台进行的大学教师在线实践共同体的发展,并列举了参与的几个好处,包括获得教育的机会,通过与同行合作提高教学知识。Cook(第 11 章)还讨论了在线社区的新兴潜力。在卫生专业的背景下,Sherbino 等(2010)指出通过实践共同体的视角开展国家临床医生教育项目(例如提升教育问题解决能力、开发新项目)的好处,Jippes 等(2013)展示了社交网络(在社区中)如何促进教育创新的采用。

虽然实践共同体是在工作场所发展形成的,但它们也可以由纵向的结构化(或正式)的教师发展项目而形成。比如,一些纵向项目(例如教育奖学金项目)促进了实践共同体的发展(如 Gruppen et al. 2006,第 10 章;Moses et al. 2009;

Steinert and McLeod 2006)。Lown 等(2009)有一个类似的研究,报告指出,同伴参与的价值来自社区的同行和导师支持,并意识到这种同行关系是学术生涯的"入场券"。除此之外,尽管创建社区共同体并不是该项目的预期结果,但可以视为拥有相似目标和价值观的同行群体的一个意想不到的好处。在本科生纵向指导的医师教师发展项目(Steinert et al. 2010)以及康复科学和护理(Li et al. 2009)领域也观察到这一结果。尽管有这些发现,但是令人惊讶的是,教师发展工作者没有在他们教育活动的设计和实施中让这一目标更明确。我们应该注意到,医学教育工作者(Bligh and Brice 2007;Cooke et al. 2003;Irby et al. 2004;Searle et al. 2010)和医学教育中心(或部门)(Davise et al. 2005)构建的不同角度的实践共同体,在教师发展中发挥的作用。

据 Wenger(1998)所说,社区内的社会参与是非正式学习的关键。它"嵌入在工作场所的实践和关系中并帮助人们创造身份和意义"(Boud and Middleton 2003)。作为教师和教师发展工作者,我们面临着一系列的可能性使这种学习变得重要。

## 7.7　组织的作用

显然,工作场所(或组织环境)在促进预期和意外学习体验方面发挥着作用。工作场所的"可供性"(Billett 1994)因环境和群体而异,健康专业领导者需要检查工作场所本身,以评估它是否促进或阻碍了探究和学习的精神。例如,Evans 等(2006)使用"扩张性"和"限制性"环境的概念来描述它们促进学习的程度。扩张性的环境包括密切合作和在熟悉的环境之外建立人际关系网的机会,并在此过程中促进专业发展。在这个概念的基础上,Fuller 和 Unwin (2003)发现"成功"的工作场所会表现出许多共同特征,其中一些与正式和非正式学习的结构有关;其他特征与是否允许参与多个实践共同体、是否能发展他们所谓的"参与性记忆"以及能否提供学习机会有关。对"学习者"(教员)的认可以及在组织内学习的价值,也被描述为工作场所成功的学徒关系的关键因素。其他可能影响工作场所学习的因素包括:工作的分配和结构;对个人角色、表现和进步的预期;促进工作场所与人的接触和关系;以及在未来时间内的连续性和支持性(Eraut 2005)。作为教师和教师发展工作者,我们必须了解可以促进工作场所学习的因素,努力克服感知障碍并有对成功的认知。

## 7.8　前进中的挑战

Boud 和 Middleton(2003)认为非正式学习(在工作场所)不是组织内部的

学习，因为它被视为"工作的一部分"。其他人将工作场所的学习描述为临时或偶然的（Billett 1994），而不是专业发展的一部分。然而，从我们的角度来看，使非正式学习（在工作场所）尽可能可视化是有价值的。我们如何做到这一点？我们必须克服哪些障碍才能实现这一目标？

在讨论教师的工作场所学习如何作为一种合法的专业发展形式获得认可，或获得大学和其他专业机构的认可时，Retallick（1999）认为专业学习档案袋可以发挥重要作用。事实上，他认为学习档案袋有助于提高教育效率、更新专业的教学文化和持续发展。他还指出，"工作场所学习的系统记录可以成为教师工作的正常组成部分……（并且）在发展教学学术方面发挥重要作用"。尽管 Retallick（1999）和其他作者关注教师的教育角色，但这个建议可以适用于所有教师角色，因为学习档案可以很容易地用来记录领导者和学者的个人与专业成长。很明显，专业学习确实发生在工作场所，教师可以提供证据并对其学习质量做出合理的判断，而工作场所学习不仅意味着经验，还涉及从经历中获得的学习结果（Retallick 1999）。我们现在必须找到证明这种学习的方法。与此同时，教师发展工作者面临的挑战是了解教师如何在工作场所学习，发现增强和优化这种学习的方法，并找到在组织环境中能更有效地利用这种学习的方法。

总之，重要的是不要让工作场所学习靠运气发生。如前所述，增强角色示范和反思是一种选择。确保在工作场所学习不是偶然的，并且我们与教学单位、部门或其他指定单位合作，以确定工作场所的持续专业发展是否能够达到预期的结果并提高教师的个人能力和集体能力，这也是有好处的（DuFour 2004）。此外，工作场所学习是否可以使教师将他们的新知识应用于行为改变，关注结果而不是活动，并阐述达到共同利益目标的长久承诺是值得我们探讨的。

## 7.9　结论

本章的目标是强调工作场所学习的作用及角色示范、反思和同行学习的关键要素，以帮助我们开始识别、承认和验证自然发生的事件，这种事件是一种学习和教师发展的形式。此外，虽然本章的主要目标是教师在工作场所的职业成长和发展，但我们应该记住，个人的发展可以带来更高效的工作场所学习（Bierema 1996）。卫生专业人员在工作场所会遇到许多相互竞争的需求和优先处理的事项，并且经常在他们的多重职责（例如临床需求与教育需求）之间感到有压力。作为教师和教师发展工作者，我们需要区分学习片段（其中学习是主要目标）和那些以工作为主要目标的目标（学习可能是未被认知的副产品）。我们可能还希望重新考虑学徒制在教师发展中的价值，因为正如 Wenger（1998）所说：“学习是无法被设计的。归根结底它属于经验和实践的领域……，无论设计或不设计，学习都会发生”。

## 7.10　关键信息

- 卫生专业人员了解他们在工作场所的多重角色。
- 工作场所学习需要真实的体验、个人参与、有意识的指导和组织支持。
- 角色示范、反思和同行学习是工作场所学习的重要组成部分。
- 工作场所学习可以形成实践共同体，进而可以促进持续的专业学习。
- 教师和教师发展工作者应意识到工作场所学习和实践共同体对教师发展的重要意义。

（伦施斯　译）

## 参考文献

Bandura, A. (1986). *Social foundations of thought and action: A social cognitive theory.* Englewood Cliffs, NJ: Prentice-Hall.

Barab, S. A., Barnett, M., & Squire, K. (2002). Developing an empirical account of a community of practice: Characterizing the essential tensions. *The Journal of the Learning Sciences, 11*(4), 489–542.

Bennett, P. N., Parker, S., & Smigiel, H. (2012). Paired peer review of university classroom teaching in a school of nursing and midwifery. *Nurse Education Today, 32*(6), 665–668.

Bierema, L. L. (1996). Development of the individual leads to more productive workplaces. *New Directions for Adult and Continuing Education, 1996*(72), 21–28.

Billett, S. (1994). Situating learning in the workplace - Having another look at apprenticeships. *Industrial and Commercial Training, 26*(11), 9–16.

Billett, S. (1995). Workplace learning: Its potential and limitations. *Education and Training, 37*(5), 20–27.

Billett, S. (1996). Towards a model of workplace learning: The learning curriculum. *Studies in Continuing Education, 18*(1), 43–58.

Billett, S. (2002). Toward a workplace pedagogy: Guidance, participation, and engagement. *Adult Education Quarterly, 53*(1), 27–43.

Billett, S. (2004). Workplace participatory practices: Conceptualising workplaces as learning environments. *Journal of Workplace Learning, 16*(5–6), 312–324.

Bligh, J. & Brice, J. (2007). The Academy of Medical Educators: A professional home for medical educators in the UK. *Medical Education, 41*(7), 625–627.

Boud, D. & Garrick, J. (2001). *Understanding learning at work.* London, UK: Routledge.

Boud, D., Keogh, R., & Walker, D. (1985). *Reflection: Turning experience into learning.* New York, NY: Nichols Publishing Company.

Boud, D. & Middleton, H. (2003). Learning from others at work: Communities of practice and informal learning. *Journal of Workplace Learning, 15*(5), 194–202.

Branch, W. T. Jr., Frankel, R., Gracey, C. F., Haidet, P. M., Weissmann, P. F., Cantey, P., et al. (2009). A good clinician and a caring person: Longitudinal faculty development and the enhancement of the human dimensions of care. *Academic Medicine, 84*(1), 117–125.

Brown, B. & Ward-Griffin, C. (1994). The use of peer evaluation in promoting nursing faculty teaching effectiveness: A review of the literature. *Nurse Education Today, 14*(4), 299–305.

Carter, M. & Francis, R. (2001). Mentoring and beginning teachers' workplace learning. *Asia-Pacific Journal of Teacher Education, 29*(3), 249–262.

Cheetham, G. & Chivers, G. (2001). How professionals learn in practice: An investigation of informal learning amongst people working in professions. *Journal of European Industrial Training, 25*(5), 247–292.

Claridge, M. T. & Lewis, T. (2005). *Coaching for effective learning: A practical guide for teachers in health and social care*. Abingdon, UK: Radcliffe Publishing Ltd.

Collins, A., Brown, J. S., & Newman, S. E. (1989). Cognitive apprenticeship: Teaching the crafts of reading, writing and mathematics. In L.B. Resnick (Ed.), *Knowing, learning, and instruction: Essays in honor of Robert Glaser*. Hillsdale, NJ: Erlbaum.

Cook, V. (2009). Mapping the work-based learning of novice teachers: Charting some rich terrain. *Medical Teacher, 31*(12), e608–e614.

Cooke, M., Irby, D. M., & Debas, H. T. (2003). The UCSF Academy of Medical Educators. *Academic Medicine, 78*(7), 666–672.

Cruess, S. R., Cruess, R. L., & Steinert, Y. (2008). Role modelling: Making the most of a powerful teaching strategy. *BMJ, 336*(7646), 718–721.

Daudelin, M. W. (1996). Learning from experience through reflection. *Organizational Dynamics, 24*(3), 36–48.

Davis, M. H., Karunathilake, I., & Harden, R. M. (2005). AMEE Education Guide No. 28: The development and role of departments of medical education. *Medical Teacher, 27*(8), 665–675.

Dewey, J. (1933). *How we think*. Boston, MA: Heath.

Dornan, T., Boshuizen, H., King, N., & Scherpbier, A. (2007). Experience-based learning: A model linking the processes and outcomes of medical students' workplace learning. *Medical Education, 41*(1), 84–91.

DuFour, R. (2004). Leading edge: The best staff development is in the workplace, not in a workshop. *Journal of Staff Development, 25*(2), 63–64.

Egan, T. & Jaye, C. (2009). Communities of clinical practice: The social organization of clinical learning. *Health, 13*(1), 107–125.

Epstein, R. M. (1999). Mindful practice. *JAMA, 282*(9), 833–839.

Epstein, R. M., Cole, D. R., Gawinski, B. A., Piotrowski-Lee, S., Ruddy, N. B. (1998). How students learn from community-based preceptors. *Archives of Family Medicine, 7*(2), 149–154.

Eraut, M. (2004a). Informal learning in the workplace. *Studies in Continuing Education, 26*(2), 247–273.

Eraut, M. (2004b). Transfer of knowledge between education and workplace settings. In H. Rainbird, A. Fuller, A. Munro (Eds.), *Workplace learning in context*, (pp. 201–221). London, UK: Routledge.

Eraut, M. (2005). Continuity of learning. *Learning in Health and Social Care, 4*(1), 1–6.

Evans, K., Hodkinson, P., Rainbird, H., & Unwin, L. (2006). *Improving workplace learning*. London, UK: Routledge.

Fuller, A. & Unwin, L. (2003). Learning as apprentices in the contemporary UK workplace: Creating and managing expansive and restrictive participation. *Journal of Education and Work, 16*(4), 407–426.

Gruppen, L. D., Simpson, D., Searle, N. S., Robins, L., Irby, D. M., & Mullan, P. B. (2006). Educational fellowship programs: Common themes and overarching issues. *Academic Medicine, 81*(11), 990–994.

Hafferty, F. W. (1998). Beyond curriculum reform: Confronting medicine's hidden curriculum. *Academic Medicine, 73*(4), 403–407.

Herbers, M. S., Antelo, A., Ettling, D., & Buck, M. A. (2011). Improving teaching through a community of practice. *Journal of Transformative Education, 9*(2), 89–108.

Hewson, M. G. (1991). Reflection in clinical teaching: An analysis of reflection-on-action and its implications for staffing residents. *Medical Teacher, 13*(3), 227–231.

Higgins, S., Bernstein, L., Manning, K., Schneider, J., Kho, A., Brownfield, E., et al. (2011). Through the looking glass: How reflective learning influences the development of young faculty members. *Teaching and Learning in Medicine, 23*(3), 238–243.

Irby, D. M., Cooke, M., Lowenstein, D., & Richards, B. (2004). The academy movement: A structural approach to reinvigorating the educational mission. *Academic Medicine, 79*(8), 729–736.

Jippes, E., Steinert, Y., Pols, J., Achterkamp, M. C., van Engelen, J. M., & Brand P. L. (2013). How do social networks and faculty development courses affect clinical supervisors' adoption of a medical education innovation? An exploratory study. *Academic Medicine, 88*(3), 398–404.

Jochemsen-van der Leeuw, H. G., van Dijk, N., van Etten-Jamaludin, F. S., & Wieringa-de Waard, M. (2013). The attributes of the clinical trainer as a role model: A systematic review. *Academic Medicine, 88*(1), 26–34.

Kenny, N. P., Mann, K. V., & MacLeod, H. (2003). Role modeling in physicians' professional formation: Reconsidering an essential but untapped educational strategy. *Academic Medicine, 78*(12), 1203–1210.

Lachman, N. & Pawlina, W. (2006). Integrating professionalism in early medical education: The theory and application of reflective practice in the anatomy curriculum. *Clinical Anatomy, 19*(5), 456–460.

Lave, J. & Wenger, E. (1991). *Situated learning: Legitimate peripheral participation.* New York, NY: Cambridge University Press.

Li, L. C., Grimshaw, J. M., Nielsen, C., Judd, M., Coyte, P. C., & Graham, I. D. (2009). Use of communities of practice in business and health care sectors: A systematic review. *Implementation Science, 4*, 27.

Lown, B. A., Newman, L. R., & Hatem, C. J. (2009). The personal and professional impact of a fellowship in medical education. *Academic Medicine, 84*(8), 1089–1097.

MacDougall, J. & Drummond, M. J. (2005). The development of medical teachers: An enquiry into the learning histories of 10 experienced medical teachers. *Medical Education, 39*(12), 1213–1220.

Mamede, S. & Schmidt, H. G. (2004). The structure of reflective practice in medicine. *Medical Education, 38*(12), 1302–1308.

McCloughen, A., O'Brien, L., & Jackson, D. (2006). Positioning mentorship within Australian nursing contexts: A literature review. *Contemporary Nurse, 23*(1), 120–134.

McLeod, P. J. & Steinert, Y. (2009). Peer coaching as an approach to faculty development. *Medical Teacher, 31*(12), 1043–1044.

McLeod, P. J., Steinert, Y., Capek, R., Chalk, C., Brawer, J., Ruhe, V., et al. (2013). Peer review: An effective approach to cultivating lecturing virtuosity. *Medical Teacher, 35*(4), e1046–e1051.

Megginson, D. (1996). Planned and emergent learning: Consequences for development. *Management Learning, 27*(4), 411–428.

Moses, A. S., Skinner, D. H., Hicks, E., & O'Sullivan P. S. (2009). Developing an educator network: The effect of a teaching scholars program in the health professions on networking and productivity. *Teaching and Learning in Medicine, 21*(3), 175–179.

Paul, S., Stein, F., Ottenbacher, K. J., & Liu, Y. (2002). The role of mentoring on research productivity among occupational therapy faculty. *Occupational Therapy International, 9*(1), 24–40.

Raelin, J. A. (1997). A model of work-based learning. *Organization Science, 8*(6), 563–578.

Records, K. & Emerson, R. J. (2003). Mentoring for research skill development. *Journal of Nursing Education, 42*(12), 553–557.

Retallick, J. (1999). Teachers' workplace learning: Towards legitimation and accreditation. *Teachers and Teaching: Theory and Practice, 5*(1), 33–50.

Reuler, J. B. & Nardone, D. A. (1994). Role modeling in medical education. *The Western Journal of Medicine, 160*(4), 335–337.

Sandars, J. (2009). The use of reflection in medical education: AMEE Guide No. 44. *Medical Teacher, 31*(8), 685–695.

Santucci, A. K., Lingler, J. H., Schmidt, K. L., Nolan, B. A. D., Thatcher, D., & Polk, D. E. (2008). Peer-mentored research development meeting: A model for successful peer mentoring among junior level researchers. *Academic Psychiatry, 32*(6), 493–497.

Schön, D. A. (1983). *The reflective practitioner: How professionals think in action*. New York, NY: Basic Books.

Searle, N. S., Thompson, B. M., Friedland, J. A., Lomax, J. W., Drutz, J. E., Coburn, M., et al. (2010). The prevalence and practice of academies of medical educators: A survey of U.S. medical schools. *Academic Medicine, 85*(1), 48–56.

Sherbino, J., Snell, L., Dath, D., Dojeiji, S., Abbott, C., & Frank, J. R. (2010). A national clinician-educator program: A model of an effective community of practice. *Medical Education Online, 15*, Art. 5356.

Sherer, P. D., Shea, T. P., & Kristensen, E. (2003). Online communities of practice: A catalyst for faculty development. *Innovative Higher Education, 27*(3), 183–194.

Steinert, Y. (2010a). Becoming a better teacher: From intuition to intent. In J. Ende (Ed.), *Theory and practice of teaching medicine,* (pp. 73–93). Philadelphia, PA: American College of Physicians.

Steinert, Y. (2010b). Developing medical educators: A journey not a destination. In T. Swanwick (Ed.), *Understanding medical education: Evidence, theory and practice,* (pp. 403–418). Edinburgh, UK: Association for the Study of Medical Education.

Steinert, Y. (2010c). Faculty development: From workshops to communities of practice. *Medical Teacher, 32*(5), 425–428.

Steinert, Y. (2012). Faculty development: On becoming a medical educator. *Medical Teacher, 34*(1), 74–76.

Steinert, Y., Boudreau, J. D., Boillat, M., Slapcoff, B., Dawson, D., Briggs, A., et al. (2010). The Osler Fellowship: An apprenticeship for medical educators. *Academic Medicine, 85*(7), 1242–1249.

Steinert, Y., Mann, K., Centeno, A., Dolmans, D., Spencer, J., Gelula, M., et al. (2006). A systematic review of faculty development initiatives designed to improve teaching effectiveness in medical education: BEME Guide No. 8. *Medical Teacher, 28*(6), 497–526.

Steinert, Y. & McLeod, P. J. (2006). From novice to informed educator: The Teaching Scholars Program for Educators in the Health Sciences. *Academic Medicine, 81*(11), 969–974.

Swanwick, T. (2005). Informal learning in postgraduate medical education: From cognitivism to 'culturism'. *Medical Education, 39*(8), 859–865.

Swanwick, T. (2008). See one, do one, then what? Faculty development in postgraduate medical education. *Postgraduate Medical Journal, 84*(993), 339–343.

Webster-Wright, A. (2009). Reframing professional development through understanding authentic professional learning. *Review of Educational Research, 79*(2), 702–739.

Wenger, E. (1998). *Communities of practice: Learning, meaning, and identity*. New York, NY: Cambridge University Press.

Wenger, E., McDermott, R., & Snyder, W. M. (2002). *Cultivating communities of practice*. Boston, MA: Harvard Business School Press.

# 第 8 章
# 同伴互助与导师制

Miriam Boillat and Michelle Elizov

## 8.1　引言

随着我们对学习和变革过程的理解不断加深,教师发展的模式在其重点和活动范围方面也发生了相应的变化。如今,人们对于教师发展的理解已不仅仅是提高教学技能,还包括个人成长、工作与生活的平衡和职业发展。它包括许多学术角色的广泛发展,其中一部分可以通过活动来更好地发展,这些活动包括自主学习、合作同伴关系、反思和基于工作的学习等概念(Steinert 2011)。在两篇关于医学教育中教师发展倡议的综述中,阐述了对教师发展新方法的理论支撑(McLean et al. 2008;Steinert et al. 2006)。这些评论中强调的有效教师发展的主要特点包括经验和实境学习的作用、反馈的价值、同龄人作为榜样和学院支持提供者的重要性,以及扩展项目的价值。在 Steinert(2010)提出的概念框架中,同伴互助被描述为一种更为正式、个性化的教师发展形式,而导师指导作为加强教师发展战略的一种手段,提供了进一步的支持。教师发展应包括正式和非正式的方法,并应为个人和团体提供反思机会。共同的目标、联合指导和共同的反思是教员发展的重要组成部分,这样的发展是以工作为基础,并与社区实践相结合的(Steinert 2010)。

同伴互助和导师制有共同的核心优势,这与有效的教师发展的概念相一致。这些优势是高度个性化的方法,即以学习者为中心,从而满足个别教员的需求。他们的关系在本质上要求在对过程中个体间有一定程度的共同合作、信任和承诺,这超出了人们在传统的教师发展活动中所期望的。此外,当使用这些方法时,需要如实地反思,这有可能增加自我意识并促进其持续的变化。因为这两种方法都鼓励承认不确定性和可变性,它们都需要一个安全的环境以促进纵向的最佳发展。同伴互助和师徒关系都强调经验和实际的学习。相关教育原则和理论包括情境学习(Lave and Wenger 1991)、经验学习(Kolb

1984)、成人学习原则(Knowles 1973)和变革性学习(Mezirow 1991)。

　　由于同伴互助和导师制有许多共同的特点,它们有时可以互换使用;然而,我们也应注意到二者的主要区别。同伴互助通常集中在需要发展的任务或技能上。它要求学习者能利用日常学习机会,学以致用。这是一种以工作为基础的学习形式,通常需要对教学的观察和反馈。它对其他教学活动也很有用,如制定课程目标或准备测试和作业。然而,同伴互助并不局限于提高教学技能,它也可以用于发展领导力或支持其他教员角色。同伴互助通常包括具有相似经验和专业知识水平的教员之间的相互学习。导师制则更多的是一种“抽象”的特质,因为它经常与日常事件相隔甚远(关联性不强)。导师制更多的是较深层次的关怀和情感纽带,因为它们解决了个人工作与生活平衡和职业发展等问题。导师还为组织提供指导以促进其发展,并代表其学员寻求实现学员目标所需的资源和支持(Allen et al. 2009)。

　　本章将提供同伴互助和导师制的定义,这将为这些教师发展战略的后续描述提供框架。我们将回顾许多不同的同伴互助和导师制模式,并讨论每种模式的优势和挑战。我们将概述实施教师发展策略的一般原则。最后,我们将探讨未来的研究方向,并总结有关卫生专业利用这些有前途的教师发展战略的关键信息。

## 8.2　相关术语的定义

### 8.2.1　同伴互助

　　关于同伴互助的确切定义,文献中缺乏共识(D'Abate et al. 2003)。同伴互助最初是为了提高课堂教学技能而开发的。然而,它对于支持和发展其他教师角色,如领导、经理或研究人员,以及技能也很有用(McLeod and Steinert 2009)。在商业和管理领域,同伴互助用于提高绩效,以及领导力辅导(通常被称为高管辅导)已被使用多年(Joo 2005)。同伴互助可能由更有经验的个人或与之具相似经验水平的同伴进行辅导。它可以是互惠的,两个伙伴互相担任教练,也可以是单向的,一个伙伴担任教练,另一个接受指导。同伴互助也可以小组形式进行。在教育领域,Huston 和 Weaver(2008)将同伴互助定义为“两名教员自愿共同努力以改进提高或扩展他们的教学方法的一个联合过程”。同伴互助可以被视为同伴学习过程中的伙伴关系,Eisen(2000)将其描述为“具有相同或密切相关学习和发展目标的个体之间互帮互惠的关系”。

　　同伴互助作为一种教师发展方法非常适合卫生专业人员。它依赖于相互信任的学员关系,并促进共同的反思。它通常包括在自己熟悉的工作场景与同事一起学习。就其核心来说,同伴互助包括同伴反馈,这本身已经被确定为有效的教师发展项目的关键组成部分(Steinert et al. 2006)。

在教学技能发展的同伴互助中有 3 个阶段:①前期的观察讨论,明确个人学习目标、背景、期望和过程;②同行教练直接观察;③观察后汇报会议,分享观察结果,提供建设性的反馈,并进行共同的反思和讨论(Flynn et al. 1994)。

同伴互助应与专家咨询区分开来。后者也有很大的价值,尽管它无法充分利用一个人通过讨论、观察特定技能、反馈和反思与他人共同学习进步的独特机会。同样重要的是,我们需要区分作为教师发展倡议的同伴互助与终结性同行评审的区别,后者被描述为绩效评估和提升的一个组成部分(Bernstein et al. 2000)。尽管这两种方法都有一些共同的元素(如观察教学,提升教学实践的意图),但在本质上,同伴互助是自愿的、保密的、形成性的,并基于辅导接受者的自我认同的需求。

文献中描述的同伴互助项目的长度是可变的,它可能发生一次或长期持续(Eisen 2001;Fry and Morris 2004;O'Keefe et al. 2009)。当进行纵向分析时,同伴互助关系往往会随着不断发展的需求而改变(Huston and Weaver 2008)。

## 8.2.2  导师制

文献中有大量关于导师或师徒关系的定义。其中一些描述了好的导师或师徒关系的特征,而其他描述了在师徒关系中所采用的策略或角色(Blixen et al. 2007;Rose et al. 2005;Smith and Zsohar 2007;Tobin 2004)。一项具有里程碑意义的商业研究将导师定义为"……与一个对你的职业感兴趣、指导或资助你的人的关系……"(Roche 1979)。尽管对导师的定义各不相同,但其本质是一种关系,而那些试图定义这种关系本身的人通常会描述以下一些或所有的重要元素(Bland et al. 2009;Eby et al. 2010;Jackson et al. 2003;Johnson 2007;Kram 1983):

  • 人际关系,有时被描述为"连接"或"契合",这是最有效和最令人满意的。

  • 关系的发展和演变经历了特定的阶段:起始、培养(磨合)、分离和重新定义(Kram 1983)。

  • 明确目标的需要,这个目标可能会随着时间的推移而改变,因为它经常由学员的生活阶段和职业阶段所决定。

  • 此关系的主要目的是帮助学员发展或掌握在个人与职业生活中获得成功和满足所需的技能、能力和关系。

  • 合作学习关系,每个人都能从经验中不同程度地获益。

发展反思性实践是另一个不能被低估的组成部分。在医学上的反思,如

Schön(1983)所描述的,通常被理解为对自己的经验进行自我反思,这对学徒来说是极其重要的。然而,反思他人(在这种情况下是指导者)的经验也非常有价值,特别是在某些高风险的情况下,比如做出职业决定或找到工作与生活的平衡,可能会避免错误或不合时宜的决定,这些决定可能会产生深远和持久的后果。

虽然这些元素并不专属于师徒关系,但正是它们的组合定义了本章中使用的指导关系。

如果没有考虑到导师和学员促使指导者与被指导者关系融洽的作用,那么这个部分将是片面和不完整的。理想导师的特征是一定的,这些特征在文献中已经得到了很好的阐述(Sambunjak et al. 2010)。这些特征可以分为个人特征、关系特征和职业特征。个人特征包括无私、耐心、值得信赖、可靠和激励。关系类包括相容、真诚地致力于与学员建立一种重要的关系、能够帮助学员找到自己的优势、发展并达到特定的目标。专业特征包括经验丰富、知识渊博和受人尊敬。

Sambunjak 等(2010)也描述了几项研究的结果,这些研究检验了好学徒的特征,并发现好学徒是那些在关系中采取主动并致力于其成功的人。他们对实现自己的成功充满热情,积极主动,学习意愿强烈。他们在与导师会面前会做充分的准备,完成所分配的任务,并真诚地给予反馈。重要的是,他们也会自我反思,并有勇气做出有效的改变。

## 8.3　同伴互助是教师发展的一项策略

Flynn 等(1994)在教育文献中首次将"同伴互助"描述为专业发展的过程,并将同伴互助应用到临床环境,对它作为该环境中个性化教师发展方法的使用做出报告。Hekelman 等(1994)描述了同伴互助的目标,即帮助临床医生教师认识和改进教学行为与实践;培养适应不同学生需求的教学策略的能力;并发展成为一个由同行教练组成的工作群,由他们共同努力提高教学水平。

有效的教师发展应该带来实践上的积极变化。Peel(2005)认为,同伴互助本质上具有变革性,因为它依赖于专业人士的积极参与和批判性反思。教师发展的综合方法应该包括加强教师反思能力的活动,并强调从经验和同龄人中学习(Wilkerson and Irby 1998)。同伴互助就是这样做的。

我们将描述同伴互助的 4 种模式以及它们所处的环境。我们将考虑它们的优点和缺点,以及它们的相同和不同之处。最后,我们将强调一些可以帮助成功实施同伴互助计划的建议。

## 8.3.1 同伴互助模式

前两种同伴互助模式适用于一般教育,但非常适合用于卫生专业。模式三使用同伴互助来改善临床教学,模式四则强调同伴互助在卫生专业领域的多学科应用和广泛的教学职责。

### 8.3.1.1 教学合作伙伴计划

教学合作伙伴计划是一个教师发展计划,涉及康涅狄格州的 12 所社区大学(Eisen 2001)。该项目为期 1 年,参与者都是自愿参加的。参与者来自不同的学科,并根据需要选择他们的教学伙伴。因此,一些合作伙伴彼此很熟悉,而另一些人则以陌生人的身份开始这个项目。在 5 年的时间里,共有 120 名参与者。课程开始前,学员必须参加 3 个工作坊,这些工作坊提供跨太平洋伙伴关系团体培训。伙伴关系是相互的:每个伙伴用一个学期作为观察者,然后在下一个学期变成被观察者。大多数观察和反馈会议是每周举行的。每个参与者都被要求为观察和反馈会议设定个人学习目标。该计划包括 3 部分:①课堂上的观察和对彼此学生的调查;②反馈会议,讨论和探索可替代的教学方法;③就每学期的经历提交书面反思报告。该方案采用定性的案例研究设计进行评估。在深度访谈中,当参与者被要求定义他们的学习时,大多数人描述了某种变化:实践的变化、自我的变化和视角的变化。他们觉得这些变化来自他们通过同伴反馈、建模、同伴收集的学生反馈、同伴支持的实验、联合反思和自我反思中学到的东西。他们认为学习和改变的关键推动力是同伴关系,特别是它的真实性和可信赖性,反馈的非评价性、合作伙伴的非等级地位,以及伙伴关系的持续时间和强度。Eisen(2001)总结道:"同伴学习的伙伴关系可能特别适合那些拥有专业知识的成熟专业人士,他们可以通过分享专业知识来换取对自己专业成长目标的支持",并指出这与协作和团队合作的原则是一致的。

卫生专业人员可以从这种新颖的专业发展形式中受益,这种形式利用共享的专业知识、真实的基于工作的学习、同伴关系和非评估性反馈。

### 8.3.1.2 同伴互助:为有经验的教师提供专业发展

西雅图大学于 2005 年(Huston and Weaver 2008)创立了这个同伴互助项目。这是由于教员们提出了一些超出了教师发展办公室能力的课堂观察的要求。来自 5 个学院、10 个不同院系的 10 名资深教师被选为同行教练。他们组织预备学习班,向教练介绍同伴互助的做法。教练们首先互相合作,并被要求进行对等的同行指导,在 4 个月的时间内轮流指导和接受指导。在期末,他们有可能担任其他要求在课堂上对他们的教学进行观察的教员的教练。10 人中有 8 人同意继续执教。该项目的成功包括招募、培训和保留高级教师作为同行教练的能力。这些高级教师接受了为期 4 个月的密集的"教师发展"培训，通过互相辅导的经验，为他们成为其他人的同行教练做准备。这个项目的教练都是资深教员。作者描述了该计划在满足这一独特群体的专业发展需求方面的有效性，他们通过以下行为，如：①与同事交谈；②承认在安全和保密的环境中存在知识的局限或缺乏；③以复杂的方式分析现实问题；④分享教学实践，并让他人看到教学内容；⑤看别人怎么教；⑥减少孤立，增加合作关系；⑦回馈社会，帮助经验不足的教师改善教学；⑧将学术和教学联系起来。这一项目的挑战主要在于其逻辑内容：为资深教师找到一起学习的日期和时间，并开发一个有效的系统，以便及时地将教练和教师联系起来。作者总结道：

> 最终，如果校园致力于在他们所支持的教师职业生涯中提供教师发展机会，那么为有经验的教师提供额外的机会是必需的。我们相信，对这个重要群体的持续发展来说，同伴互助是一个恰当且有意义的投资（Huston and Weaver 2008）。

有经验的卫生专业人员可能特别适合，并愿意参与这样的教师发展项目，这让他们为缺乏经验的教师担任高级教练的角色。事实上，资深教练的角色可能为有经验的卫生专业人员提供偶然的专业发展机会，因为它使他们能够分享最好的做法，反思共同的挑战，找到问题的解决方案，并了解其他人如何教学。

### 8.3.1.3　医师同伴互助计划

该模式侧重于临床情境下的同伴互助（Sekerka and Chao 2003）。医生同伴互助计划（physician peer coaching program，PPCP）于 1991 年在凯斯西储大学家庭医学系启动。PPCP 将导师培训为教练，以便他们可以帮助其他指导医师进行流动教学实践。它基于以下原则：教练员和导师自愿参与；教练员的意向培训；同事（教练和导师）的协作和平等；共同确定目标；集中观察教学；非评估性反馈和持续的教练支持。PPCP 是同行指导的单向模型，由一个合作伙伴进行指导，另一个被指导。它使用归纳定性方法，分析教练员（$n = 26$）的经验，教练员和导师都被要求评价教练员会议。笔者发现，同伴互助鼓励学员们进行反思和学习，从而有助于职业发展；它对教练员和接受教练的指导者也有积极的影响。

反思在卫生专业教育中发挥着重要作用。Sandars（2009）说："引导性的反思，加上来自导师或引导者的支持性挑战很重要，这样就可以挑战潜在的假设，并考虑新的视角"。同伴互助组织一场旨在促进自我意识和共同反思的对话。因此，同伴互助对教练和被辅导者都有好处也就不足为奇了。

### 8.3.1.4 同事发展计划

2006 年,澳大利亚阿德莱德大学健康科学学院开发并实施了一项教员范围内的多学科的同行教学观察计划(O'Keefe et al. 2009)。该项目旨在为学员提供发展教学技能的机会,探索创新的教学和评估技能,并接受建设性的反馈和建议,以改进在学院合作背景下的合作关系。学员均是自愿参与的。由于参与者的学科背景各不相同,组织者希望该项目能够促进健康科学学院下的六个院系合作。该项目为期超过 8 周,参与者需要完成以下内容:①确定个人学习目标;②确定一位同事作为同行教练;③与同行教练讨论目标、挑战和教学情境;④进行教学观察;⑤讨论反馈;⑥审查同行教练提供的书面报告,包括相互认可的成果总结、良好实践的书面报告和改进建议;⑦参加项目汇报和评估会议。在项目的第一周将有两个互动研讨会,旨在说明如何确定个人学习目标和如何提供有效的反馈提供指导。该项目将有以同伴观察伙伴关系为中心的教学活动,包括对教学的直接观察、对教学录像的审查或对课程文件(如课程设计或评估文件)的审查。他们鼓励互惠伙伴关系,但不是强制性的。对这个项目的评估是通过在推介研讨会上对参与者的期望进行匿名书面调查,以及在项目完成后进行的匿名问卷调查和焦点小组讨论。42 名注册教员中有 23 名完成了这项研究。对许多参与者来说,合作伙伴来自同一所学校,大约一半的人有互惠关系。对教学的直接观察是最受欢迎的教学活动形式,虽然大多数观察只涉及一次教学的最低要求,但一些同事进行了多次观察。在8 周的计划中,承诺的平均参与时间是 10 小时。焦点小组提出了 4 个主题:对有机会参与讨论教学中的挑战和经验表达欣赏,满足教师个人需求的价值,更大的连通性,以及对未来项目改进的建议。该项目的优势包括:灵活性较大、基于教师学习目标的非评估形式反馈、多学科性质,以及教师对同行教练的选择。不幸的是,第一年只有少数教师参加了这个项目,并且只有一半的人完成了课程。虽然这个项目是针对全院的教员,但大多数合作伙伴都来自同一学院。总的来说,笔者认为该项目是成功的,且总结到,同事发展项目的参与者汇报说,"在教学中增强了信心,确认了良好的实践,接触了新思想,感觉得到了机构的支持,并有了更大的合作意向"(O'Keefe et al. 2009)。

大多数临床场所都需要卫生专业人员团队共同工作。专业间的同行指导提供了一个理想的机会,以促进学院合作和规范专业间的合作与交流。

我们所描述的 4 种针对教师发展的同伴互助模式都允许根据教师在特定环境中的个人需求进行个性化辅导。他们以建设性和形成性的方式从同事那里获得反馈。这种反馈提供的意见超出了通常意义上从学生那里得到的反馈和评价。上述模型是建立在共享反思和自我反思力量的基础之上。通过反思,老师们被鼓励去质疑他们在做什么,他们是怎么做的,以及他们可能怎样以不同的方式去做。Cole 等(2004)指出:"反思活动与技能实践相结合时,可能比仅仅获得技能更能带来持久的变化,因为它们可以产生新的见解和改变的动机。"所描述模型的另一个相似之处是教师对学习目标的自我识别,这将促进教师参与到该过程中。所有课程都包括推介工作坊或研讨会为教员提供关于个人目标设定和反馈原则的培训。他们都依赖于协作、支持和安全的环境,这是同伴互助的一个关键特征。

这四种模式有一些区别值得注意:①合伙企业的互惠性并不总是存在,甚至不被鼓励。单向伙伴关系的一个缺点是可能会失去共享学习的感觉。②在其中一个模式中,选择具有示范性教学经验的教师担任教练。在这种情况下,很难避免可能出现的权力关系。③被指导的老师并不总是能够选择观察的同伴教练,这可能导致教师的参与减少,合作伙伴之间的化学反应差,以及在提供反馈时缺乏信任和诚实。④不同模式的同伴互助关系长度和强度不同。

虽然每一种模式都有其优点和缺点,但我们认为,当两个有相似经历和专业技能的同事之间建立一种不分等级且互助的合作关系,并在几个月的时间内进行纵向研究时,同伴互助具有其独特的优势。

## 8.3.2　基本原则

### 8.3.2.1　作为教师发展战略的同伴互助

同伴互助是一种动态和灵活的教师发展方法,它依赖于同伴之间的合作和支持关系。它是基于教师根据现实生活中的经验和挑战来识别个人学习需求,并提供了与同事一起寻找策略和解决方案的机会。这通常会导致与同事建立一种深层次、相互信任的纵向伙伴关系。当与具有类似经验和专业知识水平的同行教练一起工作时,被指导的教员可能会感到不那么害怕。另一方面,一些教师可能更喜欢被"专家"观察并接受他们的反馈,而不是听取"平级"的同行意见。被指导的教员和同行教练都受益于共享的反思意见和进一步的自我评估(Bell 2001;Sekerka and Chao 2003)。同伴互助是可以适应和响应教员的演变与成长的一种方法,因为他们能共同努力提高他们的技能。

同伴互助并不适合所有人,对某些人来说可能会感到威胁。在 Peyre 等(2011)最近的一项研究中,大多数教员表示对同伴观察项目感兴趣,但也有少数人将不想被观察作为不参与的理由。

在实施同伴互助计划时,应参考以下指导方针(Huston and Weaver 2008;Siddiqui et al. 2007):

- 项目应确保有一个安全的合作环境,并注重保密性。
- 同伴互助计划的目标应该是发展和改进,因此在本质上是具有形成性的。

- 计划的目标应该由被指导的同事设定,并与教练分享。
- 在观察发生之前,应确认被指导人员的背景,并说明和讨论双方的期望。
- 只要有可能,教练和被训练者都应该分享学习的经验。
- 参与者应有足够的时间,应该以某种方式鼓励、认可和奖励他们的参与。

同伴互助是一种个性化的教师发展方法,非常适合加强卫生专业人员的发展。虽然它通常用于提高教学技能,但它也可以适用于其他教师角色的培训,如领导和管理技能。例如,在 Henochowicz 和 Hetherington(2006)的文献综述里描述了针对医疗保健领导者的不同领导能力训练模型。他们发现,在卫生专业领域,辅导是一种有效的工具,但未能充分利用到领导力的发展。同伴互助可减少孤立,加强合作,促进共同实践,加强反思,并鼓励在安全和支持性的环境中采取新的战略和方法。它可以应用于跨学科或类似的学科模式。Huston 和 Weaver(2008)评论说,跨学科指导拓宽了对话,并鼓励围绕共同问题进行交流。通过让同事们更好地了解对方的背景,从而帮助彼此提高,相似的训练促进了双方的深入对话。最后,同伴互助的重点是改变和新知识在工作场所的应用。它为同行教练之间的改变创造了一种责任感。尽管同伴互助需要时间、需要紧密的资源,且可能比一次性活动更难实施,但这种计划所起到的长期影响是值得肯定的。

### 8.3.2.2  教师发展的同伴互助

以预备工作坊或研讨会的形式进行的介绍性培训对其成功至关重要(Claridge and Lewis 2005)。Tee 等(2009)在一项研究中探讨了学术教练的角色以提高学生的学习,描述了教练是如何通过参加注重技能发展和对该角色共同理解的教师发展项目来为他们的教师角色做准备的。由于同伴互助的成功很大程度上依赖于同伴间的反馈,因此培训教练也应该考虑到原则和在实践中给予有效的反馈。提高反馈质量的基本原则包括:建立一个尊重他人的学习环境,沟通反馈会议的明确目标,从自我评估开始,基于观察的反馈和加强反思(Ramani and Krackov 2012)。

## 8.4  导师制是教师发展的一项策略

在本节中,我们将描述现有的多种指导模式,以及它们已经和可以被应用的教师发展环境。根据相关文献,将制定有效利用导师制作为教师发展战略的一般性指标。由于这方面的文献仍然相对较少,因此将由卫生专业以外的文献加以补充。

正如本章前面所述的,教师发展从最广泛的意义上说,是一个人为了成为一名令人满意和成功的教师所需要的所有技能、能力和关系的发展。显然，这需要的不仅仅是教学和研究技能的发展，尽管这些技能很重要。例如，它要求教师确定并追求对他们有意义的目标，同时认识到影响这些目标的非常现实的功能和组织限制。它要求教师找到个人和职业的平衡，允许他们经受失望，克服障碍，并在他们的成功中找到满足。它也要求教师们建立和维持他们实现目标所需要的关系，不仅要积极追求这种关系，而且要在他们沉浸在自己专业环境的文化中时感到支持（有关教师职业发展的更详细讨论，请参阅第 5 章）。

这些概念已经被商界和学术界探索过，并不陌生，它们的有效性也已得到了证明（Merriam 1983）。在卫生专业领域，护理领域的文献对导师制及其益处的研究更为丰富，但导师制作为一种广义的教师发展策略，还没有得到系统的研究。这些技能、能力和人际关系的发展并不简单，也不一定恰当地通过与"教师发展"相关的讲座、课程或研讨会来实现。然而，由于导师制具有同样的个人和人际性质，它以学员为中心，并鼓励反思性实践。导师制可以为教师发展提供必要的工具性和社会心理支持，从而超越传统的教学需求（Sambunjak et al. 2006）。

### 8.4.1　指导模式

正如 Bland 等（2009）所描述的，师徒关系主要有 3 种模式：传统的二元师徒关系、同伴师徒关系和群体师徒关系。虽然这些模式的基本结构可能有所不同，但如定义部分所述，它们之间关系的关键元素被保留了下来。这些因素包括：人际关系、关系随着时间推移而演变、对特定目的的需求、关系中的协作学习环境以及反思性实践的重要性。

在本章中，我们将把 Bland 等（2009）描述的 3 个模式整合为 2 个主要模式，即二元指导和小组指导。同伴导师和更传统的层次指导结构可以被视为人际关系本质的特征，因此可以是二元和群体指导模型的子集。

#### 8.4.1.1　二元指导模式

传统的、等级制的二元关系是最经典的指导关系。这是一种两个人之间的关系，在这种关系中，指导者通常比被指导者年长，并且具有经验优势，可以将经验纳入所提供的指导中。由于导师的职位更高，他们通常可以有效地支持他们的学员，确保他们的学员避免浪费过多的时间，并提供非常宝贵的社交机会（Johnson 2002）。一个教师可以也可能应该有多个这种传统类型的导师，因为每个导师可以提供不同的视角，或者也可以根据导师的个人能力和成就关注到学员不同领域的需求（de Janasz and Sullivan 2004）。

文献中有对正式传统二元辅导项目的描述和评价要素（Mark et al. 2001；

Tracy et al. 2004);然而,只有少数文献将其描述为更广泛的教师发展计划的一部分,且更少的人进行了评估。在 Morzinski 等(1996)的一篇文章中,描述了一个正式指导计划,它是一个两年教员发展计划的一部分。文章中吸纳了指导方面的内容,以帮助解决 3 个核心领域的专业学术技能,这对教师的成功至关重要。Bland(1990)描述的这些技能包括:①懂得如何规划自己的职业生涯;②了解学术医学的价值、规范和期望;③建立和维持一个富有成效的同事共事的人际网。该计划包括一个正式的配对和介绍的流程,设计了导师-学员配对活动以及大型团体活动。作者发现,该项目对参与者的专业学术技能发展总体上有中等到较高的影响,并认为这些发现支持了之前关于导师制作为一种更广泛的专业发展战略的有效性的报告。

Balmer 等(2011)的另一项研究描述了一种传统的二元导师模式,该模式是在一个专门设计用于帮助儿科医生发展他们的教育奖学金技能的 3 年教师发展计划中实施的。被分配的导师专注于帮助参与者发展他们的教育项目,并且具有功能性的角色,几乎类似于研究主管。研究发现,尽管参与者一开始只是与他们的项目导师保持传统的二元关系,但随着时间的推移和项目需求的发展,他们的关系通常会有更深层次的发展。此外,虽然项目导师的目的是帮助参与者完成他们的学术项目,但许多人成为更广泛意义上的导师,为受训者提供支持,指导他们的学员,并提供合作机会和职业规划建议。这项研究再次表明,虽然导师制关系最初可能是围绕着一种特定的需求而形成的,但当这种关系发展融洽时,它也可以成为一种战略,用于发展教师所需的许多非教学技能,以便在职业生涯中获得成功。

传统的二元师长关系存在着重要挑战,通常与潜在的负面人际互动和权力差异问题有关(Connor et al. 2000;Johnson 2007;Pololi et al. 2002)。因此,同辈之间的师生关系成为了一种有趣的选择。同伴互助是指处于相似职业阶段的两个或两个以上的人,在相关经验和知识的基础上,互相提供和接受支持与指导,从而进入一种更平等的关系的过程。然后,基于表达的需求,每个人都可以在不同的时间既是学员又是导师。这与传统的二元模式不同,在二元模式中,指导者利用他们更丰富的经验和专业知识来指导与建议被指导者。在 Balmer 等(2011)的研究中,项目参与者还发展了同伴师徒关系作为重要的非正式支持体系,以补充更为正式建立的传统师徒关系。作者得出结论,"这些关系的复杂现实挑战了传统师徒关系模型的应用,并提出了在发展师徒计划时需要考虑的独特因素……",支持同伴互助是有效和有用的概念。这种类型的导师的非等级性质允许一种交换,这种交换不受关系中固有的脆弱感的约束,在这种关系中,存在着明显的(实际的或可感知的)权力差异。

### 8.4.1.2 小组指导模型

在这个模型中，一组学员同时接受一位导师的指导，该导师同时担任导师和小组领导者。在更细致的分级下，导师 / 促进者是独立于团队的，并且是一位更有经验或更资深的，能够利用自己的经验指导讨论的同事。在同伴小组指导的方法中，讨论要么由成员们所达成的共识来引导，要么小组的每个成员在不同时间充当促进者（Bland et al. 2009）。当同伴互助在最初由一名高级导师领导的团队中发展，并且团队成员认识到他们可以互相学习和接受指导，而不仅仅是由高级导师指导时，传统的等级制度和同伴小组辅导方法之间的界限就变得模糊。

一些作者描述了使用这些方法作为教师发展策略的项目。Connor 等（2000）描述了一个高级医生网络的发展，这些医生使用同伴互助在他们的个人和专业发展中互相帮助。最初的项目旨在专门教授高级医生实用的指导技能，但后来发展成为一个高级医生网络，他们在个人和专业问题上相互求助，成为同行和共同导师。Pololi 等（2002）描述的第二个项目，说明了促进的小组辅导项目的好处，其中小组内同伴互助也得以发展。协作指导计划旨在"为专业发展、情感支持、职业规划和增强个人意识及技能提供一个框架，这对学术医学领域的成功职业生涯至关重要。"显然，参与者从导师、辅导员提供的结构化活动和指导中获益，但他们也将同伴描述为具有与导师一致的属性，并在其发展过程中非常重视同伴指导。

小组指导模型的发展是为了解决二元指导模型的挑战，如招募和培训足够数量的有效和潜在的导师，以及二元指导模式中导师所需的大量时间（Johnson 2007；Pololi et al. 2002），他们也有自己的挑战。当团队需要导师时，招聘、培训和时间要求仍然存在问题，尽管总体上需要的导师较少，因为一名导师可以负责几个学员。在使用更高级的导师 / 引导者的小组指导中，仍然存在层次结构和权力差异相关的问题，但是当使用同伴小组指导结构时，从高级导师的经验中学习的价值就丢失了。当团队成员有不同的需求和团队状态不是最佳时，可能会存在其他的潜在挑战。并不是所有的团队都会为这一过程成为最有效和有益的发展而"选择"并形成信任和尊重，这与二元关系类似。

### 8.4.1.3 二元与团体辅导模式

在教师发展方面，似乎没有一种模式是"最好的"。模型的选择将取决于确定的需求以及可用的资源，以及模式的可混合性或可修改性。理想的情况是，一个教员应该既有传统的二元师徒关系，从一位经验丰富的导师非常个性化的关注中获益，也要有某种形式的同伴指导，无论是二元师徒关系还是团体内的同伴指导，这样才能获得支持和学院关系网络，这是非常重要的。而 Balmer 等（2011）描述了同伴群体指导如何演变成一种意想不到的但积极的结果,这是最初仅使用传统的分层二元指导模型设计的程序的结果。人们可以设想一个项目的发展,其中两个模型从一开始都将是结构的一部分。这种混合模式可以充分利用导师制作为教师发展战略所能提供的一切好处。

#### 8.4.1.4　正式和非正式的指导模式

对师徒关系的传统看法是,它是一个非正式的过程,有共同兴趣的两个人只是找到对方并发展成一种关系(Kram 1983)。在一段成功的师徒关系中,人格契合和兴趣目标匹配的重要性不容低估,这形成了非正式过程的基础。然而,现实情况是,包括女性和少数民族在内的许多人都能从导师那里受益(Johnson 2007;Ragins 1989;Sambunjak et al. 2006),即使没有找到合适的匹配。或许也可能是,那些不太能建立人际关系或自我推荐的人和那些能从导师那里获得巨大好处的人,在非正式的过程中很难找到导师。此外,考虑到所需时间和目标与个性的契合,找到一位导师通常都很困难,而以非正式的方式找到几位导师就更加困难了。

因此,一些学术中心制订了正式的指导计划,以确保每个新教员都有一位导师。有些项目通过建立一个潜在导师的数据库,或通过促进向潜在导师的介绍来实现这一点,同时仍然允许新教师发起和发展他们自己的导师关系。其他如上述章节中描述的(Balmer et al. 2011;Morzinski et al. 1996;Pololi et al. 2002),通过结构化指导计划来分配匹配。虽然这些项目可能提高参与率,所描述的研究已经显示出良好的结果,但它们需要比非正式流程多得多的资源(人力和财力),而且如果导师和被指导者之间的匹配不是最理想的,它们最终可能仍然不会成功。

根据环境的不同,混合使用指导模型可能是适当的;同样,混合使用正式和非正式的指导模式也可能是理想的。项目中所有教师都以某种方式提供导师(正式),但可以重新分配匹配,而且没有歧视或报复的恐惧,如果不"适合"或需要改变(非正式的),项目也将是最优的,尽管这需要各方对这一进程的有效性和效用有很大信心。

### 8.4.2　基本原则

#### 8.4.2.1　导师制作为教师发展策略

导师制不能也不应该是唯一的教师发展策略。然而,从上述研究中可以看出,导师制可以补充更为传统的教师发展教学,以获得与教师在教学和研究等领域的角色相关的实践或技术技能。这些指导在发展个人和专业技能及能力方面非常有效,这些技能及能力需要有显著的内省和个人反思才能实现,或者本质上是要求较高的人际关系。这意味着教师发展在更广泛的意义上,以教员为一个完整的人,其个人和职业的生活交织在一起,不可分割;并且为教师发展的技能领域可以产生积极影响,增加成功概率和提升满意度,减少压力和倦怠。

#### 8.4.2.2　导师制的教师发展

无论采用何种指导形式或模式,作为一种有效的教师发展战略,指导需要有效的导师和学员。很少有文献描述那些旨在培训人们成为更好导师的项目,对结果进行评估的项目也更少。Johnson 等(2010)描述了导师发展计划,该计划旨在培训健康科学研究人员成为有效的研究导师,并讨论评估方法。Connor 等(2000)评估了一项旨在培训高级医生指导技能的计划,发现这些医生不仅觉得他们发展了指导技能,而且他们也从成为高级医生网络群体的一部分和参与自己个人和专业发展中受益。这表明,至少对导师来说,提高指导技能的教师发展既有用又值得赞赏。据我们所知,尽管如前所述,已有文献描述了好学员的特点,但目前还没有研究描述或评估旨在帮助人们成为更好学员的教师发展活动。

## 8.5　研究意义

同伴互助和指导只是在近年来才被描述为卫生专业的教师发展活动。因此,还有许多可以进一步探索的途径,我们将强调其中 4 点:

1. 可以探讨同伴互助与导师制作为形成型教师发展策略的相互作用,以及它们在学术推广过程中的应用。随着教师们更加重视将辅导作为一种必要的学术活动,以及利用同伴互助来进行最终的同伴评议以促进晋升,安全而诚实的氛围对于这些策略的成功很重要,而这对教师们的支持可能会受到影响。另一方面,如果将这些办法看作过程发展的一部分,可能使这些办法更具有合法性,并得以使用。

2. 需要用 Kirkpatrick(1994)的评价模式(Steinert et al. 2006)的更高层次来评价教师发展成果。这一点特别重要,因为同伴互助和导师制都是资源密集型活动,对它们的支持将取决于满意度之外的实际结果的证明。

3. 临床环境的跨专业性质和共同学习的重要性日益受到重视,这可以作为新的教师发展策略在同行辅导和导师制的背景下进一步探索。研究这些方法对团队合作的影响是必要的。我们假设,教师参与专业间的同行指导或导师指导可以加强沟通、协作和共同合作,这对有效的临床团队是至关重要的。

4. 我们需要探索更明确的混合指导模式,以充分利用拥有一位更有经验的资深导师的优势,以及来自同行指导的支持和学院网络的优势。

## 8.6　小结

　　随着我们更好地认识教师是如何学习和改变,同伴互助和导师制的价值在适当的环境下作为有效的教师发展战略变得显著。卫生专业组织需要认识到教师发展的一个更广泛定义,包括所有个人和专业技能的成功需要在各种教师角色下发挥。这些策略的力量在于它们紧密联系的关系质量,以及它们鼓励和发展的自我与共享的反思性实践。从本质上讲,他们是真正以学习者为中心的,因为教师能自我确定他们的学习需求,并决定他们的参与度。这些过程的动态性质可以适应和响应教员不断变化的需求。它们是教师发展的高度个人形式,我们认为,由此产生的责任感以及增强的反思能力将促使更大的长期变化。尽管这是时间和人力资源密集型的模式,但我们相信,当一切有序发展时,它们可以创建自我维持实践的团体,在这里教员们彼此共同努力,并一起学习、提高和成长。

## 8.7　关键信息

- 同伴互助和导师制作为卫生专业新的教师发展战略显示出了潜力。
- 它们的有效使用取决于对教师发展的广泛定义的接受,即支持多种教师角色(包括教学之外的角色)以及个人和专业技能。
- 同伴互助和导师制在本质上是具有关联性和反思性的,并随着教师需求的变化而发展。
- 尽管同伴互助和导师制是资源密集型的,但它们涉及更大的承诺感和责任感,随着时间的推移,可能会导致更多持续的变化。
- 有针对性和结构化的教师发展对于培训有效的同行教练和导师是必要的。

（陈勤　译）

## 参考文献

Allen, T. D., Finkelstein, L. M., & Poteet, M. L. (2009). *Designing workplace mentoring programs: An evidence-based approach.* Oxford, UK: Wiley-Blackwell.

Balmer, D., D'Alessandro, D., Risko, W., & Gusic, M. E. (2011). How mentoring relationships evolve: A longitudinal study of academic pediatricians in a physician educator faculty development program. *Journal of Continuing Education in the Health Professions, 31*(2), 81–86.

Bell, M. (2001). Supported reflective practice: A programme of peer observation and feedback for academic teaching development. *International Journal for Academic Development, 6*(1), 29–39.

Bernstein, D. J., Jonson, J., & Smith, K. (2000). An examination of the implementation of peer review of teaching. *New Directions for Teaching and Learning, 2000*(83), 73–86.

Bland, C. J. (1990). *Successful faculty in academic medicine: Essential skills and how to acquire them.* New York, NY: Springer Publishing.

Bland, C. J., Taylor, A. L., Shollen, S. L., Weber-Main, A. M., & Mulcahy, P. A. (2009). *Faculty success through mentoring: A guide for mentors, mentees, and leaders.* Lanham, MD: Rowman & Littlefield.

Blixen, C. E., Papp, K. K., Hull, A. L., Rudick, R. A., & Bramstedt, K. A. (2007). Developing a mentorship program for clinical researchers. *Journal of Continuing Education in the Health Professions, 27*(2), 86–93.

Claridge, M. T. & Lewis, T. (2005). *Coaching for effective learning: A practical guide for teachers in health and social care.* Oxford, UK: Radcliffe Publishing.

Cole, K. A., Barker, L. R., Kolodner, K., Williamson, P., Wright, S. M., & Kern, D. E. (2004). Faculty development in teaching skills: An intensive longitudinal model. *Academic Medicine, 79*(5), 469–480.

Connor, M. P., Bynoe, A. G., Redfern, N., Pokora, J., & Clarke, J. (2000). Developing senior doctors as mentors: A form of continuing professional development. Report of an initiative to develop a network of senior doctors as mentors: 1994–99. *Medical Education, 34*(9), 747–753.

D'Abate, C. P., Eddy, E. R., & Tannenbaum, S. I. (2003). What's in a name? A literature-based approach to understanding mentoring, coaching, and other constructs that describe developmental interactions. *Human Resource Development Review, 2*(4), 360–384.

de Janasz, S. C. & Sullivan, S. E. (2004). Multiple mentoring in academe: Developing the professorial network. *Journal of Vocational Behavior, 64*(2), 263–283.

Eby, L. T., Rhodes, J. E., & Allen, T. D. (2010). Definition and evolution of mentoring. In T. D. Allen, & L. T. Eby (Eds.), *The Blackwell handbook of mentoring: A multiple perspectives approach,* (pp. 7–20). West Sussex, UK: Blackwell Publishing.

Eisen, M. J. (2000). Peer learning partnerships: Promoting reflective practice through reciprocal learning. *Inquiry: Critical Thinking Across the Disciplines, 19*(3), 5–19.

Eisen, M. J. (2001). Peer-based professional development viewed through the lens of transformative learning. *Holistic Nursing Practice, 16*(1), 30–42.

Flynn, S. P., Bedinghaus, J., Snyder, C., & Hekelman, F. (1994). Peer coaching in clinical teaching: A case report. *Family Medicine, 26*(9), 569–570.

Fry, H. & Morris, C. (2004). Peer observation of clinical teaching. *Medical Education, 38*(5), 560–561.

Hekelman, F. P., Flynn, S. P., Glover, P. B., Galazka, S. S., & Phillips Jr., J. A. (1994). Peer coaching in clinical teaching: Formative assessment of a case. *Evaluation & the Health Professions, 17*(3), 366–381.

Henochowicz, S. & Hetherington, D. (2006). Leadership coaching in health care. *Leadership and Organization Development Journal, 27*(3), 183–189.

Huston, T. & Weaver, C. L. (2008). Peer coaching: Professional development for experienced faculty. *Innovative Higher Education, 33*(1), 5–20.

Jackson, V. A., Palepu, A., Szalacha, L., Caswell, C., Carr, P. L., & Inui, T. (2003). 'Having the right chemistry': A qualitative study of mentoring in academic medicine. *Academic Medicine, 78*(3), 328–334.

Johnson, M. O., Subak, L. L., Brown, J. S., Lee, K. A., & Feldman, M. D. (2010). An innovative program to train health sciences researchers to be effective clinical and translational research mentors. *Academic Medicine, 85*(3), 484–489.

Johnson, W. B. (2002). The intentional mentor: Strategies and guidelines for the practice of mentoring. *Professional Psychology: Research and Practice, 33*(1), 88–96.

Johnson, W. B. (2007). *On being a mentor: A guide for higher education faculty.* Mahwah, NJ: Lawrence Erlbaum Associates.

Joo, B. K. (2005). Executive coaching: A conceptual framework from an integrative review of practice and research. *Human Resource Development Review, 4*(4) 462–488.

Kirkpatrick, D. L. (1994). *Evaluating training programs: The four levels.* San Francisco, CA: Berrett-Koehler Publishers.

Knowles, M. S. (1973). *The adult learner: A neglected species.* Houston, TX: Gulf Publishing Company.

Kolb, D. A. (1984). *Experiential learning: Experiences as the source of learning and development.* Englewood Cliffs, NJ: Prentice-Hall.

Kram, K. E. (1983). Phases of the mentor relationship. *Academy of Management Journal, 26*(4), 608–625.

Lave, J. & Wenger, E. (1991). *Situated learning: Legitimate peripheral participation.* New York, NY: Cambridge University Press.

Mark, S., Link, H., Morahan, P. S., Pololi, L., Reznik, V., & Tropez-Sims, S. (2001). Innovative mentoring programs to promote gender equity in academic medicine. *Academic Medicine, 76*(1), 39–42.

McLean, M., Cilliers, F., & Van Wyk, J. M. (2008). Faculty development: Yesterday, today and tomorrow. *Medical Teacher, 30*(6), 555–584.

McLeod, P. J. & Steinert, Y. (2009). Peer coaching as an approach to faculty development. *Medical Teacher, 31*(12), 1043–1044.

Merriam, S. (1983). Mentors and protégés: A critical review of the literature. *Adult Education Quarterly, 33*(3), 161–173.

Mezirow, J. (1991). *Transformative dimensions of adult learning.* San Francisco, CA: Jossey-Bass.

Morzinski, J. A., Diehr, S., Bower, D. J., & Simpson, D. E. (1996). A descriptive, cross-sectional study of formal mentoring for faculty. *Family Medicine, 28*(6), 434–438.

O'Keefe M., Lecouteur, A., Miller, J., & McGowan, U. (2009). The Colleague Development Program: A multidisciplinary program of peer observation partnerships. *Medical Teacher, 31*(12), 1060–1065.

Peel, D. (2005). Peer observation as a transformatory tool? *Teaching in Higher Education, 10*(4), 489–504.

Peyre, S. E., Frankl, S. E., Thorndike, M., & Breen, E. M. (2011). Observation of clinical teaching: Interest in a faculty development program for surgeons. *Journal of Surgical Education, 68*(5), 372–376.

Pololi, L. H., Knight, S. M., Dennis, K., & Frankel, R. M. (2002). Helping medical school faculty realize their dreams: An innovative, collaborative mentoring program. *Academic Medicine, 77*(5), 377–384.

Ragins, B. R. (1989). Barriers to mentoring: The female manager's dilemma. *Human Relations, 42*(1), 1–22.

Ramani, S. & Krackov, S. K. (2012). Twelve tips for giving feedback effectively in the clinical environment. *Medical Teacher, 34*(10), 787–791.

Roche, G. R. (1979). Much ado about mentors. *Harvard Business Review, 57*(1), 14–28.

Rose, G. L., Rukstalis, M. R., & Schuckit, M. A. (2005). Informal mentoring between faculty and medical students. *Academic Medicine, 80*(4), 344–348.

Sambunjak, D., Straus, S. E., & Marusic, A. (2006). Mentoring in academic medicine: A systematic review. *Journal of the American Medical Association, 296*(9), 1103–1115.

Sambunjak, D., Straus, S. E., & Marusic, A. (2010). A systematic review of qualitative research on the meaning and characteristics of mentoring in academic medicine. *Journal of General Internal Medicine, 25*(1), 72–78.

Sandars, J. (2009). The use of reflection in medical education: AMEE Guide No. 44. *Medical Teacher, 31*(8), 685–695.

Schön, D. A. (1983). *The reflective practitioner: How professionals think in action.* New York, NY: Basic Books.

Sekerka, L. E. & Chao, J. (2003). Peer coaching as a technique to foster professional development in clinical ambulatory settings. *Journal of Continuing Education in the Health Professions, 23*(1), 30–37.

Siddiqui, Z. S., Jonas-Dwyer, D., & Carr, S. E. (2007). Twelve tips for peer observation of teaching. *Medical Teacher, 29*(4), 297–300.

Smith, J. A. & Zsohar, H. (2007). Essentials of neophyte mentorship in relation to the faculty shortage. *Journal of Nursing Education, 46*(4), 184–186.

Steinert, Y. (2010). Faculty development: From workshops to communities of practice. *Medical Teacher, 32*(5), 425–428.

Steinert, Y. (2011). Commentary: Faculty development: The road less traveled. *Academic Medicine, 86*(4), 409–411.

Steinert, Y., Mann, K., Centeno, A., Dolmans, D., Spencer, J., Gelula, M., et al. (2006). A systematic review of faculty development initiatives designed to improve teaching effectiveness in medical education: BEME Guide No. 8. *Medical Teacher, 28*(6), 497–526.

Tee, S. R., Jowett, R. M., & Bechelet-Carter, C. (2009). Evaluation study to ascertain the impact of the clinical academic coaching role for enhancing student learning experience within a clinical masters education programme. *Nurse Education in Practice, 9*(6), 377–382.

Tobin, M. J. (2004). Mentoring: Seven roles and some specifics. *American Journal of Respiratory and Critical Care Medicine, 170*(2), 114–117.

Tracy, E. E., Jagsi, R., Starr, R., & Tarbell, N. J. (2004). Outcomes of a pilot faculty mentoring program. *American Journal of Obstetrics and Gynecology, 191*(6), 1846–1850.

Wilkerson, L. & Irby, D. M. (1998). Strategies for improving teaching practices: A comprehensive approach to faculty development. *Academic Medicine, 73*(4), 387–396.

# 第 9 章
# 工作坊和研讨会：提高效率

Willem de Grave, Anneke Zanting, Désirée D. Mansvelder-Longayroux and Willemina M. Molenaar

## 9.1　引言

　　工作坊和研讨会是卫生专业教师发展计划的主要内容。它们的持续时间、方式和内容各不相同，可以包括教育和研究以及职业和领导力发展等主题（Steinert 2011）。在教育领域，工作坊和研讨会可能包括教学发展和其他教学职责，例如课程规划和评估、激励和管理课程变化以及在组织层面促进教育改进（Wilkerson and Irby 1998）。根据具体的目标，工作坊和研讨会可以是针对个人、团体或整个组织。这种方式对大多数参与者而言都有着很强的吸引力，因为面对面的专业发展以及参与者和培训师之间的交流，可以鼓励深入学习和变革（Byham 2008）。这份额外的吸引力也来自其相对较短的时间，这使得教师们可以将其纳入繁忙的日程安排，以及其正式的性质，这确保了其在组织内的知名度和可信度。

　　传统意义上，教职员工的学习在很大程度上是非正式的，其中包括"在工作中学习"和通过"试错"学习，这种方式的学习有时可以得到资深同事的支持和帮助，但是这一点并不是绝对的。近些年的教师发展计划已逐步转向更正式的学习。根据 Eraut（2000）的说法，其特点是拥有更高的学习意愿（与非正式学习相比）。正式学习的特点是有规定的学习框架、有组织的学习活动或课程、有指定的教师或培训师在场、有资格证书或学分的授予以及有成果的外部规范。显然，无论是正式还是非正式的学习，都不能满足教职员工的所有需求，混合的学习方式可能才是最有效的（Steinert 2011；Wilkerson and Irby 1998）。事实上，为了获得最佳效果，形式的选择应该基于可靠的证据之上（Blumberg 2011；O'Sullivan and Irby 2011）。因此，最佳证据医学教育（BEME）的概念"教师在实践中实施基于现有最佳证据的教育方式和方法"（Harden et al.1999)，也可以被转移到教职员工的发展上。然而，许多从事教师发展工作的人员都只是"经验专家"，他们的专业和教育背景差异很大，许多人几乎没有或根本没有接受过作为教师开发者的培训。他们通常以职业的和个人的见解与经验为指导，而不是以现有方法和形式的经验证据为指导。因此，我们在本章中的目标是鼓励教师开发者在选择和开发活动与形式时，可以通过提出以下问题，采取更加批判的态度(Clark 2010；Yardley and Dornan 2012)：这种特定方法的特点是什么？支持其使用的证据是什么？这个证据的有效性如何？出于什么目的，针对谁，以及何时适合使用这种方法？这种方法或形式如何与我们对教师学习的理解相吻合？

　　本章的重点是工作坊和研讨会，即短期的正式学习活动。我们认为，除了本书其他章节所描述的活动外，这些活动对教师发展活动的范围也是有价值的。在定义了这两种形式之后，我们将简要回顾一下关于教师发展有效性证据的文献，特别是关于工作坊和研讨会的文献。我们还将提出建议，以提高其有效性。随后，我们将根据教师的学习理论，结合学习成果、学习活动和教学方法，提出一个设计工作坊和研讨会的新方法框架。为了说明这些原则，我们将利用这个框架，提供一个工作坊的例子和一个讨论会的例子。虽然这两个例子都是以提高教学效果为重点，但工作坊和研讨会也可以用来处理其他教职员工的任务(例如领导能力和学术研究)。之后，我们将讨论如何将获得的知识、技能和看法转移到日常实践中；最后的部分将集中讨论未来的挑战和机遇。

## 9.2　定义工作坊和研讨会

　　工作坊、研讨会和短期课程这些术语经常被交替使用。由于用于此类教师发展活动的术语并不总是很明确，因此，根据开发者的意图和参与者的知识、技能和对形式的熟悉程度，预期的含义会有很大不同(Clark 2010)。此外，评估研究通常无法提供他们正在评估的活动的详细描述(Amundsen and Wilson 2012；Steinert et al. 2006；Stes et al. 2010)。最终结果和背景间的广泛差异使原本就混乱的局面变得更为复杂。在本章中，我们将重点讨论工作坊和研讨会(或短期的系列研讨会)，它们都是众所周知和经常使用的教师发展形式。然而，这里讨论的大部分内容也适用于其他模块形式，如短期课程和培训课程。

　　**工作坊**通常有两个不同的重点：获得知识和技能，以及刺激态度和行为的变化(Brooks-Harris and Stock-Ward 1999；Sork 1984；Steinert et al. 2006)。在20 世纪 70 年代，由于行为学习理论的盛行，工作坊的重点是通过指导、实践和反馈来促进行为的改变。20 世纪 80 年代,受认知学习理论的影响,工作坊开始讨论对理想的行为有着重大影响的知识、看法和态度(Wilkerson and Irby 1998)。尽管它们的内容和重点各不相同,但工作坊的共同特点包括:参与者和组织者都需要投入有限的时间(通常在半天到两天),有一组(通常少于 20 人)积极的参与者,以及一个培训师(Brooks-Harris and Stock-Ward 1999;Grossman and Salas 2011;Sork 1984;Steinert et al. 2008)。

**研讨会(或短期的系列研讨会)** 往往侧重于单一、主要与认知性有关的主题,通常旨在扩大参与者的知识基础(例如,卫生专业的教育)。研讨会通常由一位专家主持,而参与者则通过相互交流和与培训师的互动来获得与分享知识。在实践中,研讨会可能在许多方面有所不同(Schmitt 2011;Steinert et al. 2006;Stes et al. 2010),例如预期结果、参与者的作用、小组的组成、规模和经验水平、持续时间、课程安排和次数,以及教学设计原则的使用。为了适当地理解研讨会的效果,对这些方面的清晰描述是必不可少的。当在研讨会上使用主动学习方法时,研讨会和工作坊之间的区别很容易变得模糊不清。

在本章中,我们将避免对格式进行严格的定义;相反,我们将专注于教师发展设计的过程,以达到预期的学习成果并转移到日常实践中。

## 9.3　工作坊和研讨会有效性的证据

对高等教育专业发展计划的审查,尤其是卫生专业教育,为教师发展计划和活动的有效性提供了有用的见解。Steinert 等(2006)得出的结论是:总的来说,卫生技术人员不仅对教师发展项目非常满意,而且他们还报告并展示了他们教学技能和行为的改善。Steinert 等(2006)和 Stes 等(2010)发现的证据表明,与一次性事件相比,纵向干预在实现行为改变方面更为有效。几项其他的综述(Davis et al. 1999;Flottorp 2008;Forsetlund et al. 2009)也得出了非常相似的结论,这些综述侧重于正规的持续性的医学教育对专业实践和医疗保健结果的影响。这些综述还表明,教育干预可能会改善专业实践和医疗保健结果,尤其是当后者被视为严重时。在教育环境中,当使用(混合)互动方法时,对专业行为的影响似乎更大,尤其是对技能练习而言(Davis et al. 1999);与此同时,并没有发现教育会议能够有效地影响复杂的行为。

Steinert 等(2006)提出的证据表明,工作坊有助于改变教师的态度、技能和行为,并能提高教师的积极性、自我意识和热情。参与者还表示,研讨会是有帮助的、适宜的和有用的,它们提高了自己的知识和技能,加强了对新获得的技能在教学实践中的应用。基于这些结果,Steinert 等(2006)推断出有效的教师发展工作坊应具备的 5 个重要特征:使用体验式学习;提供反馈;有效的同行和同事关系；教学原则的应用；以及使用多种教学方法。Wilkerson 和 Irby (1998) 所引用的证据支持了这些结论，他们指出教师的知识、技能和态度可以通过长期的工作坊和两种或多种类型的干预措施以及随后的实践来提高。事实证明，研讨会（尤其是一系列的研讨会）在获取知识和改变教学意识与态度方面特别有效。Steinert 等 (2006) 总结说，参与者通常对这种模式感到满意，并认为研讨会对以下方面有积极影响：对教学问题的认识、教学方法和理论；教学动机和态度；获得与教学和相关技能有关的新知识；以及促进教师之间的合作。这种结果模式与最近一项关于新教师研讨会效果的定性研究结果一致 (Behar-Horenstein et al. 2008)，该研究报告称，新教师获得了新的知识，有了改变的意图，并且对教育的认识也有所提高（按重要性排序），但在实际的教师行为中只有少数人认为有改变。对不同背景下的研讨会或类似学习方法的研究，如本科教育和继续医学教育 (CME)，表明以下几方面可以解释研讨会的积极成果：小组中的互动性和互动质量；使用多种小组学习的方法；有限的参与人数和小组构成的稳定性；对实例的关注和对所学知识的应用；参与者的作用和研讨会的充分准备；以及会议之间足够的时间安排 (Davis and Davis 2010; Spruijt et al. 2012)。对互动的强调、系列研讨会的持续时间以及小组组成的稳定性，可能是带来态度转变的关键。

综述还表明了对描述教师发展实践设计的需求。Guskey (2003) 认为描述特定环境下的良好实践可以为有效的教师发展计划带来新的见解。Amundsen 和 Wilson (2012) 建议详细描述专业发展实践及其与设计目标和模式有关的结果。他们认为，这些描述应该以学习结果和过程为重点。Bakkenes 等 (2010) 指出，在设计专业发展活动时，必须要有一个包含教师学习理论的概念框架。他们还指出，尽管教育创新的成败在很大程度上取决于教师的努力，但教师的学习过程却很少被描述。

基于上述，我们推荐两种提高工作坊和研讨会有效性的方法：第一，详细描述活动，与它们的学习目标和设计进行联系。第二，将教师发展活动建立在教师学习的理论框架中。在下一节中，我们提出了一个新的框架，该框架可以作为设计教师发展活动的指南（例如工作坊和研讨会）。

## 9.4 工作坊和研讨会发展的新框架

在参加教员发展项目时，教员们扮演了学习者的角色，根据关于成人教育的文献 (Cercone 2008)，我们期望他们可以通过开展学习活动来积极构建自己的知识。因此，我们选择将 Vermunt 和 Verloop (1999) 的理论应用于教师发展工作坊和研讨会的设计，该理论以学生的学习活动为出发点。这一理论基

于对大学生学习的实证研究,最近也被应用于教师学习(Bakkenes et al. 2010;
Mansvelder-Longayroux et al. 2007;Vermunt and Endedijk 2011;Zanting et al.
2001)。在教师发展工作坊和研讨会的背景下,其挑战是如何让教师积极参与
学习活动。学习活动可以是可观察、公开的活动,例如阅读一本书或文章并进
行总结,参与和同行、老师或其他参与者的讨论,或一起完成作业或课题。同
时,一旦参与者参与其中,重要但不可见的心理活动就会发生。这些活动包
括将新知识与先前的知识连接起来,从课本或演讲中筛选有用的信息,或批
判性地处理作者的结论(Vermunt and Endedijk 2011;Vermunt and Verloop
1999)。

　　从这个角度来看,学习过程中的学习活动在很大程度上决定了学习成果
的质量,从而决定了学习目标是否能够实现。因此,教师发展活动的设计应该
从确定学习目标(即要学什么)开始。这些目标反过来又决定了教学方法的选
择和活动的类型(即如何能够最好地学习这些内容)(Steinert 1992)。

　　在本节中,我们提供了一个框架,该框架根据期望的学习成果和相关学习
活动的结合来指导工作坊的设计。该框架由 3 个主要元素组成:①学习成果;
②学习活动;③引发特定学习活动的教学方法。

　　我们在认知层面上区分了两种学习结果,即知识和看法的变化(意识、根
深蒂固的或新的想法)和实践意图(尝试或继续使用新的实践,或继续使用当
前的实践),以及一个行为层面的学习结果,即技能和行为的变化(Bakkenes et
al. 2010)。我们还区分了 3 种类型的学习活动来描述学习过程:①认知性学习
活动;②情感性学习活动;③调节性或元认知性活动。认知性学习活动是指学
习者用来处理信息的那些心理活动,会导致知识和看法的改变(例如通过联系
或结构化信息)。与情感性和调节性的学习活动相比,不同的学习结果需要不
同的认知性学习活动。表 9.1 描述了认知性学习活动和相关的学习结果及教
学方法。

　　情感性活动包括集中注意力、自我激励和应对不确定、无聊或分心的感
觉。调节性或元认知性活动是学习者密切关注、调整和评估他们的认知和情
感学习活动的心理活动。例如,学习者可以通过开始质疑他们应该获得哪些
知识、技能和 / 或态度来促进他们自己的学习过程。随后,他们可以选择恰当
的学习策略来实现他们的学习目标(例如,为了获得有关于领导风格的知识,
学习书籍和文章就足够了;为了体验各种领导风格,可能适合举办有角色扮演
的工作坊;为了应用一种新的领导风格,可能需要另一种策略,包括在工作中
进行辅导)。表 9.2 和表 9.3 介绍了这些活动的例子;还介绍了激发这些活动
的教学方法。

表9.1　学习成果、认知性学习活动和教学方法

| 学习成果 | 认知性学习活动 | 促进认知性学习活动的教学方法 |
|---|---|---|
| | 学习者 | 培训师 |
| 知识和看法的变化 | 分析并具体化他们的知识和看法 | 激发参与者通过提问、思维概念图、回应陈述等方式阐述他们的知识和看法 |
| | 运用理论知识 | 提供案例或情境,使参与者意识到其知识和看法的局限性 |
| | 将自己的知识和看法与他人的知识和理论联系起来 | 介绍学习和教学理论,激发参与者学习这些理论,并通过实例加以阐述 |
| | 批判性地评价不同的观点,为自己的行动和实践理论得出结论 | 指导参与者寻找他们自己的知识和看法、他人的知识和看法与现有理论之间的异同<br>激励参与者从不同的观点中做出选择,或将它们结合起来 |
| 技能和行为的改变 | 观察实例 | 或其他参与者展示(新)技能和行为;也可以使用其他方法,例如视频、角色扮演、模拟 |
| | 激发潜在的想法和原则 | 创造参与者的技能和行为都有所欠缺的案例或模拟 |
| | 试验 / 实践 | 讨论所展示的技能,包括做出的基本选择 |
| | 评价 | 邀请参与者展示他们的(已学习到的)技能,而其他参与者则观察提供反馈,并邀请其他参与者和其他人,如参与角色扮演的演员,提供反馈:哪些地方做得好,哪些地方可以改进,如何改进 |
| 实践的意图 | 学习者将研讨会期间练习的新行为和技能与他们的教学实践联系起来 | 激励参与者讨论他们的日常行为并明确他们对改变的承诺 |
| | 批判性地评价新的技能和行为在实践中是否有用,是否可以实现 | 与参与者讨论在实践应用中可能会遇到的机会和难处<br>制订意图,激励参与者应用新的做法或回到旧的做法中去<br>激励参与者反思 / 评估新实践的影响 |

表 9.2　情感性学习活动和教学方法

| 情感性学习活动 | 创造带有促进性、情感性氛围的教学方法 |
|---|---|
| 学习者 | 培训师 |
| 期望 | 表达他们的动机和讨论学员的学习需求,并将这些需求纳入工作坊的计划中 |
| | 概述工作坊的目标及其作用,并要求参与者制订个人学习目标 |
| | 给参与者提供他们能够处理的任务 |
| | 将内容与教学实践联系起来,引起人们的兴趣 |
| 倾力而为 | 使用各种教学方法和休息时间 |
| | 通过向参与者提问和让他们参与讨论来激励他们 |
| | 为参与者提供具有挑战性的任务和作业 |
| 归纳和评判自己评估 | 创造可以观察其他参与者,进行实验,并给予和接受反馈的机会 |
| | 强调工作坊的目标和任务与个人发展和实践的关联性 |
| 处理情绪问题 | 通过鼓励探索新的想法和做法来增强自信心 |
| | 给予反馈,强调参与者做得好的地方 |
| | 确保反馈是以任务为导向的、具体的、有用的,并给出改进建议 |
| | 创造一个安全的学习环境,使参与者能够体验成功,承担风险,敢于尝试,并愿意"失败" |

表 9.3　调节性学习活动和教学方法

| 调节性学习活动 | 促进调节性学习的教学方法 |
|---|---|
| 学习者 | 培训师 |
| 定位和计划 | 首先通过提问、简短介绍和讨论教学概念与关键事件来激活先前的知识和经验 |
| | 随后介绍工作坊的内容、学习目标和任务 |
| 监督、测试和诊断 | 让参与者相互展示详细的任务和作业 |
| | 提供反馈 |
| 调整 | 鼓励参与者独自或与他人一起寻找问题,并为遇到的问题寻求解决方案 |
| 评估 / 反思 | 允许参与者评估(个人)学习目标是否实现 |
| | 为未来的改进提出建议 |

## 9.5　实例分析

### 9.5.1　一个教师教学工作坊

为了阐明学习活动的使用,我们描述了一个为期 2 天的小组(8~12 名参与者)工作坊,该工作坊的参与者是需要监督学生和住院医师的临床教师。该工作坊在荷兰鹿特丹的伊拉斯姆斯大学医学中心举办,但在内容和方法上与其他荷兰医学中心举办的所谓"教师教学"工作坊相当(Busari et al. 2006)。这两天活动的间隔时间为两周,以便学员将第一天学到的新知识、想法和技能运用到教学实践中。

学习目标包括获取和调整(新)知识和看法(例如主动学习和成人学习)、获取和调整技能(例如观察、提供反馈和评估)以及将新技能转化为日常实践(例如监督创新)。第一天以情感学习活动开始;在全体会议上,参与者描述他们的期望和个人学习目标。在这个活动结束时,培训师会要求参与者对其进行反思。通常情况下,学员们反馈说,在制订了自己的学习需求和目标后,即使他们参加的工作坊是强制性的,他们也觉得自身的学习动力更强了。然后,培训师会解释说这就是练习的目的,并指出学员自己在教他人时可以使用同样的方法。为了进一步提高学员的内在动力,培训师尽可能地将学员的学习目标纳入计划中。

通过要求参与者观看临床医生指导学生或住院医生的视频,鼓励他们在知识、想法和技能上做出改变。然后,要求参与者找出该场景中的强项和需要改进的地方,从而阐明他们自己对督导的认识和看法。通过在小组中这样做,不同视角的督导概念会被激发出来并进行比较。参与者普遍认为这种相互交流是有价值的,也是发展或调整他们自己的监督观念的有用工具。在这个练习的最后部分,培训师介绍了成人学习,学员们会对这个框架在视频中的应用以及他们自己的知识和看法进行思考。通过这种方式,学员们会被鼓励进行各种认知学习活动,这些活动旨在(重新)构建他们的教学知识,例如连接和处理信息和想法,以及应用理论知识。随后,学员们会练习进行督导所必需的技能,如观察、给予反馈和评估。

参与者认为这次工作坊对发展或调整有关良好督导的观念很有用,并将成功归功于参与者之间以及培训师和参与者之间的互动。他们表示,他们最大的挑战是在日常实践中应用他们的学习成果和意图。他们还表示,在 2 周内将工作坊分成 2 天,给他们提供了在工作场所练习的机会和动力。

## 9.5.2　融入技术工具的基于问题的学习课程系列研讨会

　　我们将通过描述一个研讨会来说明研讨会设计的基本原则。该研讨会侧重于将技术工具整合到马斯特里赫特大学健康、医学和生命科学学院的基于问题的学习课程中。研讨会包括六个 1 小时的午餐会议,对象是来自不同学科的 12 名有经验的教师。会议日程和研讨会的内容是在与参与者协商后提前准备的。

　　研讨会的主要目的是获得更深入的关于将技术有效整合到课程中的循证知识,并积极改变教师对技术在教育中使用的态度。所有的课程都在电子学习环境中进行,并会得到专家资源的支持。参与者要通过学习选定的资源和观看每种技术工具的演示来为每次会议做准备。每次课程都集中在一个特定的工具上,如博客、维基、音频回应工具、协作工作工具、社交书签和社交网络。会议以情感性学习活动开始,包括反思对技术工具的看法和(可能的)经验,以及讨论每个工具所附带的文本讯息。现场会有一位技术专家提供解释,介绍在互联网上找到的信息,和 / 或演示工具的使用。参与者有机会就这些工具提出问题并参与讨论。专家会通过总结、提问和做笔记来主持讨论。在讨论中,先前的理论知识、个人观点和对技术工具的经验会被激活、使用和比较。在这个初步的讨论阶段之后,参与者会继续讨论该工具的实际教育意义和可能的应用及实施条件。通过这种方式,参与者利用多样化的认知性学习活动来获得对该工具的深入理解和知识,并可能改变他们对其的态度。在课程结束时,参与者会评估学习目标并制订行动计划,以便在教育中试验或实施这些技术工具。通过这种方式,他们通过评估、反思和计划来调节自己的学习活动。课后,不同的专家会为参与者提供支持,以促进学习向实际行为的转化。

## 9.6　影响培训从工作坊和研讨会向教育实践转移的因素

　　教师发展对学生和住院医师学习的影响在很大程度上取决于教师将新获得的知识、技能和态度转移到教学实践中的能力。1988 年,Baldwin 和 Ford 提出了一个研究培训转移的模型,并描述了与培训投入、培训产出和转移条件有关的关键因素。从那时起,已经发表了许多研究和评论(Blume et al. 2010;Burke and Hutchins 2007;Grossman and Salas 2011),并确定了大量可能影响培训转移到工作场所的水平和维持的因素。然而,并不是所有的结果都是明确的,各因素之间的关系是复杂的,可能取决于组织环境以及转移的定义和测量(Blume et al. 2010;Burke and Hutchins 2007)。因此,Grossman 和 Salas(2011)从现有文献中选择了与转移有密切关系的因素,并利用这些因素为循证培训项目提供指导。

他们对 Baldwin 和 Ford(1988)的原始模型做了些调整，并将其分析限于与培训投入有关的因素，分为 3 类（表 9.4）。我们将利用本指南来确定在设计并实施教员发展工作坊和研讨会时必须考虑的因素，以加强培训的转移。

表 9.4 Grossman 和 Salas(2011)所研究的与培训转移相关的因素

| 培训投入 | 与……的积极关系 |
| --- | --- |
| **受训者特征** | |
| 认知能力 | 处理、保留、概括的技能 |
| 自身能力 | 对所学技能的应用有信心和毅力；技能的普及和保持 |
| 学习和转移的动机 | 促进转移 |
| 对培训的认知效用 | 应用所学技能 |
| **培训设计** | |
| 行为建模 | 促进转移 |
| 错误管理 | 促进转移 |
| 真实的训练环境 | 促进转移 |
| **工作环境** | |
| 转移趋势 | 应用所学技能 |
| 支持 | 转移 |
| 表现机会 | 转移的成功 |
| 后续活动 | 促进转移 |

在表 9.4 的三个类别中，最清楚的应该是培训设计。研讨会为参与者提供了接近于理想的现实环境，让他们可以在"没有风险"的前提下，练习各种策略并从自己和他人的错误中学习。如果能够组织后续会议，并在会议上可以讨论和/或重温工作情境中的角色扮演，那么有效性则可能得到进一步的提高。设计和辅导人员所面临的挑战是创造一个安全的氛围和环境，使之与所有参与者的工作情况充分相似，确定明确的目标，提供相关的内容并给予反馈(Carnes 2010)。整个安排所面临的挑战是给学习者提供机会，让他们在真实的环境中练习新获得的技能。在"受训者特征"这个类别中，学习动机、转移动机和认知效用构成了一组相关因素。如果可以在工作坊或研讨会之前（或开始时）进行仔细的需求评估，那么这些因素就可能会得到积极的影响，但是这种做法目前似乎被忽视了(Burke and Hutchins 2007)。教育环境的（待定）变化，如新的教学理念或课程变化，可能会产生一种紧迫感，但是也可以抓住这

个机会,为新的教育工作环境培训积极性高的学习者。"工作环境"这一类别在很大程度上超出了教育研讨会和研讨会的范畴。然而,工作坊和研讨会可能会通过改变参与者的态度(例如提供反馈的文化)以及发展组织范围内的网络和发展学习社区来促进工作氛围的自下而上的变化(Steinert et al . 2006)。此外,其他类型的教师发展活动,如有关领导力和职业发展的工作坊和研讨会,也可能诱发工作氛围的变化(Burke and Hutchins 2007;Steinert 2011)。

## 9.7　工作坊和研讨会未来的机遇与挑战

本章中用于描述与设计工作坊和研讨会(或系列研讨会)的理论和证据,以及关于影响培训转移因素的知识,可以提高这些方法的学习潜力,并激发对工作坊和研讨会与其他教师发展方法之间关系的思考。这也正好提供了一个设计教师发展计划的机会,在这个设计中混合了较为正式的方法,例如工作坊和系列研讨会,以及不是那么正式的方法,例如基于工作的学习。此外,工作坊可以与辅导相结合,使这些不同的方法相互补充。在更多的纵向教员发展项目中找到这些方法的最佳组合也是值得去尝试的。

工作坊和研讨会等教师发展活动的持续时间通常较短,这可能会限制其对某些结果的有效性,特别是与态度和行为变化有关的结果。当涉及态度改变或新的教学方法时,必须要有时间去关注小组的动态变化。另一方面,由于其简短性,这些形式也可以在不同的教师发展活动中被灵活使用,而且往往是"及时"的。因此,尽管有着降低有效性的风险,但工作坊和研讨会为不同教师发展背景下的灵活性提供了机会,这样还是提高了其有效性。

工作坊和研讨会的另一个决定其有效性但也增加了其风险和机会的特征是小组环境。互动、主动和体验式的学习方法会在小组中发挥作用。但是同时也存在一个风险,那就是工作坊和系列研讨会有时会降低对互动和积极学习方法的重视。例如,研讨会有时会沦为单向的演讲,很少,甚至没有与听众的互动。因此,挑战在于创造高质量的互动,将主动学习纳入这些方法中。

活动的培训师在这些形式的有效使用中起着关键的作用,因此必须也要注意培训师的专业发展,才可以使这些形式发挥作用(O' Sullivan and Irby 2011)。针对这一点,以理论和证据为基础的培训师培训会有很大的帮助(Pearce et al. 2012)。

另一个挑战是探索上述模式的新用途,它们不仅可以用于教学发展,而且可以用于领导力和 / 或组织发展。工作坊可以在教育创新的采用、实施和传播方面发挥作用。这些新模式应该在教师发展的背景下得到使用和调整。

## 9.8　结论

工作坊和研讨会（或是系列研讨会）已被证明是有效的，并且仍然是教师发展的主流方法。历史告诉我们，这些方法在不断发展，并适应了不同的形势。事实上，工作坊和研讨会是一个在不断变化的环境中的混合产物，它被新的见解（如学习理论）和新的发展（如技术）所塑造。主要的挑战是如何优化这些方法的学习潜力。在本章中，我们为这些形式的使用和设计提供了一些意见及建议，以促进教师的个人和专业发展与成长。

## 9.9　关键信息

- 在描述与设计工作坊和研讨会的过程中融入理论和证据。具体来说，要确定目标，确定所需要的学习活动，并选择适当的教学设计。
- 在众多的纵向教师发展方法中，试验并研究工作坊和研讨会的整合与效果。
- 在不同的背景下，包括在领导力和组织发展方面，探索工作坊和研讨会系列的新用途，并评估其有效性。

（牛力　译）

## 参考文献

Amundsen, C. & Wilson, M. (2012). Are we asking the right questions? A conceptual review of the educational development literature in higher education. *Review of Educational Research, 82*(1), 90–126.

Bakkenes, I., Vermunt, J. D., & Wubbels, T. (2010). Teacher learning in the context of educational innovation: Learning activities and learning outcomes of experienced teachers. *Learning and Instruction, 20*(6), 533–548.

Baldwin, T. T. & Ford, J. K. (1988). Transfer of training: A review and directions for future research. *Personnel Psychology, 41*(1), 63–105.

Behar-Horenstein, L. S., Schneider-Mitchell, G., & Graff, R. (2008). Faculty perceptions of a professional development seminar. *Journal of Dental Education, 72*(4), 472–483.

Blumberg, P. (2011). Making evidence-based practice an essential aspect of teaching. *Journal of Faculty Development, 25*(3), 27–32.

Blume, B. D., Ford, J. K., Baldwin, T. T., & Huang, J. L. (2010). Transfer of training: A meta-analytic review. *Journal of Management, 36*(4), 1065–1105.

Brooks-Harris, J. E. & Stock-Ward, S. R. (1999). *Workshops: Designing and facilitating experiential learning.* Thousand Oaks, CA: Sage Publications, Inc.

Burke, L. A. & Hutchins, H. M. (2007). Training transfer: An integrative literature review. *Human Resource Development Review, 6*(3), 263–296.

Busari, J. O., Scherpbier, A. J. J. A., van der Vleuten, C. P. M., Essed, G. G. M., Rojer, R. (2006).

A description of a validated effective teacher-training workshop for medical residents. *Medical Education Online, 11*(15). Available from: http://med-ed-online.net/index.php/meo/article/view/4591/4770

Byham, W. C. (2008). Luminary perspective: Face-to-face delivery - as important as ever. In Elaine Biech (Ed.), *ASTD handbook for workplace learning professionals,* (pp. 295–301). Alexandria, VA: ASTD Press.

Carnes, B. (2010). *Making learning stick.* Alexandria, VA: ASTD Press.

Cercone, K. (2008). Characteristics of adult learners with implications for online learning design. *Association for the Advancement of Computing in Education Journal, 16*(2), 137–159.

Clark, R. C. (2010). *Evidence-based training methods: A guide for training professionals.* Alexandria, VA: ASTD Press.

Davis, D. & Davis, N. (2010). Selecting educational interventions for knowledge translation. *CMAJ, 182*(2), E89–E93.

Davis, D., O'Brien, M. A., Freemantle, N., Wolf, F. M., Mazmanian, P., & Taylor-Vaisey, A. (1999). Impact of formal continuing medical education: Do conferences, workshops, rounds, and other traditional continuing education activities change physician behavior or health care outcomes? *JAMA, 282*(9), 867–874.

Eraut, M. (2000). Non-formal learning and tacit knowledge in professional work. *British Journal of Educational Psychology, 70*(1), 113–136.

Flottorp, S. (2008). Do continuing education meetings and workshops improve professional practice and healthcare outcomes? A SUPPORT summary of a systematic review. Available from: http://epocoslo.cochrane.org/sites/epocoslo.cochrane.org/files/uploads/SURE%20Guides/Collected%20files/source/support%20summaries/forsetlund2009.pdf

Forsetlund, L., Bjørndal, A., Rashidian, A., Jamtvedt, G., O'Brien, M. A., Wolf, F., et al. (2009). Continuing education meetings and workshops: Effects on professional practice and health care outcomes. *Cochrane Database of Systematic Reviews, (2)*, CD003030.

Grossman, R. & Salas, E. (2011). The transfer of training: What really matters. *International Journal of Training and Development, 15*(2), 103–120.

Guskey, T. R. (2003). Analyzing lists of the characteristics of effective professional development to promote visionary leadership. *NASSP Bulletin, 87*(637), 4–20.

Harden, R. M., Grant, J., Buckley, G., & Hart, I. R. (1999). BEME Guide No. 1: Best evidence medical education. *Medical Teacher, 21*(6), 553–562.

Mansvelder-Longayroux, D. D., Beijaard, D., Verloop, N., & Vermunt, J. D. (2007). Functions of the learning portfolio in student teachers' learning process. *Teachers College Record, 109*(1), 126–159.

O'Sullivan, P. S. & Irby, D. M. (2011). Reframing research on faculty development. *Academic Medicine, 86*(4), 421–428.

Pearce, J., Mann, M. K., Jones, C., Van Buschbach, S., Olff, M., & Bisson, J. I. (2012). The most effective way of delivering a Train-The-Trainers Program: A systematic review. *Journal of Continuing Education in the Health Professions, 32*(3), 215–226.

Schmitt, W. J. (2011). *Seminars, trainings and workshops: Effective preparation, creation, and implementation.* Trainplan Press (e-Book).

Sork, T. J. (1984). The workshop as a unique instructional format. In T. J. Sork (Ed.), *Designing and implementing effective workshops.* San Francisco, CA: Jossey-Bass. Published in: *New Directions for Continuing Education, (22)*, 3–10.

Spruijt, A., Jaarsma, A. D. C., Wolfhagen, H. A. P., Van Beukelen, P., & Scherpbier, A. J. J. A. (2012). Students' perceptions of aspects affecting seminar learning. *Medical Teacher, 34*(2), e129–e135.

Steinert, Y. (1992). Twelve tips for conducting effective workshops. Medical Teacher, *14*(2–3), 127–131.

Steinert, Y. (2011). Commentary: Faculty development: The road less traveled. *Academic Medicine, 86*(4), 409–411.

Steinert, Y., Boillat, M., Meterissian, S., Liben, S., & McLeod, P. J. (2008). Developing successful workshops: A workshop for educators. *Medical Teacher, 30*(3), 328–330.

Steinert, Y., Mann, K., Centeno, A., Dolmans, D., Spencer, J., Gelula, M., et al. (2006). A systematic review of faculty development initiatives designed to improve teaching effectiveness in medical education: BEME Guide No. 8. *Medical Teacher, 28*(6), 497–526.

Stes, A., Min-Leliveld, M., Gijbels, D., & Van Petegem, P. (2010). The impact of instructional development in higher education: The state-of-the-art of the research. *Educational Research Review, 5*(1), 25–49.

Vermunt, J. D. & Endedijk, M. D. (2011). Patterns in teacher learning in different phases of the professional career. *Learning and Individual Differences, 21*(3), 294–302.

Vermunt, J. D. & Verloop, N. (1999). Congruence and friction between learning and teaching. *Learning and Instruction, 9*(3), 257–280.

Wilkerson, L. & Irby, D. M. (1998). Strategies for improving teaching practices: A comprehensive approach to faculty development. *Academic Medicine, 73*(4), 387–396.

Yardley, S. & Dornan, T. (2012). Kirkpatrick's levels and education 'evidence'. *Medical Education, 46*(1), 97–106.

Zanting, A., Verloop, N., & Vermunt, J. D. (2001). Student teachers' beliefs about mentoring and learning to teach during teaching practice. *The British Journal of Educational Psychology, 71*(1), 57–80.

# 第 10 章
# 强化教师纵向发展项目

Larry D. Gruppen

## 10.1　引言

众多教师发展研究人员认识到,为了提升教师的教育领导力、学术研究水平和教学技能,往往有必要对这些教师进行大量投入。尽管有各种各样的投入方式,但延长教师发展活动的持续时间和增加频率是一个直截了当的方案。为教师群体提供系列强化纵向活动,也能很好地实现机构目标,即培养在特定领域如领导能力、学术研究和教育工作发展方面具有更多专业知识的教师。

本章介绍了教师发展项目的一些特点,诸如"教学学者项目""医学教育基金"或"医生教育者项目",这些项目通过提供较长时间的强化培训,帮助教师获得一系列的特定技能。我们一般将这样的项目统称为强化教师纵向发展项目。虽然它和学位授予项目有一些相似之处,但本章不涉及医学专业教育或高等教育的学位授予项目(Tekian and Harris 2012)。

## 10.2　什么是强化教师纵向发展项目?

Searle 等(2006b)将该教师发展项目定义为"一群教师选择参与系列纵向教师发展活动,旨在改善参与者的教学技能和在本机构建设一支教育领军干部队伍"。这种形式可追溯到 20 世纪 80 年代,当时家庭医学作为一种专业开始出现。事实上,在英国可以追溯到 20 世纪 60 年代,当时非常需要培养一支教师骨干队伍促进这个专业的发展,通常通过重点培养住院医生作为未来的教师。因此,投入大量精力发展教师队伍,通过一群参与学习者建立专业文化是非常重要的。从那时起,在英国和北美,强化纵向项目在形式和侧重点上都有了扩展和变得多样化。

2005—2006 年对 127 所美国医学院进行的一项全国性调查,试图确定这种教师发展模式的范围和特点(Thompson et al. 2011),这项调查涉及所有项目的大约 5 500 名毕业生。几乎一半的学校都有强化纵向项目,大部分始于 20 世纪 90 年代或 21 世纪初。一般来说,这些都是由机构投资,少数由个别部门赞助。所有这些项目都是为在职教师设计的,也就是说,它们不是"公休假"活动,而是在不影响日常临床和教育工作职责的条件下便于参与的项目。虽然临床医学专业的教师往往作为主要参与者,但大多数项目对基础学科教师开放,有些项目对住院医师和其他专职医疗人员也开放。

## 10.3 项目案例

密歇根大学的医学教育学者项目(The Medical Education Scholars Program,MESP)(Frohna et al. 2006;Gruppen et al. 2003)就是这种强化教师纵向发展项目的代表。该项目设立于 1998 年,旨在促进密歇根大学医学院教师教育方面的学术研究、领导力和教学技能。该项目每年招收大约 12 名教师,他们通过竞争性的录取程序申请该项目。医学院教师会优先被录取,但其他卫生专业教师和住院医师也可以参加。参加者从 9 月至次年 5 月每周开会,共约 40 次。每节课 3.5 小时,强调高效互动的教学方法和活动。MESP 大约有 25 名工作坊主持人,他们来自医学院和大学的许多部门,以及来自其他机构的客座教师,每个参与者都确定了在这个项目中要进行的课程开发或教育研究项目。MESP 由医学教育部的一名主任(参与 20%)和一名助理(参与 50%)管理,MESP 向每位参与者收取适度的费用,以帮助推进项目,其余部分来自医学教育部门的预算。

典型的 MESP 会议是一个由外校或校内专家主持的交互式工作坊,开始于某一主题,主题优先考虑的是参与者的积极参与和贡献、实际应用,以及在参与者之间分享想法和观点。MESP 主任经常出席会议,通过指出与之前讨论的联系以及对个别问题和项目的相关工作,确保各个会议之间的连续性。工作坊结束后,主持人离开房间,MESP 的学员进行所谓的"教育解剖",其目的不仅要评估会议,而且要更深入地分析主持人在工作坊中使用的结构和流程。这种解剖分析向主持人提供反馈,同时也鼓励参与者抛开工作坊内容本身,思考它的基本过程和可以考虑的教育替代方案。会议的最后一小时专注于"学者时间",指定的参与者(轮流)可以利用这段时间来实现自己的目标。这可能包括对教育创新的反馈、文献报告会讨论、教育项目同行意见或其他任何创造性活动。

这些活动只有在强化教师发展项目的背景下才可行。在这个项目中,参与者有定期安排的、受保护的时间致力于获得并实践专业技能和能力。将 MESP 定义为培养教育领导者和学者的项目,反映了机构的优先事项,并明确回应了如生物医学教育研究或临床管理能力发展其他专业培训项目的范围。

## 10.4    强化纵向项目的目标和宗旨

### 10.4.1    提高教学技能

在 20 世纪上半叶,传统上认为教学专门技能是学科专业知识内容的一部分(Wilkerson and Irby 1998),换句话说,任何掌握了这门学科知识的人都有能力教授它。最近,人们普遍认识到,无论是在普通教育领域还是在医学教育领域中,教学技能和专业能力并不是学科专业知识的必然结果(Harris et al. 2007;McLean et al. 2008;Shulman 1986)。然而,除了学科专业知识之外,教师通过观察他们自己的老师来学习如何教学时,教学技能的提高就成为偶然事件(Skeff et al. 1997a,b;Thompson et al. 2011)。在对教育学术水平的研究分析中显示,教育技能方面缺乏正规培训导致了学习过程的随意性,造成教育技能和教学水平上有很大差异。Simpson 和 Fincher(1999)指出,医学院校需要更明确的标准来评估教师在教育方面的贡献,并需要提供一个基础机构来支持教师作为教育学者和有影响力的教师的持续发展。强化教师纵向发展项目是解决这些需求的策略之一。

### 10.4.2    支持教育工作者

作为临床医生和教育工作者,教师必须应对许多压力源,而职业倦怠是一种非常普遍的危险因素(McLean et al. 2008)。维持教师创造力和激情的其他挑战则来自医学和以团队为基础的教学发展,以及主要是为了提供患者护理的教师的参与,这些教师可能没有规划以教学学术研究为主要职业生涯的目的(Searle et al. 2006a)。一般而言,尽管教师发展的目的是通过培养教师的技能和强化教学责任来防范这些风险,但强化纵向项目由于其强度和团队建设质量,可能会提供更大程度的帮助。许多这类项目的隐性课程包括同伴指导和对独立工作教师的支持,一年中定期聚会的十几名教师组成的团队,无一例外地分享了他们在教学中的挫折和成就,并认识到他们并不孤单。这些可能有助于留住有影响力的教师,同时项目团队建设的潜力也是一个主要的特色(Moses et al. 2009)。

除了相互支持,强化纵向项目的参与者还受到许多其他目标的激励。即参加这样的项目将使他们在医学院、医院和专业组织的教育领导职位上更具竞争力。这些职位对他们有着更高的期望,即熟悉和精通新的教学和评估方法(Searle et al. 2006a)。从事这些职位和职业也需要有证明和业绩,这些可以被晋升委员会认可,同时这也是许多项目的明确目标(Baldwin et al. 1995；Wilkerson et al. 2006)。

### 10.4.3 提升教育学成为一门科学学科

大多数项目都在努力拓展参与者对教育的视角,使其不再仅仅是一个实践领域,而是认可它是一个以理论和实证为基础的学术学科(McLean et al. 2008)。所有这些项目都将这些证据基础和相关的理论依据作为参与者在其实际应用中使用的关键资源和框架,甚至尝试寻求让参与者为医学教育作为一门学科的学术基础做出贡献(Harris et al. 2007；Sheets and Schwenk 1990)。许多项目已经通过指导教育研究的原则和实践试图解决这个问题(Gruppen et al. 2006；Robins et al. 2006),这方面也认识到学术的扩展定义包括教学及教育创新(Boyer 1990)。

强调这一点旨在促进基于相关理论和文献中最佳实践为基础的教学,从而改善医学生和住院医生的教育水平。它还寻求培养这些教师对医学教育文献的更深层次的思考和更有依据的使用。然而,另一个明确的目标是培养更多更好的教育研究人员,提高医学教育的经验证据的质量。虽然项目认识到只有一部分参与者可能会投入大量时间进行研究,但鼓励和授权参与者这样做不仅对个别项目和赞助机构很重要,而且对整个医学教育的更大领域也很重要。值得注意的是,为建立研究能力而明确关注教师发展,可能需要与大多数强化项目的考虑因素和结构有所区别(详情请参阅第 4 章)。

### 10.4.4 培养教育领导力

如前所述,许多参加强化纵向项目的教师都有提升自己领导角色的个人目标,但许多机构也认识到,机构本身也需要培养员工的教育领导能力(Hatem et al. 2006；Muller and Irby 2006)。在许多领导职位中,特别是在毕业后医学教育中,对高水平教育的需求和期望越来越大,作为项目主任和助理,需要适应将关注点逐步变为对教育成果和绩效方面,而不是关注完成任务的时间(Gruppen et al. 2006；Wilkerson et al. 2006)。尽管在过去,通过多年的工作经验在工作中非正式地学习可能就足以在这些岗位上取得成功,但人们越来越认识到,在广泛的领域中更正规的知识结构正变得越来越必要(关于领导力发展的讨论见第 3 章)。

## 10.5 有效的证据

鉴于强化纵向项目的目的和目标,有什么证据表明这些目标正在被实现？评估教师发展项目的影响往往是具有挑战性的,很少有一个对照组能用于比较该项目。在一个少见的配对对照设计的例子中,Hewson 和 Copeland (1999)证实,在一个相对简单的旨在提高教学技能的项目中,实验组相比较对照组显示教学技能得到了改进,两者的教学评估分数是有可比性的。此外,结果和目标很难衡量,评估方法与令人信服的有效性证据很少。因此,许多评估倾向于依赖参与者的自我报告测量和满意度评分,即使承认这些数据在项目评估中信息量较少和用处不大(McLean et al. 2008)。评估数据的其他来源包括参与者活动水平(Elliot et al. 1999)、专业网络分析(Morzinski and Fisher 2002;Moses et al. 2009)、定性随访访谈(Burdick et al. 2010;Elliot et al. 1999;Gruppen et al. 2003)、同行观察和参与者评价(Hatem et al. 2006)、简历内容分析(Gruppen et al. 2003;Morzinski and Simpson 2003;Morzinski and Schubot 2000)和学习者评价(大多数项目)。一些特殊的结果如对以学习者为中心的学习的态度,也可以通过问卷调查和其他手段进行评估(Gordon et al.1990)。以下是一些用来判断这种形式的教师发展的有效性的评估方法和结果。

### 10.5.1　满足感和自我效能感

事实上,参与者对学习经历非常满意,并认为他们从中学到了很多东西(e.g. Burdick et al. 2010;Lown et al. 2009;Muller and Irby 2006)。考虑到这些项目的自由选择属性,这种情况也许并不令人惊讶。尽管如此,主动推荐和普遍存在的高满意度现象均表明,这些项目满足了参与者的一些目标和目的。从对次级受益者的访谈中也可以得到一些支持性的验证——次级受益人是由可能受到参与项目影响的项目参与者指定的个人(Moses et al. 2006)。这些人中的大多数都承认,他们认识的学者作为教师和教育学者的地位有所提高,学者们的教育学学术水平、教育项目研究能力、教学技能、指导能力和领导能力也有所提高。

### 10.5.2　领导力和职业发展

另一个经常被引用的强化纵向项目的结果是毕业生在他们的机构或国家专业协会和组织中担任领导职务的频率(Muller and Irby 2006;Steinert and McLeod 2006;Wilkerson et al. 2006)。这些毕业生当中,多达 2/3 在参与工作后获得这类领导职位。威斯康星州医学院(Medical College of Wisconsin)的项目是历史最悠久的项目之一,参与项目后的领导职位比参与前增加了两倍多(Morzinski and Simpson 2003)。但是这种乐观的心态需要调整,因为项目在招生和选拔过程中考虑了当前或潜在的领导力,并将其作为项目的一个目标,所以样本具有倾向性。

也有一些证据表明,强化纵向项目的存在提高了机构招募教育工作者和教育方向住院医师的能力(Muller and Irby 2006)。其他证据表明,人们对以学术医学研究和医学教育为职业这个问题重新产生了兴趣(Steinert and McLeod 2006),或者增加了教师留任率(Morzinski and Simpson 2003)。

### 10.5.3　发展教师团队

由于教师团队的发展是强化纵向项目的一个常见目标,因此能够记录这一结果是使人产生兴趣的所在。然而,这是一种目前没有被广泛接受或使用的测量方法。一项对家庭医学领域49个教师团队项目351名参与者(Morzinski and Fisher 2002)的分析表明,参与情况与团队关系网络的显著扩大有关。这种关系最常见的是与同事之间的关系,尤其常见于可以在职业发展及学术咨询各方面提供指导的同事之间。

社会科学为此目的所采用的另一种技术是网络分析。在网络分析中,项目参与者列出他们以特定角色或出于特定目的与之互动的个体。这些确定的个体被组合为所有项目参与者,并用计算机软件建立了一个社交网络,以反映项目参与者作为一个团体互动或彼此孤立互动的程度。阿肯色大学的项目(允许跨专业的团队参与)在项目前和项目后的设计中应用了这种方法(Moses et al. 2009)。他们的分析表明,个体和项目成员的网络规模及复杂性都有了很大的增长。这一增长部分归因于更大的利益共同体以及对资源和人员的更好了解。该网络的成员仅限于大学里的人员,但其他使用过网络分析的人注意到,网络从本地扩展到了区域和全国是因为参与者参加了在项目之前不会参加的会议。

### 10.5.4　学术研究与业绩

对于那些不仅寻求提高参与者的教学技能,而且还寻求提高他们的研究和学术水平的项目来说,简历(curriculum vitae,CV)是可以用来证明参与项目效果的结果来源之一。有几个项目开发出分析参与者简历的方法,用于评估诸如晋升、新的教育领导角色、新的课程资源、学术出版物、报告和资助等项目目标(Moses et al. 2009)。当比较参与者项目前和项目后业绩时,这类分析经常发现出版物、成果和获教育资助的数量在统计上和实际上都有显著增加(Gruppen et al. 2003;Morzinski and Simpson 2003;Rosenbaum et al. 2006;Simpson et al. 2006)。

## 10.6　强化纵向项目的特点

本章的前几节描述了解决教师发展需求的强化纵向教师发展项目的目的

和有效证据。对于有兴趣进一步研究这种模式的读者来说,需要注意的是,尽管这些项目有一些共同的基本特征,但在如何设计和实施,每个项目都有很大的差异。本节着重介绍其中一些特点,目的是使读者能够更好地制订计划和决策。

## 10.6.1 相关机构

文献中描述的大多数强化纵向项目始于对机构价值和需求的精心研究。常见的问题包括:该机构在教育使命中的责任和效能,培养和维持教师的教育角色,以及在适应卫生保健环境挑战和机遇时起到的作用(Gruppen et al. 2006;McLean et al. 2008)。一般而言,这些机构目标体现在项目课程体系中的致力于个人参与者的职业发展和整个机构中学院的教学计划、机构的领导和机构组织。项目之间的差异很大程度上是源于一个事实:每个项目都是为了满足当地教师和机构的需求而设计的(Searle et al. 2006b)。一份关于教师发展项目的系统性回顾(Steinert et al. 2006)强调,大多数项目都是针对特定背景下的特定教师群体定制的。这种定制增加了成功达成项目目标的可能性,但它也使项目推广变得困难。因此,我们需要充分考虑到地方特色及教师发展过程的复杂性,也就是说需要考察机构和组织因素,但是这些因素迄今在许多教师发展工作中很大程度上被忽视。

一个强化纵向项目的目标需要与机构需求对齐,并适应机构中不可避免的变化的动态属性(Gruppen et al. 2006),这一点在长期建立的项目的演变中得到了很好的说明。例如,始于 1991 年威斯康星州医学院的这个项目(Simpson et al. 2006)最初的重点是基层医疗教师,并强调了机构优先考虑教师的教育需求和与学术奖励结构之间的紧密联系。多年来,随着机构优先级、资金水平、新举措、教师时间的竞争和项目愿景的变化,这一联系受到了挑战,需要在项目重点、结构和后勤方面做出各种改变。在这一次项目过程中产生了 4 个原则,使强化教师纵向发展项目适应当地环境:①适应不断变化的环境和需求;②以项目为导向的教师发展是一种强有力的教学策略;③在项目领导力方面建立承担风险角色模型;④以形成性和总结性项目评估提供有关项目有效性的数据(Simpson et al. 2006)。

同样,机构环境的变化也可以反映在课程设置的改变、改进或扩充评估的需要,以及将教育理念转化为学校的使命等方面(e.g. Wilkerson et al. 2006)。在其他情况下,特定的机构需求指导项目开始时的重点和目标,比如爱荷华大学的项目在其非常具体的项目目标中说明了这一点,即培训未来的教师发展人员,让他们在部门层面上进行教师发展(Rosenbaum et al. 2005,2006)。

国际医学教育和研究促进基金会(the Foundation for Advancement of

International Medical Education and Research, FAIMER) 区域研究所是将强化纵向项目适应特定受众的一个特殊案例 (Burdick et al. 2011), 目前位于南非、巴西和印度的 5 所区域研究所, 与各医学院的项目有许多相同的目标, 如提高领导能力和管理技能以及改进教学和评估。这些机构被专门设计成专注于社区健康成果的教师发展的一种模式。这种模式强调社交网络在跨国视角中的重要性, 强调建立一个关注资源贫乏的国家和机构的全球社区, 并解决公共部门的需求 (更详细的描述见第 15 章)。

## 10.6.2　目标参与者的适用范围

每个项目都是针对特定的参与者设计的, 大多数项目也都是为同一个机构的教师准备的。然而, 这一规则也有一些例外。其中一个是由美国贝勒医学院、休斯顿得克萨斯大学医学院和休斯顿得克萨斯大学牙科分校联合赞助的教育学者项目 (Searle et al. 2006b), 这种合作是由于这三家机构的地理邻近而促成的, 这些机构之间轮流担任该项目的主管。相反, 哈佛梅西大学的医师教育者项目是为接受来自北美和世界其他机构的参与者而专门设计的 (Armstrong et al. 2003)。由于项目人群地理分散, 参与者不能很容易地聚集在一起进行线下面授教学, 所以需要更多集中时间的现场教学——2 周强化训练, 6 个月后再进行 1 周强化训练。

大多数项目对临床和基础学科教师开放, 但绝大多数参与者来自临床部门, 基础学科教师的人数极少 (Rosenbaum et al. 2006; Steinert and McLeod 2006)。贝勒大学项目的报告显示, 基础学科教师最高比例似乎是 10% (Searle et al. 2006b)。与生物医学博士生相比, 这种参与度的不平衡可能反映了大多数项目对医生 (医学生和住院医生) 培训的重视, 这种重视也可能限制了基础学科教师参与的感知价值。同时这种不平衡可能反映了这些教师群体对改善教学和教育学术的重要性以及与之相关的奖励的不同看法。同样地, 大多数项目都起源于医学院, 所以其他医疗卫生专业只占参与者的一小部分。

## 10.6.3　持续时间和强度

在 2006 年被调研的项目中 (Thompson et al. 2011), 持续时间的中位数为 64 小时, 但存在一个非常大的范围 (10~584 小时)。整个项目持续时间的中位数是 10.5 个月, 为 1~48 个月。大多数项目每周或每 2 周开一次会。

## 10.6.4　课程要素

虽然加利福尼亚大学洛杉矶分校的项目结合了线下和线上讨论 (Wilkerson et al. 2006), 所有的项目实际上都是面对面或访学形式的。尽管每年的课程都有所变化,但绝大多数的项目都为同一群体的所有参与者提供相同的课程。麦吉尔大学的教学学术项目似乎是独一无二的,它强调为每位参与者提供个性化的项目(Steinert et al. 2003;Steinert and McLeod 2006)。

教学形式各不相同,但常见的方法是互动讲座或工作坊,观摩和教学观摩活动,以及反思练习(例如期刊论文、撰写教育观点)。对于基础的参与者来说,文献阅读是培养教育理论和实践的重要形式,可以让他们熟悉对他们来说很新奇的教育理论及相关的学科。

课题是一个主要的课程内容,旨在为参与者提供机会实践他们在项目中学到的教育原则(Beckman and Cook 2007)。许多项目都侧重于课程发展课题,但研究类课题也很普遍。个人课题工作通常由个体参与者定义和实施,这使他们能够表达自己的个人兴趣,通常需要项目全体教师和同行的咨询及意见,也鼓励寻求外部专家的帮助并需要他们的意见。由于大多数教育和研究课题都是基于团队和合作来完成,个人课题可能并不是很好地代表这方面,因此满足机构需要和优先事项而不仅是个人偏好的课题可能更有价值。

最常见的课程内容包括教学技能、课程设计和各种形式的学术传播、教育理论和研究方法、交流、教育领导和项目评估(表10.1,Thompson et al. 2011)。有些项目只关注教学技能(Hewson 2000)或教师发展(Rosenbaum et al. 2005)(Rosenbaum et al. 2005),但大多数项目都包括一系列其他方面的技能和能力。

表 10.1　美国医学教育研究会的重点目标、研究绩效和项目评估策略调研一览表($n$=55)
(根据 Thompson 等人的研究,2011 年)

| 重点目标[a] | No.(%) |
|---|---|
| 教学技能 | 43(78.2) |
| 学术传播 | 32(58.2) |
| 课程设计 | 29(52.7) |
| 教育理论 | 26(47.3) |
| 教育研究方法 | 26(47.3) |
| 与其他教师建立联系 | 25(45.5) |
| 教育领导力 | 24(43.6) |
| 项目评估 | 23(41.8) |
| 教育文献的使用 | 22(40.0) |
| 对学习者的评估 | 21(38.2) |
| 职业发展 | 21(38.2) |
| 反思性实践 | 14(25.5) |

续表

| 研究绩效[b] | No.（%） |
|---|---|
| 学术计划的完成 | 44（80.0） |
| 学术计划的汇报 / 发表 | 36（65.5） |
| 课程的设计 | 24（43.6） |
| 杂志收录（如：反思性作品） | 14（25.5） |
| 制订职业发展计划 | 13（23.6） |
| 制订学习协议 | 10（18.2） |
| 课程的实施 | 10（18.2） |
| 大型研讨会报告 | 4（7.3） |
| **评估策略** | No.（%） |
| 满意度调查问卷 | 48（87.3） |
| 自我评估调查问卷 | 32（58.2） |
| 追踪访谈 | 31（56.4） |
| 参与者发起或领导的教育活动次数 | 24（43.6） |
| 参与者所参与的教育活动的类型 | 24（43.6） |
| 参与者的直接的同行观察 / 评价 | 20（36.4） |
| 个人简历内容分析 | 20（36.4） |
| 参与者的课程 / 实习医生 / 研讨会评估 | 12（21.8） |
| 作品 | 12（21.8） |

注：[a] 选择"主要焦点"的参与者的百分比；[b] 总数等于超过 100%，因为参与者可以选择。

## 10.6.5　申请条件

大多数项目要求申请者通过以往参加活动的记录来证明他们对教育的兴趣和承诺。机构（部门或学校）常见支持的证据通常以系主任或处长的信件形式提供，用来表明参与者的潜力即在完成项目后可能产生的影响。大多数项目都需要一份个人陈述，描述他们对该项目的兴趣和目标。成员数量通常是有限的，平均规模在 10 人。

## 10.6.6　实践团体

几乎所有这些项目都有一个共同的特点，那就是关注实践团体（Wenger 1998）。项目主管和开发人员认识到一个志同道合相互支持的团队的重要性，他们可以在这个环境中进行思想碰撞和争论,培养对教育问题的深思熟虑和学术研究的批判性思维。发展这样的团体很重要,原因有很多。大多数项目认为学习是一个非常社会化的过程,受益于同行之间以及项目教师之间的交流和讨论(Salomon and Perkins 1998)。医学教育本质上是一种"团队活动",需要许多教师的参与和合作,实践团体的扩大可能还会对个体参与者或团体产生更大的影响或生产力,但这种联系尚未得到证明(Moses et al. 2009)。

这些团体的性质因项目而异。许多项目把来自不同医学专业的参与者聚集在一起,其他项目则专注于单个专业;一些专注于医生,另一些则包括多种卫生专业人员;有些仅限于教师,另一些则包括住院医师和其他级别的学习者。然而,所有这些都明确地促进了一个教育界同仁共同体的形成和健康发展。在项目完成后,项目在团体维持方面所付出的努力可能有所不同,用于发展这些团体的活动的数量和类型也可能有所不同。

参与者受益于团体的其他同行,但也需要获得专门知识和类似的资源。因此,重要的是,这些团体将来自不同学科和专业的同事聚集在一起,以促进机构内更紧密的联系,以建立一个教育工作者团体,并分享共同问题的解决方案。虽然最常关注的是当地的实践团体,但大多数项目都通过鼓励参与者参与高级别的活动,力图扩大国家或国际医学教育工作者团体。比如一些项目包括要求参加国内或国际医学教育会议或课程(Steinert et al. 2003;Steinert and McLeod 2006),并鼓励在符合的会议(许多项目)上提交和展示学术工作。

### 10.6.7　学术研究

绝大多数项目(Thompson et al. 2011)都需要提供学术研究方案,这既是参与者的毕业要求,也是一个将学习到的方法应用于日常工作并解决实际问题的重要途径。一些项目还要求开发一门课程,而不太常见的预见结果是反思性写作、职业发展规划或学习计划。

让参与者完成这些项目通常是一种挑战。一些完成率较高的项目接近 90%(Simpson et al. 2006),但许多项目的完成率要低得多,接近 60%(例如 Armstrong et al. 2003;Wilkerson et al. 2006)。项目大多侧重于课程或方案创新而不是教育研究的情况很常见,例如,麦吉尔教学学者项目发现,62% 的参与者项目专注于最初期望的课程设计或评估,而不是教育研究(Steinert and McLeod 2006)。

## 10.7　强化教师纵向发展项目的未来方向

随着这些项目的增多和成熟,重要的是要考虑它们在未来可能面临的问题和机遇。

## 10.7.1　无效重复还是建立共享？

存在一个主要的问题是跨项目间资源共享。考虑到大多数项目的课程有共同之处，似乎有理由考虑开发更多可以共享的课程资源，这些资源反映了现有的最佳专业知识，并使它们成为各课程之间共通的、可共享的资源（McLean et al. 2008；Steinert et al. 2006；Thompson et al. 2011）。除此之外，对专业知识和参与者导师的需求也是各项目的共同需求。到目前为止，大多数项目都通过寻求内部或邀请其他机构的到访学者来满足这一需求，因此，建设教师专业知识而形成资源共享库就更值得去探索。

促进这种分享的一个手段是最近发展起来的医学教育联盟董事会，它们在美国医学院协会的年度会议上召开小组会议。其他国家的同行之间也有类似的交流共享，通过诸如 2011 年和 2013 年卫生专业教师发展国际会议等活动，在国际层面促进这种交流的努力也在不断增加。虽然这种分享看似合理，但它必须克服对非本地开发课程的抵制，以及开发可共享资源的大量前期成本，而这种投资几乎无望获得具体回报。

## 10.7.2　财务挑战

这些项目呈现出包括中央资助、依赖部门捐款、基金会支持和收费等多种运营模式。但无论何种金融模式，都没有足够的资本来支撑项目主管、机构或参与者想要做的一切。所以项目以可持续的资金水平开始也是一个普遍现象，但久而久之新鲜感逐渐消失，然后预算逐渐减少并开始面临削减成本的境地（Frohna et al. 2006；Gruppen et al. 2003；Robins et al. 2006）。项目如何处理这些财务削减在文献中没有很好的记载，但在项目主管会议上却是一个经常讨论的话题。

支付给参与者一笔津贴来保证他们的参与时间是很正常的，至少在项目开始时如此（e.g. Rosenbaum et al. 2006）。但是，随着资金变得越来越紧张，这往往是最先被削减的项目开支之一。总的来说，为参与项目支付津贴并不是项目成功的必要条件，大多数失去资金支持的项目仍然有相当多的申请者。然而，这种变化可能会影响到一些机构文化，或许也会影响到一些团体中某些成员的参与。

当然，与那些教师发展的需求远远超过了现有资源的环境相比，这些挑战相形见绌。国际医学教育和研究促进基金会（FAIMER）正在探索如何在这些国家提供短期内集中培训促进教师发展（Burdick et al. 2010，2011），但这是一个挑战，也需要其他机构接受。

### 10.7.3　项目有效性证明

强化教师纵向发展项目意味着机构对其教师成员成长和表现的重要投资。对项目主管来说,证明这项投资的价值可能成为一项越来越重要的任务。这对机构和个人参与者都很重要,不仅需要对项目结果进行评估,还需要对这些项目的成本进行核算。正如大多数教育干预和项目一样,成本的核算是一个复杂且常常不确定的过程。直接的薪水和董事及员工的时间收益相对简单,其他一些费用也是如此,如食物、材料、项目差旅、项目成本以及对某些项目中保证参与者参与活动的时间津贴。然而,董事们需要考虑的间接成本有很多:参与者的临床收入损失、设施成本,机构资源如图书馆和图书管理员、教育技术、项目顾问、客座教师和演讲者等。尽管困难重重,但是记录这些项目的成本,特别是在个人参与者为基础的情况下,是决定这些投资价值的重要参考点(Bowen et al. 2006)。

对项目而言,除了关注常见的个人参与者取得成效之外,还需要更多地关注对机构产生的结果(McLean et al. 2008)。相对而言,人们对这类项目对于在校学生和住院医师的学习环境或教师的专业环境的影响知之甚少。一些项目记录了他们的参与者在机构中担任领导职务,但他们的领导能力对机构产生了什么影响? 这类项目的毕业生有更高的职业满意度吗? 他们在机构里会待得更久吗? 他们会成为更好的老师,从而促进学生更好地学习吗? (Griffith et al. 2000;Hewson and Copeland 1999)建立一个由有娴熟教学技能的教育者和学者组成的团体的机构利益是什么?

在有关教师发展项目的文献中,大家普遍认为缺乏结果评估并且结果数据的范围非常有限(McLean et al. 2008;Steinert et al. 2006;Wilkerson and Irby 1998)。尽管不仅专注于强化教师纵向发展项目,根据 Kirkpatrick 的理论,Steinert 等对 53 个教师发展项目的评估研究进行系统回顾发现,74% 的研究结果被归类为“反应”结果(Kirkpatrick and Kirkpatrick 2006);77% 的研究评估了知识增长,但实际上所有这些都是通过参与者自我报告进行评估的,众所周知这种方法存在偏颇,其有效性值得怀疑(Eva and Regehr 2005;Ward et al. 2002)。值得注意的是,72% 的研究评估了教学行为的变化,这是通过自我报告和学习者或同伴对教学行为的观察进行评估的。但这一结果是该评估搜索标准的明确目标,少数评估研究(19%)调查了教师发展项目对组织实施改革的影响(3 项研究)或学生或住院医师学习变化(1 项研究)的影响。

与医学教育的其他领域一样,现在已不能满足于对项目进行简单描述和演示,相较可替代的项目模式或特征,要让它们“起作用”,转向更复杂的研究。目前,这种决定是项目开发人员或主导者的偏好问题,而不是以相对有效的经验证据为指导。改善强化纵向项目的证据基础需要在结果定义和测量方面更加严格，但更重要、更困难的步骤是实际比较项目及其结果。目前证据显示，强化纵向项目优于短期项目或一次性研讨会。我们需要的是"比较有效的研究"，直接比较具有不同特征（持续时间、频率、选择标准等）的项目，以确定这些特征是否对成功至关重要（详情见第 17 及 18 章）。

### 10.7.4　模型的演变

如本章前面所述，强化教师纵向发展模式在不同的机构中有许多共同特点。然而，它仍然是一种全新的模式，而且由于人们使用它的目的不同，它可能会遭受各种趋异演变。

这种演变的一种形式可能是调整模式以适应不同的结果和受众。例如，密歇根大学已经将强化纵向模式应用于居民医疗保健管理项目中，并且正在计划利用相同模式实施一个患者安全和质量改进项目。因此可以推测其他特殊领域或受众，比如其他卫生专业人员和跨专业群体、研究指导、教育技术、生物医学博士和研究生教育工作者等也可能适合这种模式。国际医学教育和研究促进基金会（FAIMER）已经被引用作为一个例子，说明这种模式适用于分散的国际参与者群体（Burdick et al. 2010），但是对于针对特定群体包括国际学习者在内的参与者群体的项目来说，可能还需要其他的变型模式。

演变中的另一个形式分支可能是强化纵向项目与其他教师发展资源之间的关系。本书的其他章节描述了各种不同的教师发展模式，它们有不同的目标、资源需求和优缺点。理想情况下，这些选择应该整合到一个特定机构的教师资源范围中。一个值得更多考虑的关系是强化纵向项目和正式授予学位项目之间的联系，例如不断扩大的卫生专业教育硕士学位项目（Tekian and Harris 2012）。一些项目将研究生课程作为项目的一部分（Steinert et al. 2003），而另一些项目的安排是参与该项目可以算作获得正式学位的学分（Gruppen et al. 2006；Robins et al. 2006；Searle et al. 2006b）。比较突出特殊的情况是，强化纵向项目和传统的"一次性"教师发展工作坊之间的创造性联系可以被认为是参与强化教师纵向发展项目的一个动力或招募机制。

## 10.8　对实践和研究的启示

对于那些考虑建立一个强化教师纵向发展计划的单位来说，上述模式的特点可以作为一个计划和讨论的框架。这些项目的评估文献提供了一些关于预期结果和如何促进成功的指导。然而，可能最重要的是从这些早期项目的经验中进行学习。Hatem 等（2009）总结了制定一个值得我们关注的项目的 10

个战略步骤：

1. 定义工作理念、价值观和目标。
2. 建立一个能够反映学员、教师角色和责任的课程。
3. 采用成人学习的基本方法。
4. 努力在实现既定目标和开放性讨论之间取得平衡。
5. 为参与者创造最佳的学习机会，让他们掌握课程所制定的实践技巧。
6. 促进跨学科交流，团队发展，创建学习团体。
7. 培养正念和批判性的自我反思。
8. 系统地回顾每一个阶段。
9. 评估项目的结果。
10. 规划未来。

对于那些已经有这些项目的单位来说，重要的是要认识到，他们需要定期（如果不是持续的）评估他们在多大程度上满足了参与者和机构的需求。不仅项目需要保持新鲜和创新，而且机构及其领导者需要突出强调该项目对个人参与者和机构本身的贡献。关于强化纵向教师发展项目价值的争论必然是它的局限性，但它可以受益于团体经验、证据以及这些项目的领导者和促进者群体的目标。项目中分享可以扩展到共享资源、评估方法甚至是项目之间的比较。这样的相互支持和激励将推动整个社会向前发展。

## 10.9　小结

强化纵向项目是教师发展的一种重要形式。与单次研讨会相比，这种形式可以提供更深入的学习，并提供更全面的课程，涉及一系列综合技能，可以培养出全面的卫生专业人员和领导者。强化纵向项目不仅是对个别教师成长的投资，它们也是对机构良性发展的投资。从这些项目毕业的教师经常以多种方式回馈学校，包括更高质量的教育规划，更好的评估方法，更明智的决策，以及基于教育证据和原则的教育领导力。本章中描述的每个项目的逻辑细节、课程内容和主要目标反映了原属学校的文化和背景。虽然这种多样性是合理的，但它强调了需要进一步评估这些项目的影响和研究，以确定导致成功的关键特征。

## 10.10　关键信息

- 在过去的 15 年里，强化教师纵向发展项目激增。
- 这些项目有相当充分的证明，可以有效地帮助参与者实现其提高领导力、教育学基础知识、学术研究能力、团体建设和教学的目标。

　　● 尽管每个项目都必须适应其机构所在地的需求，但项目也有相当多的机会来分享想法、课程资源和最佳实践。

（刘莹　译）

# 参考文献

Armstrong, E. G., Doyle, J., & Bennett, N. L. (2003). Transformative professional development of physicians as educators: Assessment of a model. *Academic Medicine, 78*(7), 702–708.

Baldwin, C. D., Levine, H. G., & McCormick, D. P. (1995). Meeting the faculty development needs of generalist physicians in academia. *Academic Medicine, 70*(1 Suppl.), S97–S103.

Beckman, T. J. & Cook, D. A. (2007). Developing scholarly projects in education: A primer for medical teachers. *Medical Teacher, 29*(2–3), 210–218.

Bowen, J. L., Clark, J. M., Houston, T. K., Levine, R., Branch, W., Clayton, C. P., et al. (2006). A national collaboration to disseminate skills for outpatient teaching in internal medicine: Program description and preliminary evaluation. *Academic Medicine, 81*(2), 193–202.

Boyer, E. L. (1990). *Scholarship reconsidered: Priorities of the professoriate.* Princeton, NJ: Carnegie Foundation for the Advancement of Teaching.

Burdick, W. P., Amaral, E., Campos, H., & Norcini, J. (2011). A model for linkage between health professions education and health: FAIMER international faculty development initiatives. *Medical Teacher, 33*(8), 632–637.

Burdick, W. P., Diserens, D., Friedman, S. R., Morahan, P. S., Kalishman, S., Eklund, M. A., et al. (2010). Measuring the effects of an international health professions faculty development fellowship: The FAIMER Institute. *Medical Teacher, 32*(5), 414–421.

Elliot, D. L., Skeff, K. M., & Stratos, G. A. (1999). How do you get to the improvement of teaching? A longitudinal faculty development program for medical educators. *Teaching and Learning in Medicine, 11*(1), 52–57.

Eva, K. W. & Regehr, G. (2005). Self-assessment in the health professions: A reformulation and research agenda. *Academic Medicine, 80*(10 Suppl.), S46–S54.

Frohna, A. Z., Hamstra, S. J., Mullan, P. B., & Gruppen, L. D. (2006). Teaching medical education principles and methods to faculty using an active learning approach: The University of Michigan Medical Education Scholars Program. *Academic Medicine, 81*(11), 975–978.

Gordon, G. H., Levinson, W., & Society for General Internal Medicine Task Force on Doctor and Patient. (1990). Attitudes toward learner-centered learning at a faculty development course. *Teaching and Learning in Medicine, 2*(2), 106–109.

Griffith III, C. H., Georgesen, J. C., & Wilson, J. F. (2000). Six-year documentation of the association between excellent clinical teaching and improved students' examination performances. *Academic Medicine, 75*(10 Suppl.), S62–S64.

Gruppen, L. D., Frohna, A. Z., Anderson, R. M., & Lowe, K. D. (2003). Faculty development for educational leadership and scholarship. *Academic Medicine, 78*(2), 137–141.

Gruppen, L. D., Simpson, D., Searle, N. S., Robins, L., Irby, D. M., & Mullan, P. B. (2006). Educational fellowship programs: Common themes and overarching issues. *Academic Medicine, 81*(11), 990–994.

Harris, D. L., Krause, K. C., Parish, D. C., & Smith, M. U. (2007). Academic competencies for medical faculty. *Family Medicine, 39*(5), 343–350.

Hatem, C. J., Lown, B. A., & Newman, L. R. (2006). The academic health center coming of age: Helping faculty become better teachers and agents of educational change. *Academic Medicine, 81*(11), 941–944.

Hatem, C. J., Lown, B. A., & Newman, L. R. (2009). Strategies for creating a faculty fellowship in medical education: Report of a 10-year experience. *Academic Medicine, 84*(8), 1098–1103.

Hewson, M. G. (2000). A theory-based faculty development program for clinician-educators. *Academic Medicine, 75*(5), 498–501.

Hewson, M. G. & Copeland, H. L. (1999). Outcomes assessment of a faculty development program in medicine and pediatrics. *Academic Medicine, 74*(10 Suppl.), S68–S71.

Kirkpatrick, D. L. & Kirkpatrick, J. D. (2006). *Evaluating training programs: The four levels. (3rd Ed.).* San Francisco, CA: Berrett-Koehler Publishers.

Lown, B. A., Newman, L. R., & Hatem, C. J. (2009). The personal and professional impact of a fellowship in medical education. *Academic Medicine, 84*(8), 1089–1097.

McLean, M., Cilliers, F., & Van Wyk, J. M. (2008). AMEE Guide No. 36: Faculty development: Yesterday, today and tomorrow. *Medical Teacher, 30*(6), 555–584.

Morzinski, J. A. & Fisher, J. C. (2002). A nationwide study of the influence of faculty development programs on colleague relationships. *Academic Medicine, 77*(5), 402–406.

Morzinski, J. A. & Schubot, D. B. (2000). Evaluating faculty development outcomes by using curriculum vitae analysis. *Family Medicine, 32*(3), 185–189.

Morzinski, J. A. & Simpson, D. E. (2003). Outcomes of a comprehensive faculty development program for local, full-time faculty. *Family Medicine, 35*(6), 434–439.

Moses, A. S., Heestand, D. E., Doyle, L. L., & O'Sullivan, P. S. (2006). Impact of a teaching scholars program. *Academic Medicine, 81*(10 Suppl.), S87–S90.

Moses, A. S., Skinner, D. H., Hicks, E., & O'Sullivan, P. S. (2009). Developing an educator network: The effect of a teaching scholars program in the health professions on networking and productivity. *Teaching and Learning in Medicine, 21*(3), 175–179.

Muller, J. H. & Irby, D. M. (2006). Developing educational leaders: The Teaching Scholars Program at the University of California, San Francisco, School of Medicine. *Academic Medicine, 81*(11), 959–964.

Robins, L., Ambrozy, D., & Pinsky, L. E. (2006). Promoting academic excellence through leadership development at the University of Washington: The Teaching Scholars Program. *Academic Medicine, 81*(11), 979–983.

Rosenbaum, M. E., Lenoch, S., & Ferguson, K. J. (2005). Outcomes of a Teaching Scholars Program to promote leadership in faculty development. *Teaching and Learning in Medicine, 17*(3), 247–253.

Rosenbaum, M. E., Lenoch, S., & Ferguson, K. J. (2006). Increasing departmental and college-wide faculty development opportunities through a teaching scholars program. *Academic Medicine, 81*(11), 965–968.

Salomon, G. & Perkins, D. N. (1998). Individual and social aspects of learning. *Review of Research in Education, 23*(1), 1–24.

Searle, N. S., Hatem, C. J., Perkowski, L., & Wilkerson, L. (2006a). Why invest in an educational fellowship program? *Academic Medicine, 81*(11), 936–940.

Searle, N. S., Thompson, B. M., & Perkowski, L. C. (2006b). Making it work: The evolution of a medical educational fellowship program. *Academic Medicine, 81*(11), 984–989.

Sheets, K. J. & Schwenk, T. L. (1990). Faculty development for family medicine educators: An agenda for future activities. *Teaching & Learning in Medicine, 2*(3), 141–148.

Shulman, L. S. (1986). Those who understand: Knowledge growth in teaching. *Educational Researcher, 15*(2), 4–14.

Simpson, D. E. & Fincher, R.M. (1999). Making a case for the teaching scholar. *Academic Medicine, 74*(12), 1296–1299.

Simpson, D. E., Marcdante, K., Morzinski, J., Meurer, L., McLaughlin, C., Lamb, G., et al. (2006). Fifteen years of aligning faculty development with primary care clinician-educator roles and academic advancement at the Medical College of Wisconsin. *Academic Medicine, 81*(11), 945–953.

Skeff, K. M., Stratos, G. A., Mygdal, W., DeWitt, T. A., Manfred, L. M., Quirk, M. E., et al.

(1997a). Faculty development. A resource for clinical teachers. *Journal of General Internal Medicine, 12*(Suppl. 2), S56–S63.

Skeff, K. M., Stratos, G. A., Mygdal, W. K., DeWitt, T. G., Manfred, L. M., Quirk, M. E., et al. (1997b). Clinical teaching improvement: Past and future for faculty development. *Family Medicine, 29*(4), 252–257.

Steinert, Y., Mann, K., Centeno, A., Dolmans, D., Spencer, J., Gelula, M., et al. (2006). A systematic review of faculty development initiatives designed to improve teaching effectiveness in medical education: BEME Guide No. 8. *Medical Teacher, 28*(6), 497–526.

Steinert, Y. & McLeod, P. J. (2006). From novice to informed educator: The Teaching Scholars Program for Educators in the Health Sciences. *Academic Medicine, 81*(11), 969–974.

Steinert, Y., Nasmith, L., McLeod, P. J., & Conochie, L. (2003). A Teaching Scholars Program to develop leaders in medical education. *Academic Medicine, 78*(2), 142–149.

Tekian, A. & Harris, I. (2012). Preparing health professions education leaders worldwide: A description of masters-level programs. *Medical Teacher, 34*(1), 52–58.

Thompson, B. M., Searle, N. S., Gruppen, L. D., Hatem, C. J., & Nelson, E. A. (2011). A national survey of medical education fellowships. *Medical Education Online, 16*, Art. 5642. Available from: http://www.ncbi.nlm.nih.gov/pmc/articles/PMC3071874/pdf/MEO-16-5642.pdf

Ward, M., Gruppen, L., & Regehr, G. (2002). Measuring self-assessment: Current state of the art. *Advances in Health Sciences Education, 7*(1), 63–80.

Wenger, E. (1998). *Communities of practice: Learning, meaning, and identity.* New York, NY: Cambridge University Press.

Wilkerson, L. & Irby, D. M. (1998). Strategies for improving teaching practices: A comprehensive approach to faculty development. *Academic Medicine, 73*(4), 387–396.

Wilkerson, L., Uijtdehaage, S., & Relan, A. (2006). Increasing the pool of educational leaders for UCLA. *Academic Medicine, 81*(11), 954–958.

# 第 11 章
# 在线教师发展

David A. Cook

## 11.1　引言

　　随着计算机和互联网技术在我们个人和职业生活中的普及,在过去十年中计算机辅助学习毫不意外迎来了飞速发展。有了这些技术的加持,原本不可能的活动成为了现实(Amin et al. 2011)。(以研究出版物来衡量的)对计算机辅助教学领域的研究兴趣继续快速增长(Adler and Johnson 2000;Cook et al. 2008b)。一项研究表明,至 2017 年,在线继续医学教育(continuing medical education,CME)将占有继续医学教育活动总量的一半以上(Harris et al. 2010)。教师和学生越来越多地使用社交媒体和智能手机,似乎是时候思考该如何利用这些电子工具促进教师发展了。

　　广义上,电子学习领域包括所有使用电子技术的教育干预,如基于计算机、互联网、移动设备、录音带或 CD、录像带或 DVD 以及卫星电视的教学。在线学习(也称为基于 Web 的学习)是使用网络的电子学习。本章将首先简要介绍在线学习,接着说明为何要在教师发展领域使用在线学习,而后,回顾已完成工作,概述教学设计中可能的选项和关键原则,以及接下来实践和研究方向。尽管本章主要关注在线学习,但其中许多原则也适用于其他电子学习活动。

## 11.2　在线学习:简介

### 11.2.1　什么是在线学习?

　　简单地说,在线学习是在广域网或局域网的支持下进行学习的过程。对互联网的任何使用几乎都可以被解释为一种学习活动(例如,我们每次阅读新闻时都会学到一些东西)。然而,作为本章的常用方法和目的,在线学习具体指在参与为实现既定学习目标而有意设计和安排的在线活动时进行的学习。这可以通过几种不同的方式来完成,包括教学材料的呈现(例如在线教程)、促进以学习为中心的讨论系统(计算机支持的协作学习),以及支持真实场景练习的活动(计算机模拟)。词汇表(见附 1)包含这些和其他术语的定义。

认识到在线学习不是什么也很重要。互联网在医学教育中的许多应用并不直接促进既定学习目标的实现,如课程信息(教学大纲或讲义)的在线发布、(线下)面对面授课使用的文档(例如 PowerPoint 幻灯片或讲课的录像)、在线测试和课程评估的在线管理以及管理沟通。同样,互联网越来越多地用于社交和信息搜索等非上述在线学习的活动之中。尽管这些活动本身并不构成在线学习,但是每个活动都可以构成在线学习课程中的一个元素 / 要素。例如,一个结构化学习计划一般有明确的课程注册程序、目标和课程后评价等要素构成,在线发布教师发展研讨会的幻灯片(或视频)并不构成在线学习,但这些幻灯片(或视频)可以是这个学习计划的组成部分。

## 11.2.2　在线学习比面授学习好吗?

自计算机诞生以来,研究人员一直试图确定,与传统的教学方法相比,计算机辅助学习和近期的在线学习是否更有效(Clark 1983)。研究的结论是,总体来说计算机和非计算机方法之间无显著差异。一项基于 76 项比较在线学习和传统教学方法研究的系统综述发现,差异可以忽略不计(Cook et al. 2008b)。一个专门研究这一现象的某网站已经收录了数百项具有相同结论的研究。然而,尽管平均差异接近于零,但在某些特定的研究中,差异却很大,有时在线学习更有利,有时传统教学更有利。关键因素似乎不是方法(计算机或传统),而是这种方法是否适合教学目标,以及教学方法的有效性。

对教育者来说,这意味着在线学习与其他形式的教学(如面对面的讲座或小组)方式相比并无神奇之处(Cook and McDonald 2008)。在线学习可以解决一些问题,但不能解决所有问题,且通常还会导致新的问题。传统的教学方法经常是更好的选择。实际上,如第 11.7 节所讨论的,理想的选择往往是两种方法的混合教学。

在某些特定情况下,在线学习的正确应用需要多种因素的协同配合,包括教学目标、预期的教学内容、学习者和学习环境。做出这些决定需要了解使用这些技术的潜在优势和劣势(Cook 2007),后文和术语表将会对此展开讨论。另一个关键因素——教学方法,将在第 11.4 节中讨论。

## 11.2.3　在线学习的利与弊

### 11.2.3.1　优势

　　下面讨论的优势和劣势适用于大多数在线学习(Cook 2007),尽管有些优势和劣势对于在线教师的发展尤为显著。也许在线学习最明显的优势是其能够突破物理距离的限制。教师发展课程已经覆盖全州(Langlois and Thach 2003)、全 国(Anshu et al. 2008;Wearne et al. 2011) 和 全 世 界(Ladhani et al. 2011;McKimm and Swanwick 2010)。远程学习还使许多课程实现了规模经济,因为一旦在线学习教程被开发出来,班级规模仅受服务器容量和带宽的限制。此外,在线教程或其他独立的课程组件(如动画、视频剪辑或模拟)随后可以在另一门课程中再次使用(例如"可重用学习对象")。

　　在线学习允许参与时间上具有灵活性。学习者可以在任何时间(或白天或晚上)访问在线学习课程或模拟训练。异步在线讨论也提供了灵活性,尽管参与者需要对其他成员做出及时的回复,并遵守商定的时间表。例如,一个小组使用在线方法鼓励忙碌的外科教师提升临床评估技能(Pernar et al. 2012)。

　　在线课程资料都集中在一个中央单元,因此可以快速而简便地执行更新。学习资源,如教程,在课程结束后也可以保存很长时间。因此,教职员工在计划课程或进行研究时可以返回来(重新学习)有用的教程;或在试图解决困难的领导力挑战时参考相关的在线讨论文本。

　　在线学习通过自我调整或自动适应提供了个性化学习的能力。例如,大多数在线课程允许学习者控制学习环境,当(学习)材料是新的或困难的时候放慢速度,如果材料是熟悉的就快速移动(自我节奏)。有些课程还允许学习者在给定的课程中不同的学习机会进行选择(自我选择)。在计算机自适应教学中,计算机能基于学习者的信息(基础知识、学习风格或学习动机)进行调整,从而优化学习体验。

　　在线学习也提供了尝试创造性的新型教学方法的机会,以吸引学习者,并鼓励深入和持久的学习。例如,一个异步在线讨论可能会让学习者有时间对问题进行反思,并给出审慎的回答。在线模拟可以让教员有机会在教学或研究的模拟体验中演练新技能,就像临床医学中的虚拟病人一样。其他创新的方法还包括游戏、互动模型、电脑动画和音视频结合等。在线教师发展的创新方法包括计算机模拟组织变革(Richman et al. 2001)和视频会议问诊标准化病人(Kobak et al. 2006)。

　　最后,在线学习有助于实现对学习者的评价,并基于这些评价提供个性化反馈,及记录教育目标的达成(Cook 2007)。

### 11.2.3.2　劣势

然而,在线学习也并非没有缺点。在线学习研发相关的巨额前期成本可以抵消其带来的潜在规模经济。制作一个效果明显的在线课程需要在计划、测试、技术专业知识和计算机基础设施等方面进行大量的投资。目前至少有一个教师发展项目,由于低估了这一投资需求,导致项目实施的延误和停滞(Lewis and Baker 2005)。此外,规模经济在在线讨论中并不那么明显,因为对于教师时间的需要往往随着学习者数量的增长而增加。

在所有的教学活动中,技术困难几乎是不可避免的,但在网络课程中,技术困难可能更为重要。当 DVD 机出现故障时,教师可以在面对面课程中即兴发挥。相比之下,即使是一个很小的技术问题也会对在线课程的外观、内容和功能产生实质性的影响,从而对满意度和学习产生负面影响(Dyrbye et al. 2009)。更严重的是,可能延迟问题的识别,故障排除可能需要花费学习者和教师的大量时间。

在线学习可以揭示出劣质的教学设计,同样也能放大技术问题的影响。在面授课程中,一个优秀的教师只需较少的时间准备,而在线学习的指导必须有明确地计划和实施,这将在下面讨论。虽然糟糕的教学设计不只存在于在线学习,但在线学习在这个问题上似乎表现更明显。

教学的个性化很少得到真正的实现。计算机自适应教学并不像听起来那么简单(Cook et al. 2008a)。而当自适应学习完成时,其学习效果与非自适应学习相比较,差距是相当小的(Landsberg et al. 2012)。自我驱动的适应更简单,但仍然需要开发替代的学习材料和途径,而且在理想情况下只对某些特定类型的学习者有好处。因此,在目前的大多数在线课程中,个性化仅包括教学时间和节奏的变化。

时间和地点的灵活性意味着使用在线学习教程和模拟的学习者往往是独自学习,这可能会造成一种孤立感。即使是那些需要学习者协作的课程,比如在线讨论小组,可能也不如面授课程那么吸引人,在社交方面也不如面授课程那么有成就感。这不是一个微不足道的问题,特别是当涉及到作为学习者的教师的参与度和满意度时 Dyrbye et al. 2009;Steinert et al. 2002;Wearne et al. 2011)。对于那些不太习惯使用电脑的教师来说,这个问题可能更加尖锐[尽管这种担忧很大程度上是假设的,而且在一项继续医学教育的研究中,没有发现年龄和在线参与之间的相关性(Schoen et al. 2009)]。此外,对于一些主题(如"如何领导一个小组"),像教师对学习者行为的调整规范,这样重要的(教学)元素,可能就不会出现在线上课程中了。

最后,将线教师发展向线上过渡可能会导致教师的对立态度,例如,有时在线学习会被(教师)视为一项占用了个人专业活动时间而且没有经费支持的任务。

## 11.3　创新：在线教师发展的创新方法

在线学习解决了在教师发展计划中经常遇到的许多障碍。在线学习可以根据每个参与者的时间计划进行设计，对于那些有繁忙的临床日程、教学日程、管理职责和出差活动的教师来说，解决了一个重大的学习障碍。同样地，学习者无论在什么物理位置均可参与学习解决了另一个重要学习障碍，可以方便来自农村、社区或者其他机构的教师加入。在线学习还允许人们接受"即时"教育。特别是对于那些需要继续教育学分的人，完成学习的证明文件通常是有帮助的。

表 11.1 总结了 20 项在线教师发展计划的主题和关键模式。对这一证据更详细分析已经在其他地方提出（Cook and Steinert 2013）。在线学习最常被认为有助于教师在临床教学和评估方面的发展。然而，它也可用于企业管理的培训（Dean et al. 2001；Fox et al. 2001）、财务规划（Richman et al. 2001）、文献的批判性评价（Macrae et al. 2004）和研究技能（Kobak et al. 2006；Kotzer and Milton 2007）。这些研究采用了各种各样的在线模式和教学设计，包括教程、通过讨论板、聊天和电子邮件列表服务进行的在线讨论、计算机模拟、视频剪辑、角色扮演和远程培训主题的现场评估。

表 11.1　描述计算机辅助的教师发展活动的文章

| 作者（年） | 讨论范围 | 主题 | 描述 |
| --- | --- | --- | --- |
| Dean et al. (2001) | 美国的远程学习项目 | 工商管理 | 虚拟（在线）教室，在线作业，面对面交流 |
| Fox et al. (2001) | 英国的远程学习项目 | 领导力（变更管理） | 带有讨论板的在线教程 |
| Richman et al. (2001) | 美国的远程学习项目 | 财务规划（领导力课程的一部分） | 计算机模拟预算和战略规划 |
| Janicik et al. (2002) | 美国的 1 所学校 | 评估和反馈 | 网页模块：视频剪辑，调查，教程 |
| Steinert et al. (2002) | 加拿大 1 所学校 | 小组教学 | 面对面的研讨会后的讨论板和电子邮件列表 |
| Langlois and Thach (2003) | 美国一个州的 16 个市 | 临床教学 | 8 个网络模块；录像带，讲义和面对面的研讨会 |

续表

| 作者(年) | 讨论范围 | 主题 | 描述 |
|---|---|---|---|
| Macrae et al.(2004) | 全加拿大的外科医生(学术和社区网站) | 文学评读 | 基于互联网的期刊俱乐部(通过电子邮件发送文章和讨论) |
| Lewis and Baker(2005) | 美国远程学习项目 | 卫生专业人员教育硕士学位 | 研究生学位课程中的各种在线课程 |
| Coma del Corral et al.(2006) | 西班牙远程学习项目 | 研究方法 | 在线聊天(同步讨论),网络资源 |
| Kobak et al.(2006) | 美国远程学习项目 | 评分员培训(适用于临床研究) | 在线辅导,通过网络视频会议练习与"病人"面谈 |
| Bramson et al.(2007) | 临床指导医师(地点未明) | 临床教学 | 面对面的研讨会,电子邮件列表服务,讨论板,视频,光盘 |
| Kotzer and Milton(2007) | 美国 1 家医院 | 研究(审查委员会政策) | 12 个简短的电子邮件 |
| Anshu et al.(2008) | 全印度多所医学院校 | 教学和评估(医学教育 FAIMER 团体的一部分) | 电子邮件论坛讨论 |
| Dyrbye et al.(2009) | 美国远程学习项目,来自多个国家的学习者 | 卫生专业教育硕士学位 | 研究生学位课程中的各种在线课程 |
| Anshu et al.(2010) | 全印度多所医学院校 | 教学和评估(医学教育 FAIMER 团体的一部分) | 电子邮件论坛讨论 |
| McKimm and Swanwick(2010) | 155 个国家 | 临床教学 | 16 个在线模块 |
| Paulus et al.(2010) | 美国 1 所学校 | 在线教学 | 面对面和虚拟(在线)研讨会;网上讨论区 |
| Ladhani et al.(2011) | 30 个国家 | 基于社区的医学教育(医学教育 FAIMER 团体的一部分) | 在线讨论板角色扮演(大型在线课程的一部分) |
| Wearne et al.(2011) | 澳大利亚多个农村和城市 | 临床教学 | 未定义 |
| Pernar et al.(2012) | 美国 1 所学校 | 临床教学与反馈 | 27 个非常简短的电子邮件"子弹"有效的策略 |

在线教师发展中最常见的问题是缺乏参与。几份报告指出教师参与度低（Bramson et al. 2007；Langlois and Thach 2003；Steinert et al. 2002），导致有人将他们的在线讨论计划描述为"失败的实验"（Steinert et al. 2002）。然而，有些课程取得了巨大的成功（Macrae et al. 2004；Ladhani et al. 2011）。造成这些差异的原因尚不清楚，但已经出现了几种解决办法。一些作者认为，只有当课程成功地满足教师的需求时，他们才会投入必要的时间和精力来参加在线课程（Paulus et al. 2010；Steinert et al. 2002；Wearne et al. 2011）。其他研究者报告说，精细的组织、清晰的沟通和技术问题的协助是关键（Dyrbye et al. 2009；Janicik et al. 2002；Langlois and Thach 2003；Ladhani et al. 2011；Lewis and Baker 2005；Wearne et al. 2011）。然而，也有研究者认为，完成课程活动的时间、明确的预期以及与近期的教学活动的相关性是重点（Ladhani et al. 2011；Langlois and Thach 2003；Paulus et al. 2010；Pernar et al. 2012）。鉴于缺乏一种解决方案优于另一种的明确证据，也许最重要的经验教训是，那些负责教师发展的人必须意识和预见到低参与率的潜在可能，并提前计划以应对这一挑战。

还有一个相关但不同的问题也涉及到在线交流和社区意识的发展。有研究发现，在线社区可以加强教师之间的互动（Anshu et al. 2008，2010；Bramson et al. 2007）；同时也有研究发现了相反的情况［即，教职员工对在线倡议持反对态度、不感兴趣和缺乏参与（Fox et al. 2001；Ladhani et al. 2011；Steinert et al. 2002）］。关键的区别似乎在于在线社区背后的动机。当在线社区可以满足其他方式无法满足的需求时，其似乎可以蓬勃发展，比如缩短农村医生之间的距离（Wearne et al. 2011）。试图取代现有的面对面互动或缺乏凝聚力结构的倡议往往不太成功（Bramson et al. 2007；Langlois and Thach 2003；Steinert et al. 2002）。在线交流本身也是一个挑战，至少有一项研究指出对（在线）语音或肢体语言可能会产生误解（Dyrbye et al. 2009），尽管也有研究表明通过使用对话沟通和鼓励所有人参与的方式克服了这一障碍（Anshu et al. 2008）。

总而言之，教育工作者已经在不同的地方使用各种创造性的方法，在多个主题上使用在线学习来促进教师发展。然而，这些尝试并没有取得同样有效的结果，而且导致这种差异的原因也没有完全了解。今后，从事在线师资建设的卫生专业人员应：①借鉴他人的做法（见表 11.1）；②预期并计划解决参与度低的问题，这可能包括提供足够的时间和强调教育需求；③优化沟通；④实施当前的最佳实践做法（见第 11.4 和 11.5）；⑤考虑进行新的调查，以促进我们对最佳实践做法的理解（见第 11.8）。

## 11.4　教学设计第一部分：备选选项

在线学习有众多种类或（组合）配置，其中包括教程、在线社区、模拟和表现支持。虽然这些分类不尽全面，且各个分类之间或许还存在交集，但它们提供了一个可用于讨论技术及其教育应用的框架。接下来，我们将依次讨论。（相关关键术语定义参见附 1 中的术语表。）

### 11.4.1　在线教程

就像一个教师线下教学时可能会使用黑板、PowerPoint 幻灯片、视频剪辑和简要的案例场景一样，在线教学时，教师可能会设计一个包含多种技术和教学方法的教程，比如多媒体、互动游戏、练习案例和自我评估工具等。在线教程具有之前列出的所有优缺点，最明显的优点是教学时间、地点和进度的灵活性，但缺点是前期开发成本很大。一个简单的以学习者评价为主题的在线教师发展教程可能包括学习目标、PowerPoint 幻灯片（专为这一目的而设计，而非直接从线下教程借用！）和带反馈的自我评价。更高级的模块可能会额外要求参加培训的教师对几个视频片段进行评分，然后将他们的分数与专家的分数进行比较。

什么时候使用在线教程？当学习者在时间或空间上被分开时（例如时间和地点存在冲突），基于计算机的教程将是最有用的。

一个有效的在线教程绝不仅仅是简单地把已有线下课程的幻灯片或视频放到网上。在线教程的科学已经相当成熟，应用这门科学需要充分的计划和持续的关注来保障实施。记住，教学的目标是学习者的心理活动；新知识的信息处理和建构。由于身体活动（如点击鼠标）不能保证心理活动，有效的教学设计应关注对心理活动的促进。自我评估和反馈、反思以及与其他学习者互动将有益于此。包括开发成本在内的劣势应与潜在优势相平衡。技术支持是必不可少的。学习管理系统如 Blackboard 或免费开源的 Moodle 对课程的组织是有帮助的。

### 11.4.2　在线协作：博客、线上百科全书和论坛

基于互联网的交流促进了所谓的在线协作学习社区的发展（Sandars et al. 2012）。这种方法在教师发展中是很常见的，表 11.1 中显示的课程中有一半包含了在线合作。在线协作可以使用多种工具，包括线上百科全书、博客、论坛、即时消息、社会网络和虚拟世界等。在虚拟的面对面小组中，学习者可以相互交流，分享经验和信息，一起学习。与面对面的小团体一样，在线学习者间的

互动既具有社交功能，又能刺激主动学习。无论是在线上还是线下讨论中，老师都可能会提供一些说教式的教学（例如一个简短的教程），但学习大多发生在小组对话中。教师承担着推动者的角色——定义讨论的范围，监督讨论，提供必要的指导，引导学习者使用有用的资源。

什么时候使用在线协作？在教学的整合阶段（反思和辩论），在选择方案和实践发生变化时，在主动发展学习者之间的关系时，协作学习特别有效。一些学习者觉得在线交流比面对面交流更舒服，异步讨论让他们有时间反思并在回答之前进行进一步学习。许多在线交流工具可永久保存对话记录（以便查询）。

线下小组可以与老师进行小组讨论，或者老师可以简单地给学生布置一个任务，让学生决定完成最终作品所需的小组会议的时间、地点和频率。类似地，在线协作也有各种各样的方法。如上所述，在线协作教师发展活动并不总是成功的。虽然证据仍不明确，但似乎关键因素包括教师"买账"（需要关注教师的实际需求），明确的目标，以及关于参与和最终产出的明确期望（Lewis and Baker，2005；Paulus et al. 2010；Steinert et al.2002；Wearne et al. 2011）。

大多数在线通信是异步的，在发送消息和接收响应之间存在一个延迟。异步通信工具包括电子邮件、论坛、博客和线上百科全书。同步通信是实时的，辅以实时音频或音频视频通信（如 Skype）和即时短信。在这些方式中，教师的参与和观察上差异很大；也就是说，教师可以很容易地在学校建立的论坛上监控所有活动，而如果学习者使用社交网络论坛，教师可能完全没有小组活动的相关信息。虽然这并不一定是坏事，但它确实是改变了课程流程，并限制了教师（获得）可用于评估的信息。

### 11.4.3　在线模拟

在线模拟试图在电脑屏幕上呈现现实情境。证据表明，知识的有效应用需建立在处理大量类似问题的经验之上。用模拟的经验补充心理"案例库"，而不是等待在现实生活中问题的发生，可以促进新情境中知识的应用。在线模拟为这种体验的积累提供了一种有效的方法。在线教师发展可以模拟教师对学习者的临床评估、研究数据的分析或棘手的管理问题等等。

什么时候使用在线模拟？线下和线上讲座、教程和讨论可能对核心知识的发展形成更有效。在线模拟的作用是让学习者巩固这些知识，并在各种情况下实践应用这些知识。

在线模拟教学的关键考量涉及案例的选择、排序和实施。理想情况下，关于给定主题的案例应该从相对简单的案例（可能在决策过程中有一些指导）开始，然后发展到具有更大复杂性和更少指导的更具挑战性的案例。技术成熟并不等同于更好的学习能力。人们十分担心在线模拟的逼真程度和保真程度(不够),但这些担忧可能是没有根据的。高保真度(模拟)不仅昂贵,而且有证据表明,它会阻碍而不是促进学习。书面案例研究已经在法律、医学和企业管理领域使用了几十年,在许多情况下,简单的文本叙述可能已经足够了。一些教育工作者发现,以小组形式完成虚拟案例比单独工作更有效,或者在线模拟作为混合式学习活动的一部分最有效(例如,在每个人完成案例后进行面对面的小组讨论)。

## 11.4.4　表现支持(适时学习)

表现支持(适时学习)涉及学习者需要信息时相关信息的传递获取。在计划课程、教学或评估学习者、进行研究或撰写手稿时,教师都可能需要(表现)支持。信息传递可能由一些观察到的或计划好的事件触发(在需要的时候或之前"推送"给信息提供者),或者应教师的需要(从在线可检索资源中"拉取")。适时传递(所需信息)的教育优势至少有两方面。首先,这是一个学习者处于接受材料(信息)状态的时刻,因为它(有望)使学习者能够更有效地完成所需的活动。第二,由于知识缺口已经被识别,先备知识也已被激活,学习者做好了将这些新信息整合到他们已有的知识结构之中的准备。

这听起来很有用,但也有局限性。阅读、消化和吸收这些信息都需要时间,如果"推送"信息到达的时间不适合(例如,临近手稿截稿日期或繁忙的临床工作日),教职员工可能会忽略或甚至憎恶这些信息。而且,适时学习不能替代其他教学方法,因为这种特定的、非结构化的信息可能与学习者已经掌握知识之间难以正确地整合。因此,表现支持——至少目前——只是支持。它不应该取代其他的教学方法。

## 11.4.5　新兴技术:在线游戏、沉浸式环境、社交网络和移动设备

技术的每一次发展伴随着挑战,确定新技术的角色和重新定义旧技术的角色(Sandars 2012)。在线学习领域正在出现三种新技术,它们有可能永久改变(教育)现状。网络游戏(Graafl et al. 2012)和沉浸式环境(Wiecha et al. 2010)可以强烈地吸引学习者,在促进学习的程度上,它们可能是一种非常有效的学习工具。社交网络已经彻底改变了(人际)关系的形成和维护方式,并在促进在线学习社区方面显示出巨大的前景(Sandars 2010;Sandars et al. 2012)。移动设备已经改变了我们对电脑的使用,对许多人来说,移动设备已经成为他们当下生活的一部分;然而,小屏幕和简短互动将如何影响学习仍是未知的。

这些技术,以及未来将会出现的其他技术,将使教学设计不断发生变化。幸运的是,教师只要专注于(教育)基础知识,一定可以成功地使用这些新旧技

术,下一节详述。

## 11.5   教学设计第二部分：循证原则

### 11.5.1   基本原则

有效学习的基本原则对于在线学习和面对面学习是一样的。然而,当这些原则通常是本能地或即兴地应用于面对面教学时,在线学习设计则必须有明确的规划和实施。接下来,(我们)首先简要回顾教学的一般原则,然后是一些专门为多媒体教学(即在线学习)制定的原则。教师发展的最终目标与针对其他学习者的指导相同,即帮助学习者掌握新知识,然后在现实生活中可以回忆并应用这些知识(即所谓的"转移")。这不仅仅需要信息的有效传递。学习不仅仅是信息的积累,更重要的是信息的组织、重组,并将新信息和经验与原有知识和过往经验进行连接。这个过程被称为细化,构成了所有学习的核心(Bransford et al. 2000),并在教师发展中起着关键作用。

当前学习过程模型的假设涉及认知活动三个不同的领域：感觉输入(主要是视觉和听觉)、工作记忆和长期记忆(van Merriënboer and Sweller 2005)。在工作记忆中,它将新信息(来自感官)和旧知识(来自长期记忆)融合在一起。如果在线学习鼓励学习者建立稳固的、有意义的知识结构,它将是最有效的。

### 11.5.2   教学设计的首要原则

无数的理论试图解释学习是如何发生的,尽管这些理论在基本方式上有所不同,但实际上它们在教学设计方面具有许多共同的元素。Merrill(2002)为寻找这些共同的主题(元素)综述了几十种教育理论和模型,论证在多种理论中可能是正确的主题。如此,他确定了五个"教学的首要原则",即：

1. 以问题为基础：教学应该以现实生活中的问题为背景。这些问题应该体现出学习者在实践中可能遇到的问题(任务)范围。其难度水平应该与学习者的训练水平相称,理想情况下,难度会在教学过程中不断提升(即变得更有挑战性)。

2. 先前知识的激活："先前相关经验的激活会促进学习"(Merrill 2002)。激活会将长期记忆中的知识与经验带入工作记忆中,在这里,这些知识和经验可以与新的信息和经验进行整合。知识的激活可以通过分析或尝试解决问题、回答问题、就该主题提出问题或参与实际操作体验来实现。

3. 演示示范："当教学通过演示示范(向学习者)表明要学习什么,而不是仅仅告诉(他们)要学习什么时,学习会得到促进"。演示示范可能包括提供一个某一概念的口头或书面的实例,一个(展示)过程的图片或视频,或一个流程图。为说明不同观点,使用多个例子(甚至包括对比的反例)通常有助于学习。演示示范的目的是(协助学习者)建立如何在实践中应用知识的精准心理模型。

4. 学习的应用:"当学习者被要求使用他们的新知识或技能来解决问题时,学习会得到促进"。有证据表明,初学者在早期阶段从指导和辅导中受益。然而,随着他们(不断)进步,指导应该逐渐撤回,以便他们最终可以独立解决问题。

5. 整合:"当学习者被鼓励将新知识或技能融入他们的日常生活时,学习会得到促进"。当学习者将其应用于实际实践时,这种(学习得以促进的)情况就会直接发生。当学习者积极主动反思他们所学到的东西,传授他人一个原则,或辩护或辩论他们的新发现(的知识)时,整合同样会被鼓励。

例如,在主题研究设计的一门在线(教师发展)课程中,年轻教师可能会先被要求阅读一篇期刊文章,并确定(这篇文章)的研究设计的优缺点(以激活其先前知识)。稍后,培训教师可能会提供几种不同(研究)设计的例子,对比它们的优缺点,并展示最近发表文章(中采用的设计)(演示示范)。接下来,参加培训的教师可能会完成一系列的实践练习,要求为给定的情况(应用在现实生活中的例子),选择和论证一个理想的研究设计。最后,教师可以将新知识应用他们自己的研究当中,或与另一名课程参与者就某给定场景的理想研究设计进行模拟辩论。

或者,在一个关于学习者评估的在线课程中,受训教师可能会先对医学生和患者之间临床接触的录像进行评分。通过与有经验的评分者比较,找出不同评价的地方,并据此生成个人学习目标列表,如此实现对先前知识的激活。接下来,受训教师可以观看一系列从临床接触中提取,展示优劣不同的临床表现(演示)的短片。稍后,教师们在没有被告知评分的情况下,对一些视频剪辑进行评分,并与其他课程参与者讨论和确定评分(整合)。

## 11.5.3　设计有效的多媒体

一旦使用 Merrill 的第一原则或其他模式制定了整体教学计划,在线(教发课程)教师必须创建一个鼓励学习的网站。为了指导这样的决策,Mayer(2005)在几十年的实证研究的基础上发展了一种多媒体学习理论。这些以实证为基础的原则与计算机辅助教学、PowerPoint 演示和其他教学中音频和视频的使用有关。以下是对所选原则的简要总结;对于潜在证据以及如何实施这些原则的更完整的讨论,推荐读者参考梅耶尔的原著(Clark and Mayer 2008;Mayer 2005)。

### 11.5.3.1　多媒体原理：人们从图文结合中学到的多于只从文字中学到的

一张图片胜过千言万语。毫无疑问，图形、照片、动画和短视频剪辑可以极大地强化学习（效果）。图像和视频可用于提供某一主题的示例（和反例），提供主题概述或组织方案，演示过程或流程的步骤，或阐明内容、概念、时间或空间之间的复杂关系。然而，并不是所有的图像都是一样的：如下面所述，糟糕的设计或不相干的图像不会增加任何东西，反而可能会阻碍学习。

### 11.5.3.2　通道原则：有图表时，使用旁白而非屏幕文字

工作记忆通过独立的视觉和听觉通路接收新信息。就像交通在四车道的高速公路上更有效地移动一样，当两条输入通道都得到最佳利用时，学习也会得到促进——即图形（视觉）和口头（语言）交流都得到了最佳利用。因此，用图片、图表或图解来说明教学要点比单纯用文字更具效果。

然而，直接复述屏幕上的文字通常会适得其反（类似于现场讲师逐字阅读幻灯片）。这种冗余（教学活动）实际上阻碍了学习，因为工作记忆必须协调这两种输入流之间的差异（例如，当学习者比叙述者读得更快时）。当然，这条规则也存在例外情况，如使用非母语进行学习时，学习者有学习障碍时，或者信息特别复杂时。除此之外，应避免叙述屏幕上的文本。

### 11.5.3.3　毗连原则：相关信息应集中呈现

通常图片底部都会包含解释性的图例。然而，这种信息的分离会将认知（注意）力导向细节（识别新信息内部的关系，并将这些关系与先前的知识联系起来），造成不必要的浪费。为了降低认知负荷，毗邻原则建议将单词定位在图形的相关部分附近或嵌入其中。同样的原则也适用于非图形元素，例如仔细地将口语与图形（尤其是动画）同步，将练习的指引放在练习本身的同一页上，或者在进行在线测试的形成性反馈时，将问题和答案 / 反馈放在一起。

### 11.5.3.4　一致性原则：避免无关（少即是多）

无论是面对面授课还是在线授课，教师们都经常会在演讲中添加卡通或照片，以提高课堂的精美程度（为讲座增添趣味），但这些装饰性的图形实际上会阻碍而不是增强学习效果。这同样适用于无关的声音、有趣但无关的故事、不必要的细节描述和大多数动画。有趣但不相干的细节会影响学习。为什么把我上次在加勒比度假的照片给人看就错了？首先，它可能并不能真正帮助激励学习者。正如 John Dewey 曾经说过的那样，"当（我们）不得不把事情变得更有趣的时候，并不是事情本身的有趣程度发生了改变，而是兴趣本身的需要。"（Dewey 1913）。更重要的是，多余的信息会加重认知能力的负担，使学习者从更相关的材料中分心，扰乱恰当的心理联系的形成。

学习者也可能（下意识地，在工作记忆中）试图将外来信息整合为永久知识结构的一部分，或激活并吸收不恰当的先前知识，导致知识结构薄弱或存在

缺陷。使用词汇、图形和多媒体的教学目的是帮助学习者构建心理表征(结构)。任何与此目的无关的东西都应该删除。如果它不能促进学习,就不要使用它。

### 11.5.3.5　个性化原则:采用对话的方式和与讲师建立人际关系有助于学习

当然,一致性原则并不意味着教师不应该分享个人信息和故事;与教师之间亲近(联系)的感觉可以改善学习。对话式的(而不是正式的)语气也有助于促进学习。此外,它有助于教师分享自己的适当的背景信息。

## 11.6　实施

开发在线课程需要协调内容专业知识、技术专业知识、资金支持和技术基础设施诸多方面资源。然而,成功的实施需要的不仅仅是成功的开发。鼓励和赋能学习者参与(学习),确保适当的教师和技术支持,以及课程评估都需要额外的计划和资源。对这些问题的全面考虑超出了本文的范围,但表 11.2 列出了 10 个技巧。

表 11.2　成功线上学习的 10 个策略

| 策略推荐 |
| --- |
| 进行需求分析并明确目标和目的 |
| 确定技术资源和需求 |
| 评估商业或开源软件,如果它完全满足当地需求,就使用它 |
| 确保所有参与者的承诺,并确定和解决实施过程中的潜在障碍 |
| 与网站设计紧密配合开发内容,鼓励主动学习(坚持文本中描述的教学设计的基本原则) |
| 遵循一个时间表 |
| 促进和计划鼓励学习者使用(使网站易于访问和用户友好,提供学习时间,并激励学习者) |
| 评估学习者和课程 |
| 在网站全面实施之前先进行试点 |
| 计划监控在线交流并维护网站,解决技术问题,定期验证超链接,定期更新内容 |

有三点非常重要,但经常被遗忘,值得在这里特别提出。首先,鉴于在线学习活动在时间和地点的灵活性,其通常只是被简单地添加到现有的工作计划之中。这种做法应该尽可能避免。时间障碍不仅会降低参与率,而且未能投入适当的资源会向学习者发出“课程目标并不重要”的信号。

其次,卫生专业人员不应低估开发和维护在线课程所需的时间(Cook and Dupras 2004)。只要有可能,借用或购买之前开发的内容(“可重复使用的学习

对象"或整个课程),这比从头开发这些内容(当然,尊重版权和其他合法权利)
更有帮助。

　　第三,那些参与开发和提供在线学习的人很可能自身需要教师发展。培
训需要包括技术技能和教学设计技能。技术技能开发应解决如何使用特定设
备(如台式机、平板电脑、智能手机等)和软件应用程序(如课程开发应用程序,
如 Articulate;学习管理系统,如 Blackboard 和 Moodle;社交网络工具,以及其他
在线工具)。即使一个机构有一个强大的技术专家团队,那些从事在线学习的
人也必须至少对他们打算使用的工具有基本的了解。然而,也许比专业技术
更重要的是教学设计的技能——理解何时使用在线与传统方法,何时使用一
种在线模式而不是另一种,以及如何设计在线体验来有效地促进学习(如上面
详细讨论的)。考虑在教师发展活动中实施在线部分,因为这样不仅使通过教
授,更是通过经验(累计)本身促进学习(Paulus et al. 2010)。没有什么比(作为)
学生参与在线讨论更能让老师熟悉如何促进在线学习讨论了!

## 11.7　整合在线学习和其他学习活动

　　发展在线学习,核心问题不是教育工作者是否应该使用它——他们显然
应该,而是什么时候使用它,以及一旦确定了时机,如何有效地使用它。Merrill
(2002)和 Mayer(2005)的原则解决了"如何"的问题。回答"何时"这个问题
的经验证据较少。然而,我认为这主要是一个关于方便和需要的问题(Cook
2006)。如上所述,面对面和在线方法都是有效的,都有优点和缺点。选择使
用一种或另一种应该考虑教学目标、条件约束(如时间、学习者所在地点)和可
用资源(如技术支持和基础设施)。

　　然而,这不是一个非此即彼的选择。本章可能会给人一种印象,即教师必
须在在线和面授的学习活动之间做出选择。但恰恰相反,历史上至少有四分
之一的在线课程使用过所谓的混合式学习模式,采用诸如面对面、计算机、视
频和模拟等多种形式(Cook et al. 2010)。表 11.1 中列出的许多教师发展计划(同
时)包括在线和面对面的元素。在未来,混合式学习将变得更加普遍,在线学
习与其他模式的界限将越来越模糊。很快,我们将不再区分在线和面对面的
授课方式,就像我们现在不再区分使用幻灯片或黑板的授课方式一样。

　　在进行混合式学习时,教师应仔细考虑线上学习活动和其他活动的选择、
排序,及其相对比例(Hull et al. 2009)。理想情况下,活动应针对每个学习形式
的优势。例如,关于评估的混合课程可能包括面对面的基准测试、包含核心信
息的在线教程、关于关键评级标准定义和识别的在线讨论、基于视频的在线练
习、与其他学员面对面的角色扮演,以及最终的线下测试。

## 11.8　评价与研究

关于评价的详细阐述超出了本章的范围,更详细的讨论可见本书的其他章节(见第 17 和 18 章)和其他资料(Cook 2010；Cook and Dupras 2004)。然而,所有在线课程的评估至少有两个目的:确定下次提供课程时需要改进的地方(形成性评估),以及确定课程目标是否达到(总结性评估)。

许多教育工作者想知道他们的在线课程是否可以成为正式研究的主题。当然,答案是肯定的——但考虑(具体)研究问题也很重要。大多数研究(超过100 项)都问过这样一个问题:"(与没有干预相比)在线学习有效吗? "答案几乎无一例外地是"有效的"。(Cook et al. 2008b)。许多研究也提出了这样的问题:"在线学习比传统教学更好还是更差? ""这里的答案差异很大,但正如上面所提到的,答案是,平均而言,没有显著差异。"不幸的是,这两个问题对未来在线学习活动的发展没有什么帮助。上面提出的关键问题是"我们什么时候应该使用在线学习? "以及"当我们这样做的时候,我们如何有效地使用它? "这些问题应该成为该领域未来研究的重点。回答这些问题需要对比,不是与用安慰剂或传统的教学方法进行对比,而是与其他在线学习方法进行对比。有用的信息还可从严格进行的定性研究(Lingard 2007)和所谓的"现实主义"方法(Wong et al. 2012)中获得。当然,可能来自如表 11.1 所示的创新。但是,随着在线学习对教师发展不再是新鲜事,这样的报告将越来越难达到同行评议发表的标准。那些考虑在在线学习领域中进行正式研究的人,在制定研究方案时,请参考以前发表的研究议程(Cook 2005；Cook et al. 2010)和咨询本领域的专家。

## 11.9　小结

在线的教师发展前途光明。尽管报告这类经验的研究很少,并不是所有的研究都取得了成功,但近年来成功的数量在增加。在线教程、协作社区、模拟甚至游戏都可以帮助克服现有的障碍,从而为教师发展的计划增加巨大价值。如果在线学习不能满足(人们的)需求,那些负责开发此类项目的人不应该觉得必须使用在线学习。然而,当确实存在需求时,在线学习可以解决许多障碍,特别是那些空间距离、日程安排和自我调节方面的障碍。在许多情况下,理想的方法是将在线学习和其他学习活动进行混合以充分利用各自的优势。线上和"传统"方式之间界限愈发模糊将成为常态。关于如何有效地实施在线教师发展活动,还有很多需要学习的地方。目前,教育工作者可以依靠来自其他领域的研究证据。(让我们)共同努力,教育工作者应收集证据以回答以下两个问题——何时使用在线学习来促进教师发展，以及如何有效地使用它。

## 11.10　核心信息

- 在线学习与面对面教学并无高低之分。卫生专业人员应采用最适合实际需要的方法。
- 在线教师发展计划的成功程度各不相同。成功的关键包括对(学习者)感知需求的关注、仔细的计划、对清晰沟通的加强，以及一种(学习)社区意识形成。
- 来自其他领域的证据可以为有效的教学设计提供(参考)信息。
- 将在线学习和面对面教学进行混合越来越普遍，两种方式之间的界限也越来越模糊。执行得当的混合式学习可以充分利用两种方法的优势，通常比单独使用一种方法更有效。

## 附　术语表

### 计算机教程
### Computer Tutorials

相当于在线讲座；通常由多媒体组合而成(见下文)。在线教程还可能包括促进学生参与和深度学习的内容，如计算机模拟、互动游戏和模型、自我评估工具，以及期刊文章全文或其他在线资源的超链接。

### 在线论坛
### Online Discussion Boards

在线论坛通过提供一个地方来发布消息和文档，作为进行中讨论的一部分，来促进在线小组活动。当然，小组也可使用电子邮件，但论坛的关键在于对话是有线程的；这意味着响应消息(帖子)与触发响应的帖子链接在一起。它最终看起来像一棵树枝杈——第一个问题是主干，每个响应是该主干的一个分支，随后的帖子是该分支的分支，以此类推。几乎所有情况下，教师都会监控论坛，以观察讨论的方向和深度，让人们保持在正确的轨道上，并调解网上偶尔的"分歧"。

### 在线模拟
### Online Simulations

在线模拟是基于案例的计算机程序，模拟真实的临床场景。在临床教育中,最常见的计算机模拟是虚拟病人(Cook and Triola 2009)。针对教师发展的模拟可能包括虚拟学生(用于实践评估或教学)、虚拟研究或虚拟领导力案例场景。

## 在线游戏
## Online Games

在线游戏是"基于规则结构化的自愿(在线的一个或多个)活动,带有明确的结果(输或者赢)或其他可量化的反馈(如分数),能够形成玩家之间表现的可靠比较"(Thai et al. 2009)。游戏通常有明确的目标和吸引人的故事情节(Tobias et al. 2011),因此有潜力吸引学习者参与,鼓励他们以提高知识和技能的获取和应用为目标不断练习。然而,在线学习游戏为医学教育带来的好处仍然需要验证,描述性研究很少,比较性研究则更少(Graafl et al. 2012)。

## 学习管理系统
## Learning Management Systems

学习管理系统(LMS)是一种基于网络的软件包,可以方便地管理和向学习者提供学习内容和资源。它们提供了如安全登录、管理和跟踪测试和调查、提交作业、监控课程参与以及跨模块的内容重用和共享等重要功能。许多系统还提供一些工具来促进学习,如论坛、线上百科全书和博客。(学习管理系统的)例子包括 Blackboard、Sakai 和 Moodle(一个开源免费的 LMS)。

## 多媒体
## Multimedia

多媒体指的是对文本、旁白、其他声音、视频(有声音或没有声音)、幻灯片、图像、动画等的使用。相较于单纯基于文本学习,适当使用多媒体可以大大强化学习。然而,多媒体的不当使用实际上也会使学习者分心。

## 互联网 2.0
## Web 2.0

互联网 2.0 代表了一组基于网络的技术,这些技术支持并鼓励通过协作型的、以用户为中心的方法来设计、维护和评估材料。博客、线上百科全书、社交网络和虚拟世界(将在下面讨论)都是互联网 2.0 技术。这些网站的内容是通过其用户的集体努力决定的,并且处于不断变化的状态。大多数互联网 2.0 技术最初是为了娱乐和社交功能而开发的,但教育工作者已经开始探索它们在互动教学和评估方面的潜力。

## 社交媒体:线上百科全书,博客,白板,即时通信,社交网络和虚拟世界
## Social Media: Free Online Encyclopedia, Blogs, Whiteboards, Instant Messaging, Social Networks and Virtual Worlds

社交媒体软件(social media software)指能够让个人轻松制作内容或通过在线虚拟网络与他人交流的各种工具。在教育领域,这些方法可以促进和便利因距离和时间(白板除外)而分开的群体进行在线协作。除了论坛(参见上面),其他的形式包括

- 线上百科全书:一组人一起创建的网站或文档。每个人都可以编辑相同的文档,使之成为真正的团队工作。线上百科全书可以同步创建(每个人都在同一时间工作),也可以异步创建(每个人都在方便的时间贡献内容)。

- 博客:按时间顺序组织的带有日期的信息发布(与线程化的讨论板不同)。博客通常是独立的(类似于日记),但也可以很容易地用于团体活动。群组博客通常是异步的。

- (电子)白板:本质上与面对面教室中的白板相同,即,参与者可以写或画任何他们想写或画的东西。当参与者在线观看时,白板的图像会不断更新。白板必须是同步的——每个人都必须"现场"参与。

- 即时通信:单人或多个单人间的实时文本通信。谈话通常是存档的。许多教育相关或不相关的在线工具均提供即时通信。

- 在线社交网络:旨在促进交流和社交的在线服务或网站。行业领先的社交网络,普遍结合了博客、即时消息以及媒体共享(照片、音频和视频剪辑)等元素。

- 虚拟世界:模拟环境,用户在其中"生活",并以真人的计算机图形(即化身)进行互动。一些教育工作者使用虚拟世界,如"第二人生"来展示教育材料。

## 可重复使用的学习材料
## Reusable Learning Objects

数字可重复使用的学习材料是教学材料的集合——文本和多媒体——为满足特定教学目标而设计,几乎不依赖教育情境。这使得它们能够调整目标,以适应多种学习实践。例如,一个关于如何执行 t 测试的可重复使用学习材料可以作为医学院一年级流行病学课程的补充,可以作为其学术项目的资源提供给住院医师,还可以构成在线教员发展课程的核心部分。

## 创作软件：快速多媒体开发技术
## Authoring Software：Technology for Rapid Multimedia Development

近年来，出现了许多用户友好的软件应用程序，他们可以帮助非程序员轻松地开发出专业的在线学习课程。这种"创作软件"便于自己动手开发在线课程的教师上手，可以将数字媒体文件组装成精美的交互式的演示文件。

（丁宁　译）

# 参考文献

Adler, M. D. & Johnson, K. B. (2000). Quantifying the literature of computer-aided instruction in medical education. *Academic Medicine, 75*(10), 1025–1028.

Amin, Z., Boulet, J. R., Cook, D. A., Ellaway, R., Fahal, A., Kneebone, R., et al. (2011). Technology-enabled assessment of health professions education: Consensus statement and recommendations from the Ottawa 2010 Conference. *Medical Teacher, 33*(5), 364–369.

Anshu, Bansal, P., Mennin, S. G., Burdick, W. P., & Singh, T. (2008). Online faculty development for medical educators: Experience of a South Asian program. *Education for Health, 21*(3), 175.

Anshu, Sharma, M., Burdick, W. P., & Singh, T. (2010). Group dynamics and social interaction in a South Asian online learning forum for faculty development of medical teachers. *Education for Health, 23*(1), 311.

Bramson, R., Vanlandingham, A., Heads, A., Paulman, P., & Mygdal W. (2007). Reaching and teaching preceptors: Limited success from a multifaceted faculty development program. *Family Medicine, 39*(6), 386–388.

Bransford, J. D., Brown, A. L., & Cocking, R. R. (Eds.). (2000). *How people learn: Brain, mind, experience, and school.* Washington, DC: National Academy Press.

Clark, R. C. & Mayer, R. E. (2008). *E-learning and the science of instruction: Proven guidelines for consumers and designers of multimedia learning.* San Francisco, CA: Pfeiffer.

Clark, R. E. (1983). Reconsidering research on learning from media. *Review of Educational Research, 53*(4), 445–459.

Coma del Corral, M. J., Guevara, J. C., Luquin, P. A., Peña, H. J., & Mateos Otero, J. J. (2006). Usefulness of an internet-based thematic learning network: Comparison of effectiveness with traditional teaching. *Medical Informatics & the Internet in Medicine, 31*(1), 59–66.

Cook, D. A. (2005). The research we still are not doing: An agenda for the study of computer-based learning. *Academic Medicine, 80*(6), 541–548.

Cook, D. A. (2006). Where are we with web-based learning in medical education? *Medical Teacher, 28*(7), 594–598.

Cook, D. A. (2007). Web-based learning: Pros, cons and controversies. *Clinical Medicine, 7*(1), 37–42.

Cook, D. A. (2010). Twelve tips for evaluating educational programs. *Medical Teacher, 32*(4), 296–301.

Cook, D. A., Beckman, T. J., Thomas, K. G., & Thompson, W. G. (2008a). Adapting web-based instruction to residents' knowledge improves learning efficiency: A randomized controlled trial. *Journal of General Internal Medicine, 23*(7), 985–990.

Cook, D. A. & Dupras, D. M. (2004). A practical guide to developing effective Web-Based Learning. *Journal of General Internal Medicine, 19*(6), 698–707.

Cook, D. A., Garside, S., Levinson, A. J., Dupras, D. M., & Montori, V. M. (2010). What do we mean by web-based learning? A systematic review of the variability of interventions. *Medical Education, 44*(8), 765–774.

Cook, D. A., Levinson, A. J., Garside, S., Dupras, D. M., Erwin, P. J., & Montori, V. M. (2008b). Internet-based learning in the health professions: A meta-analysis. *JAMA, 300*(10), 1181–1196.

Cook, D. A. & McDonald, F. S. (2008). E-learning: Is there anything special about the E? *Perspectives in Biology and Medicine, 51*(1), 5–21.

Cook, D. A. & Steinert, Y. (2013). Online learning for faculty development: A review of the literature. *Medical Teacher, 35*(11), 930–937.

Cook, D. A. & Triola, M. M. (2009). Virtual patients: A critical literature review and proposed next steps. *Medical Education, 43*(4), 303–311.

Dean, P. J., Stahl, M. J., Sylwester, D. L., & Peat, J. A. (2001). Effectiveness of combined delivery modalities for distance learning and resident learning. *Quarterly Review of Distance Education, 2*(3), 247–254.

Dewey, J. (1913). *Interest and effort in education.* Boston, MA: Houghton Mifflin Co.

Dyrbye, L., Cumyn, A., Day, H., & Heflin, M. (2009). A qualitative study of physicians' experiences with online learning in a masters degree program: Benefits, challenges, and proposed solutions. *Medical Teacher, 31*(2), e40–e46.

Fox, N., O'Rourke, A., Roberts, C., & Walker, J. (2001). Change management in primary care: Design and evaluation of an internet-delivered course. *Medical Education, 35*(8), 803–805.

Graafland, M., Schraagen, J. M., & Schijven, M. P. (2012). Systematic review of serious games for medical education and surgical skills training. *British Journal of Surgery, 99*(10), 1322–1330.

Harris, J. M. Jr., Sklar, B. M., Amend, R. W., & Novalis-Marine, C. (2010). The growth, characteristics, and future of online CME. *Journal of Continuing Education in the Health Professions, 30*(1), 3–10.

Hull, P., Chaudry, A., Prasthofer, A., & Pattison, G. (2009). Optimal sequencing of bedside teaching and computer-based learning: A randomised trial. *Medical Education, 43*(2), 108–112.

Janicik, R., Kalet, A., & Zabar, S. (2002). Faculty development online: An observation and feedback module. *Academic Medicine, 77*(5), 460–461.

Kobak, K. A., Engelhardt, N., & Lipsitz, J. D. (2006). Enriched rater training using internet based technologies: A comparison to traditional rater training in a multi-site depression trial. *Journal of Psychiatric Research, 40*(3), 192–199.

Kotzer, A. M. & Milton, J. (2007). An education initiative to increase staff knowledge of Institutional Review Board guidelines in the USA. *Nursing & Health Sciences, 9*(2), 103–106.

Ladhani, Z., Chhatwal, J., Vyas, R., Iqbal, M., Tan, C., & Diserens, D. (2011). Online role-playing for faculty development. *Clinical Teacher, 8*(1), 31–36.

Landsberg, C. R., Astwood, R. S. Jr., Van Buskirk, W. L., Townsend, L. N., Steinhauser, N. B., & Mercado, A. D. (2012). Review of adaptive training system techniques. *Military Psychology, 24*(2), 96–113.

Langlois, J. P. & Thach, S. B. (2003). Bringing faculty development to community-based preceptors. *Academic Medicine, 78*(2), 150–155.

Lewis, K. O. & Baker, R. C. (2005). Development and implementation of an online master's degree in education program for health care professionals. *Academic Medicine, 80*(2), 141–146.

Lingard, L. (2007). Qualitative research in the RIME community: Critical reflections and future directions. *Academic Medicine, 82*(10 suppl), S129–S130.

Macrae, H. M., Regehr, G., McKenzie, M., Henteleff, H., Taylor, M., Barkun, J., et al. (2004). Teaching practicing surgeons critical appraisal skills with an Internet-based journal club: A randomized, controlled trial. *Surgery, 136*(3), 641–646.

Mayer, R. E. (2005). Cognitive theory of multimedia learning. In R. E. Mayer (Ed.), *The Cambridge handbook of multimedia learning,* (pp. 31–48). New York, NY: Cambridge University Press.

McKimm, J. & Swanwick, T. (2010). Web-based faculty development: e-learning for clinical teachers in the London Deanery. *Clinical Teacher, 7*(1), 58–62.

Merrill, M. D. (2002). First principles of instruction. *Educational Technology Research and*

*Development, 50*(3), 43–59.

Paulus, T. M., Myers, C. R., Mixer, S. J., Wyatt, T. H., Lee, D. S., & Lee, J. L. (2010). For faculty, by faculty: A case study of learning to teach online. *International Journal of Nursing Education Scholarship, 7*(1), Article 13.

Pernar, L. I., Beleniski, F., Rosen, H., Lipsitz, S., Haflter, J., & Breen, E. (2012). Spaced education faculty development may not improve faculty teaching performance ratings in a surgery department. *Journal of Surgical Education, 69*(1), 52–57.

Richman, R. C., Morahan, P. S., Cohen, D. W., & McDade, S. A. (2001). Advancing women and closing the leadership gap: The Executive Leadership in Academic Medicine (ELAM) program experience. *Journal of Women's Health & Gender-Based Medicine, 10*(3), 271–277.

Sandars, J. (2010). Social software and digital competences. *InnovAiT, 3*(5), 306–309.

Sandars, J. (2012). Technology and the delivery of the curriculum of the future: Opportunities and challenges. *Medical Teacher, 34*(7), 534–538.

Sandars, J., Kokotailo, P., & Singh, G. (2012). The importance of social and collaborative learning for online continuing medical education (OCME): Directions for future development and research. *Medical Teacher, 34*(8), 649–652.

Schoen, M. J., Tipton, E. F., Houston, T. K., Funkhouser, E., Levine, D. A., Estrada, C. A., et al. (2009). Characteristics that predict physician participation in a Web-based CME activity: The MI-Plus study. *Journal of Continuing Education in the Health Professions, 29*(4), 246–253.

Steinert, Y., McLeod, P. J., Conochie, L., & Nasmith, L. (2002). An online discussion for medical faculty: An experiment that failed. *Academic Medicine, 77*(9), 939–940.

Thai, A. M., Lowenstein, D., Ching, D., & Rejeski, D. (2009). *Game changer: Investing in digital play to advance children's learning and health.* New York, NY: Joan Ganz Cooney Center.

Tobias, S., Fletcher, J. D., Dai, D. Y., & Wind, A. P. (2011). Review of research on computer games. In S. Tobias & J. D. Fletcher (Eds.), *Computer games and instruction,* (pp. 127–222). Charlotte, NC: Information Age Publishing Inc.

van Merriënboer, J. J. G. & Sweller, J. (2005). Cognitive load theory and complex learning: Recent developments and future directions. *Educational Psychology Review, 17*(2), 147–177.

Wearne, S., Greenhill, J., Berryman, C., Sweet, L., & Tietz, L.. (2011). An online course in clinical education - Experiences of Australian clinicians. *Australian Family Physician, 40*(12), 1000–1003.

Wiecha, J., Heyden, R., Sternthal, E., & Merialdi, M. (2010). Learning in a virtual world: Experience with using Second Life for medical education. *Journal of Medical Internet Research, 12*(1), e1.

Wong, G., Greenhalgh, T., Westhorp, G., & Pawson, R. (2012). Realist methods in medical education research: What are they and what can they contribute? *Medical Education, 46*(1), 89–96.

# 第 4 部分
# 教师发展的实践与应用

# 第 12 章
# 教师发展促进角色塑造与反思性实践

Karen V. Mann

## 12.1 引言

角色塑造（role-modeling）和反思性实践（reflective practice）越来越被认为是医学教学中的重要元素。随着我们对这些实践领域的理解不断加深，我们意识到教职员工需要准备和支持才能有效地使用它们。在本章中，将逐个讨论角色塑造和反思，并总结其基础文献及理论支撑；然而，当我们探索这两个重要领域时，它们之间的整体关系将逐步凸显。本章将总结对教师发展实践的影响。

反思和角色塑造在教师担任的所有角色中都很重要。但是，本章将聚焦于教师的教学角色，因为绝大多数有关教师发展的文献都在讨论其在教学和学习中的作用。然而，这些原则也可以应用于其他教师角色和实践。

### 为什么角色塑造和反思性实践对教师发展如此重要？

角色塑造仍然是一种极具影响力的教学方法。然而，Kenny 等（2003）指出，"从概念上讲，角色塑造对教师和学习者二者均是一个'黑匣子'。学习者向榜样学习需要一个过程，不同水平和责任心的教师对学生会产生不同的影响，但教育工作者对此缺乏充分的了解。"

传统上，角色塑造被认为是一种自然发生的教学过程，是顺其自然而非精心策划的。学习者可以通过观察示范者的行为及其后果（Bandura 1986），从榜样中潜移默化地学习；然而，学习者在向榜样学习的过程中也发挥着积极的作用，最终从他们遇到的多种不同的例子中为自己创造了一种态度、行为和方向的配置。教师们往往没有意识到的是，角色塑造也可以是下意识的行为，即便我们没有刻意为之，我们也总是在进行角色塑造（Hafferty and Franks 1994）。角色塑造的概念很重要，因为专业人士并没有扮演角色；他们正在体

212

现它（Bleakley et al. 2011）。

反思和反思性实践的教师发展在不止一个层面上很重要。首先，教师必须能够帮助学习者反思、提高他们的学习能力，并为实践中所需的自我调节做好准备。反思和自我意识对发展职业认同至关重要。其次，学会反思并自我反思对教师本身来说很重要，因为这能使教师探索他们的教学实践，了解他们的潜在价值，并从他们的实践中学习。这反过来又会影响教学实践和角色塑造的变化。

## 12.2　角色塑造

### 12.2.1　为什么角色塑造很重要？

教师们认为角色塑造在教学中不可或缺，而学生们则认为角色塑造对他们全方位理解专业角色产生了重大影响。事实上，榜样对于培养专业人士的职业态度、价值观和属性至关重要（Hafferty and Franks 1994）。榜样的影响通常被认为是在个人层面，帮助学习者发展所需的技能和属性。然而，角色塑造在集体层面也很重要，因为榜样在帮助学习者融入专业实践社群方面发挥着重要作用。学习者在提高专业认同和专业能力的同时，也越来越融入社群中来（Cooke et al. 2010）。活动、角色和关系由更资深的同龄人、其他卫生专业人员和其他学习者示范。文献还支持专业的照护和以患者为中心可以在师生关系中有效示范，并且产生持久的影响（Cavanaugh 2002；Haidet and Stein 2006）。新手型教师认为，榜样在他们工作的非正式学习中和专业提升上非常重要（Cook 2009）。最后，Weissmann 等（2006）表示，榜样可以抵消隐藏课程的负面影响。

### 12.2.2　理解角色塑造的概念方法

角色塑造是一个基本过程，我们对它的理解来自多个领域。本节的目标是总结对角色塑造的一些相关理解，为设计有效的教师发展计划和活动奠定基础。

"角色"的概念起源于社会学和个人在日常生活中所扮演的角色。一般来说，人们在生活的各方面都扮演并管理着多个角色。角色伴随着他们的行为方式、权利和义务。角色塑造的概念解决了如何扮演角色，以及其他人如何通过观察学习扮演这些角色。在当代医学教育中，加拿大皇家内科和外科医生学院已将此概念用于实践，将一组医生作为总体"医生"这个角色的一部分（加拿大皇家内科和外科医生学院，2012）。

角色塑造也是心理学和学习中的一个重要概念。Bandura (1986)描述了通过观察他人的行为及其行为后果而产生的强大学习能力。以这种方式学习被称为"观察性"或"替代性"。这样的例子在我们的生活中比比皆是。

角色塑造还有助于建立自我效能感,或人们对他们能够成功执行特定任务或领域中的一组任务的期望(Bandura 1997)。Bandura 断言,自我效能可以通过观察他人的表现来学习。

最后,社会人类学涉及了实践社群理论,以拓宽我们对学徒制的理解(Lave and Wenger 1991)。在这个概念中,学习者不仅发展技能和知识,他们还发展自己的职业身份。加入社群仅仅是学习的开始,而真正的学习则需要参与到社群的实践活动中。在他们成为社群正式成员的过程中,学习者通过行动,也通过观察和倾听来参与。他们从谈话中学习,通过聆听社群成员谈论他们的实践和世界;他们还要学会表达,因为这是他们参与社群的关键(Lave and Wenger 1991)。

这些不同的概念视角阐明了从榜样学习的复杂性。某些假设支持这样一种信念,即角色塑造是一种有效的学习方式。首先,特别是在职业行为和职业认同的发展方面,我们可以假设教师和学习者的价值观是相似的。然而,历史事件、文化和社会影响导致社会价值观发生变化;这些有时在跨时代中最为明显。其次,我们可以假设那些观察者会理解榜样行为的意图。然而,观察一个角色模型并不能等同于准确理解榜样的意图。为确保理解,榜样必须能够并且愿意与学习者一起反思以澄清其意图,特别是因为并非所有观察到的情况都具有预期的结果。特别是在示范价值观和职业行为的情况下,反思可以开放地使榜样明确指导他的行为的价值观和标准。反过来,学习者可以根据自己的发展价值观来考虑这些(Kenny et al. 2003)。重要的是,示范不需要一种做事方式;它需要适应性和认识到需要示范的是在当前情况中具有最大解释价值的方法(Bleakley et al. 2011)。

Cruess 等(2008)对有效角色塑造的特征进行了分类,包括临床能力、教学技能和个人素质。其他人则确定了类似的特征(Jochemson-van der Leeuw et al. 2013;Wright and Carrese 2002)。Cruess 等(2008)提出了一种从角色塑造中学习的迭代过程,其中包括:主动观察角色模型;变无意识为有意识;反思和抽象;将洞察力转化为原则和行动;以及学习和行为改变的概括。该模型借鉴了Kolb (1984)描述的体验式学习循环;它还明确承认观察者无意识地融入价值观的过程。Eraut (2004)也将"在潜移默化中学习"描述为工作中发生的非正式和非正规学习的一部分。Bleakley 等(2011)声称,我们传统的角色塑造方法不再适用;要实现医学教育的转变,我们必须从基于魅力的角色塑造转向基于能力的角色塑造。

通过在整个教育过程中遇到的许多经验,学习者构建了职业身份。这种身份是由与整个医学教育文化的互动所塑造的,而互动既可以是特定的,也可以是广泛意义上的。通过建模,实践社群的成员制定社群的价值观。这不仅包括医生知识和技能的特定方面,还包括团队互动、教学、辅导和评估的质量。在 Bleakley 等(2011)的观点中,承诺为患者提供最优护理、在社群内树立起好的榜样作用是必需的。对于教师来说,这还涉及了解我们行为的文化历史和隐藏的课程——它如何塑造教师和学习者的职业认同。

研究文献始终支持将角色塑造作为学习的一种不可或缺的形式,突出师资培养的潜在好处,以帮助教师通过示范在教学中更加谨慎和深思熟虑。三个例子说明了这一点。 Riley 和 Kumar(2012)要求医生和医学生首先定义并说明他们如何学习专业精神,以及他们认为如何最好地教授专业精神。榜样是第二大的关于专业精神的教学和学习来源,仅次于经验;向榜样学习并不总是通过正面的例子。Goldie 等(2007)认为榜样在社会化过程中很重要,允许医学生进入医学实践的社群。

教职员工和外科住院医师反思他们如何学习专业精神(Park et al. 2010)。角色塑造和反思都包括在内。外科专业学生表示,榜样的有效学习中包括 3 个要素:观察、反思和强化。他们指出能够观察教职员工,反思他们的所见所为,其次是有机会模仿这些行为,最重要的是,让教师强化这些行为。将角色塑造理解为一个过程而不是一个事件,可以帮助教职员工最大限度地发挥其学习潜力。

## 12.3　反思与反思性实践

本章的这一部分侧重于反思和反思性实践。这样做的目的是突出其重要性,阐明我们对其概念基础的理解,并确定教师发展的重要问题。

### 12.3.1　为什么反思和反思性实践很重要?

许多人认为反思和反思性实践是职业实践不可或缺的一部分。Epstein 和 Hundert(2002)将能力定义为“在日常实践中习惯性和明智地使用交流、知识、技术技能、临床推理、情感、价值观和反思,以造福个人和社群”。在他们的定义中,反思成为一种“思维习惯”。

在多个领域中,有关反思在教学、学习和实践中作用的文献越来越多(Boud et al. 1985;Moon 2004;Schön 1983,1987)。有人认为反思是一种学自经验的重要手段,这种经验既可以是从已发生的事件中汲取教训,又可以是对未发生的事件进行预判。反思与强化学习、深度学习、理解事件的意义以及在更大的背景下理解一个人的行为有关(Mann et al. 2009)。它还与提高复杂问题的诊断准确性有关(Mamede et al. 2008)。反思与自我评估密切相关,因为有效的自我评估和自我调节依赖于反思自己实践的能力。最后,反思在促进接受反馈并将其应用于实践过程中发挥着重要作用(Sargeant et al. 2009)。

教师可以利用对成功和失败的反思来改进他们的实践(Pinsky and Irby 1997;Pinsky et al. 1998)。反思也是一种通过探索日常活动和实践经验来揭示自己的专业知识并在其基础上发展的手段,从而学习理解其潜在的价值和基础。尽管文献表明有些人可能天生就比其他人更倾向于反思,但有证据表明,这些能力是可以学习的,并且可以影响实践(Mann et al. 2009)。反思既可以是个人活动,也可以是集体活动。集体或集体层面的反思允许共享规范和反思价值观;它还可以导致制度层面的转型(Frankford et al. 2000)。

让教师在教学中做好反思和反思性实践可实现 3 个目标。第一个目标是帮助教职员工发展技能,以反思他们自己的教学经验和实践,既能确定未来的目标,又能理解并揭示其背后的专业知识、态度和价值观。第二个目标是使教师能够支持和引导学习者获得这些能力,使学习者有效地为终身保持和提高专业能力做好准备。第三个目标(与第一个相关)可能是使教职员工在当前的社会背景下,将他们的教学定位为一个社会过程。

Bleakley 等(2011)在撰写医学教育方面的文章时,描述了医学教育者需要体验和理解他们所参与的动态过程。他们认为,在实践中反思对于教师自我发展和参与教学研究至关重要。

## 12.3.2　理解反思的概念方法

反思的定义因其起源于不同的研究领域而变得复杂。1995 年,Brookfield 在他的著作《成为一名批判性反思的教师》中建议:

> 反思性实践源于启蒙思想,即我们可以摆脱个人视角,通过摆脱扭曲的推理和行为方式,更清楚地了解我们的所作所为和我们自身(Brookfiled 1995)。

这个定义中有两个假设:第一个是反思的实践者可以检查自己的实践以更好地理解它,并揭示驱动它的价值观、假设和经验,第二个是存在多种良好教学模式。Brookfield 警告说,反思已经成为一个包罗万象的术语,被过度使用,很有可能被形式化和琐碎化。 Boud 和 Walker(1998)还确定了在专业环境中反思教学的挑战,并将形式化视为潜在的风险。

反思模型起源于教育(Boud et al. 1985;Dewey 1933;Schön 1983),最近则

与认知和认知心理学有关（Moon 2004）。最有影响力的模型具有某些特征，其中包括：迭代维度，在该维度中可以返回经验以进行批判性分析和从中学习；以及包含不同层次和深度反思的垂直维度，从对事件的表面描述到更深刻和更深入的分析（Mann et al. 2009）。

Schön（1987）将反思描述为一种手段，教师可以通过这种手段了解他们与学习者的关系，从而潜在地改变了学徒制中的传统权力关系。通过帮助学习者获得不同的反思方法，教师可以促进学习者变得更加自主，更加能够解释他们正在做的工作，从而在关系中更加平等。

然而，Bleakley 等（2011）告诫说，反思实际上是对一种情况的评估。批判性反思可以改变我们的教育实践和系统，涉及观察哪些价值观影响我们的实践。这些作者进一步强调，培养反思和反思的技能是一个学习过程。

Schön（1987）的反思模式可能是职业教育中最著名的。该模式包括一个迭代过程，即行动后反思和行动中反思。尽管主要与"对"事件的反思有关，但 Schön 也强调"当下"的反思，即对我们针对特定情况的行为以及我们对这些情况做出的反应的即时意识。反思的这一方面或者称为自我监控，进一步也被其他作者研究（Moulton et al. 2007）。

此外，尽管他的工作主要与个人反思有关，但 Schön（1987）也描述了"社群反思"或集体反思，专业人士可以通过分享良好做法和在民主结构中提供同伴支持来共同学习。集体反思还为替代性学习创造机会，增强团体成员的自我效能感和分享欲，构建团体规范和价值观。

教学实践的一个重要方面是"实践智慧"或实践知识。实践知识和"我们做事的方式"，被描述为有助于我们个人的"行动理论"，这是我们行动的基础（Argyris and Schön 1974）。反思和批判性反思使我们能够揭示这些理论是什么。Sfard（1998）提醒我们学习理论不是无价值的，理解我们的价值观和驱动我们实践的因素对于改变我们的学习者、我们自己和我们的机构至关重要。Sfard（1998）定义了作为我们实践知识基础的两个主要的学习隐喻：习得和参与。而这两点与师资培训人员特别相关。我们的计划必须平衡获取——或技能和知识的积累——这是个人独有的财产——也包括参与、教师参与构建知识共享的集体工作。

## 12.4　角色塑造和反思性实践的教师发展

描述教师发展方法的文献可以分为 3 个领域。它们是：通过个人和职业成长来加强人文教学的方法；改进角色塑造的方法；改善反思的方法。本节将依次讨论这些方法。

## 12.4.1　加强人文教学的方法

有几个教师发展的例子,使教师能够更好地教授人文关怀的属性。角色塑造只是其中之一;然而,这是人文教学的一个关键方面(Haidet et al. 2008)。

围绕角色塑造和反思的计划有一些共同特征:纵向展开,并持续一段时间;有固定的教师团队,以便建立安全和信任的氛围;交替进行探讨人文关怀,以及侧重个人和共同反思的课程,或将这两类课程相结合。这些方法已被多所学校复制,经过仔细评估并被认为是成功的。

**加强人文层面的关怀**。Branch 等(2009)描述了这样一个程序,可以作为一个说明性的例子。尽管来自医学教育,但其结构和结果似乎适用于整个医疗专业。

这个纵向教师发展计划在 5 所美国医学院实施,涉及从志愿者中选出的有前途的教师。促进者共同制订并实施了教师发展课程,以加强人文教学。项目内容和结构既反映了文献,又分析了教学中备受推崇的示范角色。

该计划持续了 18 个月,旨在通过支持团队协作来促进反思;它包括一个体验式学习部分,以便练习与角色塑造相关的新技能和一个反思价值观及态度的备选环节。反思性活动包括叙事写作、巴林特小组以及讨论更新和意义的机会。与会者讨论了重大事件、欣赏性叙事探寻和个人目标。

后期报告了一系列的结果和措施。Branch 等(2009)开发并利用了此前几经验证的问卷,即人文教学实践有效性问卷,其中包括有关倾听技巧、个人灵感、激发反思和说明人文关怀的 10 个问题。他们发现,当学生对参与者进行评分时,参与者的表现优于未参加该计划的同龄人,在所有 10 个问题上的得分都有显著提高($P<0.05$)。重要的是,作者发现了 8%~13% 的差异,他们认为这足以使结果具有实际意义。

在上述反思活动的计划中,反思是由个人经历和集体事件引发的,并采取了欣赏性探寻的形式(例如 Quaintance et al. 2010)。欣赏性探寻选择不关注不良结局和需要改进的事件;相反,它侧重于成功的过程和结果,并对它们进行批判性分析,以期创造更多的成功事件(Kowalski 2008)。

**学习专业知识**。Quaintance 等(2010)描述了一种传授职业精神的方法,通过引入情境学习、明确的角色塑造和欣赏性探寻等结构,帮助教师不仅考虑他们教什么,而且考虑他们如何教学。在他们的方法中,学生采访教师,了解其教学经验,然后进行反思并写下教师的故事。丰富且积极的故事传达了专业精神的主要原则,包括人文主义、责任感、利他主义和卓越性;同样,学生的反思也表明了对相同准则的认识。作者得出的结论是,叙事反思性故事既可以帮助教师反思他们的经验,也可以加深学生对专业精神的理解。

**初级教师的反思性学习。向青年师资提供具有此种特点的教师发展也是非常有效的。**Higgins 等（2011）展示了此类项目的好处，并描述了一个小组过去 4 年工作的阶段性发展模型。三个阶段包括：成为有爱心的人文医生；成为教学中的人文楷模；以及成为富有同情心的领导者。

通过同理心、同情心、公平和勇气，群体规范也得到了发展。勇气与参与者表达其价值观的能力并在职业生涯中依赖这种能力有关。作者建议，团体支持、凝聚力和验证鼓励参与者采用共同价值观，这些价值观为他们过去 4 年的职业发展提供了信息，并逐步在他们的职业发展中影响他们。

论述优秀临床教学的文献证明了角色塑造和反思的关系。Weissmann 等（2006）发现，以自己为榜样的意识是优秀临床教师的一个属性。这些作者描述了由教师示范的一系列行为，他们将其归类为非语言行为；表示尊重；建立个人联系；引发和解决患者对疾病的情绪反应；教师的自我意识。教师报告了对自己行为的反思以及与学习者的反思。作为榜样的自我意识得到反思的支持，这使教职员工能够更加刻意地采取行动来改变临床环境，以促进富有同情心的护理。作者认为，榜样可能会抵消隐性课程的影响。

可见，角色塑造和反思中的教师发展对教师在这些领域的行为有积极的影响。尽管有几份报告是同一项目和原则的重复，但值得注意的是，在所有 5 个机构都看到了积极的结果，表明具有广泛的适用性。这些结果的意义在于，不仅对学习者有益，对经历专业发展和更新的教师也有益。

两项研究描述了医学临床教学中的反思（Pinsky and Irby 1997；Pinsky et al. 1998）。研究对杰出的临床教师进行了调查，了解在他们作为教师的专业发展中对于教学成功和失败进行反思的作用。他们同时使用了行动中的反思和行动即刻的反思。然而，他们最常描述的是"预期性反思"或从以前的经验中学习并将其融入教学中。研究认为，反思失败与反思成功同等重要。两项研究都支持反思在教师持续专业发展中的作用。

## 12.4.2　支持和改进角色塑造的方法

Cruess 等（2008）描述了在个人和机构层面改善角色塑造的策略。提高个人业绩的策略包括：树立榜样的意识；制定和保护教学时间；反思意识；使隐藏意义显现；以及参与员工／教职员工的发展。

Kenny 等（2003）建议教师发展，阐明角色和角色塑造的含义，讨论标准，协助教师反思，并为反思和汇报提供安全空间。

Steinert 等（2005）开发了一个系统的、综合的教师发展项目，以支持专业化的教学和评估。该项目重点是使隐藏意义显现化以及阐释角色塑造的重要性。项目评估使用参与者对其教学的预期变化，表明角色塑造将成为许多参与者选择的教学策略。

Boerebach 等(2012)研究了教学表现与住院医生对教师作为榜样的看法之间的关系。在可能影响医生看法的众多因素中,最大的预测因素是教员的教学表现。特定的教学技能与对角色塑造的影响之间存在一些特定的关系。作者建议,改善角色塑造的一种有效方法是努力提高教师的教学表现。

重要的是,改善角色塑造不能仅在个人层面上完成。机构发挥着关键作用。在学生学习的背景与他们的经历相互作用的前提下,致力于了解学习环境,不仅影响学生作为专业人士的发展,而且影响教职员工的行为方式。Haidet 等(2005)报告了"C3"的发展,这是一种表征临床学习环境以患者为中心的工具。在制度层面,Cruess 等(2008)建议教职工共同努力改善制度文化,特别是要影响教学结构,以便重视教学并有时间进行教学。其目标是创造一个支持积极榜样作用的环境。

教师发展工作可以支持上述举措,并可以帮助教师反思信息,以改善他们自己的个人实践和机构大环境。

## 12.4.3　改善反思的方法

教师发展中改善反思的方法主要包括两个大的方面。首先,目标是提高教师对学习者进行反思的能力。第二,重点是提高教师在他们自己的工作中进行反思性实践的能力,认为通过学习和使用这些方法,教师将更有能力有意识地修正自己的方法,并促进学习者使用相同的反思性活动。

### 12.4.3.1　帮助教师与学习者进行反思

**定义和评估学习者的反思**。获得反思技能在护理教育中越来越受到重视。然而,关于如何让教师促进学习者技能发展的文章却几乎没有;此外,新手教师报告称感觉自己不知道如何促进学习者的技能发展(Braine 2009)。Dekker-Groen 等(2011)使用 Delphi 过程来定义反思并确定所需的教学能力框架。由此产生的框架确定了 6 个领域,其中最重要的是指导学生和激发学生的思维。

Aronson 等(2009)认识到各种各样的活动都可能被贴上"反思"的标签;此外,尽管关于反思的文献确定了分析性的、基于证据的以及时间或行为变化的组成部分,但作者发现对于他们教师的许多反思活动是非结构化的,并且缺乏足够的评价。作为回应,他们设计了一个 3 小时的教师发展课程:定义反思;描述反思在医学教育中的 5 种应用;评估书面反思的反思能力;并讨论评估反思能力的标准。尽管参与者人数很少,但作者发现有证据表明,仅其中一个环节就使教育者能够设计出可以锻炼学习者反思能力的练习。这些作者随后开发了可用于辅助教学和评估反思的资源(Aronson et al. 2012;O'Sullivan et al.

2010)。

Wald 等(2012)还开发并评估了一个名为"学习者增强能力工具反思评估"(REFLECT)的评分标准,既可以评估学习者的反思,也可以帮助教师提供反馈,以提高反思能力。

**使用反思来促进对反馈的接受**。反思的另一个重要作用是作为一种工具,允许对反馈进行探索,并提高接受和总结反馈的能力,以改进实践。这对于教职员工的实践和他们帮助学习者有效使用反馈的能力都很重要。最近帮助学习者利用反思的模型是 ECO 模型(Sargeant et al. 2011)。该模型概述了 3 个步骤来帮助促进者提高学习者接受和使用反馈的能力:情感、内容和结果。通过处理和承认情绪,可以帮助学习者/接受者反思反馈并制订如何使用它的计划。这个模型对教师和学生都有用。教师可以使用这种方法来帮助学习者接受反馈并将其内化。理解这个模型还可以帮助教师更好地反思他们收到的反馈。

**示范反思和反思性实践**。Weissmann 等(2006)研究了美国 4 所医学院校的优秀临床教师。这些教师主要通过在与学生和患者的互动中塑造各种人文行为,以及通过塑造自我意识和反思来进行教学。教师们认为自我反思是他们制订和完善教学策略的主要方法;他们还指出了对学习者进行反思示范的重要性。

### 12.4.3.2　成为更具批判性反思能力的教师

关于教师发展的通识教育中有丰富的文献,以促进反思,这有助于在更大的背景下将医疗卫生专业的教师发展定位。这些文献侧重于帮助教职员工发展成为反思型实践者,认为这是教学实践中任何持续变化的基础,以及仅仅关注技能或方法是不够的。

Amundsen 和 Wilson(2012)发表了一篇关于高等教育发展文献的概念性综述。该综述涵盖了 29 篇论文,其目标是让教师参与个人和合作的反思过程,目的是改变或阐明他们对教与学的概念,并将其与教学实践的变化联系起来。

参与这些活动的教师以各种方式进行反思和讨论,有时是通过反思自己的实践与个人目标、同事的实践、文学作品或新发展的关系而引起的知识来推动的。综述提出了个人改进教学实践与让教师参与改进教学作为一个社会情境过程的问题。促进反思的举措不仅关注个人的教学,还关注在更具变革性的层面上改变教学。

有一个例子可能是有用的。Hubball 等(2005)探讨了教职员工如何使用反思并将其融入他们的"现实生活"工作中。这项研究涉及来自多个高等教育学科的教师,既反映了卫生专业教育的经验,也体现了我们希望实现的结果:改进教学。作者将反思定义为"关于我们所做的有效、无效的工作以及我们自己或他人的教学中潜在的前提和联系的深思熟虑和质疑"(Hubball et al.

2005）。预期成果包括教职员工将制定批判性反思的教学实践；批判性地思考课程和教学问题；并阐明他们自己关于教与学的价值观。8 个多月的时间里，参与者参与了诸如期刊阅读反思、发展个人教学理念，并制订教学档案。作者使用了一种工具，即教学观点量表（Collins and Pratt 2011；Pratt and Collins 2013），帮助参与者更深入地了解指导他们教学实践的潜在价值观和假设。教学观点量表（teaching perspectives inventory，TPI）确定了教育工作者看待其工作的五个观点或视角。每个视角都融合了信念、意图和行动，构成了教学、学习者、学习、内容和背景的框架观点。作者发现 TPI 激发了对教学实践的更多反思，这反过来又促进了参与者（自我报告的）TPI 分数的变化。TPI 强调可以通过多种方式实现良好教学。当我们想到角色塑造时，这一点尤为相关。可以对解决问题的许多不同方法进行示范。

　　还确定了反思的障碍，包括反思时间不足以及反思活动的期望和目标不明确。参与者确定了"习惯化"反思的重要性以及学术界缺乏支持反思的文化规范。更广泛的文献信息与我们作为卫生专业教师和学习者的经历产生了强烈的共鸣。

　　通识教育研究与之前报道的研究有许多相似之处，其中医疗卫生专业教师对他们的实践进行了批判性反思。读者可能会发现，查阅表 12.1 中关于所有研究的总结很有帮助。

## 12.5　教师发展实践指南

　　通过教师角色塑造及教学反思以促进教师发展这一课题内容涵盖十分丰富。总体而言，上述的每个概念都有其在教学实践中的应用价值。以下从文献总结而来的应用价值，可作为教师专业发展指南设计的指导原则。

　　**1. 提高教师对角色塑造作用的认识可促进其对教师角色内涵的认识。**鼓励教师以学习者及教师的身份探讨和分享有关教师角色塑造的经验。这可以在非正式的场合进行，也可以通过专题讲座或研讨会的方式进行。通过反思过去及现在从角色塑造中的所得，教师可从中获益。此外，让教师意识到他们可能在不自知的情况下正在进行角色塑造，可以帮助其更慎重地选择角色塑造的行为。

　　**2. 注重提高教学活动质量可以改变教师角色塑造的行为。**教学活动与教师角色塑造紧密相连，同时也与教师的不同角色密切相关。这对医学专业的教师尤其如此。在该专业的教学活动中，教师与患者以及团队其他成员的沟通和互动十分重要。专注于提高教学质量以及增强对自己教学的认识，也有助于教师的角色塑造。

表 12.1　促进教师反思和角色塑造策略的报道总结

| 作者 | 年份 | 项目 | 项目时长 | 策略 | 效果 |
|---|---|---|---|---|---|
| Hubball, Collins 和 Pratt | 2005 | 高等教育教学认证项目 | 8个月 | 基于先前学习评估的各种反思活动组成个人学习计划 | 通过该项目,教学反思的深度得以增加 |
| Aronson, Chittenden 和 O'Sullivan | 2009 | 教学反思中的教师发展研讨会 | 3小时 | 小组研讨会包括演讲、学生和住院医生反思能力的评估,对当前反思练习的批判以及围绕方法的讨论 | 教师对反思有了更好的理解,这体现在他们能够开发适当的练习以提高学习者的反思能力 |
| Branch, Frankel, Gracey, Haidet, Weissmann, Cantey, Mitchell 和 Inui | 2009 | 长期教师发展计划 | 18个月 | 技能体验式学习与反思性学习相结合,探索态度和价值观 | 对该项目参与者的人文教学技能以及个人专业素质产生积极影响 |
| Quaintance, Arnold 和 Thompson | 2010 | 专业化教学与角色塑造 | 根据参加者而定 | 通过写作进行叙事和反思 | 学生能够认识和内化专业性的概念 |
| Higgins, Bernstein, Manning, Schneider, Kho, Brownfield 和 Branch | 2011 | 长期教师发展 | 18个月 | 小团体促进技能和角色塑造的体验式学习与反思性学习相结合 | 参与者成长为教师和领导者,并通过欣赏性探索和批判性反思提高了认识 |
| Suchman, Williamson, Litzelman, Frankel, Mossbarger 和 Inui,以关系为中心的护理计划开发团队 | 2004 | 非正式课程的开发和正念的推广 | 超过 3 个月的个人访谈 | 通过欣赏性叙事方法和开放性论坛的方式,引出并推广非正式课程的激励人心的叙事手法 | 初步评估表明,组织认同向强化正规课程的价值观转变 |
| Steinert, Cruess, Cruess 和 Snell | 2005 | 教师专业化教学和评估发展计划 | 根据参加者而定 | 采用智库、研讨会和评估 | 自我报告教学和实践发生变化,新的教育举措以及更有效地应用角色塑造 |

3. **学校在创造有益于专业教学活动的环境中扮演着至关重要的角色。**鼓励教师去探索教学场所的环境和氛围,并反思该教学环境是否有利于教师角色的塑造。此外,还应鼓励教师进行课程开发并在不知不觉中创造某些价值。学生和其他职工也可以参与讨论并探索相应方法。

4. **短期的、一次性的干预不能引起持续性的影响及改变。**和学生一样,教师也需要时间和培养而变得更加专业。固定的教师团队定期开会讨论并分享经验、鼓励教师积极参与新的学习,均是行之有效的方法。这种连续性也能够使成员间建立起相互信任的关系。

5. **教师需要时间和机会来练习新技能,并获取对其教学活动的反馈。**除了定期会议之外,还应当让教师有时间在教学活动中检验他们所学的新技能。这包括让教师独自尝试运用新的教学方法,或者与其他教师相互观摩并对彼此的教学进行评价。一旦有机会,与团队一起进行教学反思可以最大限度地提高个人及团队的学习效果。

6. **通过反思自己的教学活动及其背后的价值而促进教学实践。**这个概念将教学反思和角色塑造联系了起来。反思的技巧是可以学习的。教师需要通过学习来理解反思的含义,并了解他们应该如何从自己的教学实践中学习。这不仅可以促进教学实践,还能发掘教师的专长。教师同样需要在学习并掌握反思技能方面得到支持。

7. **通过反思教学中的成功与失败可以帮助教师提高教学水平。**教师可以从成功和失败的经验中学习,并将这些经验融入他们的教学活动中。相互信任的同事以及良好的教学环境对于批判性反思是非常重要的。

8. **学会在教学实践中进行反思可以使教师帮助学生和同行进行反思。**随着教师彼此间相互熟悉以及更加自信地通过教学反思来强化自身的学习,教师可以将这些技能与学生一起使用。

9. **有多种资源可用于帮助教师让学生参与教学反思。**其中包括教学反思模型和标准。结构化模型不仅可以为教师和学生提供支撑,也能为学生提供结构化反馈的框架。

10. **反馈模型有助于教师指导学生进行反思。**ECO 模型(Sargeant et al. 2011)不仅可以被教师用来进行自我反思并促进其反馈的应用,也可以在与学生们合作时使用。同样,Wald 等(2012)开发的标准也有所帮助。

11. **让更多的初级教师参与可带来长期的益处。**由于加入教师团体,随着时间的推移,初级教师会经历自我成长,同时与团队协作创建共享价值体系的能力也会提高。这些价值观能够支持教师,并让他们在实现这些价值观时相互支持。

12. **帮助教师在专业发展中建立自信心非常重要。**自信心对于教师在教学以及与学生一起工作中运用反思十分重要。经验、实践、反馈，以及观摩他人，均有助于建立自信心。

**13. 应开展丰富多样的教学反思活动。**教师会从中发现更适合自己的反思活动。没有一项活动是适合所有人的。当教师接触到多种反思方法时，他们在教学中也将有更多的选择。

**14. 结合教师自身的经验和实践的反思是最为有效的。**反思应当是持续性的，与其他教学活动相关联，并且始终与教师个人的教学活动、工作背景、环境以及他们教授的学生相关。

**15. 为教师提供一个充满安全感的环境来进行反思、汇报和讨论其教学经历是至关重要的。**安全感对于教师获得反思和角色塑造技能的重要性怎么估计都不为过。教师团体可作为一个团队分享经验并发展共同的价值观，而共同的价值观又可以反过来促进教师个人及学校的转型。

## 12.6　小结

本章主要讨论了当前有关教师角色塑造和教学反思的思考，并引发我们对如何将这些策略纳入教师专业发展的思考。

教师的角色塑造及教学反思的技能对于高效的教与学是很重要的。然而，仅通过短期或一次的学习，这些技能并不容易获得。文献表明，如果能够长期地为教师提供获得这些技能并利用这些技能来反思其教学实践的机会，对于教师的专业发展可能是极为有效的。此外，如果此类学习活动是在相互支持并已形成共同价值观的教师团体中开展时，效果会更好。当然，学校在支持教师专业发展中的作用是显而易见的。

尽管本章的重点是在教学背景下的教师角色塑造及教学反思，然而这些技能对教职员工实践的所有方面，包括在研究和管理中都是十分重要的。一些对教学实践的建议也可作为课程开发的原则，而这些课程是适合教师和学校需求的。

让教师掌握角色塑造和教学反思的技能益处颇多：对教师而言，可以强化其对教师角色内涵的认识，并有利于个人专业的发展；对学生而言，可以在教师的鼓励下在学习中进行反思，并从能够有效运用角色塑造的教师那里获益；学校则通过教职员工的学习和成长而获益。

## 12.7　关键信息

- 角色塑造对学习者形成他们的职业认同感具有重要影响。

- 通过提高对教师角色内涵的认识,理解他们希望传达的标准和价值观,以及学习将角色塑造应用于教学活动中,可以促进教师角色塑造。
- 学校对于促进有效的教师角色塑造至关重要。其主要作用是创造一个能够促进最佳角色塑造和学习的环境。
- 反思和反思性实践是专业教师必不可少的能力。教师发展这些技能需要得到支持。
- 能够批判性地反思其教学经历能够改变教师的教学。教师还能通过这种能力帮助学生在学习中进行反思,并在其教学实践中汲取经验。

### 致谢

感谢 Anna Macleod 博士对本章早期版本提供的意见及建议,同时感谢 Yvonne Steinert 博士,感谢她邀请我来撰写本章,并感谢她对本文提出的全面细致的修改意见。

(宗晓琴　译)

# 参考文献

Amundsen, C. & Wilson, M. (2012). Are we asking the right questions? A conceptual review of the educational development literature in higher education. *Review of Educational Research*, 82(1), 90–126.

Argyris, C. & Schön, D. A. (1974). *Theory in practice: Increasing professional effectiveness*. San Francisco, CA: Jossey Bass.

Aronson, L., Chittenden, E., & O'Sullivan, P. (2009). A faculty development workshop in teaching reflection. *Medical Education*, 43(5), 499.

Aronson, L., Kruidering, M., & O'Sullivan, P. S. (2012). The UCSF faculty development workshop on critical reflection in medical education: Training educators to teach and provide feedback on learners' reflections. MedEdPORTAL. Available from: www.mededportal.org/publication/9086

Bandura, A. (1986). *Social foundations of thought and action: A social cognitive theory*. Englewood Cliffs, NJ: Prentice Hall.

Bandura, A. (1997). *Self-efficacy: The exercise of control*. New York, NY: W. H. Freeman.

Bleakley, A., Bligh, J., & Browne, J. (2011). *Medical education for the future: Identity, power and location*. New York, NY: Springer.

Boerebach, B. C. M., Lombarts, K. M. J. M. H., Keijzer, C., Heineman, M. J., & Arah, O. A. (2012). The teacher, the physician and the person: How faculty's teaching performance influences their role modelling. *PLoS One*, 7(3), Art. e32089.

Boud, D., Keogh, R., & Walker, D. (1985). *Reflection: Turning experience into learning*. New York, NY: Nichols Publishing Company.

Boud, D. & Walker, D. (1998). Promoting reflection in professional courses: The challenge of context. *Studies in Higher Education*, 23(2), 191–206.

Braine, M. E. (2009). Exploring new nurse teachers' perception and understanding of reflection: An exploratory study. *Nurse Education in Practice, 9*(4), 262–270.

Branch, W. T. Jr., Frankel, R., Gracey, C. F., Haidet, P. M., Weissmann, P. F., Cantey, P., et al. (2009). A good clinician and a caring person: Longitudinal faculty development and the enhancement of the human dimensions of care. *Academic Medicine, 84*(1), 117–125.

Brookfield, S. (1995). *Becoming a critically reflective teacher*. San Francisco, CA: Jossey-Bass.

Cavanaugh, S. H. (2002). Professional caring in the curriculum. In G. Norman, C. P. van der Vleuten, and D. Newble. (Eds.), *International handbook of research in medical education*, (pp. 981–996). Dordrecht, NL: Kluwer Academic Publishers.

Collins, J. B. & Pratt, D. D. (2011). The teaching perspectives inventory at 10 years and 100,000 respondents: Reliability and validity of a teacher self-report inventory. *Adult Education Quarterly, 61*(4), 358–375.

Cook, V. (2009). Mapping the work-based learning of novice teachers: Charting some rich terrain. *Medical Teacher, 31*(12), e608–e614.

Cooke, M., Irby, D. M., & O'Brien, B. C. (2010). *Educating physicians: A call for reform of medical school and residency*. San Francisco, CA: Jossey-Bass.

Cruess, S. R., Cruess, R. L., & Steinert, Y. (2008). Role-modelling: Making the most of a powerful teaching strategy. *BMJ, 336*(7646), 718–721.

Dekker-Groen, A. M., van der Schaaf, M. F., & Stokking, K. M. (2011). Teacher competences required for developing reflection skills of nursing students. *Journal of Advanced Nursing, 67*(7), 1568–1579.

Dewey, J. (1933). *How we think*. Boston, MA: Heath.

Epstein, R. M. & Hundert, E. M. (2002). Defining and assessing professional competence. *JAMA, 287*(2), 226–235.

Eraut, M. (2004). Informal learning in the workplace. *Studies in Continuing Education, 26*(2), 247–273.

Frankford, D. M., Patterson, M. A., & Konrad, T. R. (2000). Transforming practice organizations to foster lifelong learning and commitment to medical professionalism. *Academic Medicine, 75*(7), 708–717.

Goldie, J., Dowie, A., Cotton, P., & Morrison, J. (2007). Teaching professionalism in the early years of a medical curriculum: A qualitative study. *Medical Education, 41*(6), 610–617.

Hafferty, F. W. & Franks, R. (1994). The hidden curriculum, ethics teaching, and the structure of medical education. *Academic Medicine, 69*(11), 861–871.

Haidet, P., Hatem, D. S., Fecile, M. L., Stein, H. F., Haley, H. L., Kimmel, B., et al. (2008). The role of relationships in the professional formation of physicians: Case report and illustration of an elicitation technique. *Patient Education and Counseling, 72*(3), 382–387.

Haidet, P., Kelly, P. A., & Chou, C.; Communication, Curriculum, and Culture Study Group. (2005). Characterizing the patient-centeredness of hidden curricula in medical schools: Development and validation of a new measure. *Academic Medicine, 80*(1), 44–50.

Haidet, P. & Stein, H. F. (2006). The role of the student teacher relationship in the formation of physicians: The hidden curriculum as process. *Journal of General Internal Medicine, 21*(Suppl. 1), S16–S20.

Higgins, S., Bernstein, L., Manning, K., Schneider, J., Kho, A., Brownfield, E., et al. (2011). Through the looking glass: How reflective learning influences the development of young faculty members. *Teaching and Learning in Medicine, 23*(3), 238–243.

Hubball, H., Collins, J., & Pratt, D. (2005). Enhancing reflective teaching practices: Implications for faculty development programs. *The Canadian Journal of Higher Education, 35*(3), 57–81.

Jochemson-van der Leeuw, H. G., van Dijk, N., van Etten-Jamaludin, F. S. & Wieringa-deWaard, M. (2013). The attributes of the clinical trainer as a role model: A systematic review. *Academic Medicine, 88*(1), 26–34.

Kenny, N. P., Mann, K. V., & MacLeod, H. (2003). Role-modeling in physicians' professional formation: Reconsidering an essential but untapped educational strategy. *Academic Medicine,*

*78*(12), 1203–1210.

Kolb, D. A. (1984). *Experiential learning: Experience as the source of learning and development.* Englewood Cliffs, NJ: Prentice-Hall.

Kowalski, K. (2008). Appreciative inquiry. *The Journal of Continuing Education in Nursing, 39*(3), 104.

Lave, J. & Wenger, E. (1991). *Situated learning: Legitimate peripheral participation.* Cambridge, UK: Cambridge University Press.

Mamede, S., Schmidt, H. D., & Penaforte, J. C. (2008). Effects of reflective practice on the accuracy of medical diagnoses. *Medical Education, 42*(5), 468–475.

Mann, K., Gordon, J., & MacLeod, A. (2009). Reflection and reflective practice in health professions education: A systematic review. *Advances in Health Sciences Education, 14*(4), 595–621.

Moon, J. A. (2004). *A handbook of reflective and experiential learning: Theory and practice.* London, UK: Routledge.

Moulton, C. A., Regehr, G., Mylopoulos, M., & MacRae, H. M. (2007). Slowing down when you should: A new model of expert judgment. *Academic Medicine, 82*(10 Suppl.), S109–S116.

O'Sullivan, P., Aronson, L., Chittenden, E., Niehaus, B., & Learman, L. (2010). Reflective ability rubric and user guide. MedEdPORTAL. Available from: www.mededportal.org/publication/8133

Park, J., Woodrow, S. I., Reznick, R. K., Beals, J., & MacRae, H. M. (2010). Observation, reflection, and reinforcement: Surgery faculty members' and residents' perceptions of how they learned professionalism. *Academic Medicine, 85*(1), 134–139.

Pinsky, L. E., & Irby, D. M. (1997). 'If at first you don't succeed': Using failure to improve teaching. *Academic Medicine, 72*(11), 973–976.

Pinsky, L. E., Monson, D., & Irby, D. M. (1998). How excellent teachers are made: Reflecting on success to improve teaching. *Advances in Health Sciences Education, 3*(3), 207–215.

Pratt, D. D. & Collins, J. B. (2013). *Teaching perspectives inventory.* Available from: http://www.teachingperspectives.com

Quaintance, J. L., Arnold, L., & Thompson, G. S. (2010). What students learn about professionalism from faculty stories: An 'appreciative inquiry' approach. *Academic Medicine, 85*(1), 118–123.

Riley, S. & Kumar, N. (2012). Teaching medical professionalism. *Clinical Medicine, 12*(1), 9–11.

Royal College of Physicians and Surgeons of Canada. (2012). CanMEDS. Retrieved July, 2012, from http://www.royalcollege.ca/portal/page/portal/rc/canmeds

Sargeant, J. M., Mann, K. V., van der Vleuten, C. P., & Metsemakers, J. F. (2009). Reflection: A link between receiving and using assessment feedback. *Advances in Health Sciences Education, 14*(3), 399–410.

Sargeant, J., McNaughton, E., Mercer, S., Murphy, D., Sullivan, P., Bruce, D.A. (2011). Providing feedback: Exploring a model (emotion, content, outcomes) for facilitating multisource feedback. *Medical Teacher, 33*(9), 744–749.

Schön, D. A. (1983). *The reflective practitioner: How professionals think in action.* New York, NY: Basic Books.

Schön, D. A. (1987). *Educating the reflective practitioner.* San Francisco, CA: Jossey-Bass.

Sfard, A. (1998). On two metaphors for learning and the dangers of choosing just one. *Educational Researcher, 27*(2), 4–13.

Steinert, Y., Cruess, S., Cruess R., & Snell, L. (2005). Faculty development for teaching and evaluating professionalism: From programme design to curriculum change. *Medical Education, 39*(2), 127–136.

Suchman, A. L., Williamson, P. R., Litzelman, D. K., Frankel, R. M., Mossbarger, D. L., & Inui, T. S. (2004). Toward an informal curriculum that teaches professionalism: Transforming the social environment of a medical school. *Journal of General Internal Medicine, 19*(5 Pt. 2), 501–504.

Wald, H. S., Borkan, J. M., Taylor, J. S., Anthony, D., & Reis, S. P. (2012). Fostering and evaluating reflective capacity in medical education: Developing the REFLECT rubric for assessing reflective writing. *Academic Medicine, 87*(1), 41–50.

Weissmann, P. F., Branch, W. T., Gracey, C. F., Haidet, P., & Frankel, R. M. (2006). Role-modeling humanistic behavior: Learning bedside manner from the experts. *Academic Medicine*, *81*(7), 661–667.

Wright, S. M. & Carrese, J. A. (2002). Excellence in role-modelling: Insight and perspectives from the pros. *CMAJ*, *167*(6), 638–643.

# 第 13 章
# 面向课程变革的教师发展：胜任力导向的教学与评价

Linda Snell

## 13.1　引言

随着医疗卫生的进步和有效教育策略相关知识的发展，医学教育的课程更新已成为必然。确保教师能在新课程中发挥有效的作用，意味着教师发展在个人、组织和系统层面的课程改革中充当着至关重要的角色。本章讨论了教师发展与课程改革之间的关系，然后以胜任力导向的课程改革为例，说明教师发展是如何从多层面来助力改革的。

新课程和教师发展之间的关系是相互的。师资培训是新课程设计、实施和评估的必要辅助手段。此外，教师发展可以通过创造需求、改变态度、增加"认同"，也可以通过丰富知识或强化某领域的技能来提升能力，有助于更好地教授课程，推动新课程的改革。

### 13.1.1　课程改革包括什么？

本章中的"课程改革"一词涵盖了课程更新以及新课程的开发或实施。课程改革包括实施新课程模式、整合新内容，将以前隐性学习的内容显性化，在新情境中学习，或吸收新师资参与教学。新课程模式包括胜任力导向模式、结果导向模式(Frank et al. 2010b)或技术强化学习。新内容包括有关患者安全、职业素养、健康宣传和人文价值的显性教学。新情境的例子包括将学习转移至非固定情境，利用模拟情境或采用分散式教育模型。新师资队伍可吸纳以社区为基础的督导或跨专业团队人员作为教师。更复杂的是，这些改革中的很多方面可能会同时进行(Jolly 2002)，因此确定具体的教师发展需求可能会显得棘手。

## 13.1.2　教师在实施新课程过程中的需求是什么？

教师发展活动可以帮助领导者、课程设计者和医学专业教师为变革做好准备或能够有效地应对变革。教师必须学习新领域的内容、教师的不同角色，以及教学、学习与评价的新策略。课程设计者和领导者必须熟悉新的课程模式、教育计划和引导变革的策略（Jolly 2002；Steinert 2011b）。教师发展活动也许还能促进教师改变态度，比如支持认同新系统，或者试着鼓励"忘却"根深蒂固的教学方法。最后，教师发展可以提高教育者的技能，从而能够恰当地评估新课程的影响。

## 13.2　教师发展和课程改革之间的关系

已发表的关于教师发展和课程改革之间关系的文献很少。大多数文章仅描述了支持课程实施的教师发展计划；利用教师发展来推动课程改革的研究不多。此外，大多数文章概述了帮助教职员工个人提高能力的活动；少数研究则讨论了与机构或系统层面改变相关的问题（Dath and Iobst 2010；Farmer 2004；Jolly 2002）。

### 13.2.1　新课程模式和教师发展

在过去的几十年里，医学教育引入了许多新的课程方法。这些方法包括基于问题的方法、整合模式、成果导向的教育、螺旋式课程，以及基于纵向、社区或流动护理的可推广的计划。Kusurkar 等（2012）和 Jolly（2002）对此进行了简要描述。本节将讨论基于问题的学习（problem-based learning，PBL）和胜任力导向教育（competency-based education，CBE）两种模式来说明如何利用教师发展来促进课程改革。其中，PBL 的教学模式已比较成熟，并在课程改革过程中吸取了经验教训。CBE 正逐渐被认可，并为进一步的应用提供教学模式。

#### 13.2.1.1　问题导向课程的教师发展

20 世纪后期，许多医学院遵循 GPEP 报告（Physicians for the Twenty-First Century 1984）和其他国家层面报告的建议，开发出了更加以学生为中心和以问题为导向的新课程。GPEP 报告建议，教师发展应作为课程更新的组成部分，部分论文回顾了教师发展在改革中的作用。

Grand'Maison 和 Des Marchais（1991）描述了一项教师发展的综合性方法，旨在为加拿大舍布鲁克的基于问题学习（PBL）的课程改革提供支持。该教师发展项目应用了多种形式和策略，"为期 2 天的入门研习班，让教师了解教育原则及其在新项目中的应用；为期 1 年的长达 100 小时的医学教育学基础培训项目；为期 1 天的 PBL 讲习班和 3 天的 PBL 辅导培训项目"；随后是一年一度的"复习"课程。短程项目的形式包括讨论、阅读、个人作业和任务以及体验性实践活动。该为期 1 年的项目包括带有"家庭作业"的自学模块、定期的小组讨论以及学以致用的机会。主要目标是改变教师的态度,使之更重视学习过程(而非教学),鼓励教师学习医学教育的科学基础以及教学的知识和技能,并将其应用到日常教学活动中。因起初的资源和本校教师的专业知识有限,故采用系统的发展方法。外面的专家培训了一小批本校参加此计划的教育工作者,然后观察其在教师发展活动中的表现,并给予建设性的反馈。本校的教育工作者最终独立实施了整个项目。此项目鼓励教育背景更强的教师成为"教师发展艺术的导师",并负责保持项目质量。邀请参与新课程实施的教师作为讲者,其战略目标是提高他们在教育方面的专业知识。该项目的出勤率高,缺勤率低,部分原因可能是这两项介绍性活动的强制性;也就是说,所有拟参与教学的教职员工都必须参加培训。作者总结说,他们的教师发展项目,特别是旨在改变态度的活动,"对从传统模式向基于问题的小组辅导课程的成功转变产生了重大影响"。他们还如此评论:教师发展活动必须严格依照需求连续开展,转变态度的活动必须在课程改革开始前很长一段时间就启动。培养一批具有丰富教育专业知识的教师,使他们成为教师发展的导师和指导者,为课程改革做出贡献。在此过程中的经验,让他们相信"教师发展是……医学院课程改革的先决条件"。

　　Nayer(1995)回顾了 7 所医学院在 PBL 课程改革中的教师发展方案。她发现,各校的教师(指导老师)角色在 PBL 课程中更加以学生为中心,而这需要改变教师的定位。在该情况下,教师发展需要的不仅仅是发展教师所需的技能,还必须更加关注其教师的角色。Nayer 还指出,少数已接受评估的教师发展项目中,教师们改变了态度,丰富了知识,获得了教学技能。

　　Farmer(2004)描述了一个为改进 PBL 课程而设计和实施的教师综合发展系列项目。她列出了改革的三个阶段:课程过渡、课程实施和课程优化。第一阶段,项目提出新课程方法,培养基本能力,如 PBL 导师技能、案例写作和评价技能。第二阶段,项目旨在提高教学和评价能力。最后一个阶段,项目则为卓越教学提供高阶培训。在这三阶段的系列培训中,她概述了一些策略,特别是针对态度或文化转变的策略。在第一阶段,教师有机会了解新课程方法。在第二阶段,他们有机会进行反思和专注于个人发展。教师能通过知晓本人的教学评估结果来实现这一目标。在最后阶段,卓越教学得到认可,正如 Licari(2007)所提及的,制定恰当的奖励制度——包括认可与课程改革相关的领导力和奖学金活动制度。Farmer 还指出,教师发展项目可以对组织文化和教师个人价值观产生积极的影响。

　　本节详细地描述了实施 PBL 课程所需的教师发展的系统方法。总的来说,这些研究中促进教师提升的因素包括：①各种教师发展策略的多层面方法，包括在计划课程改革早期开始的纵向或模块化项目；②混合运用理论演示、小组工作、实践环节（微型教学）和诸如角色扮演等体验环节；③从初阶到进阶内容的分阶段方法。

### 13.2.1.2　胜任力导向课程的教师发展

采用胜任力导向的方法是近期课程模式的一个较大改变。胜任力导向教育（CBE）被定义为：

> ……一种为医生的实践工作做好准备的方式，以毕业生的能力结果为根本导向，通过分析社会和患者需求得出各项胜任力，并围绕胜任力进行组织培训。该方法不关注基于时间的训练，保证了更强的责任要求、灵活性和学习者中心性（Frank et al. 2010a）。

在以胜任力为导向的课程中，根据某一框架组织各项核心胜任力，根据明确的标准进行教授、观察和评价。在 CBE 中，结果（胜任力）不是某项独立的知识或技能，而是整体性的：

> ……是实践应用中的知识、技能、价值观或态度的多种元素的整合。在 CBE 中，学习者对自己的学习和评价承担了比传统教学方式更大的责任。因为胜任力是可观察的，所以能通过对其进行测量和评价，并与一定的标准进行比较，从而确保学习者能获得和应用这些胜任力。胜任力可以像积木一样组装起来，帮助其进一步发展（Frank et al. 2010b）。

此外，学习者胜任力的展现应当既具连续性又具层级性，评价依赖于直接的基于参考标准的观察。

Dath 和 Iobst（2010）提出了教师发展在向胜任力导向教育过渡中的重要性。在个人层面，CBE 模式下工作的教师需参加各类教师发展活动，以帮助他们更多地了解 CBE、获取胜任力的相关知识、该模式下的教学能力以及使用新方法评价学习者的能力。作者还指出，一线教师需要理解、接受、教授和评估医学专业知识以外的实践领域（即内容和能力）。之前并未明确接受基于胜任力培训的教师们，需将胜任力教授给他们的学生。在机构层面，Dath 和 Iobst（2010）指出了教师发展在应对改革阻力方面的作用。在系统层面，教师发展活动可以提高并强化教师对 CBE 原则的理解和信心，从而为新认证和资格认可流程"铺平道路"。作者描述了一个系统层面参与的例子，同时介绍了1996 年引入的加拿大对医学专家的教育定位框架（Canadian Medical Education

Directions for Specialists,CanMEDS)(Frank and Danoff 2007),其中教师发展作为要求之一包含在内。Dath 和 Iobst(2010)还提出了基于大学以及面向全国教师的倡议,包括基于需求的工作坊和演讲,各项培训均由来自全国的受过专门培训的临床教育工作者,通过拓展的线上和线下形式开展。与此前相比,该项全国范围的"培训训练者"系列讲习班更正式,旨在教育和提升加拿大各医学院的当地"冠军"的各种胜任力。除提供关于特定胜任力的内容,该系列还包括教育设计实践,以帮助当地冠军了解如何最好地在他们自己的机构中提供教师发展。基于此,作者得出以下结论,向 CBE 模式的过渡可能会很慢;但是,他们认为,针对机构和系统以及个人的教师发展方法可能有助于采用基于胜任力的课程。这种方法应该包括多种方式,应用多种形式并招募"早期践行者",展示教职员工如何在自己的实践中识别基本胜任力,并解释如何教授和评估这些能力。

## 13.2.2 应对态度、认同、抵制和组织文化的改变

实施课程改革时,教职员工需要对改革更热情,更积极地远离根深蒂固的教学、评价方式或课程模式。他们或许也害怕"失控"或走向改革的对立面(Farmer 2004)。因此,教师发展活动不仅要解决新课程所需的技能获取问题,还要改变态度和组织文化(Carraccio et al. 2002)。

Lanphear 和 Cardiff(1987)指出,课程更新会对教职员工产生威胁,他们可能会抵制改变或干脆拒绝采用。他们描述了一个多步骤项目,旨在促进纵向病理学课程的改变,更强调解决问题和独立学习。该项目包括组织发展、教学发展和教师发展。他们建议,课程改革的第一步是让教职员工在改革的早期积极参与。其案例包括让所有医学教育研究及实践者和支持者参与新课程的决策过程,向全体教师征求目标,并要求定期提交绩效报告。这些活动让教职员工在决策制定,以及在课程改革的方向和进度方面有参与感。第二步是对新课程要求的教学方法进行培训。在此阶段,教师同样需在课程目标和过程中贡献自己的想法。最后一步是让教职员工有机会表达他们对教学和职业角色的首要考量,以及关注其他需要应对的事宜,比如个人成长、冲突解决方案和职业规划等。该机构实施的这些举措导致了课程的改变,这种改变深深扎根于该团队的态度和理念之中,并使教师们能够"成功地开设新课程,因为他们可以宣称这是自己的课程"。

这些研究表明,课程改革的早期阶段之一似乎应当关注组织文化,并确保教师理解改革的必要性。在这种情况下,Zaidi 等(2010)发现,为开展基于问题学习课程转变的指导老师提供培训,不仅提高了教师的教学技能,而且激发了他们对课程和以学生为中心方法的兴趣;这也增强了他们成为指导老师的

愿望。

课程改革和相关的教师发展过程也必须"成为学校文化的核心价值之一"（Licari 2007）。除了标准的教学发展活动外，Licari 还建议，应当考虑对教师实行奖励制度，以鼓励其对酝酿中的新课程进行开发和创新。例如，为教师提供"激励措施、计划所需的时间、学习经历提升的学分、创新教学的奖励和认可"，甚至在职称晋升和职位任期中认可这些活动，所有这些均可能有助于促进文化变革。正如 Licari 强调的那样，"项目需要帮助教师从当前稳定的传统课程中走出来，并通过课程改革所带来的不可避免的未知激流"。

在这一节中，我们强调了教师发展项目在关注态度转变和组织价值观，以及促进新课程顺利实施方面的作用。有效的项目一开始就会邀请教师参与进来，在改革早期就启动教师发展活动，使用多种策略来认可教师对改革的贡献，并从个人和机构层面来解决文化改革中的问题。

### 13.2.3　引领课程改革

课程更新意味着需要有人来引领改革，教师发展项目极有可能为当前或未来的领导者实施新课程做好准备。有些作者指出，需通过具体的教师发展活动来应对领导力的问题（Farmer 2004；Jolly 2002；Steinert 2011a；Swanwick 2008）。

2002 年，Jolly 在回顾关于课程实施的教师发展的文献时指出，需要发展强有力的领导力来维持和支持新课程策略。在其教师发展项目的第三阶段，Farmer（2004）也强调了培养领导力的必要性。她指出，向课程负责人讲授复杂适应系统理论（complex adaptive systems，CAS）可能有助于改革。

Swanwick（2008）指出，教师发展活动的机构需要"来自研究生培训机构、医院和卫生当局的高效且富有同情心的领导"。他还评论说，那些引领教育改革的人士需提升管理和领导力。在第 3 章，Swanwick 和 McKimm 描述了大量教师发展领域的内容和策略，以提高领导力，其中许多与引领课程改革高度相关。

Steinert（2011b）强调了这些概念，他指出，教师发展可以通过多种方式促进组织改革。除了实现更"传统"的教师发展目标，如实施改革和提高组织能力，还可以帮助建立共识、获得支持和激发热情。Lanphear 和 Cardiff（1987）对课程改革领导者的具体特征和行动进行了相似的描述，包括系主任明确地支持改革、教职员工参与改革的过程、有效的沟通技巧、关注教育专家的聘任、有效地管理冲突和变化。Lanphear 和 Cardiff（1987）以及 Steinert（2011b）认为许多因素和技能是"可学习的"，应在引领教师发展项目改革中给予关注。

### 13.2.4　加强与课程改革相关的研究能力

对课程进行评估有利于充分理解课程改革。教师发展活动也可用于提高教师作为学者角色的教育研究能力,从而帮助其评估新课程的成效。这些能力包括应用某种教育研究设计或方法,使用某个有效的项目评估模型[比如Musick(2006)描述的模型],或开发需求评价工具或项目评估方法用于评价过程或结果。研究课程改革能增强我们对课程的总体认识,确定需求、教学和学习策略以及评价方法。而由此产生的对新课程的评估又能指导下一步课程改革的决策。

## 13.3　二十一世纪课程、能力及教师发展的需求

在过去的几十年中,医学教育课程一直得到不断发展,采用了成果导向课程法,在各层次医学教育中更强调胜任力框架的应用。胜任力导向的课程法已在医学专业的本科生和研究生中得以实施。该课程方法基于我们对胜任力概念理解的不断深入。在单纯的 CBE 中,基本胜任力的学习并非基于时间的框架。评价侧重于在发展阶段使用明确标准的直接观察(Holmboe et al. 2010)。

教师发展对促进课程改革至关重要,它能够强化教师的各项教学基本胜任力(如领导力、健康宣传、职业素养),在此之前,上述胜任力主要通过隐性的方式进行培养。此外,它还能培养教师某些潜在的不熟悉的教学和评价技能(例如,明确的角色榜样、促进反思、使用档案袋、对内部角色使用模拟方法)。

本章还将从胜任力导向模式的实施与基本胜任力的教学和评价两方面,来说明教师发展对课程改革的重要性。上述许多原则同样适用于其他课程计划。

### 13.3.1　当代胜任力框架和内容领域

某些地区采用的当代胜任力框架的例子包括《苏格兰医生》(Simpson et al. 2002)、《美国高等医学教育能力框架》(Swing 2007)、《荷兰国家本科教育框架》(Laan et al. 2010)和《加拿大医学会医师胜任力框架(2005 年版)》(Frank and Danoff 2007)。在护理、理疗和职业治疗方面也实施了其他类似的框架(Verma et al. 2006)。虽然各框架略有不同,但大多数框架中的元胜任力或"角色"都包括(临床)专业知识、问题解决能力、健康宣传 / 预防、沟通技能、团队合作 / 协作能力、领导和管理能力、教学能力、终身学习能力、批判性评价和职

业素养等（Verma et al. 2009）。临床专业知识之外的能力被称为“内在角色”，该角色是“医学实践中固有的、根本的或必不可少的，除‘内在角色’之间的整合，还需与医学专家的角色相整合”（Sherbino et al. 2011）。

这些胜任力框架由复杂的“元胜任力”组成，元胜任力被分为几个组成部分，并随着时间的推移借助里程碑或其他标识来学习。胜任力在本质上被描述为多维度的、动态的、发展的和情境性的，在实践中整合知识、技能和行为（Frank et al. 2010b；Snell and Frank 2010）。

最常用的方法之一是加拿大对医学专家的教育定位框架（CanMEDS）。该框架现已被全球 20 多个司法管辖区采用，适用于医学生和住院医师，以及护理、职业治疗、物理治疗、医疗放射技术、社会工作、心理学、助产学和其他医学专业（Royal College of Physicians and Surgeons of Canada，Ottawa：unpublished data 2013）。其中一些项目采用了单一的胜任力导向模式，如多伦多大学骨科住院医师项目（Wadey et al. 2009）和克利夫兰诊所本科医学项目（Dannefer and Henson 2007）。CanMEDS 框架基本是成功的，因为它具有教育应用价值，并且来源于系统性需求评估，包括公众所期待的榜样医生的看法（Frank and Danoff 2007）。

## 13.3.2　教学和评价基本胜任力的创新方法

尽管基本胜任力多年来一直被认为是所有医学教育学习者的核心能力，但它们通常是通过基于工作的学习获得的，并未经过具体的评价。事实上，直到最近才开始被明确地教授和正式地评价。随着胜任力导向教育的发展，胜任力将因其内容被更好地定义，以及对真实表现、里程碑和结果进行客观评价的需要，而将更加规范。

CBE 提供了对预期结果的清晰描述，而不仅是提出某些特定的学习策略或形式。然而，许多胜任力，特别是医学专业知识之外的内在胜任力（如沟通技能、团队合作、领导力、健康宣传、职业素养，如 Sherbino et al. 2011 所述），强调技能、行为和态度改变，而不仅仅是知识获取。这些胜任力往往无法通过传统的教学策略（如单独的教学方法）有效地获得。同样，仅依靠基于工作的学习也不足以获得这些胜任力。学习方法的改变隐含在基于胜任力课程的改变中。以学生为中心和灵活性需要得到更多重视，例如通过提供成果（里程碑或毕业生能力），随后允许学习者从多种途径（学习策略）中进行选择，以获得胜任力。此外，学习活动应与评价相结合，教师应通过直接观察更积极地参与评价。最后，在依靠里程碑来描述的完全获得胜任力的过程中，概念、知识和技能将实现螺旋式发展（Harris et al. 2010）。可以想象，这种哲学方法可能对大多数教职员工来说并不熟悉，他们需要理解、接受和适应这种新范式。

为了应对该变化,许多新兴的或创新的教育方法应运而生,并被认为能有效地应用于学习或评价一种或多种基本胜任力。例如:促进反思的教学技术、明确的角色模型(Cruess et al. 2008)、模拟方法、基于团队的学习和客观结构化教学练习(objective structured teaching exercises,OSTEs)(Boillat et al. 2012)。较新的形成性和总结性评价方法包括:小型临床评估演练、基于工作的评估方法,如直接观察和形成性反馈、多源反馈和应用档案(Holmboe et al. 2010;Iobst et al. 2010)。此外,许多教职员工或临床督导可能并不熟悉胜任力的某些内容,他们或许通过隐性的方式来习得这些内容,因此或许无法使用"词汇"或框架来教授他们的学生。他们可能也不习惯使用这里描述的一系列教学或评估方法。更重要的是,一些教师可能并不认同胜任力框架,甚至不认同明确教授胜任力的必要性(Snell and Frank 2010)。

### 13.3.3    CBE 中的教师发展策略

对于迈向 CBE,或开展医学专家外的基本胜任力的显性教学,符合能力导向课程期望所面临的各种问题,可以通过教师发展来解决(Holmboe and Snell 2011)。教师发展可以发挥多种作用。它有助于设计新颖的课程,用于学习所需的胜任力。此外,教师发展项目可以教授教师和督导者胜任力的相关内容,以及如何有效地使用教学和评估方法。在机构或系统层面,教师发展活动可以鼓励认同,培养教师发展活动的领导者,评价新课程的成效,并促进下一步的课程改革。

教师发展可以同时解决胜任力(内容)和教学方法(过程)两方面的问题(Dath and Iobst 2010;Scheele et al. 2008)。例如,常用的教师发展策略,如讲习班、短期课程和体验式活动:比如目标结构化教学活动(objective structured teaching activities;Boillat et al. 2012)可以将两者的教学结合起来。其优势在于,许多教师或许无法参加仅仅基于"内容"的教师发展会议(例如,说"我已经知道团队合作"),但他们可以参加综合性的会议(例如关于"教学和评估合作者技能的教师发展"会议)。比如,CanMEDS 的"培训培训者"系列(e.g. Cruess et al. 2009;Snell et al. 2010)是一个为期 2~3 天的讲习班,培训关于 CanMEDS 某项能力的高级内容(如健康宣传)。同时,该系列讲习班提供教师发展的技能,如使用教育周期、讲习班计划和实施以及项目评估。本章讨论的教师发展其他策略和模式,还包括在线学习、角色示范、指导和同伴辅导。与 CBE 教师发展有关的文献并不多,但许多策略能合理地应用于教职员工的培训,如表 13.1 所示。

表 13.1　迈向胜任力导向教育的有效教师发展模式和策略

**模式**

　　讲习班和其他小组活动

　　短期课程

　　纵向项目

　　自学模块，包括线上形式

　　讲座和其他教学活动

**策略**

　　模拟方法，如目标结构化教学活动

　　同伴督导

　　体验学习

　　角色扮演

　　实践环节，如微教学（通过观察和即时反馈进行练习）

　　反思练习

---

　　鉴于大多数能力并非由学习者在某个时刻获得，而是随着时间的推移不断发展的。因此，有必要为教师提供一种渐进式的 / 纵向的和综合性的教师发展策略（Steinert 2011b）。这对系统和政策具有意义，因为在基于胜任力的课程改革中，对教师和学生赋予了新的角色，教师更多参与其中，意味着对教师发展的资金投入也会显著增加（Taber et al. 2010）。

## 13.4　一项建议模型

　　在本章中，我们讨论了课程改革中教师发展的三个要素："内容"（即学习者——有时是教师——必学内容）；"过程"（即学生如何学习并对内容进行评价）；以及教师发展模式和策略（即如何教授教师内容和过程）。可以想象这三要素位于三个轴，每个轴在不同的方向，形成一个立方体，如图 13.1 所示。

　　现在列举该模型的两个例子。在第一个例子中，如图 13.2 所示，某学生正基于 CanMEDS 胜任力框架学习胜任力，因此"内容"包括 CanMEDS 的七个角色。临床学生

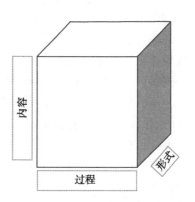

图 13.1　基于内容、过程和教师发展模式或策略的三维模型

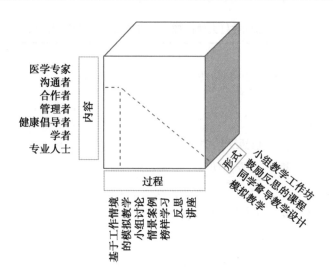

图 13.2　学生层面应用 CanMEDS 能力框架和通用学习策略的模型示例

可以通过多种方式(即"过程"),比如观察角色示范、反思或讨论案例简介来学习胜任力。他既可以在工作场所,也可以通过模拟方式学习这些胜任力。对于沟通技能这一具体胜任力,学生可在基于模拟的环境中参加必修活动,并在各种模拟场景中练习沟通。学生根据情境进行汇报,并反思所学的技能。教职员工设计场景并担任汇报者。对于刚接触模拟情境设计的教师来说,同伴辅导是一种有效的教师发展模式。在该情况下,一位有经验的设计师会帮助一位新教师开发合适的交流场景。

　　在第二个例子中,如图 13.3 所示,住院医师正在接受 ACGME 能力评估(即"内容")。使用了许多新的或不断发展的潜在评估方法(即"过程")。住院医师可能需要保留档案袋,以展示在基于实践学习中获得的胜任力。可能需要指导教职员工如何使用档案袋作为评价工具。这可以通过辅导或借助一个关于档案袋应用的鼓励性反馈的讲习班来实现。

　　该模型不应被认为是静态的。胜任力的学习与评价是在机构或系统中完成的,在该过程中,新教学策略和评价工具得以应用,培养胜任力的课程得以完善。还有许多其他因素或变量过于复杂,无法在静态图中描述。例如,大立方体中的小立方体的"尺寸"可以根据课程内容的重点、教学或评价方法的使用频率或教师发展方法的可接受性而变化。另一个变量是教师发展方案的"水平",以及它们应用的对象是新手还是高级教师。

　　从实践的角度来看,该模式可作为教师发展者的"蓝图",他们想要确保教

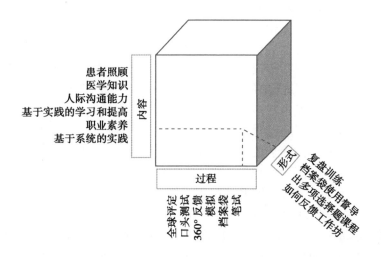

图 13.3　住院医生层面应用 ACGME 能力框架和通用评估策略的模型示例

师能够教授和评价每项胜任力。确定具体的胜任力和期望的教学或评价过程，并选择教师发展策略来进行匹配。另一方面，可以教授适用于多种胜任力的新教学或评价策略。在教师发展活动中，可以从相关的"匹配"胜任力中寻找方案。

## 13.5　案例研究

该章节将职业素养这一基本胜任力作为案例，旨在阐明教师发展在加强教学和评估，并促进课程改革方面的最佳实践。在职业素养这一重要领域，学习者必须获得核心知识，在更现实的情境中应用这些知识，提升和体现反映职业素养的各种行为（Steinert et al. 2007）。教授职业素养的教职员工必须能够明确地"阐明其核心概念并展现适当的行为"。这要求教师发展应从（学习）认知基础开始，包括职业素养的定义、其历史根源、与医学和社会两者间不断变化的社会契约之间的关系，以及维持职业素养地位所必需的义务。职业素养的新教学策略可能包括促进学习者自我反思、意识和改变的活动。最后，必须以有效且可靠的方式评估职业素养（Steinert et al. 2005），教职员工必须学习新的评价方法。

### 13.5.1　麦吉尔大学教授和评价职业素养的经验

对医学职业素养的日益重视，促使麦吉尔大学的医学教师在本科生和住院医师两个层次引入了关于职业素养胜任力的正式教学。该教学始于医学生进入医学院的第一天，并通过本科和毕业后项目序贯进行。随着学生职业身份的形成,强化相同的概念,并使其在符合学习者的水平和背景中应用。

虽然教学策略包括传授核心知识的教学方法,但大多数学习是在小组或临床环境和工作场所进行的,而且随着职业身份的形成,许多学习在本质上是纵向发生的。学习发生在多种环境下:在教室里、模拟教学中,整合在各种临床前和临床经验中,住院医师的工作场所里。本科阶段的医学课程中开设一门王牌课程——"医师学徒制",由6名学生组成小组,在四年本科阶段的学习中,定期与同一名教师,也是一名执业医师进行交流(Steinert et al. 2010)。所有与学生接触的教师都需要使用相同的定义和词汇,并知道自己是学生的榜样。"住院医师在医学生的学习经历中至关重要,将住院医师作为榜样的进一步教育已被重视"(Steinert et al. 2007)。全体教职员工每年为所有二年级的住院医师举行为期半天的职业素养培训,以强化职业素养的概念,强调其作为职业行为示范的作用。在所有这些学习活动中,相同的认知基础和相同的"词汇表"得以形成。

对职业素养的评价也同样重要。学习者、教师和住院医师对所教授的职业素养的原则和属性进行了评价(Todhunter et al. 2011)。最近,用于学生选拔的多种小型面试方法也被应用于评价入学学生的职业属性和行为。

总体目标是引导"文化改革",教职员工不仅要教授和评价职业素养,还要示范职业素养。

## 13.5.2  针对教师层面职业素养的教师发展

正如Steinert等(2005,2007)所述,从课程改革开始,教师发展活动(如工作小组、讲习班、医学教育查房和技能培养会议)就针对着全体教师和具有特定角色的教师不断迭代。这有利于教师的投入和支持,有利于培养教师教授和评估职业素养的能力。例如,可以提供一系列反映学生工作的教师发展工作室,以准备和支持医师学徒制的导师(Steinert et al. 2010)。对任何感兴趣的教职员工,可提供用于丰富知识、提供共同词汇表和提高特定技能的活动(例如角色示范、反馈)。学生学习和教师发展项目是同时进行且相互联系的,具体活动见表13.2。在该表格中,可以通过不同的策略来学习和评估学生或住院医师的内容。教师必须具备相应的知识或技能,并且可能会起到促进作用的具体的教师发展战略和活动。

表 13.2　基于个人学习者和教师层面的教师职业能力发展 [a]

| 学习者知识和技能 | 学习策略 | 评价策略 | 教师所需的知识、技能和态度 | 教师发展的活动和策略 |
|---|---|---|---|---|
| 职业素养的核心知识 | 讲座 | 笔试 | 职业素养原则；核心知识，词汇表 | 工作组和核心知识讲习班 |
| | 小组讨论 | | | 小组促进讲习班 |
| 在逐渐接近现实的环境中的应用 | 分组讨论的案例简介 | 客观结构化临床考试 | 小组辅助技巧 | 使用插图的小组设施研习班 |
| | 模拟病人 | | 模拟教学复盘 | 复盘课程 |
| | | | OSCE 案件发展 | OSCE 提升课程 |
| 职业行为发展和实践示范 | 体验式（基于工作的）学习 | 直接观察/反馈 | 观察和反馈技能 | 反馈讲习班 |
| | 反思 | 档案袋 | 促进反思 | 反思、叙事运用讲习班 |
| | 榜样 | | 榜样学习 | 榜样学习讲习班 |

注：[a] 该表显示了学习者必须学习的内容、教师必须教授和评估的内容，以及教师发展如何促进这些内容之间的联系。

## 13.5.3　系统层面的教师发展

被选定参与引领课程改革或评估其是否成功的教职员工也需要这些领域的技能。因此，制定了一项为期 4 天的领导力发展项目，并提供了提高项目评估和教育研究能力的活动。住院医师培训项目主任参加了旨在提高已识别的所有基本胜任力、设计相关课程和实施恰当评价方法等技能的焦点活动。教师领导者非常支持课程改革和教师发展项目。表 13.3 描述了组织或系统目标之间的联系，实现这些目标所需的教师改革，以及促进这种改革的教师发展活动。

表 13.3　机构和系统层面的教师职业能力发展

| 机构目标 | 教师所需的知识技能和态度 | 教师发展的活动和策略 |
|---|---|---|
| 通过多次小型面试作为选拔培训学员的职业特征 | 多次小型面试的结构 | 多次小型面试的站点开发培训 |
| 确保教师认同、动机、共识和知识 | 确保教师的认同和积极性 | "智囊团"讨论如何教学与评价职业素养 |

续表

| 机构目标 | 教师所需的知识技能和态度 | 教师发展的活动和策略 |
|---|---|---|
| | 确保在内容、教学和评估策略上达成共识;激发关于可行性的讨论 | 邀请参加教学和评价职业素养的讲习班 |
| | 培养一批兼具技能和知识的教职员工 | 全科教师参加的教学和评价职业素养的讲习班 |
| 为项目主管提供技能 | 核心能力的相关知识课程模式 | 为期一天的重点讲习班,内容涉及核心能力的教学和评价、课程开发、开发和使用的新的评价工具 |
| | 评价工具 | |
| 课程改革和教师发展计划的评估 | 教育研究能力 | 教育研究和项目评估方法的同伴辅导和能力建设会议 |
| 培养改革的领导者 | 领导技能,改革管理技能 | 教师领导力发展项目 |

## 13.5.4　教师发展项目的结果

对教师发展各组成部分的评估表明,教职员工:

> ……能够扩展他们在职业素养方面的教学,部分是因为他们对职业素养背后的认知基础、教授该主题的策略和评估方法有了更多的了解。其次,该倡议使医学院能够就以下三方面达成共识:职业素养的认知基础,职业人员的属性和特征,应当加以鼓励的学生、住院医师和教师的行为(Steinert et al. 2005)。

这也导致开发出评估职业行为更好的方法。最后,该倡议表明,教师发展可以成为启动和设定课程改革方向的有力工具。该倡议提高了认识,引导并激发了教师努力开展课程改革的愿望。如果没有该项目的激励和指导,目前正在进行的许多教育举措可能不会如此迅速地出现,或以如此形式出现(Steinert et al. 2005)。医师学徒制教师的特殊能力发展项目:

> ……增强了教师对教学、医学教育、核心职业价值观和同事之间联系(及识别)的认知。它还展示了纵向教师发展课程的好处,该课程植根于情境学习和基于工作的学习,反映了学生的经历,有助于促进实践共同体(Steinert et al. 2010)。

## 13.6　结论

本章强调了教师发展和课程改革之间的联系，并用一个案例研究来说明多个"最佳实践"。我们注意到，课程改革和教师发展之间存在某种相互联系。教师发展可以作为让教师参与课程改革和促进自身能力建设的一种工具。课程改革可以，也应该是一个"自下而上"和"自上而下"的过程。课程改革的某些方面可能被认为更加"难以"实施（例如，健康宣传的教学经常会受到改革的抵制）。第一，课程改革早期邀请教职员工参与，对增加其认同感至关重要；还可以帮助开发适用于教学和评价学习者的工具，并教授教师们如何使用这些工具。教师发展对于改变态度和围绕改变建立共识非常重要。第二，项目应该满足教师的需求；在课程改革中，这些需求可能包括教授不熟悉的内容和课程模式，以及教授教学和评价方法。第三，技能建设必须不局限于教学和评价：也须涉及领导力、改革管理和教育奖学金。来自领导者的支持很重要，然而，培养具有改革能力的新领导者也同样重要。最后，课程改革背景下的教师发展会对组织或系统产生影响。案例研究是教师发展引领改革并支持改革的举例。它阐释了 Steinert 等（2007）指出的情况：在课程改革或更新的背景下，教师发展"有助于建立共识，获得支持和热情，并实施改革举措；它还可以通过改变正式、非正式和隐性课程来帮助改革机构的内部文化"。事实上，正如 Jolly 所说："课程修订 / 改革很困难。缺乏教师发展，几乎是无法实现的"。

## 13.7　关键信息

- 课程改革和教师发展之间存在一种互惠关系。教师发展是邀请教师参与课程改革和促进能力建设的一种工具。
- 教职员工应尽早参与课程改革，促进认同，开发教学和评价学习者的工具，并教授教师如何使用这些工具。
- 教师发展项目应针对教师可能不熟悉的内容，还可以帮助教师理解和使用新课程方法。
- 技能建设还应涉及领导力、改革管理和教育奖学金。
- 教师发展对于改变态度和围绕改革而建立共识非常重要。
- 课程改革背景下的教师发展会对组织或系统产生影响。

（黄蕾　译）

# 参考文献

Boillat, M., Bethune, C., Ohle, E., Razack, S., & Steinert, Y. (2012). Twelve tips for using the Objective Structured Teaching Exercise for faculty development. *Medical Teacher, 34*(4), 269–273.

Carraccio, C., Wolfsthal, S. D., Englander, R., Ferentz, K., & Martin, C. (2002). Shifting paradigms: From Flexner to competencies. *Academic Medicine, 77*(5), 361–367.

Cruess, R. L., Cruess, S. R., Kearney, R., Snell, L., & Steinert, Y. (2009). *CanMEDS Train-the-Trainer (TTT) Program on Professionalism.* Ottawa, ON: The Royal College of Physicians and Surgeons of Canada.

Cruess, S. R., Cruess, R. L., & Steinert, Y. (2008). Role modeling: Making the most of a powerful teaching strategy. *BMJ, 336*(7646), 718–721.

Dath, D. & Iobst, W. (2010). The importance of faculty development in the transition to competency-based medical education. *Medical Teacher, 32*(8), 683–686.

Dannefer, E. F. & Henson, L. C. (2007). The portfolio approach to competency-based assessment at the Cleveland Clinic Lerner College of Medicine. *Academic Medicine, 82*(5), 493–502.

Farmer, E. A. (2004). Faculty development for problem-based learning. *European Journal of Dental Education, 8*(2), 59–66.

Frank, J. R. & Danoff, D. (2007). The CanMEDS initiative: Implementing an outcomes-based framework of physician competencies. *Medical Teacher, 29*(7), 642–647.

Frank, J. R., Mungroo, R., Ahmad, Y., Wang, M., De Rossi, S., & Horsley, T. (2010a). Toward a definition of competency-based education in medicine: A systematic review of published definitions. *Medical Teacher, 32*(8), 631–637.

Frank, J. R., Snell, L. S., Ten Cate, O., Holmboe, E. S., Carraccio, C., Swing, S. R., et al. (2010b). Competency-based medical education: Theory to practice. *Medical Teacher, 32*(8), 638–645.

Grand'Maison, P. & Des Marchais, J. E. (1991). Preparing faculty to teach in a problem-based learning curriculum: The Sherbrooke experience. *CMAJ, 144*(5), 557–562.

Harris, P., Snell, L., Talbot, M., & Harden, R. M. (2010). Competency-based medical education: Implications for undergraduate programs. *Medical Teacher, 32*(8), 646–650.

Holmboe, E. S., Sherbino, J., Long, D. M., Swing, S. R., & Frank, J. R. (2010). The role of assessment in competency-based medical education. *Medical Teacher, 32*(8), 676–682.

Holmboe, E. S. & Snell, L. (2011). Principles of competency-based education: Better preparation of learners for practice. In J. Sherbino & J. Frank (Eds.), *Educational design: A CanMEDS guide for the health professions,* (pp. 7–12). Ottawa, ON: The Royal College of Physicians and Surgeons of Canada.

Iobst, W. F., Sherbino, J., Ten Cate, O., Richardson, D. L., Dath, D., Swing, S. R., et al. (2010). Competency-based medical education in postgraduate medical education. *Medical Teacher, 32*(8), 651–656.

Jolly, B. C. (2002). Faculty development for curriculum implementation. In G. Norman, C. van der Vleuten, & D. Newble (Eds.), *International handbook of research in medical education,* (pp. 945–967). Dordrecht, NL: Kluwer Academic Publishers.

Kusurkar, R. A., Croiset, G., Mann, K. V., Custers, E., & Ten Cate, O. (2012). Have motivation theories guided the development and reform of medical education curricula? A review of the literature. *Academic Medicine, 87*(6), 735–743.

Laan, R. F. J. M., Leunissen, R. R. M., & van Herwaarden, C. L. A. (on behalf of the Project Group). (2010). The 2009 framework for undergraduate medical education in the Netherlands. *GMS Zeitschrift für Medizinische Ausbildung, 27*(2), Doc35. Available from: http://www.ncbi.nlm.nih.gov/pmc/articles/PMC3140367/

Lanphear, J. H. & Cardiff, R. D. (1987). Faculty development: An essential consideration in curriculum change. *Archives of Pathology & Laboratory Medicine, 111*(5), 487–491.

Licari, F. W. (2007). Faculty development to support curriculum change and ensure the future vitality of dental education. *Journal of Dental Education, 71*(12), 1509–1512.

Musick, D. W. (2006). A conceptual model for program evaluation in graduate medical education. *Academic Medicine, 81*(8), 759–765.

Nayer, M. (1995). Faculty development for problem-based learning programs. *Teaching & Learning in Medicine, 7*(3), 138–148.

Physicians for the Twenty First Century. (1984) *The GPEP report: Report of the Panel on the General Professional Education of the Physician and College Preparation for Medicine.* Washington, DC: Association of American Medical Colleges.

Scheele, F., Teunissen, P., Van Luijk, S., Heineman, E., Fluit, L., Mulder, H., et al. (2008). Introducing competency-based postgraduate medical education in the Netherlands. *Medical Teacher, 30*(3), 248–253.

Sherbino, J., Frank, J., Flynn, L., & Snell, L. (2011). 'Intrinsic Roles' rather than 'armour': Renaming the 'non-medical expert roles' of the CanMEDS framework to match their intent. *Advances in Health Sciences Education, 16*(5), 695–697.

Simpson, J. G., Furnace, J., Crosby, J., Cumming, A. D., Evans, P. A., Friedman Ben-David, M., et al. (2002). The Scottish doctor – Learning outcomes for the medical undergraduate in Scotland: A foundation for competent and reflective practitioners. *Medical Teacher, 24*(2), 136–143.

Snell, L. S. & Frank, J. R. (2010). Competencies, the tea bag model, and the end of time. *Medical Teacher, 32*(8), 629–630.

Snell, L.S., Mann, K., Bhanji, F., Dandavino, M., Frank, J. R., LeBlanc, C., et al. (2010). *Resident teaching STARs: Improving residents' skills as teachers. A CanMEDS scholar role Train-the-Trainer Program.* Ottawa, ON: The Royal College of Physicians and Surgeons of Canada.

Steinert, Y. (2011a). Commentary: Faculty development: The road less traveled. *Academic Medicine, 86*(4), 409–411.

Steinert, Y. (2011b). *Faculty development for postgraduate education: The road ahead.* The Future of Medical Education in Canada: Postgraduate Project. Retrieved July 10th, 2012, from http://www.afmc.ca/pdf/fmec/21_Steinert_Faculty%20Development.pdf

Steinert, Y., Boudreau, J. D., Boillat, M., Slapcoff, B., Dawson, D., Briggs, A., et al. (2010). The Osler Fellowship: An apprenticeship for medical educators. *Academic Medicine, 85*(7), 1242–1249.

Steinert, Y., Cruess, R. L., Cruess, S. R., Boudreau, J. D., & Fuks, A. (2007). Faculty development as an instrument of change: A case study on teaching professionalism. *Academic Medicine, 82*(11), 1057–1064.

Steinert, Y., Cruess, S., Cruess, R., & Snell, L. (2005). Faculty development for teaching and evaluating professionalism: From programme design to curriculum change. *Medical Education, 39*(2), 127–136.

Swanwick, T. (2008). See one, do one, then what? Faculty development in postgraduate medical education. *Postgraduate Medical Journal, 84*(993), 339–343.

Swing, S. R. (2007). The ACGME outcome project: Retrospective and prospective. *Medical Teacher, 29*(7), 648–654.

Taber, S., Frank, J. R., Harris, K. A., Glasgow, N. J., Iobst, W., & Talbot, M. (2010). Identifying the policy implications of competency-based education. *Medical Teacher, 32*(8), 687–691.

Todhunter, S., Cruess, S. R., Cruess, R. L., Young, M., & Steinert, Y. (2011). Developing and piloting a form for student assessment of faculty professionalism. *Advances in Health Sciences Education, 16*(2), 223–238.

Verma, S., Broers, T., Paterson, M., Schroder, C., Medves, J. M., & Morrison, C. (2009). Core competencies: The next generation. Comparison of a common framework for multiple professions. *Journal of Allied Health, 38*(1), 47–53.

Verma, S., Paterson, M., & Medves, J. (2006). Core competencies for health care professionals: What medicine, nursing, occupational therapy and physiotherapy share. *Journal of Allied*

*Health, 35*(2), 109–115.

Wadey, V. M., Dev, P., Buckley, R., Walker, D., & Hedden, D. (2009). Competencies for a Canadian orthopaedic surgery core curriculum. *Journal of Bone and Joint Surgery – British Volume, 91*(12), 1618–1622.

Zaidi, Z., Zaidi, S. M., Razzaq, Z., Luqman, M., & Moin, S. (2010). Training workshops in problem-based learning: Changing faculty attitudes and perceptions in a Pakistani medical college. *Education for Health, 23*(3), 440.

# 第 14 章
# 跨专业教育与实践的教师发展

Liz Anderson, Sarah Hean, Cath O'Halloran,
Richard Pitt and Marilyn Hammick

## 14.1 引言

跨专业教育(interprofessional education, IPE)指的是,来自两个或两个以上专业的学生们在一起,自主学习、共同学习和相互学习,从而实现他们之间的有效合作,进而改善医疗卫生服务质量(WHO 2010)。

在 21 世纪,医疗卫生和社会保健服务体系发生了特定的变化,跨专业教育(IPE)应运而生,旨在促进提供整合的、聚焦患者的服务。IPE 的发生发展,受到了全球各国政府承诺提供的安全、以患者为中心的医疗协作服务的影响,这其中包括英国(Department of Health 2000)、加拿大(Health Canada 2001)、澳大利亚(Australian Council for Safety and Quality in Health Care 2005)、美国(Cerra and Brandt 2011),以及全球劳动力政策(WHO 2010)。

在这一章中,我们将着眼于教师发展如何让教师们做好准备,结合本土实际情况,提供切实可行的 IPE 课程,以及在此过程中如何提升教师的教学能力,实施 IPE 并确保学生参与其中。此外,我们还将探讨 IPE 是如何引导医疗卫生工作者进行更为深入的反思,分析其相互之间的协作行为。这一过程将反过来促进他们更好地为患者提供服务。我们所举的例子主要是基于本科院校的课程开发,但他们同样可应用于毕业后教育,开展基于 IPE 的课堂教学和实践教学。我们承认,教育工作者在开发和实施有效的 IPE 课程过程中面临了各种挑战。我们也对如何克服这些困难进行了简要描述。我们将向大家展示如何应用课程理论模型来应对这些挑战,我们又是如何将 IPE 实践者聚集在一起形成实践共同体的。

## 14.2　开发和实施跨专业教育所面临的挑战

　　我们已指出,开发和实施跨专业课程体系面临着五大挑战,并且认为,应对这些挑战,教师发展非常重要,它可以在跨专业课程体系中构建全过程跨专业学习活动(interprofessional learning,IPL),进而推动有效的跨专业医疗实践(interprofessional practice,IPP)。

### 挑战 1:跨专业界限

　　在单一学科体系内进行课程开发并实施其他教学活动的过程是复杂的,需要付出非线性的努力。采用 Engeström 活动理论(2001),以及代表单项活动系统的三角图形(图 14.1),我们可以清晰地说明在专业 / 学校层面的复杂性。这一图形概括了在专业 / 学校内部,围绕课程开发和协调的多项因素。这些因素包括协调教学活动的工具(例如,评价方法),决定专业及其培训过程如何运行的规定和社会准则,还包括了所涉及个体的范围(例如,教师、学生、行政管理人员)以及他们所承担的不同角色的行为方式。

　　如图 14.1 所示,当来自不同的活动体系或不同专业的教师需要协作共同

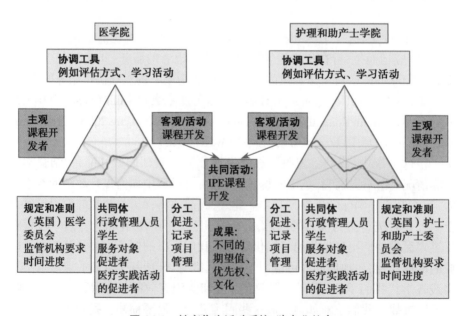

图 14.1　教育作为活动系统:跨专业整合

本图片引用自 Engeström(2001),展示的是护理和医学院校共同构建跨专业教育课程的活动系统。各项活动系统间的深红色线条代表的是不同专业体系间的矛盾(决策层要求实施 IPE),倘若两个专业体系有效互动,矛盾解决;如果矛盾悬而未决,文化、优先权和期望值的差异就会占主导。

开发跨专业课程时,这一复杂性显然增加了。教师团队成员必须学会理解各自的活动系统,学会共同开展工作,创造新的、可分享的理念和工作路径,才能实现有效的协作。倘若缺乏对彼此活动系统的理解和共情,在他们分享各自活动时就可能产生未知的、不可调和的矛盾。这会导致无法探讨各个体系不同的期望值、优先权和文化;也会导致团队内部成员彼此间态度欠佳、缺乏协作的情况持续增长(Hean et al. 2012a)。

**挑战 2:将跨专业教育整合到不同专业现有的课程体系中**

如果 IPE 课程独立于现有的课程体系之外,那就会成为一种附设的教学活动;进而会导致学生缺乏学习动力,教师则会将工作重心放在其他学科课程上。这一挑战是将 IPE 课程整合到现有课程体系中,并使其成为一个整体。这样学生和教师才会意识到 IPE 对专业特定课程体系的契合性、IPE 对学生学习过程的贡献度,及其作为教学体验有效组成部分的作用。

**挑战 3:关注理论的严谨和 IPE 的循证基础**

跨专业教育目前被认为缺乏正确的理论基础(Reeves and Hean 2013)。IPE 课程的设计和评价被认为肤浅、描述性、不够严谨。关于 IPE 的成效或是其工作过程,认识还非常有限(Hean et al. 2009)。当前,越来越多的 IPE 教育者、评估者和实践者认可来自社会学、心理学和教育学的理论,并将其应用于他们的工作(Hean et al. 2012b)。力求让教师们理解这些理论并加以运用,这是需要激励的,同时还需要在教师工作过程中提供支持,使其关注(并付出时间)开发兼具正确理论和循证基础的 IPE 课程。

**挑战 4:管理课程开发和实施过程中可变的、无法预计的跨专业教育的本质**

在一门课程内部,要将单一专业和跨专业的各项要素统一起来,需要一个能灵活应对、适应性强的团队,能进行协作,不断进行自我学习、相互学习和共同学习。团队中的教师成员需要愉快地接受广泛学习的理念,并能克服不确定性和各种改变(Engeström 2001)。

**挑战 5:承认跨专业学习是复杂的、不同的**

IPE 会产生各不相同的学习小组。学生们不仅在性格特征方面不尽相同,而且对影响他们职业选择的价值观的坚守也有差异。当学生们在培训期间担任某一职业角色,他们会进一步被塑造(Anderson et al. 2009)。教师发展的作用之一是评判性反思工作,教师在面对不同专业来源的学生组成的混合小组时,要能够欣赏其特质。教师发展的作用是赋予教育工作者相应的技巧,支持学生们自我学习、相互学习和共同学习。教师的发展应该以支持每个人参与到 IPE 课程的设计和实施中为目标,重新分析他们的个人教学计划,有能力管理跨专业学习小组。

## 14.3  跨专业教育课程:构造其复合性

我们借用 Coles 和 Grant(1985)的课程模型来展示 IPE 教师群体,分析课程开发需求。这些需求的产生,与构建和保障一门可靠的 IPE 课程过程中,不同的教师成员所承担的角色相关。

课程模型(图 14.2)包括 3 部分:设计层面的课程、实际运行的课程、学习者对课程的体验。在各部分之间总会存在一些不连贯之处;负责课程实施的人员也不会把设计层面课程的每一个细节都加以实现;而学习者带着他们各不相同的知识和技能,将体验不同的课程版本。这一课程模型接受课程本质的动态变化,通过着眼于将需求最大化,尽可能地使各部分有机衔接,对于指导教师发展很有帮助。这一模型对于医疗卫生领域的学习尤其有帮助,因为医疗卫生领域的课程包含了实践体验,常包括计划之外的机会性学习。

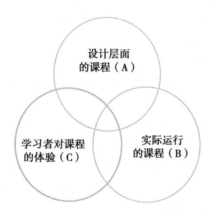

图 14.2    课程设计模型(引用自 Coles and Grant 1985)
1985 年,Coles 和 Grant 出于课程评价的目的撰写了文章。文中指出课程由三个相互区别又相互重叠的圆环组成,分别是:设计层面的课程(A)、实际运行的课程(B)、学习者对课程的体验(C),我们选取了其原创的概念。对这些圆环相互重叠的部分我们并未予关注。

IPE 课程不仅受到其三个不同组成部分的贡献及其互动的影响,还会受到 IPE 所包含的不同专业以及 IPL 学生多样性的影响。在下面的章节中,我们将讨论教师发展的新方案,针对的教师团队成员需负责将 IPE 课程三个组成部分之间的有效衔接最大化,从而确保实现有效的 IPL。

## 14.4　跨专业教师

所有参与 IPE 课程计划和实施的人员都能得到教师发展方案。方案的设计需要反映出教师团队成员的不同角色。方案需优先考虑一门 IPE 课程必备的成员角色，我们对其定义为"IPE 领军者"，具体地说，就是 IPE 专业榜样和 IPE 促进者。表 14.1 展示的参与 IPE 课程的众多其他个体，跨专业教师发展将提升他们对 IPE 的贡献。本土"IPE 领军者"可定义为课程策略和执行方面的领导者与代言人，兼具管理和研究双重职责（Barker et al. 2005；Oandasan and Reeves 2005）。他们的主要任务是维护好不同专业、组织和院校之间强有力的合作伙伴关系（Bjørke and Haavie 2006；Gilbert 2005）。一般来说，只有一位"IPE 领军者"负责制定 IPE 的早期愿景以及启动当地的 IPE 课程。此外，每一个专业可以认命一位 IPE 的专业领导，深入详尽地理解各自所在专业特定的课程，协同"IPE 领军者"做好工作。

表 14.1　参与跨专业教育课程的教师团队成员

| 课程领域 | 所涉及的教师团队成员 |
| --- | --- |
| 设计层面的课程 | 课程审批所涉及的外部专家（例如，高年资临床医生，来自从业执照机构的管理者或代表） |
| | 学校领导 |
| | 教师委员会决策成员 |
| | IPE 领军者 |
| | IPE 专业领导 |
| | 参与课程开发的学生 |
| | 患者 / 服务对象相关群体 |
| | 行政管理人员 |
| 实际运行的课程 | IPE 领军者 |
| | IPE 专业领导 |
| | 来自学术机构和医疗实践的促进者 |
| | 行政管理人员 |
| 学习者所体验的课程 | 外部相关群体（例如，外部的考官，研究小组的外部顾问） |
| | IPE 专业牵头研究者 |
| | 负责 IPE 课程质量控制机制的评估者 |
| | 学生反馈小组 |
| | 大学评价委员会成员 |
| | 行政管理人员 |

在 IPE 课程实际运行过程中,参与其中的人员是"IPE 促进者"。这一名称反映了跨专业学习的模型,教育者助力学生的学习进展,通过辩论、讨论和分享反思等学习行为,为学生构建重要意义奠定基础(Reeves et al. 2011)。IPE 促进者通常是大学学者,或是参与教学实践的从业人员(也被称为指导老师、导师、临床教师或实践教师)。IPE 促进者还可以是患者/服务对象,以及承担教学角色的学生(McKeown et al. 2010;Selby et al. 2011)。

## 14.5　跨专业教师发展方案的目的

跨专业教师发展的目的是使得不同的 IPE 课程组成部分(例如,设计层面的课程、实际运行的课程以及学习者所体验的课程)之间更一致,最终确保形成一个由高素质教师组成的朝气蓬勃的共同体,经由循证教学过程,提升他们的教学实践能力,促进学生学习。为达成上述目标,教师发展需要解决我们所列出的 IPE 课程开发所面临的五大挑战。我们通过探讨方案设计中的"何时""何地""做什么"以及"怎么做",持续达成上述目标。

### 14.5.1　教师发展和设计层面的跨专业教育课程

开展教师发展活动,把来自不同专业的人员聚集在一起,共同致力于课程开发,为学生提供跨专业学习的机会。这些教师发展活动将推动团队协同工作,形成一个新的教学实践共同体。不能低估这一团队建设的功能(Steinert 2005)。最初,我们建议面向教师团队成员,组织"放松日"或"暂停"活动。其目的是激发团队成员对设计层面课程的主人翁意识。开展这些活动要营造百家争鸣的氛围,激发团队成员之间碰撞出火花,进行讨论,朝着最终达成共识而前行。可能需要开展一系列的活动,才能达成教师发展的部分或全部目标,下文详述。

#### 14.5.1.1　理解开发 IPE 课程所涉及的其他专业的教育背景情况(挑战 1)

早期活动应包括创造机会,开展互动,分享各自的专业项目,巩固教育价值观。我们可以组织小组协同工作,使得参与者相互认识,熟悉彼此的课程以及对 IPE 课程开发的兴趣所在,从而实现这一目标。这些活动的终极目标是成员之间分享课程文档、专业机构标准,以及相关资料,这同时也是达成 IPE 课程开发共同基础和当地 IPE 课程策略初步共识的起点。

#### 14.5.1.2　确认能开发 IPE 的各门专业课程的共同点(挑战 2)

IPE 课程设计需要找到一个不同专业之间的共同议题,例如患者安全问题。在美国,*To Err is Human* 这本书(Kohn et al. 2000)对患者安全影响深远。同样的,英国卫生部发布的 *An Organisation with a Memory* 报告(Donaldson

2000)强调了在医疗实践中以患者为中心的团队合作的重要性。世界卫生组织(WHO)发布了一份详尽的指南,在医疗卫生课程中纳入患者安全这一议题,包括跨专业患者安全的教学和评价方法(WHO 2011)。

### 14.5.1.3　撰写跨专业学习目标(挑战 2 和挑战 3)

其目的是让参与者试验性地撰写跨专业学习目标。这意味着将前面章节所讨论过的、更为广泛的哲学议题转化为与 IPE 课程原则相一致的学习目标,与参与其中的学术院校的课程文档撰写规范相匹配。预先设定的学习目标也有描述,应包括:以患者为中心的团队合作,医疗和社会福利专业人员的不同角色和职责,跨专业沟通,跨专业反思,患者安全和人类行为,以及共同承担医疗实践工作的伦理问题(Thistlethwaite and Moran 2010)。

### 14.5.1.4　设计兼具正确理论和循证信息的跨专业学习活动(挑战 3)

教师发展应使参与者能接触到应用于 IPE 的各种理论,鼓励他们将这些理论用于设计有效的 IPL。我们推荐在这一活动中利用不断涌现的研究文献,这些文献可作为课前阅读材料提供。整合对 IPE 有帮助的理论,可有效促进参与者展开辩论(Colyer et al. 2005;Hean et al. 2009,2012b)。这一辩论是围绕着理论展开的。这些理论反映、解释或假设了哪些方法能在社会行动者介导下,达成小组内的社会性学习(彼此了解、相互学习和共同成长)。这些理论框架是课程开发者指南的基础,详见表 14.2。

### 14.5.1.5　选择恰当的 IPL 评价方案(挑战 1、挑战 3、挑战 4)

这包括分享各专业的评价体系,以及(最终)就跨专业评价策略达成一致意见。以下是可考虑的领域:

- 确定评价方案是否对学习行为(例如,学生在跨专业学习期间表现如何),或是对学习目标(知识回忆)的达成度进行测量。近期,采用胜任力框架来评价 IPL 的知识、技能和态度的情况日渐增多(Reeves 2012;Wilhelmsson et al. 2012)。也可考虑采用能力框架(Gordon and Walsh 2005)。

- 在进行 IPE 评价时也需要满足特定课程的要求,因此对评价策略的解释要保留一定的弹性空间。例如,围绕以患者为中心、基于实践的 IPE 案例研究报告或是论文可同时符合专业要求和已达成一致的当地 IPE 评价策略。

- 过程评价的痕迹可反映学生随时间而产生的进步。例如,职业成长档案袋。循序渐进的学习积累可以展示学生从新手到专家的连续发展过程。职业成长档案袋在医学领域越来越重要的一些专业中很流行(Buckley et al. 2009)。鉴于专业学习和跨专业学习两者间有重叠的部分,职业成长档案袋可将这两方面的评价结合在一起(McNair 2005)。

- 针对医疗实践的考核,其价值在于揭示学生的工作表现。当前在医疗卫生和社会福利领域,常可以见到在书面考试中融入针对工作表现的考核。

Miller 强调需要分别对学生知识("知道")、能力("知道如何")、知识应用("展示如何")以及更具有挑战性的医疗实践中运用这些知识点("实践")进行评价（Miller 1990）。

表 14.2　课程开发者指南（摘录自 O'Halloran 等,2006）

所有 IPL 活动都需要考虑如下问题：

**这一活动能否提供给学生富有成效的学习体验？ 这一活动是否与学习目标相关，是否能使学生达成学习目标？**

挑战性是否充分？ （例如，是否基于医疗实践的真实案例；在学术层面是否正确？ ）

学习过程中支撑条件是否充分？ （例如，学生是否可获取适宜的学习资源或技术支持；是否能得到所需的学习促进者的支持？ ）

学生能否对自己的学习进行掌控？ 倘若对学生的指定活动过多，小组将丧失掌控学习任务的自由度。

是否要求学生提出问题，并从小组其他成员获取帮助？

是否要求小组提交学习成果（例如，学习报告、汇报、公开信息）？

是否仅要求学生根据目前所在专业年级，承担与其相适应的职业角色？ （例如，预期最后一年的学生可针对医疗实践问题，提出有见地的专业意见；但对于第一年的学生，只要求他们针对本专业进行探讨）

**活动是否能造就真正的相互依存？ 学生们是否需要相互依赖才能成功地完成这一练习活动？**

是否允许小组成员进行分工？ 如果进行分工，是否有充足的学习任务和角色供分配，确保每一位小组成员都对完成任务有必要的贡献？

是否允许小组成员贡献其特有、其他人不具备的技能，以确保小组能达成目标？ 这些技能可以是专业性的（例如，谈判技巧、数据分析）或非专业性的（例如，艺术才能、IT 技术）

是否需要学生分享资源，例如信息、意义、概念和结论？

评价方式是否强化了相互依存？ 是针对学生个体还是小组开展评价？ 小组内每一位成员是否服从相同的评价方式？ 小组内各专业的评价结果都是通过 / 不通过吗？

**活动是否培养差异化以及各小组间的差异化？ 活动是否允许学生既对他们所来自专业的相同点，同时也对不同点进行探索？**

不同专业是否都能对练习活动有所贡献？

不同专业所做的贡献是否能激励学生承认和重视其他专业的价值？

**是否考虑到了不同专业的同等贡献度？ 活动是否考虑到了小组所有成员在顺利完成项目过程中的投入？**

是否促成小组产生共享的目标？ 医疗和社会福利专业共同的服务对象是患者，因此，基于实践场景、临床案例、服务改进、患者安全或公共卫生挑战的活动是能起到作用的。

所有成员地位平等吗？ 活动不能偏向某个专业。

明智的做法是,收集学生对评价的意见并鼓励他们参与到评价过程中来。例如,采用同伴互评。同时,要记得在实际工作中开展基于工作表现的评价,收集患者/服务对象对跨专业行为的评价意见(Frankel et al. 2007;Freeman and McKenzie 2002)。

### 14.5.1.6　确保 IPE 课程与特定专业核心课程的一致性和有机整合

最后,小组需要达成一致,如何使 IPE 课程与特定专业核心课程保持一致并进行有机整合(Biggs and Tang 2007;Stone 2010)。这需要讨论 IPE 是否在一定时间内整合到课程模块中,以及纳入 IPE 的方法,要使得小组活动在不同时间段简便易行。我们建议避免过于教条僵化,而是侧重于学习路径,从理论和知识学习起步,再推进到实践中的理解和应用。我们意识到了高效的小组合作共同学习的复杂性。在实践中,一旦学生对与其他专业学生共同学习开始感到熟悉了,我们就应尽快开始体验式学习。

为理解这一点,教师发展活动应包括映射练习,确保教师团队所有成员都能清晰表述设计层面的 IPE 课程是如何(纵向和横向)整合到所涉及专业特定的核心课程内部,序贯一体的。Engeström 的活动理论可用于观察系统间的一致性,解析其相互作用,可导出对一致性理解的可视化图像(Engeström 2001)。图 14.3 显示的是教师发展活动的结果,活动内容是观察 IPL 如何对某个专业学习产生影响及其反向作用过程。

设计层面的 IPE 课程需要得到官方批准。对于参与审核过程的教师成员,我们建议召开专题研讨会,有助于他们理解这些挑战。尽可能纳入(或邀请)不同的听众参与,包括参与大学课程的教师或高年资临床医师,职业和监管机构代表,以及高级别教师(例如,负责分配资源的院长)。具体来说,这一类型研讨会的目的包括:①向负责审批的院校解释 IPE 相关的政策驱动因素;②讨论学习动机一致性的选项,以及在课程文档资料中如何进行呈现;③解释医学教育研究及实践方参与的重要性,以及在课程文档资料中如何查找;④讨论领导力的重要性,以及如何确定课程开发者已考虑到这一点;⑤解释实施 IPE 所需的资源,委员会提及的预算、教师数量和能力等问题。

## 14.5.2　教师发展和实际运行的跨专业教育课程

我们接下来讨论的是,教师发展如何使愿景转化为现实,成为 IPE 领军者和专业领导带领下的实际运行的课程。实际运行的 IPE 课程指的是参与资源配置和教学过程的师资团队成员,如何依据设计层面的 IPE 课程来具体"执行"。这包括:确保进度表上留有充足的时间,确定学生学习小组设置是否符合教室或实践教学的物理空间、虚拟空间,或两者兼而有之,学习小组的规模和专业搭配,所需的接受过充分培训的师资数量,所设计的学习任务,以及学

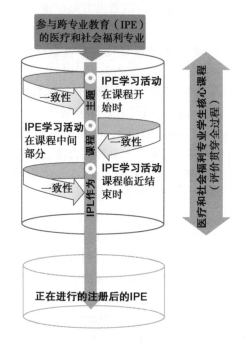

**图 14.3　IPE 课程与专业特定课程的一致性和有机整合**

圆柱形代表的是特定专业核心课程,跨专业课程作为学习主题贯穿其中,由此产生三个截然不同的学习阶段。从 IPE 活动链接到单个专业学习的箭头,代表学生在教师帮助下,在他们各自专业培养方案内的学习中,实现了整合并保持一致。

习活动的行政管理。课程愿景的转化很大程度上有赖于教师团队对 IPE 领军者、IPE 专业领导和 IPE 促进者的支持。

### 14.5.2.1　针对 IPE 教学活动中领导和教学的教师发展

　　IPE 领军者需要拥有一套独特的技能组合(表 14.3)。我们建议这一人物参加领导力和变革管理课程,争取得到来自国家层面和跨国 IPE 组织机构的支持(更多关于教师发展和领导力机遇的信息,详见第 3 章)。这包括参加国内和国际会议,例如,All Together Better Health(ATBH)系列会议和 Collaboration Across Borders(CAB)。得到来自国内和国际的 IPE 实践社区组织的指导,也有助于 IPE 领军者技能的形成。随着自身专业能力的增强,IPE 领军者能引领 IPE 专业领导和 IPE 促进者的发展。

　　培养技巧娴熟的 IPE 促进者是教师发展的重要职责。IPE 促进需要复合的技巧;我们不能认定一名来自临床或院校、有教学经验的教育者,能自然而然地成为一名技巧娴熟的 IPE 促进者(Anderson and Thorpe 2010;Anderson et al. 2011;Hammick 1998;Howkins and Bray 2008)。我们的经验是 IPE 促进者需

表 14.3　解析跨专业教育领军者所需的整套技巧

| |
|---|
| IPE 领军者在教师发展中应具备的才能： |
| **核心才能** |
| **可信度**：来自所在地区和国家层面 IPE 组织，有教育研究和成人教育学背景，能激励其他人追随。 |
| **能力强**：能领导和启动教师发展的必要步骤，能与相关同事合作，为新设定的共同愿景定调。 |
| **权威性**：在 IPE 实践组织内部能明智地运用。这一权威性不仅是指得到来自主持会议的系主任们的授权，同时也指因其学术和专业行为而获得认可。 |
| **其他才能** |
| **问题解决者**：能应对重大阻碍，以合议的方式确保困难得到解决。 |
| **沟通者**：能运用良好的沟通策略，与其他人紧密合作，确保其具有实施本土 IPE 的意愿。能倾听他人的观点，求同存异。保持客观，不偏不倚。 |
| **学者**：能将理论思考运用于课程设计、开发和研究／评价，在此过程中保持理论与实践的一致性。 |
| **政治**：能意识到可能削弱 IPE 的相关系统和问题，在面临挑战时能确保找到解决方案，支撑 IPE 运行。努力寻求来自相关的、外部可参考团体的支持。 |
| **反思性**：能从众多观点中看清事物，特别是能运用二级的跨专业反思指南（Wackerhausen 2009）。 |
| **经济**：能注意到经费和资源方面的压力，在需要的时候对内对外寻求经费支持。 |

要对其角色进行充分准备和培训。我们提供了一个模型，指导教师培训者将所需的技巧整合在一起（概述见图 14.4）。

教育者通常需要快速地理解 IPE 课程内容。技巧娴熟的 IPE 促进者要能够辨别学习的主旨，而不是教学过程，要重视并从多个专业的角度进行反思（Wackerhausen 2009）。他们同时也需要有意愿，理解并掌控学习过程中出现的复杂的跨专业小组互动，进而促进学生学习。教师发展应辅助教师团队成员深入理解与 IPE 相关的混合小组教学的要素。

如前所述，跨专业学生小组要比其他众多学习小组更为多样化，差别不仅体现在年龄、性别或学术背景，还包括他们选择各自专业的原因，以及在承担各自职业身份过程中，随时间推移而产生的变化（Anderson et al. 2009）。随之而来的是，当不同个体聚集在一起共同学习，会出现需要调和的矛盾。例如，来自某个专业的学生认为其他专业学生所提出的方法是错误的，或是某位学生觉得医学生过于强势，占据了非必要的领导地位。在这一点上，我们可以通过对团队合作的心理和社会准则的理解，对 IPE 促进者起到帮助作用。这一点我们将在 14.5.3 章节中进一步探讨。

针对 IPE 促进者的培训,可以是定期举行的内部教学活动,或是提供培训证书的项目。现如今已有成功的本土培训项目可供借鉴(Deutschlander and Suter 2011;Freeman et al. 2010;Freeth et al. 2005;Howkins and Bray 2008)。成功的教师发展项目涵盖了一系列教学胜任力培养,以及将不同专业的院校教师和临床教师聚集在一起,以小组形式开展协作,以对应学生的 IPE 体验(Anderson et al. 2009)。这一方法可以让临床和院校教师分享不同的专业立场,相互交流促进教学的一系列技巧。表14.4 展示的是可行的 IPE 促进者教师发展项目的框架图。这样的项目可以设定为学分课程,或是一系列提供培训证书的工作坊。这一框架图为我们提供了评价的过程,以确保培训出称职的 IPE 促进者,有把握与同事结对工作、开展小组教学,为学生跨专业学习提供支持。IPE 促进者中如有人持怀疑态度,应为他们提供观摩教学实践、与积极向上的模范教师共同工作的机会,这能使其态度转为倾向于支持 IPE(Anderson et al. 2011)。

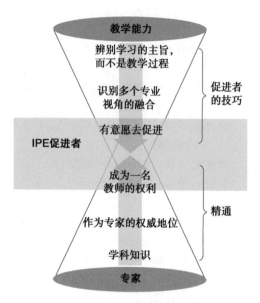

图 14.4　跨专业教育促进者的培训
为管理好有效的学习,一名跨专业促进者必须将成为专家(充分了解教学的各方面,成为一名教师)和教学胜任力(以跨专业价值观为基础,能掌控不同专业 IPE 学生组成的混合小组,提升他们的学习技能)结合在一起。

### 14.5.2.2　建立实践共同体

将课程付诸实践需要更多的 IPE 领军者和技巧娴熟的促进者。这就需要建立一个共同体,参与者在 IPE 课程开发、实施和评价方面具有共同利益。在他们作为促进者、课程开发者、IPE 领军者或研究者进行实践的过程中,教师团队成员会面临复杂的挑战,通常来说,这些挑战都具有很大的不确定性。Wenger 等(2002)提出应建立一个公认的实践共同体(Community of Practice,CoP),制定相应原则。这对于来自不同专业的同事学习如何相互协作,共同实施成功的 IPE 课程是很有用的。关于如何建立,表 14.5 提供了更多细节。

对于实施基于实践教学的 IPE,建立实践共同体尤为重要。业已证实这一方法能使得专业间交流成为可能,提升其成员所提供的服务质量(Lennox and Anderson 2012)。持续开展基于实践教学的 IPE,有赖于强大的人际网络(Armitage et al. 2009)。同时也请注意,IPE 实践共同体应在可能的情况下,纳

表 14.4 针对 IPE 促进者的教师发展项目框架图 [a]

| IPE 促进者需要具备的胜任力（Freeth et al. 2005） | 建议开展的教师发展活动 | 如何评价 IPE 促进者的胜任力（Anderson et al. 2009） |
|---|---|---|
| 致力于 IPE 和 IPP | • 知识交流:要求小组了解有关国内和国际对 IPE 的政策要求(例如,针对患者安全),将有关不良的团队合作与合作实践的研究证据与最终结果联系在一起<br>• 展示团队合作如何提升患者照护的文献 | **非正式反馈**<br>领军者 /IPE 专业领导向参加人员提出问题,澄清确认其是否已理解 |
| 教育者给予 IPE 特殊关注的可靠性 | • 探索在现代医疗和社会福利体系中开展协作<br>• 要求教师团队成员分享他们的经验和专业技能(例如,在精神卫生、儿童和老年人照护、成人急性病医院护理、公共卫生和其他领域范围内)<br>• 在研究和教育领域有专长的教师团队成员(非临床工作人员)可以分享他们的专家观点(例如,将理论应用于教育、医疗和社会福利领域的实践,适用于评价 IPE 的教育研究方法) | **形成性评价**<br>同行和章节负责人提供反馈意见,帮助教师团队成员开展实践,推敲问题<br>**终结性评价**<br>参加培训的教师团队成员力图成为 |
| 积极向上的模范作用 | • 领军者或负责某部分的 IPE 专业领导应率先垂范。他们应亲自参与小组教学,应具有不同的专业背景<br>• 把参与者分配到小型的、跨专业的工作小组中。有关小组压力的讨论应贯穿始终 | IPE 促进者,并完成 IPE 教学档案,包括:<br>1. 他们所参加的 IPE 活动所运用的理 |
| 深入详尽地了解互动学习方法和应用的信心 | • IPE 相关的成人学习理论<br>• 要求小组设计采用互动教学方法的 IPE<br>• 探索有关权力和差异的心理与社会理论(例如,模式化观念) | 论(例如,为什么是这样设计的? ) |
| 关于群体动力学的知识 | • 考虑如何在 IPL 开始阶段设定基本规则<br>• 要求参与者通过来自 IPE 教学活动的真实案例,练习如何对运行欠佳的小组进行管理。确保 IPE 促进者了解如何保持不偏不倚,如何推动小组开展工作,激励学生开展小组讨论 | 2. 反思教学活动是如何被促进的(例如,他们是否能扮演不同角色以支持学生学习,有问 |
| 重视多样性和独特的贡献 | • 分享与健康相关的医学和社会学模型<br>• 分享各自专业的价值基础<br>• 讨论以患者 / 服务对象为中心的照护 | 题吗? 还有采用什么不同的方法,为什么? ) |
| 平衡个体和小组的需求 | • 以团队合作中的破坏因素、领导力争夺等为主题,安排辩论和讨论<br>• 探讨有关小组角色的 Belbin 模型 | 3. 针对观察者提供的反馈,包括对他们表现的个人 |
| 面对困难,内心确定并保持良好的幽默感 | • 就各部分的 IPE 领导者如何在操作中起到模范作用进行复盘。在小组内分享范例<br>• 探讨如何运用幽默消除小组内的紧张态势 | 批判性分析,进行反思 |

注:[a] 促进 IPE 需要具备的胜任力所引用的文献如表所示。

表 14.5　建立跨专业实践共同体(CoP)

| 设计实践共同体的基本准则(摘自 Wenger et al. 2002) | 应用的策略 |
| --- | --- |
| 把 IPE 委员会的设立和实施作为逐渐发展的进程来看待 | 允许 IPE 促进者、课程开发者、IPE 领军者和研究人员、来自不同专业的实践者、教师和院校分享他们的兴趣所在。IPE 推进日程是由实践共同体的参与者们逐步确定下来的 |
| 在实践共同体的内部和外部构建开放的对话氛围 | 在实践共同体内部和外部成员[例如,学生、来自其他学科教育的院校教师、外部可参考团体,例如,英国跨专业教育中心(UK Centre for Interprofessional Education,CIPE)、加拿大医疗卫生跨专业合作组织(Canadian Interprofessional Health Collaborative,CIHC)、澳大利亚跨专业实践与教育网络(Australasian Interprofessional Practice and Education Network,AIPPEN)、美国医疗卫生跨专业合作组织(American Interprofessional Health Collaborative,AIHC)]之间组织开展对话 |
| 邀请不同层次的参与者 | 实践共同体包括三个层面的参与者:核心成员、活跃成员和外围成员。核心成员构成策略委员会和执行委员会。对于参与 IPE 的外围成员,当他们认可其益处后,后续也可能成为核心成员。虽然我们鼓励大家积极参与,但这不是强制。在各个发展阶段,不同的教师可能扮演不同的角色。当教师初次进入共同体时,他们可能先以促进者的身份开始参与,但后续可以作为课程设计者更多地参与其中。最终,当技巧和信心得以充分构建,他们可以成为 IPE 领军者 |
| 关注价值 | 实践共同体开展的活动,对成员要有积极正向的作用,使其认可 IPE 的益处(Anderson et al. 2011) |
| 设立公开和隐秘的共同体空间 | 实践共同体需在成员之间构建强大的人际关系。公共空间包括面向所有教师开放的研讨会、工作坊、社交网络页面,博客和论坛,所有人均可参与讨论。私密空间则受到更多保护,包括机密空间,例如电子邮件,只在选定成员之间,或是特定的兴趣小组成员之间发送。这些小组开展的是更为分散或更为聚焦的一些活动 |
| 将友善随和与令人兴奋结合在一起 | 实践共同体应将一系列活动融合在一起,以便营造舒适、友善的氛围。应考虑纳入一些形式新颖的活动,例如"放松日",以保持团队活力 |
| 订立共同体的节奏 | 实践共同体内部应建立规律的活动模式。这可以包括工作会议,促进想法分享的研讨会项目,聚焦特定项目的电话会议等。中心原则是,在开展这些活动时,参与者都应践行彼此了解、相互学习和共同成长 |

入患者 / 服务对象以及学生，他们需要支持，需要给予时间，需要友善对待。实践共同体的建立过程如上所述（Anderson and Ford 2012；Furness et al. 2012）。

### 14.5.3　教师发展和体验式跨专业课程

我们一般通过教师委员会所开展的评价和 / 或研究，来了解学习者所体验的 IPE 课程，或者换句话说，学生们体验式学习 IPE 的过程。这些数据可以用于确认，教师发展项目中哪些是成功的，哪些则未能达成目的。这将引导我们评估确定下一步需要开展的教师发展项目和 / 或有助于确认需要立即引起短期关注的小问题。

学生评价的结果同样可以使教师注意到，对教师发展进行回顾总结的必要性。教师发展项目领导团队要确保教师在会议中针对每个议题仔细推敲。将学生和 / 或研究人员纳入咨询小组，研究人员能分析并核对来自某个专业学生小组所关注问题的随机样本。这样能确保学生关注问题优先得到澄清。教师"放松日"为 IPE 领军者（们）/ 参与 IPE 专业的领导们提供了受保护的时间，再次探索和回顾总结 IPE 策略，进而重新制定设计层面的课程和实际执行的课程，将学生对 IPL 的体验考虑在内。

我们强调过，在 IPE 各个章节的学习过程中，每一位学习者的体验不一样，因为他们每个人带入学习情境的也都各不相同。我们的体会是，有文献（Anderson and Thorpe 2010；Carpenter and Hewstone 1996；Hean et al. 2006）表明，在跨专业学习小组内存在着一些常见问题。这些问题包括，学生们在体验 IPE 过程中的感受，如消极刻板印象；学生的感受可能有赖于他们对 IPL 和单一专业学习之间的差别，对所学习章节的感知关联及其与实践如何相联系，事先是否已做好准备（Freeth et al. 2005）。表 14.6 提供了开展针对这些问题的教师发展活动的建议。

考虑到社会资本理论，我们很容易理解学生小组之间的基线差异。这一理论被描述为"不间断的社交努力，持续进行的系列交流，在此期间不停地申明和重申对对方的认可"（Bourdieu 1997）。当学习者成为跨专业团队的一员并参与实践，他们的学习、技能和在这一交流过程中来自其他专业团队的信任，从本质上来说都是不断积累的，共同构成了社会资本，激励他们再次投入，共同构建未来的协作。有些学习者能从这一社交网络中获取益处，有些则不然。同样的，并非所有参与 IPE 学习小组的专业都机会均等，能公平竞争。学生们能从他们的专业团队（或其他网络）中获得社会资本（和其他形式的资本，例如人力资本），这会带给他们更高的社会地位，更好的技能和 / 或更多的经验。这也使得他们能从发生在 IPE 小组中的知识转化中获益，其获益程度高于其他那些否定社交网络的学习者。

表 14.6　聆听学生对跨专业教育的感受:提供给教师发展的信息

| 可能阻碍学生学习的问题 | 建议开展的教师发展活动 |
| --- | --- |
| 学生们对 IPE 活动准备不足 | 设计书面材料(手册)和口头材料(虚拟或真实的讲课),让学生们对 IPE 做好充分准备。这些材料可以通过博客和维基(电子信息技术)在 IPE 教师共同体中进行分享。设计其他的教学工具(例如,短视频),以帮助学生适应。 |
| | 国外开放教育资源平台上有相应资料,可略作修改,帮助学生充分利用小组学习(TIGER 2012)。 |
| | 确保学生准备好接受 IPE 是对 IPE 促进者进行培训的内容之一。确保 IPE 促进者具备一定技巧,在开始任何学习活动时,能运用有意义的破冰和建立小组规则,让所有学生参与其中 |
| | IPE 领军者可能需要召集所有 IPE 专业领导召开会议,以确保所有的学院都按照统一方案做好学生准备工作。 |
| 由于场所和氛围的原因,导致学生们的学习未能奏效 | IPE 领军者和 IPE 专业领导需要再次深入学习场所,考虑学生的意见。更换不利于开展 IPE 的地点。 |
| | 与学生建立起合作伙伴关系,这样学生们能更好地理解为什么选择特定的氛围来开展 IPE,同时寻求学生们的帮助以保持适宜的学习氛围。这意味着 IPE 课程会议要有学生代表参与。 |
| | 重新审视所有有关告知学生 IPE "学习场所"的资料,准备好设计素材,帮助引导学生前往 IPE 教学场所。 |
| | 同意建立无倾向性的学习氛围,强调所有参与者均平等。 |
| | IPE 领军者和 IPE 专业领导致力于建设 IPE 实践教学相关的临床场所。 |
| 参与 IPE 的学生中,某个或某些专业学生的地位、权力和管辖范围占有绝对优势 | 反思可以推动 IPE 的内容,以确保 IPE 促进者们能意识到这些议题,并在章节教学中以合议的方式加以处理。这包括让学生们就医疗卫生和社会福利实践中的权力与管辖范围进行辩论。 |
| | 让 IPE 促进者参与教学活动,从理论角度,如社会资本理论(Bourdieu 1997),加强他们对这些议题的理解。 |
| 学生们未能意识到学习的内容,因为并不适用于他们未来的工作(例如,事件的真实性) | IPE 领军者和专业领导应回顾每个学院的课程地图,以确保 IPE 课程内容与所有参与 IPE 的学生保持关联。 |
| | 与临床工作者保持联系,以确保参与 IPE 的学生能意识到 IPE 是如何与他们的学习要求相匹配的。 |
| | 可设立一个学生中心小组,获取他们对 IPE 引导课及课程具体开展过程的意见。 |

应鼓励教师团队成员纳入更多学生,这样能更好地理解在当地开展 IPE 的可行性和限制因素。在采用合议制的情况下,学生们可成为同伴教师,为 IPE 课程开发提供支持。

## 14.6　小结

有关跨专业教师发展价值的证据日益增多(Simmons et al. 2011)。打造未来的跨专业人员队伍需要精心设计,将 IPE 融入医疗卫生和社会福利专业教育课程中。这就需要针对所有参与其中的教师,开展有效的教师发展活动。

在这一章,我们提出了一些建议,针对参与 IPE 设计和实施的多元化的教师团队,如何开展最为恰当的教师发展活动。旨在强调采取有效措施,使得 IPE 课程的三个组成部分,即设计层面的课程、实际执行的课程以及学习者所体验的课程,成为关系更为紧密的和谐体。教师发展未来可能面临的挑战是如何确保教师团队成员能够恰如其分地掌控各组成部分前进的步伐和方向。只有在这三个组成部分都构建在正确的理论基础之上,根据现有证据来打造,教师能在教学过程中正确运用其认识,才能回答课程如何推进、推进到什么程度的问题。

为了能让来自不同专业的教师持续接受设计层面的 IPE 课程,需要创造机会,让他们学习如何长期协作。只有这样,在单独的专业教育活动体系中嵌入 IPE 课程的做法才能持久。设立实践共同体的举措也能增强其持久性。因此,教师间形成稳固的关系网络,并纳入学生和患者 / 服务对象,这样的氛围可为实践共同体的成员们提供支持和帮助,解决 IPE 设计、实施和回顾的复杂性问题。

IPE 课程需要保持其可信度,这在实践过程中尤为重要。当前的趋势是设计基于实践的 IPL,着重于高效的团队合作(例如,康复、肿瘤照护、心理健康、进一步提升教师以及造福患者)过程中进行学习(Kinnair et al. 2012)。这将使得学生们体会到跨专业实践(interprofessional practice,IPP)的最佳应用状态。因为团队合作运行更为流畅,或是因为临床实践工作充满了挑战,导致一些临床情境逐渐边缘化。这些情境已经失去了对实践工作进行转变,进而提升医疗卫生和社会福利质量的可能性。这些实践情境为致力于开发设计层面跨专业课程的教师团队以及支撑他们的教师发展方案提出了新的挑战。

一门实际运行的 IPE 课程要获得成功,需要领导者和团队成员的共同孕育,他们都应明白如何以最佳状态来执行设计层面的课程。在这一点上,教师发展应着眼于培养教师团队成员具备同样的跨专业教育胜任力,能胜任学生学习需求：团队合作技巧、理解其他教师的角色和职责，能在不同专业、教师和体制壁垒间顺畅沟通，能应对各种不确定因素。这些在设计教师发展活动方案时始终非常重要。但未来我们更需要符合 21 世纪学习模式的学习促进者。这意味着需要更大程度地运用信息技术和社交媒体，认可个体学习的角色。我们需要的学习促进者，在将设计层面的课程转化为他们自己实际运行的课程，尤其是临床实践情境课程过程中，要能够授权并支持学生的学习活动。Silver 和 Leslie（2009）建议的"原位"教师发展，或许可以很好地匹配新入门的 IPE 实践者，他们已经习惯于 IPE 学习方式，渴望在他们的工作岗位上指导基于临床实践的跨专业学习。

按照计划，开始实施 IPE 课程后，学习者所体验的课程为量身定制教师发展活动提供了重要线索。但是在撰写这一章节时，我们意识到，目前还缺乏学习者体验过的课程资料来指导教师发展方案设计。未来，我们希望进一步强化使用课程评价和有说服力的研究证据，以明确将跨专业学习体验与设计层面的课程更紧密联系在一起的关键机制，确保根据学生学习需求来驱动这一过程。

这一章节所采用的课程模式，为开展有效、可持续的跨专业教师发展所需机制的研究提供了理论基础。反过来说，这也将产生 IPE 和 IPP 教师发展项目的证据基础。新入门的实践者之前已经在预先登记项目和职业继续发展课程中体验过 IPL，他们会自然而然地在临床实践中创造 IPE 的学习机会。因此，对他们而言，存在着不断更新跨专业教师发展活动的长期需求。我们建议，未来需要根据患者、服务对象和学生的意见，跨专业学习和实践的理论发展过程中产生的新见解，以及不断增长的 IPE 和 IPP 证据基础，来持续打造教师发展项目。

## 14.7　关键信息

● 跨专业教育的教师发展包括了在不同医学教育研究及实践方之间构建强大的合作伙伴关系。医学教育研究及实践方包括学生、临床医师和来自外部组织的同事。

● 跨专业教师发展的目的是使教师团队成员能理解来自不同专业和不同院校同事的工作及其价值。

● 在跨专业教育成为专业课程重要组成部分的过程中，教师发展在帮助教师适应和拓展其教学技能方面起着一定作用。

● 对于教师而言，跨专业教师发展提供了体验和理解跨专业学习及实践的机会。

- 准备充分的跨专业教师发展可丰富和提升大学及相关实践场所的各项教、学和研究活动。

**致谢**

作者谨向 Deborah Craddock 博士(原南安普顿大学)致以谢意,感谢她对这一章节初期构思的贡献。

（赖雁妮　译）

# 参考文献

Anderson, E. S., Cox, D., & Thorpe, L. N. (2009). Preparation of educators involved in interprofessional education. *Journal of Interprofessional Care, 23*(1), 81–94.

Anderson, E. S. & Ford, J. (2012). *Enabling service users to lead interprofessional workshops to improve student listening skills.* Higher Education Mini Grant Project No: MP220. Newcastle University, School of Medical Sciences Education Development. Available from: http://www.medev.ac.uk/funding/7/22/funded/

Anderson, E. S. & Thorpe, L. N. (2010). Interprofessional educator ambassadors: An empirical study of motivation and added value. *Medical Teacher, 32*(11), e492–e500.

Anderson, E. S., Thorpe, L. N., & Hammick, M. (2011). Interprofessional staff development: Changing attitudes and winning hearts and minds. *Journal of Interprofessional Care, 25*(1), 11–17.

Armitage, H., Pitt, R., & Jinks, A. (2009). Initial findings from the TUILIP (Trent Universities Interprofessional Learning in Practice) project. *Journal of Interprofessional Care, 23*(1), 101–103.

Australian Council for Safety and Quality in Health Care. (2005). *National patient safety education framework.* University of Sydney: The Centre for Innovation in Professional Health Education. Available from: http://www.safetyandquality.gov.au/wp-content/uploads/2012/01/framework0705.pdf

Barker, K. K., Bosco, C., & Oandasan, I. F. (2005). Factors in implementing interprofessional education and collaborative practice initiatives: Findings from key informant interviews. *Journal of Interprofessional Care, 19*(Suppl. 1), 166–176.

Belbin, R. M. (1993). *Team roles at work.* London, UK: Butterworth-Heinemann.

Biggs, J. & Tang, C. (2007). *Teaching for quality learning at university,* (3rd Ed.). Berkshire, UK: Open University Press.

Bjørke, G. & Haavie, N. E. (2006). Crossing boundaries: Implementing an interprofessional module into uniprofessional Bachelor programmes. *Journal of Interprofessional Care, 20*(6), 641–653.

Bourdieu, P. (1997). The forms of capital. In A. H. Halsey, H. Lauder, P. Brown, & A. Stuart Wells (Eds.), *Education: Culture, economy, and society*, (pp. 46–58). Oxford, UK: Oxford University Press.

Buckley, S., Coleman, J., Davison, I., Khan, K. S., Zamora, J., Malick, S., et al. (2009). The educational effects of portfolios on undergraduate student learning: A Best Evidence Medical Education (BEME) systematic review. BEME Guide No. 11. *Medical Teacher, 31*(4), 282–298.

Carpenter, J. & Hewstone, M. (1996). Shared learning for doctors and social workers: Evaluation of a programme. *British Journal of Social Work, 26*(2), 239–257.

Cerra, F. & Brandt, B. (2011). Renewed focus in the United States links interprofessional education with redesigning health care. *Journal of Interprofessional Care, 25*(6), 394–396.

Coles, C. R. & Grant, J. G. (1985). Curriculum evaluation in medical and health-care education. *Medical Education, 19*(5), 405–422.

Colyer, H., Helme, M., & Jones, I. (2005). *The theory-practice relationship in interprofessional education*. London, UK: Higher Education Academy Health Sciences and Practice.

Department of Health. (2000). *A health service of all the talents: Developing the NHS workforce.* London, UK: The Stationery Office. Available from: http://webarchive.nationalarchives.gov.uk/+/www.dh.gov.uk/en/Publicationsandstatistics/Publications/PublicationsPolicyAndGuidance/DH_4007967

Deutschlander, S. & Suter, E. (2011). *Interprofessional mentoring guide for supervisors, staff and students.* Alberta Health Services. Retrieved June 5th, 2012, from http://www.albertahealthservices.ca/careers/docs/WhereDoYouFit/wduf-stu-sp-ip-mentoring-guide.pdf

Donaldson, L. (2000). *An organisation with a memory.* London, UK: The Stationery Office. Retrieved May 30th, 2012, from http://webarchive.nationalarchives.gov.uk/20130107105354/http:/www.dh.gov.uk/prod_consum_dh/groups/dh_digitalassets/@dh/@en/documents/digitalasset/dh_4065086.pdf

Engeström, Y. (2001). Expansive learning at work: Toward an activity theoretical reconceptualization. *Journal of Education and Work, 14*(1), 133–156.

Frankel, A., Gardner, R., Maynard, L., & Kelly, A. (2007). Using the Communication And Teamwork Skills (CATS) assessment to measure health care team performance. *The Joint Commission Journal on Quality and Patient Safety, 33*(9), 549–558.

Freeman, M. & McKenzie, J. (2002). SPARK: A confidential web-based template for self and peer assessment of student teamwork: Benefits of evaluating across different subjects. *British Journal of Educational Technology, 33*(5), 551–569.

Freeman, S., Wright, A., & Lindqvist, S. (2010). Facilitator training for educators involved in interprofessional learning. *Journal of Interprofessional Care, 24*(4), 375–385.

Freeth, D., Hammick, M., Reeves, S., Koppel, I., & Barr, H. (2005). *Effective interprofessional education: Development, delivery and evaluation.* Oxford, UK: Blackwell.

Furness, P. J., Armitage H. R., & Pitt, R. (2012). Establishing and facilitating practice-based interprofessional learning: Experiences from the TUILIP project. *Nursing Reports, 2*(1), e5, 25–30.

Gilbert, J. (2005). Interprofessional learning and higher educational structural barriers. *Journal of Interprofessional Care, 19*(Suppl. 1), 87–106.

Gordon, F. & Walsh, C. (2005). A framework for interprofessional capability: Developing students of health and social care as collaborative workers. *Journal of Integrated Care, 13*(3), 26–33.

Hammick, M. (1998). Interprofessional education: Concept, theory and application. *Journal of Interprofessional Care, 12*(3), 323–332.

Health Canada. (2001). *Social accountability: A vision for Canadian medical schools.* Ottawa, ON: Health Canada. Available from: http://www.afmc.ca/pdf/pdf_sa_vision_canadian_medical_schools_en.pdf

Hean, S., Craddock, D., & Hammick, M. (2012a). Theoretical insights into interprofessional education: AMEE Guide No. 62, *Medical Teacher, 34*(2), e78–e101.

Hean, S., Craddock, D., & O'Halloran, C. (2009). Learning theories and interprofessional education: A user's guide. *Learning in Health and Social Care, 8*(4), 250–262.

Hean, S., Macleod-Clark, J., Adams, K., & Humphris, D. (2006). Will opposites attract? Similarities and differences in students' perceptions of the stereotype profiles of other health and social care professional groups. *Journal of Interprofessional Care, 20*(2), 162–181.

Hean, S., Staddon, S., Clapper, A., Fenge, L. A., Heaslip, V., & Jack, E. (2012b). *Interagency training to support the liaison and diversion agenda.* Poole, UK: Bournemouth University. Available from: http://www.caipe.org.uk/silo/files/interagency-report-december-2012.pdf

Howkins, E. & Bray, J. (2008). *Preparing for interprofessional teaching: Theory and practice.* Oxford, UK: Radcliffe Publishing.

Kinnair, D., Anderson E. S., & Thorpe, L. N. (2012). Development of interprofessional education in mental health practice: Adapting the Leicester model. *Journal of Interprofessional Care, 26*(3), 189–197.

Kohn, L. T., Corrigan, J. M., & Donaldson, M. S. (Eds.). (2000). *To err is human: Building a safer health system.* Washington, DC: Institute of Medicine National Academy Press.

Lennox, A. & Anderson, E. S. (2012). Delivering quality improvements in patient care: The application of the Leicester model of interprofessional education. *Quality in Primary Care, 20*(3), 219–226.

McKeown, M., Malihi-Shoja, L., & Downe, S. (2010). *Service user and carer involvement in education for health and social care: Promoting partnership for health.* Oxford, UK: Blackwell Publishing.

McNair, R. P. (2005). The case for educating health care students in professionalism as the core content of interprofessional education. *Medical Education, 39*(5), 456–464.

Miller, G. E. (1990). The assessment of clinical skills/competence/performance. *Academic Medicine, 65*(9 Suppl.), S63–S67.

Oandasan, I. & Reeves, S. (2005). Key elements of interprofessional education. Part 2: Factors, processes and outcomes. *Journal of Interprofessional Care, 19*(Suppl. 1), 39–48.

O'Halloran, C., Hean, S., Humphris, D., & Macleod-Clark, J. (2006). Developing common learning: The new generation project undergraduate curriculum model. *Journal of Interprofessional Care, 20*(1), 12–28.

Reeves, S. (2012). The rise and rise of interprofessional competence. *Journal of Interprofessional Care, 26*(4), 253–255.

Reeves, S., Goldman, J., Gilbert, J., Tepper, J., Silver, I., Suter, E., et al. (2011). A scoping review to improve conceptual clarity of interprofessional interventions. *Journal of Interprofessional Care, 25*(3), 167–174.

Reeves, S. & Hean, S. (2013). Why we need theory to help us better understand the nature of interprofessional education, practice and care. *Journal of Interprofessional Care, 27*(1), 1–3.

Selby, J. P., Fulford-Smith, L., King, A., Pitt, R., & Knox, R. (2011). Piloting the use of an interprofessional stroke care learning package created by and for students. *Journal of Interprofessional Care, 25*(4), 294–295.

Silver, I. L. & Leslie, K. (2009). Faculty development for continuing interprofessional education and collaborative practice. *Journal of Continuing Education in the Health Professions, 29*(3), 172–177.

Simmons, B., Oandasan, I., Soklaradis, S., Esdaile, M., Barker, K., Kwan, D., et al. (2011). Evaluating the effectiveness of an interprofessional education faculty development course: The transfer of interprofessional learning to the academic and clinical practice setting. *Journal of Interprofessional Care, 25*(2), 156–157.

Steinert, Y. (2005). Learning together to teach together: Interprofessional education and faculty development. *Journal of Interprofessional Care, 19*(Suppl. 1), 60–75.

Stone, J. (2010). Moving interprofessional learning forward through formal assessment. *Medical Education, 44*(4), 396–403.

TIGER. (2012). Transforming Interprofessional Groups through Educational Resources. Available from: http://tiger.library.dmu.ac.uk

Thistlethwaite, J. & Moran, M. (2010). Learning outcomes for Interprofessional Education (IPE): Literature review and synthesis. *Journal of Interprofessional Care, 24*(5), 503–513.

Wackerhausen, S. (2009). Collaboration, professional identity and reflection across boundaries. *Journal of Interprofessional Care, 23*(5), 455–473.

Wenger, E., McDermott, R., & Snyder, W. M. (2002). *Cultivating communities of practice.* Boston, MA: Harvard Business School Press.

Wilhelmsson, M., Pelling, S., Uhlin, L., Owe-Dahlgren, L., Faresjö, T., & Forslund, K. (2012). How to think about interprofessional competence: A metacognitive model. *Journal of Interprofessional Care, 26*(2), 85–91.

World Health Organization. (2010). *Framework for action on interprofessional education & collaborative practice.* Geneva, CH: WHO Press. Available from: http://whqlibdoc.who.int/hq/2010/WHO_HRH_HPN_10.3_eng.pdf

World Health Organization. (2011). *Patient safety curriculum guide multi-professional edition.* Geneva, CH: WHO Press. Retrieved May 30th, 2012, from http://www.who.int/patientsafety/education/curriculum/en/index.html

# 第15章
# 国际教师发展合作

Stacey Friedman, Francois Cilliers, Ara Tekian and John Norcini

## 15.1 引言

国际教师发展合作（international faculty development partnerships）构成互惠互利的关系，以实现共同但有时复杂的目标，如改进医疗卫生服务。其动机是更有效地实现各自独立无法实现的具体目标（Kolars et al. 2012；Leffers and Mitchell 2011），也是对医学教育、研究和实践全球化的回应（Marchal and Kegels 2003）。这里的全球化包括以国际视角对医学教育进行界定，开展跨境的整合，开展思想和资源的交流（Hodges et al. 2009）。国际教师发展合作还有多种表述词汇，如合作、网络、同盟、联盟、工作组等（Dowling et al. 2004）。本章使用"合作"（partnership）一词。

对于参与其中的机构，合作会有助于院校形成全球意识，促进招生和留住优秀师资，为学生、教师和校友提供丰富的资源（Kanter 2010）。良好的合作关系使教师有机会尝试不同的教与学方法，有更多的机会开展研究，接触到当地没有的临床情境、材料和方法（McAuliffe and Cohen 2005）。而且，还会使教师扩展其合作网络及工作的学术圈。在开展教师发展合作的院校，学生也会获得类似的便利，这种便利或者通过与教师接触间接获得，或者通过作为教师发展合作项目组成部分的学生交流直接获得，使学生接触到不同的患者群体，培养文化敏感性，了解其他医疗体系。

国际教师发展合作的出现是为了应对一系列需求，抓住相应的机遇，着力提高教育的质量和相关性，以达到合作的目标。一些教师发展合作项目寻求解决的一个最大需求是高收入国家和低收入国家医务工作者的质量、数量和/或分配不足（Norcini and Banda 2011；WHO 2008）。为解决这一需求，一方面是培养足够的与社会需求相关、具有初级和高级资质的医务工作者（Schefflfler et al. 2009）。另一方面是能够为教师提供充足和适宜的机会，使他们在自己所在的机构中获得职业发展,并为他们在当地提供一个令人满意且能发挥作用的工作环境(Marchal and Kegels 2003)。可能导致教师决定转换到其他机构、国家或地区的职业和个人因素包括薪酬、设备和先进技术的应用、事业发展和培训机会、技能发展、专业网络创建、职业提升机会、工作环境、体验不同环境的机会、区域医疗卫生政策、改善地区医学水平的愿望、社会条件、个人安全、个人自由程度和家庭问题(Burch et al. 2011;Burdick et al. 2006)。

如本章的案例所示,不同的国际教师发展合作项目在结构和目的及相应的组织独立程度上有所不同(并随着时间而演变)(Gajda 2004)。组织独立的概念可以是一个连续的过程,从合作(完全独立的组织之间共享信息)到协调(独立组织协同组织活动或共同组织活动)到协作(组织放弃一些独立性以实现共同的目标)。

合作也会因合作者的资源和需求有所不同。合作伙伴的贡献及其所获利益性质的不同,部分取决于合作伙伴的资源和需求。对于资源相对丰富和资源相对有限的机构之间的合作,具有丰富资源机构的合作动机可能部分出于利他主义,以及提高声誉和影响力、拓宽视野和知识的潜力。理想的合伙关系是每个参与的伙伴都能获得平等(但不尽相同)的利益。Einterz 等(2007)认为,鉴于"发达国家和发展中国家的医疗体系存在着内在的不平等"(Einterz et al. 2007),公平而非平等是富有成效的合作的特征。良好的合作应得到共同的贡献和利益的支持。这需要赋予所有合作者权力,并聚焦于增强机构实力。

在本章我们将描述:①开展国际教师发展合作的个人、机构、体系、社会及合作关系的益处;②提供案例说明迄今为止国际合作的组织结构;③支持合作质量提升和加强合作关系的因素。

## 15.2　国际教师发展合作的益处是什么?

在国际教师发展合作中,必然有多个医学教育研究及实践者,每个人的环境有所不同,有其独特的需求和优势,包括个人及其所在机构、相关协会及体系——国家医疗卫生和教育体系(图 15.1)。为合作项目提供资金的组织也可能对合作成果感兴趣。

每个类别的医学教育研究及实践方(个人、机构、体系)都从合作中获得不同的利益,如表 15.1 所示。此外,有些益处明显与医学教育研究及实践方之间的合作关系相关。任何利益的取得都取决于运行良好的合作关系,因此图15.1 显示合作关系处于核心地位。教师发展评估经常聚焦于个人层面的结果;然而,人们逐渐认识到有必要对教师发展的"关系"方面进行审视(Asthana et al. 2002;El Ansari et al. 2001;Halliday et al. 2004;O'Sullivan and Irby 2011)。

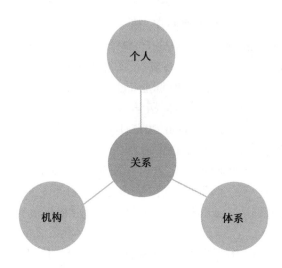

图 15.1　国际教师发展合作的构成

表 15.1　国际教师发展合作的益处

**个人利益**

　　为教师和学生提供新的 / 更多的学习机会，从而获得知识 / 技能 / 态度 / 行为的改变

　　拓展对医学教育的理解（了解不同国家和文化中的医疗卫生与教育实践及其价值观）

　　加强教师在教学活动、领导能力和其他方面角色（广泛领域或在教育领域）的准备

**机构利益**

　　提高机构声誉（被视为创新，参与全球卫生）

　　资金 / 资源收益；改善机构财务状况；资助（合作机构之间的资源共享，来自合作机构外的第三方资源）

　　提高持续开展教师发展活动的能力

　　教育的创新或改进

**体系与社会效益**

　　强化教育体系（广泛领域或特定专业领域）

　　加强医疗卫生服务（广泛领域或特定的健康问题）

　　丰富医学教育国际实践及卫生科学和医学教育知识

　　考虑采用适合的全球标准 / 能力要求

**合作关系受益**

　　教师间关系的培养或改进（通过项目的开展和参与）

　　建立基于个人层面结果的医学教育工作者国际合作圈

## 15.2.1　个人利益

　　对任何教师发展项目参与者的潜在益处因项目的性质而不同，这些益处

在本书中其他章节进行广泛的讨论。然而,有些参与国际项目的教师会从中尤为受益。接触到来自其他国家的教师和观点,以及新背景下的医疗卫生和文化,都可以对教师产生激励(Kanter 2010)。通过参与合作项目,增进教师与学生对不同文化中疾病和健康的了解,以此促进他们的成长,从而丰富他们在医学教育和医疗卫生方面的实践(Brook et al. 2010;Kanter 2010)。受益之处还包括通过参与资源贫乏地区的医学教育创新,使自身的工作满意度得到提升(Kolars et al. 2012)。对于参与此类合作项目的个人,也会获得更多的职业认可和进步(Tekian and Dwyer 1998)。

## 15.2.2　机构利益

大多数教师发展项目旨在提高参与机构教师的能力,提高教育质量。这些益处应进一步拓展到学生的学习和医疗卫生服务。理想情况下,这些益处应当在教师发展合作完成之后依然保持。在决定学员之外的人能否受益方面,项目的设计是几项因素中的关键因素(Grossman and Salas 2011;Holton et al. 2003)。

通过参与合作,合作方共享资源,或开发新的资源。这些资源可以是物质资料,或设施的使用,或接触到某个或其他机构不常见的疾病。参与合作还可能获得资金,从而培养出在资源有限的环境下无法获得的能力(Kanter 2010;Kolars et al. 2012)。参与合作的机构通过从外部机构获得资金(如基金资助)而得到益处。这些资金可以支付给教师使其参与合作,以增加部门或者机构资源。

当教师发展合作发生在高收入国家与低收入国家的机构之间时,高收入国家合作者的价值取向可能部分是利他的(Kolars et al. 2012)。帮助资源受限国家提高医学教育或医疗卫生质量可以提高高收入国家机构的声誉(Kanter 2010)。

此外,通过合作和开展创新,可以提高所有合作者的声誉(Kanter 2010)。与富有影响力的合作者如立法机构及国家、区域和国际资助机构开展国际合作,能够为合作者赢得信誉(Conaboy et al. 2005;Tekian and Dwyer 1998)。从长远来看,此类益处可以通过吸引更加优秀的教师和学生促进机构的发展(Kanter 2010)。

## 15.2.3　体系和社会效益

许多国际教师发展合作项目的最终目标是加强其国家的医疗卫生服务,通常是通过加强教育体系的建设(Kanter 2010)。国际合作可以聚焦于某一种重大疾病、某一专科培训领域或更普遍的教育领域。通过教师发展加强合作者所在国家的教育,有助于留住医务工作者,特别是在医务人员流失问题严重的国家(Burch et al. 2011;Clinton et al. 2010)。阻止无论是国家间还是国内不发达地区(经常是农村地区)医务人员的流失,可能降低满足国家医疗卫生需求的代价(Kanter 2010)。

不能希望规模相对较小的教师发展项目解决重大的社会问题,如医学院校数量少及其培养的医学毕业生少这样的问题。然而,诸如教师开展教学的准备、课程开发能力、与其他医学教育工作者建立合作网络的能力,以及在医疗卫生系统中担任领导和管理角色的相关准备等问题,可以通过这些项目予以解决(Kolars et al. 2012)。

来自高收入国家的教师发展合作者可以在某种程度上为人道主义目标的实现做出贡献,并从中受益,如提高世界范围内医学教育的质量(Guo et al. 2009),提高资源有限地区或国家的健康水平,及通过提高医学教育质量和相关性来帮助解决紧迫的健康问题(Kanter 2010;Kolars et al. 2012)。提高低收入国家的医疗卫生与健康水平,可能使益处拓展至所有合作者。例如,这可能有助于减少疾病从一个国家向另一个国家的传播(Kanter 2010)。同样重要的是,了解如何解决资源有限环境中面对的挑战,也可以学习到很多东西。最后,一同参与到跨文化和存在资源差异环境下的合作,能够构建医学教育实践知识,从而在国际上丰富这些实践。

### 15.2.4　合作关系受益

显而易见,合作是指各方的相互关系,但实际上由良好关系形成的合作与受益明显相关。通过合作可以建立团队并加强合作网络(Kolars et al. 2012)。学习到有关合作可持续性、成功合作的促进因素及其挑战等方面的经验,可应用于加强和扩大国际合作(Tekian and Dwyer 1998)。进一步拓展合作,促进医学教育工作者国际合作圈的形成与完善。

## 15.3　国际教师发展合作项目案例

每项国际教师发展合作都源于一系列事先有所预期的独特需求和可用资源。本节简要描述一些合作项目。需要注意的是,一个合作可能会产生多个项目。同样,教师发展可以是国际合作的一个组成部分(例如,合作开办一所新的医学院,教师发展作为其组成部分)。本节所选项目的依据是通过可持续的机构合作开展的教师发展活动,是整个项目实质性的组成部分。此处不包括国际和区域会议、联盟、委员会和工作组,如欧洲医学教育协会(AMEE)、世界卫生组织(WHO)和世界医学教育联合会(WFME)支持的相关活动,其活动具有更广泛的医学教育责任与改进目标(e.g. Conaboy et al. 2005)。此外,还根据项目信息的可及性选择了有关案例。

以下各节提供了具有不同合作项目结构的几个案例,包括有多个机构参与的协调组织;医学教育学位和证书授予机构;以及两个机构的合作。它们并不是合作的全部清单。每个项目的"期望收益"通过文献确定,没有包括本章前一节中讨论的所有层面的收益。

## 15.3.1 多机构参与的协调组织

具有一个中心协调组织和多机构参与的国际合作项目,能够在全球范围开展合作。以下两个例子能够表明这种地域广度。

一个由协调组织管理的项目案例是**哈佛梅西研究院:医学教育工作者项目**(The Harvard Macy Institute:Program for Educators in Health Professions)(Armstrong et al. 2003;Armstrong and Barsion 2006;Armstrong 2007)。项目教师来自一些机构和国家。一些曾经的项目学员也担任项目教师。来自不同国家的学员身份为医务工作者,并承担教师的职责。该项目是由 Josiah Macy Jr. 基金会资助建立,额外资金来自学员支付的学费。其他的支持来自哈佛梅西研究院和其他机构教职员工的付出。

该项目包括两次集中学习,间隔约 4 个月的时间。有五个课程主题:学与教、课程、评估、领导力和信息技术。学员开展一项教育课题研究(如课程计划的修订或在学员所在院校实施一项教师发展项目)。应注意到非正式课程与正式课程同等重要(如多数师生间不经意的人际交流,对于项目目标的取得同目标明确的课程一样重要)。

该项目的预期益处包括促进医务工作者作为教师的职业发展,通过学员教学行为和职业活动的改变支持机构的改变,以及建立跨学科和跨机构的实践社区。目标实现的证据包括参与者(学习者)如下的报告:

• 提高了对更多教学方法的认识并加以应用;增强了对积极学习的了解和接受程度。

• 将医学教育作为主要职业方向,更有热情并更加投入,对医学教师这一职业更加认同,更有信心。

• 对国家和全球机构中医学教育的开展方式有了新的理解并予以赞同(如更宽广的视角)。

• 有证据表明通过学员的行为变化带来机构的变化(如获得额外的课题、加入教育委员会、申请教育基金)。

• 全球资源和联系网络的创建 / 拓展,包括来自志同道合同行的支持。

国际医学教育与研究促进基金会(FAIMER)：FAIMER 学院和 FAIMER 区域学院[ Foundation for Advancement of International Medical Education and Research(FAIMER)：FAIMER Institute and FAIMER Regional Institutes ]也是拥有协调组织项目的案例。(Burdick et al. 2006,2007,2010, 2011,2012；Norcini et al. 2005)。FAIMER 学院的项目在美国开展现场教学，学员来自其他国家；FAIMER 区域学院在相应区域开展现场教学，学员来自本区域(包括印度、巴西、中国和南非的项目)。核心的项目教师和领导包括 FAIMER 人员、项目的毕业生(包括为区域学院开展教学的当地校友)和其他国际教师。医学教育工作者通过激烈的竞争申请加入此项目，并将自己所在机构支持的证据作为申请程序的一部分。FAIMER 为学员提供部分资金和实物的支持。区域学院提供实物支持。巴西的项目主要由巴西卫生部资助。学员及其所在机构分担项目的费用，每个项目都采用稍微不同的费用分担模式。基于所开展的合作项目，学员和教师偶尔会获得资助参加国家和国际医学教育会议。

FAIMER 项目为 2 年的学习时间，有两次集中学习(在每年学习开始的时候)，其中穿插 11 个月的远程学习。其核心的一项活动是开展教育创新课题研究，学员借此机会，应用在项目中所学的知识开展机构或区域医学教育的改革。通过集中学习期间的广泛互动，上一届学员和下一届学员现场学习期间的交叉互动，以及与项目教师的持续交流，建立起 FAIMER 社区。

这些项目的预期益处包括加强学员在医学教育方法、领导能力、管理水平、研究和学术方面的能力。在机构的层面，希望提高学员所在机构和国家 / 区域的医学教育水平，促进医学教育领域的进步，增进职业进步的机会。这些项目还旨在通过培养"精英"式的医学教育工作者及促进交流互动、资源共享与合作，构建跨国的实践社区。取得这些目标的相关证据如下：

● 学员报告说，他们将项目中获得的知识和技能应用于自己所在的机构，并取得一系列项目成果。

● 多数学员报告说他们的教育创新课题成果被融入教学计划或学校的政策，和 / 或在其机构或其他机构中得到应用。

● 后续数据显示，项目毕业生从事医学教育事业，取得了教育学术成果，参与合作项目研究，并成为医学教育领域的专家。

● 学员报告说形成了实践社区，其特征包括社区内的支持、共享学习和解决问题，以及在更多地域和专长方面形成更广泛的联系网络。

如上述案例所示，国际教师发展项目协调组织模式的特点不仅在于覆盖的地域范围，还在于建立国际实践社区的愿望。后一特点还包括与项目毕业生建立起持续的关系。

## 15.3.2　医学教育学位和证书授予机构

**马斯特里赫特大学-苏伊士运河大学医学教育联合培养硕士项目**[ Joint Master of Health Professions Education ( JMHPE ) Maastricht University - Suez Canal University ]（Mohamed et al. 2012）包括马斯特里赫特大学和苏伊士运河大学的核心项目教师和领导。国际教师从项目毕业生中挑选。学员来自医学教育机构的毕业生（如临床医学、护理学、口腔医学、药学、卫生科学、物理治疗和言语治疗），包括大学校长、医学教育机构的院长、副院长和教授。

该项目是一个持续 1 年（9 个模块）完全通过远程学习进行的硕士项目。在课程结束时，马斯特里赫特大学和苏伊士运河大学联合授予硕士学位，共同签发毕业证书。

世界卫生组织为该项目提供赞助。大多数学员或者自费支付所有学费，或者从世界卫生组织获得部分资助用于支付部分学费。少数学员获得了世界卫生组织的全额资助，用于支付全部的费用，包括全部学费和参加毕业典礼的旅费。一些学员与他们的机构分担项目费用。JMHPE 管理方为参加该项目的学员提供数量有限的全部或部分资助。

该项目的预期收益包括使学员具备在医学教育及其研究领域工作所需的知识和技能，并培养出"精英"毕业生，积极参与并提高自己所在机构的医学教育质量。实现目标的证据包括如下方面：

● 项目毕业生和参与者（学习者）报告说，通过该项目增长了医学教育知识，并加强了在国家、区域和国际层面的能力建设与职业发展。

● 2010 年，苏伊士运河大学医学教育系获得"卫生管理科学"机构颁发的"领导与管理奖"，该机构是一个国际非营利组织，致力于与发展中国家的个人、团体和机构合作，建设更加强大的卫生系统，改善医疗卫生服务和应对重点健康问题。

另一个授予学位的合作案例是**芝加哥伊利诺伊大学（UIC）和印度的贝尔高姆 KLE 大学-医学教育证书与硕士学位项目（MScHPE）**[ University of Illinois at Chicago ( UIC ) and KLE University in Belgaum，India-Diploma and Masters in Health Professions Education ( MScHPE ) program ]（A.Tekian，personal communication 2012）。该项目的核心教学团队是来自 UIC 的全职教授。还有一些在 UIC 接受过培训的当地教师。所有学员都来自印度。虽然优先考虑 KLE 大学的教师，但是也接收一些来自邻近省份的医务人员。所有学员都是医务工作者，大多数来自临床医学、口腔医学和护理学。

这是一个为期 2 年的项目，定期提供为期一周的必修课程。所有的课程材料都在 UIC 开发，并考虑印度的教育和文化背景。完成学业需要修习顶点课程。主要指导教师来自 UIC，论文委员会由 3 名教师组成。所有顶点课程课题都在贝尔高姆举办的医学教育年度会议上进行汇报，由 KLE 大学授予证书和学位。

该项目由 KLE 大学资助，设立在大学的医学教育系（UDEHP）。UDEHP 为项目的日常运行提供包括协调沟通、教育资源（如讲义）和设施的实物支持。KLE 大学为所有国际教师提供校内住宿。学费可得到部分补贴，学员的费用可由其所在机构支持或自己支付。

该项目的预期收益包括医学教育知识和技能的获取与提升，具体包括教与学、课程开发、学术能力与领导力。同时希望项目参与者能够在他们的学院和科室成为变革的推动者与资源提供者，促进机构内部的合作，并帮助在机构内部营造一种教育氛围，追求教育与学术的卓越。在系统层面，希望此项目通过在国家高等教育体系、在与卫生部和教育部相关联的机构内部和通过专业协会，传播教育创新，加强全国范围内的教育体系。该项目还旨在支持学员之间形成良性的关系，在医务工作者之间建立起交流思想和共享资源的实践社区；在院校之间建立工作关系和开展合作，共享数据，开展跨机构间的学术研究；准备和提交多机构参与的项目申请，对相关研究予以资助。实现目标的证据包括如下方面：

- 该项目学员在他们的机构中（主要是 KLE）启动了教育改革，发表了教育学术成果，并在某些场合做报告。例如，口腔医学院首次引入了以能力为基础的课程概念。
- 该项目的参与者组织并开展了医学教育教师发展活动。UDEHP 和该项目的一些学员于 2012 年在贝尔高姆组织了第一届医学教育会议。
- 一些优秀的项目学员被邀请担任一些委员会的教育咨询顾问，指导国家政策的制定。
- 通过项目学员之间形成的网络，促成了多机构的项目合作，并获得研究资金资助。

上述例子阐述了合作能力建设的不同模式，如设立联合学位项目（Suez-Maastricht），或加强某个合作机构的能力使之能够独立授予学位或证书（KLE-UIC）。学位 / 证书项目聚焦于某一所合作机构的教师（如 KLE 大学），还是面向更广的范围（如 Suez-Maastricht 利用远程教学扩大其影响），也存在差异。

### 15.3.3　两所机构间的合作

有几个文献记载的案例说明了不同国家两所机构间的合作。这些项目在结构和目标上有所不同，包括将教师发展作为更大项目的组成部分，如设立新的住院医师培训项目(e.g. Alem et al. 2010)、师生双边交流(e.g. Wong and Agisheva 2004,2007) 以及长期的机构间合作(twinning,e.g. Lacey-Haun and Whitehead 2009;Tache et al. 2008)。以下提供基于 Indiana-Moi 合作的一些项目案例,并非详尽的调查结果。这一合作包括多个组成部分,并在大约 20 年的过程中不断发展壮大。

**印第安纳大学-莫伊大学(IU-Moi) 合作项目[ Indiana University-Moi University(IU-Moi) Partnership ]** (Einterz et al. 2007)几乎包括两校所有学科之间的合作,以及个人和科室层面的合作关系。

合作的预期利益包括为合作机构及其个人参与者实现互惠、公平的利益;为美国和肯尼亚培养医疗卫生领域的领导者;并通过合作和教育形成医疗行业的价值观,促进健康事业的进步。

基于 Indiana-Moi 合作关系的一个项目是学术研究伦理合作项目(Academic Research Ethics Partnership,AREP)。AREP 开设了两个硕士学位项目,一个在印第安纳大学-印第安纳波利斯普渡大学(IUPUI),另一个是在莫伊大学。这些项目有共同的组成部分、联合咨询委员会及在对方大学开展的部分实践活动。每个 AREP 合作方每年召开一次国际研究伦理教学技能(TaSkR)研讨会,为大约 50 名教师和学生提供培训。AREP 由美国国立卫生研究院福格蒂国际中心(Fogarty International Center at the National Institutes of Health) 提供 94 万美元进行为期 4 年的资助。

基于 Indiana-Moi 合作的另一个项目是预防和治疗 HIV/AIDS 学术模范项目(Academic Model for the Prevention and Treatment of HIV/AIDS,AMPATH)。AMPATH 合作伙伴包括莫伊大学、莫伊教学和转诊医院(Moi Teaching and Referral Hospital)以及由印第安纳大学领导、与肯尼亚政府合作的北美学术健康中心(North American academic health centers) 联盟。AMPATH 建立了一个综合的 HIV 治疗体系,为 4 万多名患者及其社区提供服务。AMPATH 得到了多方资金的支持,包括美国国际开发署、总统防治艾滋病紧急救援计划、美国疾病控制和预防中心、母婴传播防治项目、盖茨基金会和其他私人慈善机构。

目标实现的证据包括诸如 AREP 和 AMPATH 等项目的建立,这些项目的成果包括为教师、学生和患者提供相关的机会和服务。

上述合作案例的特点包括:有多个组成部分(例如,学生和教师交流、教师发展、联合培养项目),为满足合作方需求而不断演变(如聚焦于 HIV 传播),与更多的合作方(医学机构和医院、政府机构、社区、资助者)共同取得一些具体的目标。

## 15.4　国际教师发展合作主题词

前面的例子说明了国际教师发展合作中存在的一些差异。表 15.2 中的主题词更系统地说明了合作项目中存在的潜在差异。一般来说,以项目实施为核心,两所或更多机构间建立合作关系(如合作方放弃一些独立性)。然而,经常存在其他的合作与协调关系——或者与更多的机构合作,或者是合作机构之间还有其他的目的。例如,国际医学教育研究和促进基金会(FAIMER)项目,是与主办并为区域教师发展项目提供实物资源的机构合作,同时与学员来自的机构建立合作关系。Indiana-Moi 合作促成了由印第安纳大学领导、与肯尼亚政府合作的北美学术健康中心联盟的建立。

因此,合作的概念可以定义为一系列的关系,其结构、目的和独立程度随时间演变,以满足不断变化的需求,应对新出现的机遇。

表 15.2　国际教师发展项目主题

| 主题词 | 解释 |
| --- | --- |
| 组织独立程度 | 虽然合作关系通常涉及协作(组织放弃一些独立性以实现共同的目标),但它们也可能涉及合作(完全独立的组织之间共享信息)和协调(独立组织协同组织活动或共同组织活动)。 |
| 合作者及其角色 | 教师发展项目的教师及学员的背景与遴选(例如,地域代表性,项目毕业生担任项目教师,以及合作机构内部及其外部的学员)。 |
| 预期收益 / 目标 | 项目寻求实现的目的、改变和目标(见表 15.1)。 |
| 项目及过程 | • 项目开展的时间安排(持续进行,每隔一定时间,根据需要安排的时间间隔)。这指的是教师发展合作项目时间安排;合作定义为长期。<br>• 证书授予(任何学位 / 证书授予的来源——如学员所在机构得到外部机构的技术 / 资源支持而授予学位;外部机构授予的学位)。<br>• 过程和内容(如课程主题;教育方法)。 |
| 资源 | 来自外部第三方、某个 / 一些 / 所有合作者、项目参与者的资金和其他资源支持。 |

## 15.5　促进成功合作的因素

有必要对国际教师发展合作的成功因素开展更多的研究(El Ansari et al. 2001;Glendinning 2002;Halliday et al. 2004;O'Sullivan and Irby 2011),现有关于

成功合作的文献(包括医学教育国际合作)指出了国际教师发展合作的相关因素(Kolars et al. 2012；Tekian and Dwyer 1998)。

"成功"是从合作的过程和结果两方面进行定义。过程成功的指标包括合作方的积极参与和投入、合作目的与需求的一致性、高度信任和尊重、周围环境的支持(金融环境、制度和法律结构、更广泛的组织间关系)、对合作适度的监测和评估、积极有效的领导和管理(Dowling et al. 2004)。

过程成功可以进一步分为建立合作关系的成功和保持持续合作的成功(Leffers and Mitchell 2011)。结果成功的指标与个人、机构、体系的成就相关，以及本章前面描述的合作关系受益。这些可以包括合作机构的积极变化(如教学质量)及所服务社区的积极变化(如毕业生的能力、社区的健康水平)。结果成功取决于建立和维持合作关系的过程成功。

关于合作成功的定义和促成因素，图 15.2 对本章所引用的多个来源的观点进行了综合和修改。

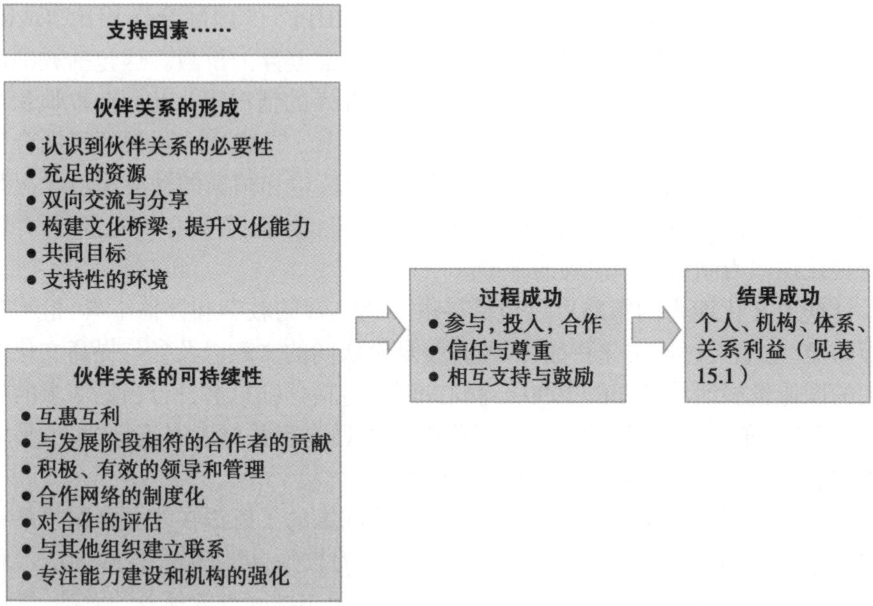

图 15.2　促进国际教师发展合作的成功因素

## 15.5.1　合作关系的形成

建立合作关系的三个关键要素是各自的合作伙伴；一定的人力、财力和物力资源；以及参与的过程(Leffers and Mitchell 2011)。承认并接受合作的需求、经常的双向沟通、共同设定目标、充足的资源(不仅包括有形资产,还包括时间、专业知识、信任和相互理解)、知识和信息共享以及文化能力被认为是建立合作关系的支持因素(Asthana et al. 2002;Gajda 2004;Kolars et al. 2012;Leffers and Mitchell 2011;Tekian and Dwyer 1998)。

将这些因素纳入合作需要周密的计划。例如,有必要识别并尽量减少可能阻碍机构之间共享信息的组织障碍(例如限制信息共享的政策)。共同设定目标对于确保所有合作伙伴受益很重要;它还有助于避免可能形成的合作者间的相互依赖(Kolars et al. 2012)。

文化能力包括对差异持开放态度并给予重视,文化差异也源于组织文化的差异(Asthana et al. 2002)。消除语言差异可能是其中的一部分(Wong and Agisheva 2007),以及培养文化意识、掌握知识和技能(Tekian and Dwyer 1998;Campinha-Bacote 2002)。构建文化的桥梁也延伸到教育文化(Wong and Agisheva 2007)。在某一种环境下的教师,在教师发展活动中可能并不习惯于接受另一环境中很常见的教学策略。

与中国和埃及建立医学教育硕士项目(MHPE)的国际合作相比,Tekian和Dwyer(1998)强调有效沟通的重要性及其语言差异的挑战。这包括教师之间以及与学生之间交流的潜在困难(在没有翻译的情况下),以及在教师和学生外语能力有限的情况下,文献资料的使用受限。在建立国际教师发展合作关系时,文化意识、对公共价值观的理解、政治环境和国家的社会经济状况都很重要。因此,合作者需要努力了解彼此的环境、需求、资源和优先事项,并将这种认识作为制定合作议程的基础。

获取文化能力的策略可以包括寻求文化友好的教学和评估工具、拒绝刻板印象、与他人讨论文化特征、回顾有关身份认同的文献以及参与提高文化能力的职业发展活动(Willis 1999)。精心准备,包括仔细打磨符合当地需求的项目,不断完善,将符合当地环境的案例融入项目内容并付诸实施,这些也是取得成功的必要因素(Tekian and Dwyer 1998)。

文化观点、个人品质、个人期望和对合作国家的了解都在建立合作关系中发挥作用。精心挑选愿意在不同文化中任教的教师,可以提高教师的产出和贡献。此外,应当投入足够的时间培养有志于承担国际教学任务的教师,尽量减少文化上的误解,从多个视角看世界,从而更加宽容地对待这个世界(Tekian and Dwyer 1998)。

Leffers 和 Mitchell(2011)引用了多篇论文文献,强调有效合作过程中人的各种品质具有的作用,包括:"对合作者的赞同;平等相待关系包括互惠、沟通、相互支持、相互信任、尊重、公平和冲突管理等;专业人员之间的相互依赖,包括分享、合作和协同作用;经常的反馈;以及一致、平等的权利和领导力"。

有效沟通、共享决策和协商是有效合作的重要技能（Kolars et al. 2012；Leffers and Mitchell 2011；Tekian and Dwyer 1998）。合作者之间面对面的交流会增加这一效力（Kolars et al. 2012）。达成一致的目标是交流过程的一部分。不言而喻的是，在这个过程中需要建立一套共同的价值观。

设定清晰的议程，研究构成目标的内容及如何测量这些目标会有助于确保有效的合作。实现这一目标的一个方法是共同设计和实施需求评估（Guo et al. 2009）。北美和撒哈拉以南非洲机构之间的一系列合作在一开始就设计了 10 个学习相关的问题，以引导其讨论，并设计了所需证据的框架（Kolars et al. 2012）。可采取进一步措施，制订更有力的办法评估潜在的利益和风险，以便参与合作的各方都了解并以最佳的方式解决相关问题（Kanter 2010）。

## 15.5.2　合作的可持续性

如本章开头所述，合作的结构和目标可能会随着时间的推移而变化。在合作的所有阶段，相互支持和鼓励都很重要。合作者在该过程的不同阶段有所贡献对合作的可持续性很重要，互惠互利也是如此。利他主义本身并不是维持合作关系的充分条件（Einterz et al. 2007）。

人们注意到，积极有效的领导和管理以及共同的项目所有权有助于合作的可持续性（Asthana et al. 2002；Leffers and Mitchell 2011）。为了保持关系的可持续性，需要超越对特定个体的依赖（因为所涉及的特定个体可能会随着时间的推移而变化）。将合作网络制度化，使关系和价值观成为合作的结构与运行过程的组成部分，可能会对此有所支持（Asthana et al. 2002）。对合作的评估还可以提供一些信息和责任落实情况，这有助于改善和维持合作关系（Asthana et al. 2002）。

与从事相关工作的其他组织建立联系可能会强化合作的成功和可持续性（Asthana et al. 2002）。在大学、政府部门和中央政府参与之前，可以先在个人、部门和机构层面建立关系，从而有效地开展大规模合作（Einterz et al. 2007）。

对可持续性的关注本身就具有重要意义，合作伙伴因此聚焦于强化机构间的关系，而非只是建立暂时的关系，关注眼前的利益（Kolars et al. 2012）。这种能力建设可能使注意力集中于追求卓越、领导力、专业知识结构、政策、程序和资源（Leffers and Mitchell 2011）。根据最终的合作目标，随着时间的推移，一旦某一方具备了足够的能力，成功即是项目所有权会从多方合作转移到某一合作者。还有人呼吁政府和慈善资助者直接支持建立长期的机构合作项目，以增强对发展中国家卫生系统建设的影响（Einterz et al. 2007）。

## 15.6　小结

国际教师发展合作通常由一系列关系组成,这些关系在结构、目的和独立程度方面随着时间的推移而发展,以满足不断变化的需求并应对新的机遇。这些合作的潜在利益以及实现利益的方法各不相同。支持成功合作关系形成的一般因素包括经常的双向沟通、共同设定目标、制定明确的议程、充足的资源及文化能力。合作的可持续性通过实现互利、有效的领导和管理、共享项目所有权、与其他组织建立联系以及强化机构和能力建设来予以支持。

## 15.7　关键信息

- 建立合作关系对于富有成效、可持续的国际教师发展合作至关重要。
- 良好的合作伙伴关系可以使教师接触到他们在当地可能不会遇到的方法、材料、机会、环境和联系 / 网络。
- 构建文化桥梁、有效和经常的沟通以及共同设定目标对于合作的成功很重要。
- 合作成功的定义既包括过程成功,也包括结果成功,不仅取决于对合作关系形成的关注和规划,还取决合作的可持续性。
- 国际教师发展合作的结构和目的各不相同,可能随着时间的推移而变化,以满足合作的需求,实现合作的目标。

(杨立斌　译)

## 参考文献

Alem, A., Pain, C., Araya, M., & Hodges, B. D. (2010). Co-creating a psychiatric resident program with Ethiopians, for Ethiopians, in Ethiopia: The Toronto Addis Ababa Psychiatry Project (TAAPP). *Academic Psychiatry, 34*(6), 424–432.

Armstrong, E. G. (2007). An outcomes approach to evaluate professional development programmes for medical educators. *Annals of the Academy of Medicine, Singapore, 36*(8), 619–621.

Armstrong, E. G. & Barsion, S. J. (2006). Using an outcomes-logic-model approach to evaluate a faculty development program for medical educators. *Academic Medicine, 81*(5), 483–488.

Armstrong, E. G., Doyle, J., & Bennett, N. L. (2003). Transformative professional development of physicians as educators: Assessment of a model. *Academic Medicine, 78*(7), 702–708.

Asthana, S., Richardson, S., & Halliday, J. (2002). Partnership working in public policy provision: A framework for evaluation. *Social Policy & Administration, 36*(7), 780–795.

Brook, S., Robertson, D., Makuwaza, T., & Hodges, B. D. (2010). Canadian residents teaching and learning psychiatry in Ethiopia: A grounded theory analysis focusing on their experiences. *Academic Psychiatry, 34*(6), 433–437.

Burch, V. C., McKinley, D., van Wyk, J., Kiguli-Walube, S., Cameron, D., Cilliers, F. J., et al.

(2011). Career intentions of medical students trained in six sub-Saharan African countries. *Education for Health, 24*(3), Art. 614.

Burdick, W. P., Amaral, E., Campos, H., & Norcini, J. (2011). A model for linkage between health professions education and health: FAIMER international faculty development initiatives. *Medical Teacher, 33*(8), 632–637.

Burdick, W. P., Diserens, D., Friedman, S. R., Morahan, P. S., Kalishman, S., Eklund, M. A., et al. (2010). Measuring the effects of an international health professions faculty development fellowship: The FAIMER Institute. *Medical Teacher, 32*(5), 414–421.

Burdick, W. P., Friedman, S. R., & Diserens, D. (2012). Faculty development projects for international health professions educators: Vehicles for institutional change? *Medical Teacher, 34*(1), 38–44.

Burdick, W. P., Morahan, P. S., & Norcini, J. J. (2006). Slowing the brain drain: FAIMER education programs. *Medical Teacher, 28*(7), 631–634.

Burdick, W. P., Morahan, P. S., & Norcini, J. J. (2007). Capacity building in medical education and health outcomes in developing countries: The missing link. *Education for Health, 20*(3), 65.

Campinha-Bacote, J. (2002). The process of cultural competence in the delivery of healthcare services: A model of care. *Journal of Transcultural Nursing, 13*(3), 181–184.

Clinton, Y., Anderson, F. W., & Kwawukume, E. Y. (2010). Factors related to retention of postgraduate trainees in obstetrics-gynecology at the Korle-Bu Teaching Hospital in Ghana. *Academic Medicine, 85*(10), 1564–1570.

Conaboy, K. A., Nugmanova, Z., Yeguebaeva, S., Jaeger, F., & Daugherty, R. M. (2005). Central Asian republics: A case study for medical education reform. *Journal of Continuing Education in the Health Professions, 25*(1), 52–64.

Dowling, B., Powell, M., & Glendinning, C. (2004). Conceptualising successful partnerships. *Health and Social Care in the Community, 12*(4), 309–317.

Einterz, R. M., Kimaiyo, S., Mengech, H. N. K., Khwa-Otsyula, B. O., Esamai, F., Quigley, F., et al. (2007). Responding to the HIV pandemic: The power of an academic medical partnership. *Academic Medicine, 82*(8), 812–818.

El Ansari, W., Phillips, C. J., & Hammick, M. (2001). Collaboration and partnerships: Developing the evidence base. *Health & Social Care in the Community, 9*(4), 215–227.

Gajda, R. (2004). Utilizing collaboration theory to evaluate strategic alliances. *American Journal of Evaluation, 25*(1), 65–77.

Glendinning, C. (2002). Partnerships between health and social services: Developing a framework for evaluation. *Policy & Politics, 30*(1), 115–127.

Grossman, R. & Salas, E. (2011). The transfer of training: What really matters. *International Journal of Training and Development, 15*(2), 103–120.

Guo, Y., Sippola, E., Feng, X., Dong, Z., Wang, D., Moyer, C. A., et al. (2009). International medical school faculty development: The results of a needs assessment survey among medical educators in China. *Advances in Health Sciences Education, 14*(1), 91–102.

Halliday, J., Asthana, S. N. M., & Richardson, S. (2004). Evaluating partnership: The role of formal assessment tools. *Evaluation, 10*(3), 285–303.

Hodges, B. D., Maniate, J. M., Martimianakis, M. A., Alsuwaidan, M., & Segouin, C. (2009). Cracks and crevices: Globalization discourse and medical education. *Medical Teacher, 31*(10), 910–917.

Holton, E. F., Chen, H-C., & Naquin, S. S. (2003). An examination of learning transfer system characteristics across organizational settings. *Human Resource Development Quarterly, 14*(4), 459–482.

Kanter, S. L. (2010). International collaborations between medical schools: What are the benefits and risks? *Academic Medicine, 85*(10), 1547–1548.

Kolars, J. C., Cahill, K., Donkor, P., Kaaya, E., Lawson, A., Serwadda, D., et al. (2012). Perspective: Partnering for medical education in Sub-Saharan Africa: Seeking the evidence for effective collaborations. *Academic Medicine, 87*(2), 216–220.

Lacey-Haun, L. C. & Whitehead, T. D. (2009). Leading change through an international faculty development programme. *Journal of Nursing Management, 17*(8), 917–930.

Leffers, J. & Mitchell, E. (2011). Conceptual model for partnership and sustainability in global health. *Public Health Nursing, 28*(1), 91–102.

Marchal, B. & Kegels, G. (2003). Health workforce imbalances in times of globalization: Brain drain or professional mobility? *The International Journal of Health Planning and Management, 18*(Suppl 1), S89–S101.

McAuliffe, M. S. & Cohen, M. Z. (2005). International nursing research and educational exchanges: A review of the literature. *Nursing Outlook, 53*(1), 21–25.

Mohamed, A. A., Yousef, W. T., Hamam, A. M., & Khamis, N. N. (2012). *Evaluation of the Joint Master of Health Professions Education: A distance learning program – between Suez Canal University, Egypt, and Maastricht University, The Netherlands.* Unpublished manuscript, Suez Canal University.

Norcini, J. J. & Banda, S. S. (2011). Increasing the quality and capacity of education: The challenge for the 21st century. *Medical Education, 45*(1), 81–86.

Norcini, J. J., Burdick, W. P., & Morahan, P. (2005). The FAIMER Institute: Creating international networks of medical educators. *Medical Teacher, 27*(3), 214–218.

O'Sullivan, P. S. & Irby, D. M. (2011). Reframing research on faculty development. *Academic Medicine, 86*(4), 421–428.

Scheffler, R. M., Mahoney, C. B., Fulton, B. D., Dal Poz, M. R., & Preker, A. S. (2009). Estimates of health care professional shortages in Sub-Saharan Africa by 2015. *Health Affairs, 28*(5), w849–w862.

Tache, S., Kaaya, E., Omer, S., Mkony, C. A., Lyamuya, E., Pallangyo, K., et al. (2008). University partnership to address the shortage of healthcare professionals in Africa. *Global Public Health, 3*(2), 137–148.

Tekian, A. & Dwyer, M. (1998). Lessons for the future: Comparison and contrasts of the Master of Health Professions Education programs offered in China and Egypt. *Teaching and Learning in Medicine, 10*(3), 190–195.

Tekian, A. & Harris, I. (2012). Preparing health professions education leaders worldwide: A description of masters-level programs. *Medical Teacher, 34*(1), 52–58.

Willis, W. O. (1999). Culturally competent nursing care during the perinatal period. *The Journal of Perinatal & Neonatal Nursing, 13*(3), 45–59.

Wong, J. G. & Agisheva, K. (2004). Cross-cultural faculty development: Initial report of an American/Russian experience. *Teaching and Learning in Medicine, 16*(4), 376–380.

Wong, J. G. & Agisheva, K. (2007). Developing teaching skills for medical educators in Russia: A cross-cultural faculty development project. *Medical Education, 41*(3), 318–324.

World Health Organization, Global Health Workforce Alliance: Taskforce on Scaling up Education and Training (2008). *Scaling up, saving lives.* Available from: http://www.who.int/workforcealliance/documents/Global_Health%20FINAL%20REPORT.pdf

# 第 16 章
# 启动教师发展项目

Ivan Silver

## 16.1　概述

过去 20 年来，医学和其他卫生专业学校、专业协会和大学的教师发展项目稳步增长（Al-Wardy 2008；McLeod and Steinert 2010）。这一增长主要是源于认识到对于一个院校学术团体和文化的活力保持而言，支持教职员工们胜任教师、教育工作者、研究人员和管理人员的角色是至关重要的（Steinert et al. 2006）。

在本章中，教师发展的定义是：

> 各机构中为帮助教职员工胜任多种角色或资格延续所开展的各项活动。教师发展活动包括加强教育教学、研究和学术活动、学术领导和管理、以及教师事务相关的项目，教师事务又包括教师招聘、晋升、岗位保持和岗位活力的内容。这些活动的目的是帮助参与者更好地提升其作为教师、教育工作者、领导者、行政管理人员和研究人员等角色的能力（2011 年第一届卫生专业教师发展国际会议）。

为应对卫生专业教育的最新趋势和变化，教师发展项目也变得越来越复杂。其中一些关键趋势包括卫生行业教育的专业性、基于能力的教育、技术强化学习、社会责任感、日益复杂和标准化的学生选择与评估过程、基于工作的学习、学术领导力发展、跨专业教育、使用模拟、患者安全和质量改进、过渡课程以及以认证为目标的持续个人及专业发展的内涵变化（加拿大医学院协会 2010，2012；综合医学委员会 2009；澳大利亚和新西兰医学院长 2009；Patricio and Harden 2010）。这些重要趋势变化都在影响着教师发展活动的呈现形式。

对于卫生专业教育工作者和管理人员来说，启动教师发展项目可能具有挑战性。本章的目的是概述一种启动教师发展项目的方法——无论是启动一个医院部门主导的解决教师发展问题的项目,即在医院、专业协会或大学中建立项目,还是启动一个全国或国际的教师发展项目。在变革理论和其他理论方法以及可以为教师发展提供信息的相关模型和指南的指导下,我们将描述开发项目所需的发展步骤(Steinert et al. 2005;Steinert and Mann 2006;Wilkerson 1984)。

## 16.2　设计教师发展项目的初始步骤

### 16.2.1　接受挑战

在组织机构中被动或主动提出启动教师发展的项目是开发的第一步。领导者需要树立一个坚定的观点,就是所在单位开展这一教师发展项目是非常有必要的,有上级领导的支持,其他同事的帮助,并且可获得一定资源来实施项目。当单位不太了解教师发展项目成功的必备条件时,项目负责人就需要与他的上级领导面谈,这样才能够获得项目所需的必要资源。在资源有限的情况下,如果能够获得单位领导足够的重视,就是让项目成功开展也变得非常可能。例如,最简单的就是召集感兴趣的教职员工一起来讨论教学、职业发展或领导力等问题,而这样的方式往往又是最有效的(D'Eon et al. 2000)。虽然这不是机构中实施项目的常用方法,但当你听到参与者说出下面的话时不要觉得非常惊讶,"为什么我们没有早点开始这样的讨论。我们什么时候再见面讨论细节?"

### 16.2.2　了解机构和组织文化

了解机构和组织文化才能让教师发展项目符合组织的需求。这一点至关重要,因为成功的教师发展项目是在组织内部进行的。第 6 章"教师发展促进机构改革"进一步讨论了这个话题。

理想情况下,教师发展的负责人应属于组织机构的教育领导层。有的小规模项目中,教师发展负责人可能是唯一的教师发展者,此时他就可以作为教职员工、教育协会或学术规划委员会的代表参与领导层决策。在一些大的教师发展项目中,则可以采取共同委员会成员的形式(即负责人既作为核心课程委员会中的教师开发者代表,同时也在大学或教育协会中作为教师发展规划委员会的代表)。将教师发展负责人整合到组织机构的关键决策层中,可以确保组织机构的需求与项目规划保持一致。

课程改革是确定或启动新教师发展项目的理想时机,因为有更多机会开发新的关系,促进交流与合作;同时可以获得更多资源(Rubeck and Witzke

1998)。卫生健康专业教育呈现越来越多跨专业的特点,这在几个新的教师发展项目中都有体现(Brashers et al. 2012;Moaveni et al. 2008;Silver and Leslie 2009;Steinert 2005)。教师发展负责人需要强调项目是仅面向单一学科、还是涉及跨专业的受众,或者两者兼顾。教师发展规划委员会中可纳入来自不同卫生健康专业的常委,这种做法可以帮助"教师开发人员"与教育工作者共同参与新的和前沿的课程创新,并将其整合到教师发展课程中,以促进跨专业教育。

## 16.2.3 制订变革策略

教师开发者或教育领导者可能正在考虑在部门内部启动一个小型的教师发展项目,也可能是在医学院、专业协会或大学内部启动一个系统范围的项目,无论是哪种情况都很容易被可能遇到的挑战所阻碍。我们应该从哪里开始? 我们应该让谁参与? 我们应该如何激励同事们对变革感兴趣并且愿意齐心协力取得成功? 要解决这些问题,变革策略非常有帮助,这一策略来自关于领导力和变革管理的文献。John Kotter(1996)提出了令人信服的八步法,它可以直接应用于教师发展项目的实践。具体来说,Kotter 强调的重点包括在项目启动时营造紧迫感、形成强大的合作伙伴和合作者联盟、创造良好沟通的变革愿景、消除体制障碍、为项目创造早期成效、巩固收益和产生更多的变化,并锚定制度文化变革。因为这个模型可以帮助推动教师发展项目的启动,本文的读者可以向Kotter 和其他变革策略专家寻求更多信息(Rogers 2003;Morrison 1998)。

## 16.2.4 组建规划委员会

无论项目大小,通过规划委员会聚集一群志同道合的人都是必不可少的。对于小型项目或起步阶段,让目标受众成员和医学教育研究及实践方参与讨论是非常重要的。对于较大的项目或中心,规划委员会成员应考虑包括组织机构内的核心课程委员会、领导者和变革推动者代表,以及善于发表意见的教师、研究人员和管理人员。随着项目的发展和壮大,该委员会可以演变为项目的持续管理委员会。

大型医学院的教师发展项目可能需要考虑组建一个额外的管理委员会,该委员会由组织机构内高层领导的代表组成,或者如果有合作的组织机构参与,则由各组织机构的代表共同组成。高层领导包括教务主任、副主任和项目主任、医院主管院长(负责教育和员工事务)以及医学院的系主任。在专业协会中,规划委员会成员应包括组织的执行团队成员、他们的顾问小组以及专业领域的权威专家。医学院和专业协会应考虑纳入省或州协会的政策代表,以确保项目实施与州或省的人力资源需求保持一致。管理委员会的目的是确保与主导的组织结构战略项目保持一致,并确保提供持续的基础设施和资金支持。

较大的学校或项目可能会考虑聘请外部改革顾问来协助规划和实施变革过程,这是因为顾问在与医学教育研究及实践者和参与者的访谈与焦点小组讨论中可以保持中立,从而可以为启动过程提供丰富的经验。

## 16.2.5　对现有项目进行环境扫描

对我们打算建立的项目和教育内容进行文献检索,寻找相似的案例可能会非常有帮助。回顾教师发展的最佳实践,例如系统回顾和成果研究,可以确定哪些最佳实践应纳入项目(Steinert et al. 2006)。网站浏览也很有帮助,因为许多学校、专业协会和大学都在网页上突出了他们的教师发展项目。教育工作者和管理人员可以直接与其他组织机构联系,以确认查阅项目的详细信息。这种与更广泛教师发展团体的联络可以成为建立关系网络的重要部分。

## 16.2.6　设计和实施需求评价

需求评价可以为项目设计指明方向,并详细描述机构医学教育研究及实践者和期望受众的具体背景和潜在影响。Case、Buhl 和 Lindquist(1979)提出了机构可以用来进行需求评价的一些问题:

- 该机构的管理者们会支持教师发展项目吗?
- 谁可以影响项目的接受程度?
- 目前有哪些与教师发展相关的资源?
- 该机构的教师发展已经具备的状况? 它是如何获得的?
- 机构的目标和战略是否已知? 采取的行动是什么? 是否所有参与者共享?
- 存在哪些可能影响教师参与的规范?

查看主观的个人需求将有助于确定目的、内容和首选的学习方法,确保相关性、评价兴趣度并确定期望的活动时间表。进行这种评价的常用方法包括调查和个人访谈或焦点小组讨论,焦点小组参与者包括关键信息人员、一线教师、研究人员、管理人员、学生和患者(Blouin and Van Melle 2006)。客观数据可以来自学生对其教师和导师的评价、观察教学实践、认证报告或教师发展文献。需求评价数据可能会揭示一些意料之外的结果,这有助于项目设计;例如,年轻教师不会像经验丰富的教师那样对学术发展方面保持较高的学习需求,反之亦然。需求评价数据还可以帮助将目的转化为项目的目标(Steinert et al. 2006)。

## 16.2.7　确立项目的使命、愿景和价值观

确立使命、愿景和价值观将有助于教育团体相关人员保持团结,共同努力完成任务。书写这些内容可能要花长达几个月的时间,这很正常。因为这是咨询委员会和组织委员会商讨并达成一致的过程,重点关注项目未来发挥的

作用和特点,并建立伙伴关系和形成团体文化。从个人经验来看,价值观建立可能是那些建立新的教师发展项目的人所承担的所有任务中最有意义的。

**愿景**则描述了该项目的目的、期望以及预期的影响范围:

> 国际医学教育和研究促进基金会(FAIMER)的教师发展项目:为致力于社区健康服务的医生创建并提供强化的教育资源(FAIMER 2012)。

**使命**则阐述了项目的目标,以及它将在该领域所作的努力,例如:

> 麦吉尔大学全科医学系的教师发展办公室:教师发展部门致力于帮助大学和社区的全科医学教师提高他们在以下领域的信心和能力:教与学,理解研究的意义并激发兴趣,以及研究方法的培训(麦吉尔大学全科医学系 2011)。
>
> 哈佛大学波士顿儿童医院(BCH)教师发展办公室:促进哈佛医学院(HMS)波士顿儿童医院教师的职业发展和满意度,培养所有年轻教师的职业发展,并增加女性和少数族裔的领导机会(波士顿儿童医院 2013)。

尽管教师发展项目很少有特定的价值观声明(即,我们在网上无法找到一个我们大学之外的特定价值观声明示例),但这一声明的撰写可以帮助我们在项目开始的时候就为项目定下基调。将医学教育研究及实践者召集起来做这件事可能是一段令人振奋和鼓舞人心的经历。**价值观**反映了组织机构所渴望的文化,例如:

> 多伦多大学 St. Michael 医院教师发展中心:作为致力于卓越和为教师、学生及其患者谋福利的领导者,我们信奉以下核心价值观(教师发展中心 n.d.):

- 以学习者为中心。
- 跨专业合作。
- 批判性探究和学术研究。
- 革新和创造力。
- 可及性。
- 社会责任。

## 16.2.8 描述项目的宗旨、目的和目标

宗旨、目的和目标应反映机构、部门和个人问题。它们通常来自需求评

价的结果（Wilkerson 1984）。花时间仔细斟酌这些文字表述是非常有必要的，因为它们会影响目标受众、课程的选择、教师发展项目的内容和形式（Steinert and Mann 2006）。

### 16.2.9　创建战略性的、可实现成果的简短列表

利用需求评价的结果并通过规划委员会审议，确定在第一年可实现的 2~3 个关键战略举措。根据项目的规模和可用资源，进一步确定可以在 3 年内实现的更多成果。当采用工作组模式时，最好先与之前在需求评价期间咨询过的医学教育研究及实践者一起审查这些举措。这将有助于确保这些举措与教育领导者、课程委员会和主办机构的既得利益及优先事项保持一致。

清楚地概述每项项目的目的、目标和实施项目，将使机构领导清楚地了解教师发展项目的发展方向。在较大的项目中，可以由感兴趣的医学教育研究及实践者组成工作组，以充实项目内容的细节，确定项目将如何完成和评估，并确定 3 年期间可能需要的资源。规划过程本身就是教师发展的一种形式，因为它有助于将更多的教师、教育工作者和研究人员纳入学习团体来达成共同目标。它还为工作组负责人提供了领导力实践机会。

## 16.3　建立教师发展课程、设计和实施方法

在确定了组织或项目的战略需求后，开始制定教师发展课程并确定它们将如何设计和实施。全世界几乎所有的项目都非常注重提高教学效率（Steinert 2000；Steinert and Mann 2006）。教师发展课程通常是围绕课程更新过程和医学专业教育的发展趋势来完成的。领导力和管理学项目越来越受欢迎，尤其是医学教育协会、国际基金会和医学院校的课程（Gruppen et al. 2003；Lieff 2010；Swanwick and McKimm 2010）。组织机构的发展同样重要，因为它关乎机构文化建设，机构文化应包括对教学卓越化、教育研究化、创新化和领导力等方面（Steinert and Mann 2006）。

为了提供这些方面的支持，通常需要组织机构为此做出变革。例如，一所医学院需要将教学和教育研究作为教师晋升指标，否则教师发展项目将难以维系，这是因为教师在通过新项目学习新技能方面缺乏有效的激励政策。职业发展，包括针对年轻教师的岗前培训、针对职业中期和后期教师的专业发展项目，以及特别关注女性和少数族裔教师的发展项目，这些都是项目提供有效支持的关键组成部分（Rust et al. 2006；Spickard et al. 2002）。

项目开发者在课程开发过程中需要选择适宜的教育模式。Steinert（2010）提供了一个很好的框架来指导这些活动的选择，从正式到非正式，从个人到群

体。该框架包括工作坊和研讨会、导师制、专业培训、纵向项目、在线学习、同行辅导、同行和学生反馈、基于工作实践的学习和教学实践社区。这些模式中的每一种都有丰富的文献支持其功效(Fidler et al. 2007;Gruppen et al. 2006;Hatem et al. 2009;Lieff 2009;Pattison et al. 2012;Pololi et al. 2002;Steinert and McLeod 2006;Takagishi and Dabrow 2011;Thorndyke et al. 2008)。可以考虑的其他模式(依赖于可获得的资源),包括共同合作教学、模拟和角色扮演技术(Krautscheid et al. 2008;Kumagai et al. 2007;Orlander et al. 2000)。

项目以一些简便易行的正式或非正式活动来开启可能更容易,例如工作坊、查房、研讨会、合作教学、导师制、使用同伴和学生反馈,以及个人和小组方法开展基于工作实践的学习。之后,可以逐步创建在线学习、模拟、专项培训、纵向项目和教学实践团体。这样的设计更符合 Kotter(1996)关于专注"早期成果产出"的建议,也更加实用。抓住一项或一系列切实符合教师发展需求刚需的活动来启动教师发展项目,并在这方面先干出一些成绩。还可以开展专业学会领域全新的学术领导力项目或为毕业后教师发展开展的文献研读会,这些项目的举办可采用类似于每个月大查房的形式来督导教育工作落实。

### 16.3.1  考虑理论方法和相关模型、原则和指南指导教师发展

没有单一的综合教育理论可以解释教师如何发展学术技能,但有几种理论、指导方针、模型和原则可以帮助指导教师发展项目的规划(Steinert 2011)。以下总结了关于启动新项目的关键方法及原则。

#### 16.3.1.1  教育方法学

Malcolm Knowles(1984)引入了"成人学习理论"一词来描述成人学习的关键原则。这些以学习者为中心的原则在近 3 年来对医学专业教育产生了强烈影响,并成为启动教师发展项目的坚实基础:

- 营造让学习者感到安全的合作学习氛围。
- 建立双方共同规划课程的机制(包括教师和学生)。
- 事先了解学习者的需求和兴趣。
- 能够根据获得的学习者需求和兴趣制订学习目标。
- 围绕教学目标设计一系列教学活动。
- 选择适宜的方法、材料和资源以执行教学设计。
- 通过让学习者批判性地反思他们的学习来评估学习体验的质量。

#### 16.3.1.2  自主学习

自主学习是一种组织教学和学习的方法,让学习者为自己的学习承担个人责任。为学习者提供了一个可供选择的学习格式菜单,并鼓励他们自主学习。这种学习方法有助于指导教师发展项目的领导者以一种让教师学习者

承担大部分责任的方式来组织学习。例如,为了鼓励教师自主学习,建议学习者有机会批判性地评价新信息,提出问题,通过将这些与教育最佳实践标准进行比较来确定自己的学习差距,并批判性地反思他们是如何以及学到了什么(Lunyk-Child et al. 2001;Mamary and Charles 2003;Silénand Uhlin 2008)。有基于这种自主学习理念而精心设计的协作教师发展项目可供参考(Sanders et al. 1997)。请参阅第 11 章关于在线教师发展的更多示例。

### 16.3.1.3 自我效能

Albert Bandura(1986)阐述了自我效能理论。一个人在某一领域工作,他对自己工作能力方面的评估会影响到其工作的行为方式。这可以非常特定于某一领域或特定任务。自我效能是个人对其执行某项任务(或多项任务)能力的感知,它可以预测目标的水平及他们在工作中所表现出来的努力和坚韧。从本质上来讲,感知成功可以提高我们的自我效能,而失败(尤其是在学习过程的早期阶段)会降低自我效能。Bandura 写道,这些自我判断是基于多种因素的组合(按影响降序排列):个人对任务的体验;观察学习;口头说服;以及个体的生理状态。自我效能不是固定的认知;它可以通过教育和学习经历来改变。例如,在观察性学习中,这一理论有如下预测:如果我们在制订教师发展项目时,有意识地为教师们提供能够观察到其他教师在不熟悉的任务中取得成功的经历,则更有可能让他们觉得自己也能很好地完成任务。让教职员工有机会练习新技能、接受反馈并取得一些成功,这也是建立自我效能的有效方式。

### 16.3.1.4 期望值理论

与自我效能理论相关的是一个称为期望值理论的框架(Fishbein and Ajzen 1975)。根据这一理论,学习者的动机取决于他们对目标的重视程度以及他们在任务或活动中取得成功的期望。Heckhausen(1991)定义了学习者可以拥有的几种类型的期望,包括通过活动获得特定结果的主观概率,以及与特定结果相关的其他结果的主观概率。这些运作方式通常可以在教师发展中发挥作用。例如,如果临床教师预计教师发展将促进他们的专业发展,并且如果他们认为这些活动与他们相关,他们更有可能参加关于教学改进的工作坊和研讨会。此外,他们对自我提升和教学活动的重视可能是自我激励的(Steinert 2010)。

这个理论的巨大潜力在于帮助教师发展项目开发者了解是什么促使教师参加项目。教育工作者需要理解,为什么评价良好的教师或优秀的管理人员会习惯性地参加教师发展工作坊,而可能真正需要教师发展的教师却不参加。经验丰富的教师发展项目开发者还观察到,有时教师很难离开他们自己部门、单位或专业领域的安全环境,与来自不同专业或医学专业的教师一起参加工作坊学习。这些教师可能不会对跨专业学习赋予太多内在价值,或者对这种学习不抱太大希望。然而,有研究报道一次高质量的跨学科工作坊之后,会让参加者的期望甚至价值观发生转变(Pandachuck et al. 2004)。

### 16.3.1.5　建构主义理论

在建构主义框架内,涉及学习和心理过程的积极建构(Fosnot 1996)。几种学习理论是符合建构主义的。在教师发展的背景下,该理论预测,了解教师的先入之见并在已学知识的基础上构建知识非常重要。同样重要的是要了解每位教职员工都有不同的经验、知识和价值观,因此他们可能会以不同的方式构建自己对教学、研究和领导行为的理解。教师项目开发者需要了解教师教学、开展研究和在其组织中工作的特定环境,以便构建最相关和有用的学习课程。

教师和管理人员还将根据其教学和组织环境中发生的学习改变他们的行为。更有效的教学是源于从教学中获得实用知识和技能(即在既往知识的基础上形成意义建构)。在教师发展课程中重建实际教学或行政管理经验,或回顾以前教学课程的录像带,是建构主义理论在教学实践中的应用(Skeff et al. 1986)。

### 16.3.1.6　社会文化理论

社会学习理论侧重于学习是如何与他人以及和环境互动的。这些理论通常有两方面:第一方面关注的是个人内在的学习;第二方面侧重于通过与其他人的互动而发生的学习。社会文化理论属于第二方面。

在社会文化学习框架内,学习新的知识是借助团体内互动交流来实现的(Wilkerson and Irby 1998)。在教师发展的背景下,知识是通过与同伴组成的教师群体互动来构建的。学习是通过与榜样教师和教育工作者的联系以及安排的同伴辅导学习机会进行的。学习者沉浸在一个探索教学和学习、讨论信仰和确定角色的社区中。这是教师发展中最重要和最有效的方法之一(Steinert et al. 2006)。社会文化理论衍生出两种学习场景:实践团体和情境学习(Lave and Wenger 1991)。

D'Eon 将教学描述为一种有目的、理性且位于团体内的社会实践(D'Eon et al. 2000)。实践团体被定义为“一个持续且持久的由不同个体组成的社会网络,他们分享和发展共有的知识库,相同的信仰、价值观、历史和经验,专注于共同的实践和 / 或共同的事业”(Barab et al. 2002)。教师项目开发者在根据共同利益将教职员工纳入实践团体方面发挥着重要作用。此外,这些实践团体无疑提升了该领域中的影响力,甚至可以影响组织机构中更高级别的教师、管理人员或研究人员(Vescio et al. 2008)。

情境学习理论是指在真实情境中学习的概念(Miller et al. 2010)。当学习正常发生时,它往往是嵌入在活动、环境和文化之中。该理论强调了一个事实,即知识需要在真实的环境中呈现——这些知识将被应用的环境和情况。在教师发展中,基于案例的学习、角色扮演和模拟的使用是支持这一理论的教学方式。

### 16.3.1.7　反思性实践

Donald Schön (1987)认为,正式的学习理论不足以解释日常混乱的实践问题。他将专业人员在具有卓越能力的领域中对临床情况做出反应的自动方式称为"掌握领域"或"在行动中知道"。当临床医生在他们的实践中遇到意外情况时,他们可能会在接诊过程时就做出"行动中的反应"。临床医生会在这种情况下解决问题,并对问题做出最好的解释,然后做出决定。Schön(1987)将这种情况视为基于临床医生最佳假设的尝试。在事件发生的当天晚些时候,临床医生可能会"反思"所发生的事物。因此,临床医生可能会咨询其他同事、文本或互联网,以进一步了解这一"令人惊讶"的情况。此外,作为"行动反思"的结果,临床医生会学到新的东西,这将成为他们所掌握领域的新部分。

将该学习模型应用于教师发展背景,可以预测,与教学惊喜和挑战相关的元认知对正念的鼓励,将有助于教师之间分享故事。在教学环境中,教师发展项目开发者可以通过角色扮演与其他教师重建这些情境,以引导教师经历从行动反思到实践,再到行动反思的连续体。

## 16.3.2　制订评估计划以衡量项目的影响和结果

从一开始就制订评估策略对于建立项目的责任框架非常重要。这将受到该项目资助者的青睐,并将为教育学者项目和研究提供机会。

教师发展中使用了许多评估模型,包括简单方法,如活动后自我报告评估、学生对教师的评估、回顾性前/后评价、对教学方法的感知能力,以及对变革策略的遵守(Bandiera et al. 2005;Boerboom et al. 2009;McLeod et al. 2008;Myhre and Lockyer 2010;Pandachuck et al. 2004)。设计良好的参与者满意度评定量表虽然简单,但仍然是教师发展评估的重要组成部分;如果课程评分很高,参与者会告诉其他同事。这些工具还为项目规划者提供了关于教学和学习策略以及项目相关性的宝贵反馈(Steinert and Mann 2006)。

更全面和基于系统的评估策略已应用于教师发展项目,包括成果逻辑模型、Kirkpatrick框架、客观结构化教学评估(OSTE)、教师成就追踪工具、履历分析和定性评估方法(Armstrong and Barsion 2006;Knight et al. 2007;Morzinski and Schubot 2000;Pettus et al. 2009;Wamsley et al. 2005)。评估教师发展的影响在许多层面上都很重要:对资助者负责、扩大项目规模,以及向潜在参与者推广项目。一个项目能否成为学校或机构的永久特色,最终取决于它所展示的价值以及对"它有效吗?"这个问题的积极回答。

## 16.3.3　建立教师发展的教育学者项目

即使一个项目刚刚建立,也要充分考虑该项目在教育学者项目和研究方面的潜力,这种做法是审慎的。启动一个项目也是一项特别的机遇,它可以有助于在教师发展中创建一个学术研究团体,并激励那些拥有学术研究目标和远大抱负的人。指导这一过程的原则包括：将教育学者项目重点放在将要实施的项目上，在项目规划早期阶段就让教育研究人员参与，并将教育学者项目重点放在与教育目标和资助组织目标一致的领域（见第 17 章和 18 章，将围绕该主题进一步讨论）。

### 16.3.4　制订可持续发展计划

　　思考项目的可持续发展是教师发展项目启动时就要考虑的一个重要因素。一种考虑是在大学或政府层面对政策变化的宣传，这将有助于项目的可持续发展。例如，在大学里，制定与领导力或教育学者培训项目一致的晋升政策至关重要。如果教师发展项目侧重于培养教师、教育学者和领导者，那么教育学者项目（包括卓越教师项目）将需要被纳入晋升的关键指标。制定政策时要求所有教职员工参与教师发展项目，并作为绩效评估的一部分，这有助于项目的可持续发展。在政府层面，倡导资助学术领导力发展和医学专业教育拨款，以支持教师发展创新，是重要的干预措施。

　　在项目启动时就要开始物色未来教师发展的领导者，以及如何随着项目的发展实现他们的个人成长和发展，这一点十分重要。当资源可用时，尽早为该项目雇用一名副主任的重要性在于可以迅速扩大该项目的范围并做出继任规划。

### 16.3.5　确保基础设施资金和人员配置

　　教师发展项目规划者需要考虑制订活动计划所需的预算。在医学院层面，学校可能会为这些项目提供资金，作为其核心预算的一部分，尽管这在学校之间可能会有很大差异。启动一个项目很可能从非常有限的财政支持开始。医院或大学特定部门的项目和专业协会或学院也可以为教师发展项目分配资金。许多医学院希望教师发展办公室或中心在财务部分自给自足。项目负责人需要评估其组织的文化，以了解教师对支付教师发展费用的容忍度。部门或医院为参与专项培训和教学 / 教育学者项目等纵向培训项目的教职员工提供经济资助的情况并不少见。

　　由大学或大型医学协会设立的教育领导力培训项目通常以成本回收为基础。对于较大的项目，建议建立一个正式的商业计划，可以预测未来几年项目不断增长的需求。这个过程可以正式确定组织在资助新的教师发展项目时所期望的必要责任。

　　很少有指南可用于推荐运行这些项目所需的必要启动人员。在一所学术型教学医院，教师发展办公室的初始基础设施包括一名等效全职（FTE）主任和一名 1.0 FTE 行政助理，为大约 900 名教师提供服务（Emans et al. 2008）。大型医学院医学系的精英教师项目要有 0.6 FTE 主任和 0.2 FTE 行政助理，为

1 160 名教职员工提供服务（D. Panisko，个人通讯，2012 年 8 月）。当资源稀缺时，也可以在“小额”预算的基础上进行教师发展（Palloff and Pratt 2011）。例如，精通科技的学生或住院医师可能会非常积极地帮助教职员工进行这方面的专业发展。教育或信息学院的教育专家可能非常有兴趣与健康科学学院合作，以最低的成本提供单一的教师发展课程。鼓励有经验的教师、管理人员和研究人员正式或非正式地协助新教师，只需极少的行政协助即可组织起来。

### 16.3.6　项目推广

在初创阶段，教师发展项目的营销和品牌推广可能非常有用。创建教师发展网站是必不可少的推广工具。它可以宣传项目日历，突出该项目管理和授课的教职员工，并提供额外的教育资源。为该项目创建一个独特的徽标可能是一项有效的团体建设活动。社交媒体的使用已经成为教师发展项目可以交流、协作和教学的新手段。

## 16.4　小结

在医学专业人员的职业生涯中，开始教师发展项目可能是一个值得兴奋甚至令人振奋的事情。这是一个建立彼此联系和网络、具有冒险精神、崇尚实验和创造力的时代。一旦开始，教师发展的领导者会面临许多问题和挑战，包括让教职员工和管理人员参与到教师发展项目中，平衡领导教师发展项目与临床工作之间关系的事实，使学生和受训人员达到各自的胜任力需求，平衡正式与非正式学习机会，得到持续的资金支持，当然还包括确保项目的可持续发展。

采取基于理论的假设，符合医学专业教育的趋势、原则、目的和目标，以及采用变革和设计策略，形成有组织的方法，将有助于克服项目启动过程中的许多挑战。本章概述了教育工作者、管理人员和教师发展项目开发者可以用来制订行动计划的一些分层方法。启动教师发展项目为影响下一代医学专业教师、管理人员和研究人员提供了独特的机遇。启动和领导一个项目可能是职业生涯中最令人满意的学术活动之一。我们邀请未来的教师发展项目开发者接受目前的挑战，继续在该领域发展能力并加入我们不断发展的国际社区。

> 从做必要的事情开始；然后做可能的事；突然间，你会发现自己正在做不可能的事。
>
> ——Saint Francis of Assisi

## 16.5 关键信息

- 考虑实施一项全面的教师发展项目,以满足教师、教育工作者、研究人员和管理人员的多种需求。
- 理论方法和相关模型、原则和指南等信息可以作为用于规划、开发、实施和评估教师发展项目的策略。
- 使教师发展项目与该项目所服务机构的战略愿景、目标和文化保持一致。
- 为项目创建愿景、使命和价值观声明。
- 如果参与该项目可以创造一种团体意识,使教职员工能够获得职业晋升,并且易于参与且令人愉快,那么该项目将是成功的。

**致谢**

我要感谢 Jacquelyn Waller-Vintar 女士和 Stevie Howell 女士的出色编辑协助。

(史迪 译)

## 参考文献

1st International Conference on Faculty Development in the Health Professions. (2011). *Faculty development definition*. Retrieved November 27th, 2012, from http://www.facultydevelopment2011.com

Al-Wardy, N. M. (2008). Medical education units: History, functions, and organisation. *Sultan Qaboos University Medical Journal, 8*(2), 149–156.

Armstrong, E. G. & Barsion, S. J. (2006). Using an outcomes-logic-model approach to evaluate a faculty development program for medical educators. *Academic Medicine, 81*(5), 483–488.

Association of Faculties of Medicine of Canada. (2010). *The future of medical education in Canada (FMEC): A collective vision for MD education*. Retrieved November 26th, 2012, from http://www.afmc.ca/fmec/pdf/collective_vision.pdf

Association of Faculties of Medicine of Canada. (2012). *The future of medical education in Canada, postgraduate project: A collective vision for postgraduate medical education in Canada*. Retrieved November 26th, 2012, from http://www.afmc.ca/future-of-medical-education-in-canada/postgraduate-project/pdf/FMEC_PG_Final-Report_EN.pdf

Bandiera, G., Lee, S., & Tiberius, R. (2005). Creating effective learning in today's emergency departments: How accomplished teachers get it done. *Annals of Emergency Medicine, 45*(3), 253–261.

Bandura, A. (1986). *Social foundations of thought and action: A social cognitive theory*. Englewood Cliffs, NJ: Prentice-Hall.

Barab, S. A., Barnett, M., & Squire, K. (2002). Developing an empirical account of a community of practice: Characterizing the essential tensions. *The Journal of the Learning Sciences, 11*(4), 489–542.

Blouin, D. & Van Melle, E. (2006). *Faculty development needs of Ontario rural physician precep-

*tors*. Retrieved December 27th, 2012, from http://healthsci.queensu.ca/assets/fd/rrpnareport.pdf

Boerboom, T. B., Dolmans, D. H., Muijtjens, A. M., Jaarsma, A. D., Van Beukelen, P., & Scherpbier, A. J. (2009). Does a faculty development programme improve teachers' perceived competence in different teacher roles? *Medical Teacher, 31*(11), 1030–1031.

Boston Children's Hospital. (2013). *Office of faculty development: Mission statement.* Retrieved January 3rd, 2013, from http://www.childrenshospital.org/clinician-resources/office-of-faculty-development

Brashers, V., Peterson, C., Tullmann, D., & Schmitt, M. (2012). The University of Virginia interprofessional education initiative: An approach to integrating competencies into medical and nursing education. *Journal of Interprofessional Care, 26*(1), 73–75.

Centre for Faculty Development, University of Toronto at St. Michael's Hospital. (n.d.). *About us: Vision, mission, and values.* Retrieved January 3rd, 2013, from http://www.cfd.med.utoronto.ca/aboutus/mission.html

D'Eon, M., Overgaard, V., & Harding, S. R. (2000). Teaching as a social practice: Implications for faculty development. *Advances in Health Sciences Education, 5*(2), 151–162.

Emans, S. J., Goldberg, C. T., Milstein, M. E., & Dobriner, J. (2008). Creating a faculty development office in an academic pediatric hospital: Challenges and successes. *Pediatrics, 121*(2), 390–401.

Fidler, D. C., Khakoo, R., & Miller, L. A. (2007). Teaching scholars programs: Faculty development for educators in the health professions. *Academic Psychiatry, 31*(6), 472–478.

Fishbein, M. & Ajzen, I. (1975). *Belief, attitude, intention, and behavior: An introduction to theory and research.* Reading, MA: Addison-Wesley.

Fosnot, C. T. (1996). *Constructivism: Theory, perspectives and practice.* New York, NY: Teachers College Press.

Foundation for Advancement of International Medical Education and Research. (2012). *Strategic plan.* Retrieved January 3rd, 2013, from http://www.faimer.org/about-strategic-plan.html

General Medical Council. (2009). *Tomorrow's doctors: Outcomes and standards for undergraduate medical education.* Retrieved November 25th, 2012, from http://www.gmc-uk.org/static/documents/content/GMC_TD_09__1.11.11.pdf

Gruppen, L. D., Frohna, A. Z., Anderson, R. M., & Lowe, K. D. (2003). Faculty development for educational leadership and scholarship. *Academic Medicine, 78*(2), 137–141.

Gruppen, L. D., Simpson, D., Searle, N. S., Robins, L., Irby, D. M., & Mullan, P. B. (2006). Educational fellowship programs: Common themes and overarching issues. *Academic Medicine, 81*(11), 990–994.

Hatem, C. J., Lown, B. A., & Newman, L. R. (2009). Strategies for creating a faculty fellowship in medical education: Report of a 10-year experience. *Academic Medicine, 84*(8), 1098–1103.

Heckhausen, H. (1991). *Motivation and action.* Berlin, DE: Springer-Verlag.

Knight, A. M., Carrese, J. A., & Wright, S. M. (2007). Qualitative assessment of the long-term impact of a faculty development programme in teaching skills. *Medical Education, 41*(6), 592–600.

Knowles, M. S. (1984). *Andragogy in action: Applying modern principles of adult learning.* San Francisco, CA: Jossey-Bass.

Kotter, J. P. (1996). *Leading change.* Boston, MA: Harvard Business School Press.

Krautscheid, L., Kaakinen, J., & Warner, J. R. (2008). Clinical faculty development: Using simulation to demonstrate and practice clinical teaching. *Journal of Nursing Education, 47*(9), 431–434.

Kumagai, A. K., White, C. B., Ross, P. T., Purkiss, J. A., O'Neal, C. M., & Steiger, J. A. (2007). Use of interactive theater for faculty development in multicultural medical education. *Medical Teacher, 29*(4), 335–340.

Lave, J. & Wenger, E. (1991). *Situated learning: Legitimate peripheral participation.* New York, NY: Cambridge University Press.

Lieff, S. J. (2009). Evolving curriculum design: A novel framework for continuous, timely, and relevant curriculum adaptation in faculty development. *Academic Medicine, 84*(1), 127–134.

Lieff, S. J. (2010). Faculty development: Yesterday, today and tomorrow: Guide supplement 33.2 Viewpoint. *Medical Teacher, 32*(5), 429–431.

Lindquist, J. (1979). *Designing teaching improvement programs.* The Council for the Advancement of Small Colleges.

Lunyk-Child, O. I., Crooks, D., Ellis, P. J., Ofosu, C., O'Mara, L., & Rideout, E. (2001). Self-directed learning: Faculty and student perceptions. *Journal of Nursing Education, 40*(3), 116–123.

Mamary, E. & Charles, P. (2003). Promoting self-directed learning for continuing medical education. *Medical Education, 25*(2), 188–190.

McGill University Department of Family Medicine. (2011). *Faculty development: Mission statement.* Retrieved January 3rd, 2013, from http://www.mcgill.ca/familymed/education/facdev

McLeod, P. J., Brawer, J., Steinert, Y., Chalk, C., & McLeod, A. (2008). A pilot study designed to acquaint medical educators with basic pedagogic principles. *Medical Teacher, 30*(1), 92–93.

McLeod, P. J. & Steinert, Y. (2010). The evolution of faculty development in Canada since the 1980s: Coming of age or time for a change? *Medical Teacher, 32*(1), e31–e35.

Medical Deans Australia and New Zealand. (2009). Retrieved November 26th, 2012, from http://www.medicaldeans.org.au/

Miller, B. M., Moore, D. E. Jr., Stead, W. W., & Balser, J. R. (2010). Beyond Flexner: A new model for continuous learning in the health professions. *Academic Medicine, 85*(2), 266–272.

Moaveni, A., Nasmith, L., & Oandasan, I. (2008). Building best practice in faculty development for interprofessional collaboration in primary care. *Journal of Interprofessional Care, 22*(1 Suppl), 80–82.

Morrison, K. (1998). *Management theories for educational change.* London, UK: Sage Publications.

Morzinski, J. A. & Schubot, D. B. (2000). Evaluating faculty development outcomes by using curriculum vitae analysis. *Family Medicine, 32*(3), 185–189.

Myhre, D. L. & Lockyer, J. M. (2010). Using a commitment-to-change strategy to assess faculty development. *Medical Education, 44*(5), 516–517.

Orlander, J. D., Gupta, M., Fincke, B. G., Manning, M. E., & Hershman, W. (2000). Co-teaching: A faculty development strategy. *Medical Education, 34*(4), 257–265.

Palloff, R. & Pratt, K. (2011). *Excellent faculty development on a shoestring.* Jossey-Bass Online Teaching and Learning: Online Community. Retrieved December 27th, 2012, from http://www.onlineteachingandlearning.com/faculty-development-shoestring

Pandachuck, K., Harley, D., & Cook, D. (2004). Effectiveness of a brief workshop designed to improve teaching performance at the University of Alberta. *Academic Medicine, 79*(8), 798–804.

Patricio, M. & Harden, R. M. (2010). The Bologna Process - A global vision for the future of medical education. *Medical Teacher, 32*(4), 305–315.

Pattison, A. T., Sherwood, M., Lumsden, C. J., Gale, A., & Markides, M. (2012). Foundation observation of teaching project – A developmental model of peer observation of teaching. *Medical Teacher, 34*(2), e136–e142.

Pettus, S., Reifschneider, E., & Burruss, N. (2009). Faculty achievement tracking tool. *Journal of Nursing Education, 48*(3), 161–164.

Pololi, L. H., Knight, S. M., Dennis, K., & Frankel, R. M. (2002). Helping medical school faculty realize their dreams: An innovative, collaborative mentoring program. *Academic Medicine, 77*(5), 377–384.

Rogers, E. M. (2003). *Diffusion of innovations* (5th Ed.). New York, NY: Simon & Schuster Inc.

Rubeck, R. F. & Witzke, D. B. (1998). Faculty development: A field of dreams. *Academic Medicine, 73*(9 Suppl), S32–S37.

Rust, G., Taylor, V., Herbert-Carter, J., Smith, Q. T., Earles, K., & Kondwani, K. (2006). The Morehouse Faculty Development Program: Evolving methods and 10-year outcomes. *Family Medicine, 38*(1), 43–49.

Sanders, K., Carlson-Dakes, C., Dettinger, K., Hajnal, C., Laedtke, M., & Squire, L. (1997). A new starting point for faculty development in higher education: Creating a collaborative learning environment. *To Improve the Academy, 16*, 117–150. Paper 386. Retrieved November 27th, 2012, from http://digitalcommons.unl.edu/podimproveacad/386

Schön, D. A. (1987). *Educating the reflective practitioner: Toward a new design for teaching and learning in the professions.* San Francisco, CA: Jossey-Bass.

Silén, C. & Uhlin, L. (2008). Self-directed learning – A learning issue for students and faculty! *Teaching in Higher Education, 13*(4), 461–475.

Silver, I. L. & Leslie, K. (2009). Faculty development for continuing interprofessional education and collaborative practice. *Journal of Continuing Education in the Health Professions, 29*(3), 172–177.

Skeff, K. M., Stratos, G. A., Campbell, M., Cooke, M., & Jones, H. W., III. (1986). Evaluation of the seminar method to improve clinical teaching. *Journal of General Internal Medicine, 1*(5), 315–322.

Spickard, A. Jr., Gabbe, S. G., & Christensen, J. F. (2002). Mid-career burnout in generalist and specialist physicians. *JAMA, 288*(12), 1447–1450.

Steinert, Y. (2000). Faculty development in the new millennium: Key challenges and future directions. *Medical Teacher, 22*(1), 44–50.

Steinert, Y. (2005). Learning together to teach together: Interprofessional education and faculty development. *Journal of Interprofessional Care, 19*(Suppl. 1), 60–75.

Steinert, Y. (2010). Faculty development: From workshops to communities of practice. *Medical Teacher, 32*(5), 425–428.

Steinert, Y. (2011). Commentary: Faculty development: The road less traveled. *Academic Medicine, 86*(4), 409–411.

Steinert, Y., Cruess, S., Cruess, R., & Snell, L. (2005). Faculty development for teaching and evaluating professionalism: From programme design to curriculum change. *Medical Education, 39*(2), 127–136.

Steinert, Y. & Mann, K. (2006). Faculty development: Principles and practices. *Journal of Veterinary Medical Education, 33*(3), 317–324.

Steinert, Y., Mann, K., Centeno, A., Dolmans, D., Spencer, J., Gelula, M., et al. (2006). A systematic review of faculty development initiatives designed to improve teaching effectiveness in medical education: BEME Guide No. 8. *Medical Teacher, 28*(6), 497–526.

Steinert, Y. & McLeod, P. J. (2006). From novice to informed educator: The Teaching Scholars Program for Educators in the Health Sciences. *Academic Medicine, 81*(11), 969–974.

Swanwick, T. & McKimm, J. (2010). Educational leadership. In T. Swanwick (Ed.), *Understanding medical education: Evidence, theory and practice*, (pp. 419–438). Oxford, UK: Wiley-Blackwell.

Takagishi, J. & Dabrow, S. (2011). Mentorship programs for faculty development in academic general pediatric divisions. *International Journal of Pediatrics, 2011*, Art. 538616.

Thorndyke, L. E., Gusic, M. E., & Milner, R. J. (2008). Functional mentoring: A practical approach with multilevel outcomes. *Journal of Continuing Education in the Health Professions, 28*(3), 157–164.

Vescio, V., Ross, D., & Adams A. (2008). A review of research on the impact of professional learning communities on teaching practice and student learning. *Teaching and Teacher Education, 24*(1), 80–91.

Wamsley, M. A., Julian, K. A., Vener, M. H., & Morrison, E. H. (2005). Using an objective structured teaching evaluation for faculty development. *Medical Education, 39*(11), 1160–1161.

Wilkerson, L. (1984). Starting a faculty development program: Strategies and approaches. *To Improve the Academy, 3*, 27–48. Paper 72. Retrieved November 27th, 2012, from http://digitalcommons.unl.edu/podimproveacad/72/

Wilkerson, L. & Irby, D. M. (1998). Strategies for improving teaching practices: A comprehensive approach to faculty development. *Academic Medicine, 73*(4), 387–396.

# 第5部分
# 教师发展的学术与研究

# 第17章
## 教师发展研究的最近进展与未来趋势

John Spencer

## 17.1 简介

众所周知,教师发展能够发挥作用,而且也确实发挥了作用。如果给教师提供良好的实践模型、提供实践和反思的机会以及指导和反馈,教师将更有效地教学,研究人员将更富有成效地研究,领导者将更有效地领导。如果我们不认为教师发展是有效的,那么我们为什么要把所有的努力投入教师发展事业中呢?总的来说,相应的评价证实了我们的假设成立,证明我们的努力和对资源的使用是恰到好处的,同时进一步鼓励着我们。教师发展中所得的收获不仅有利于个人职业发展,还能为同事和工作机构带来好处。这里引用该领域两位重要研究者的观点,也是得到大家公认的观点,即以教师的多种角色为目标的教师发展是学术生命力的关键(Wilkerson and Irby 1998)。

现在,这一观点被付诸教育政策和实践中。例如最近,作为英国行业管理机构的医学总会(General Medical Council)就对医学本科生教育提出建议,未来所有参与医学生教育的人员都应当经过选拔和培训,并给予支持和评估(GMC 2009a),并监督医学院校在此方面的工作。这反映了作为个人和专业发展的一部分,所有参与教学的医生必须"发展合格教师的技能和实践"。在北美,医学教育联络委员会(Liaison Committee on Medical Education)要求医学院的教师能够有效地进行教学,而加拿大最新修订的认证维护计划(Maintenance of Certification Program in Canada)也认为教师的教学能力发展是保持专业水准的重要因素(Royal College of Physicians and Surgeons of Canada 2011)。看来,智慧是永远存在的(在这一点上大家不谋而合)。

然而,尽管我们知道什么是有效的,尽管在医学职业教育和在校教育领域内有大量的文献对教师发展进行描述和评价,但我们对教学发展如何起作用、为什么起作用以及在什么情形下起作用知之甚少。本章将先根据最近发表的综述文献,回顾我们对教师发展的了解,然后讨论教学发展的研究与学术的最近进展,聚焦在医学教育研究质量的大背景下,讨论研究者面临的一些重要挑战。这些挑战包括评估与研究的异同,复杂干预的评估,以及特定结果测量的应用,尤其是柯氏评估框架(Kirkpatrick's framework)和自我报告(self-report)。本章还将对教师发展的未来研究提出一些建议。

## 17.2　在教师发展中哪些是行之有效的?

在本节,将围绕四篇系统综述文献进行讨论,聚焦教师发展的影响因素、结果以及有效方法。

### 17.2.1　教师发展的影响因素和结果

最近的一篇关于医学教育中教师发展的系统性综述发表于 2012 年(Steinert et al. 2012),该综述聚焦于"以提升领导能力为目标的教师发展干预措施对医学教师的知识、态度和技能,以及教师工作机构的影响"。作者讨论了3 类不同的干预措施:①主要关注领导能力的干预措施;②将领导能力作为教师全面发展的一部分干预措施;③教师学术发展中关于领导能力的干预措施。该综述纳入了报告结果超出参与者满意度的所有研究设计。

该综述采用改良柯氏评估框架(Kirkpatrick's modified evaluation framework)(表 17.1)评价各项研究的影响因素,以及对研究发现的强度和研究质量进行评价。所有的研究发现按照干预类别进行分类(例如:工作坊、长期合作)。

表 17.1　改良的柯氏评估框架

| 1 级 | 反应评估 | 参与者对学习经历、工作单位、演示、内容、方法、教学质量的评估 |
|---|---|---|
| 2a 级 | 学习评估——态度的转变 | 对教与学的态度和认知的改变 |
| 2b 级 | 学习评估——知识与技能的改变 | 知识;概念、程序和原则的获得<br>技能:思考/解决问题、心因性运动技能和社会技能 |
| 3 级 | 行为评估——行为的改变 | 有证据表明将学习转移到工作场所或学习者应用新知识和技能的意愿 |
| 4a 级 | 成果评估——系统中的变化或组织实践 | 组织中的更广泛的改变,归因于干预措施 |
| 4b 级 | 成果评估——改变发生于学习者或者参与者的同事 | 作为教师发展干预的直接结果,学习者的观念、学习方法或表现得到改善 |

引自:Steinert 等(2006)。

　　该综述研究了 48 篇文献,涉及 35 项具体干预措施的 41 项研究。研究目标大多数为临床教师,并采用了一系列的干预措施,包括研讨会、短期课程和合作组织。综述的研究发现集中在 3 方面:干预措施的影响、成功项目或看似成功项目的关键特征,以及所使用的研究方法的质量。

　　依据产出结果和影响因素,综述作者对研究项目进行了识别和分类,结果如下:

- 参与者的满意度很高(1 级,参见表 17.1)——无论是在实际的相关性和有用性方面,还是在个人和职业发展方面。
- 对领导能力以及工作组织的态度发生变化(2a 级)——如对机构目标或参与者自身的长处和短处的认识提高,有改变的意向,以及对承担领导角色的信心增强。
- 知识和技能方面的收获(2b 级)——如对领导力概念的理解和对变革管理原则的理解。
- 行为的改变,通过自我报告和观察到的改变(分别为 3a 和 3b 级,Steinert et al. 2012)——包括新知识的应用、领导风格的改变、新角色和责任的采用,以及新合作的建立。
- 组织中的变化(4a 级)——尽管这些方面并不经常被研究,已报告出的变化包括:实施具体的创新,更加重视学术研究,开发新项目,以及建立新的网络。

　　该综述是在 Steinert 等研究者前期工作(Steinert et al. 2006)的基础上进行,重点关注旨在提高教学效率的干预措施。与 2012 年关注领导力的综述相似,2006 年 Steinert 等对 53 篇研究论文进行了评述,描述了各种各样的干预措施,并报告了一系列研究论文中发现的教师发展参与者的变化,例如:在态度上变化(这里是指对教学和教师发展的态度)、获得新的知识和技能的改变(例如,关于教育理论的知识,或发展了特别的教学技能,例如关于提问的"微技能")、行为上的变化(由参与者和学习者报告),以及鲜有报道的组织的实际操作和学生学习上的变化。

　　无论在各种干预措施方面还是在干预后影响方面,这两篇综述具有显著的相似性。然而,我们还关注这些研究项目质量相关问题、相应研究结果的强度以及是否能自信地从研究中得出结论。这些话题将在 17.3 节中进行讨论,相关建议将呈现在本章结尾部分。尽管这些综述只能猜测如何有效和为什么有效,很明显在许多柯氏评估层面上,教师发展看起来确实"有效"。

　　2010 年,荷兰的 Stes 等(2010)对更广泛的高等教育文献(即不局限于医学教育)进行了系统回顾。Stes 将"教学发展(instructional development)"定义为"任何为加强课程设计以支持学生学习而专门策划的计划"(Stes et al. 2010)。

他们评论了之前的五篇综述,涵盖了 20 世纪 60 年代中期以来的文献,包括 Steinert 等(Steinert et al. 2006)的文献。Stes 指出关于不同研究的质量和不确定结果之间的观察结论一致性问题。他们着手解决几个未回答的问题,包括时间延长干预措施是否比"一次性"活动更有效? 以及类似课程的教学发展是否比同伴教学和行动研究项目等其他方式更加有效? 与 Steinert(2006,2012)一样,他们使用了改良的柯氏评估框架,排除了仅将参与者满意度作为培训效果的论文。然而,除了按照培训效果水平进行分类外,他们没有按干预形式进行分析,而是根据研究设计(定量分析、定性分析或混合分析)进行分析。他们综述了 36 篇论文,其中大部分论文包含了对参与者影响的评价。改变发生在以下层面:参与者的态度(如对教学的态度,增强教学信心)、教学的观念(如关于以学生为中心的理念)、知识层面(如关于技术在课堂上的作用)、技能层面(如技术的使用)和行为层面(如采用更多以学生为中心的方法,和 / 或使用创新手段)。该综述也显示,很少有研究探讨对学习者的影响,但相关的产出成果包含了学习方法的积极变化(尤其是增加学习中的合作)和具体的学习成果。最后,虽然在机构层面的研究较少,但综述也注意到了机构层面的一些变化,包括加强交流、衍生活动和传播理念。该文还建议,长期的干预措施会比一次性干预产生更多的积极结果,同样,替代或混合形式(如同行辅导,或正式课程加上辅导,以及基于项目的工作)也比更传统的方法(如工作坊)更有效。

在撰写本文时,澳大利亚的 Amundsen 和 Wilson 最近发表了关于教师发展的"概念性综述"文章(Amundsen and Wilson 2012)。他们探究了以前的综述在处理因果问题(例如"什么是有效的")时是否基于正确的问题。在"教育发展实践是如何设计的? "和"支撑这种设计的思路是什么? "这两个问题的驱动下,作者根据教育发展的核心特征开发了一个教育发展效能观察的框架。这一框架包括既定的目的和目标、为达成目标而采取的程序和活动,以及为证明目标实现而收集的证据。依据作者的关注点并对文献进行分析后,作者提出了包含六大类重点实践的框架。这六个实践类别(或"概念组")是:

- 技能类——获得或增强可观察到的教学技能和技术,目的是支持特定行为的改变。
- 方法类——掌握特定的教学手段,例如基于问题的学习:既要会使用教学手段,又要理解基本概念。
- 机构类——协调机构计划以支持教学改进和 / 或成功传播思想。
- 反思类——通过对个人反思的支持,改变教师个人的教学观念。
- 学科类——基于不同教师的学科背景不同、知识不同,进行教育学知识的培训。
- 行动研究类——个人或团体的教师追求他们感兴趣的主题。

作者认为,这种分析方法的优点是侧重于理解"过程",而不是像以前的综述那样,根据预先定义的产出来分析效果。此外,他们还反思了教师发展在三个层面上对教师发展项目定位的假设,即机构层面、知识层面和环境层面。机构定位是指项目是否"集中化"(即由设在机构内的教师发展促进者开展培训,受训者离开自己的工作场所,集中开展研讨会或其他形式的培训),"分散化"(即培训设在受训者自己的工作场所,教师发展促进者承担更多的促进作用),或者两者结合模式。知识定位指的是有目的的学习,例如,它是侧重于具体的内容还是侧重于过程(例如促进持续专业发展反思的过程)。最后,情境定位指的是教师发展活动是侧重于改善个人的教学实践,还是作为一种教师群体社会实践活动而开展(Amundsen and Wilson 2012)。作者还讨论了非正式的学习经验是如何比有组织的说教式干预有更深远的影响,并主张"基于事件"的教育专业化发展不应被取代,反而应补充情境式社会学习。

这篇评论也许对学者和研究人员来说更有意义,因为它提供了一种不同的概念体系和项目分类方法。特别是与 Steinert 等(2006)的观点相呼应,Amundsen 等指出,研究人员很少识别培训内容和教育发展的背景。用他们的话说,"在这个时候,我们对如何设计教育方案以改善个人的教学实践了解得更多,但对教师发展中的学习是如何实现且如何嵌入实际工作中的了解却很少"(Amundsen and Wilson 2012)。

总之,这四篇综述(其中三篇是系统性综述,一篇是概念性综述,还有两篇是具体学科综述)对教师发展的影响(在机构层面上参与者的态度、知识、技能和行为的变化)以及对学生学习的影响方面具有一致意见。尽管综述作者采用了不同的组织和分析数据的方式(即按形式、产出、学习设计和/或实践类型)以加强了研究结果的真实性和准确性,但得出的结论相似。此外,所有的综述都对不同的研究质量进行了关注,并对进一步的研究提出了建议。关于研究质量和相关建议将在本章后面讨论。

## 17.2.2　教师发展中的有效措施

所有的评论都强调了有效的教师发展干预措施的关键特征,这些特征似乎有助于产生积极的结果。这些特征在所有的综述中都有显著的一致性,并在表 17.2 中进行了总结。

这些特点中有许多与继续教育的文献一致,特别是有效的干预措施最好包含:需求评估;有机会将新的学习付诸实践的互动技术;采用合适的流程和多方面的活动;促进反思(Mazmanian and Davis 2002)。当研究以理论框架为基础时(大约 50% 的论文),最常见的是与在卫生职业教育中具有代表性的部分理论有关,例如成人学习、社会文化理论和体验式学习。

表 17.2　在教师发展中有效干预措施的关键特征

| 关键特征 |
| --- |
| • 设计良好、以需求为导向的干预措施 |
| • 在一个项目中使用多种教学方法,例如小组讨论、模拟、角色扮演、互动练习 |
| • 经验学习和反思练习,例如能够在实践中应用新知识,并有机会反思个人目标和学习情况 |
| • 提供反馈——例如关于教学技能的反馈 |
| • 基于项目的工作,包括个人和小组项目 |
| • 培养有效的同行关系——包括同事间的支持和实践社区的发展 |
| • 导师制——包括同伴指导和共同获得等创新方法 |
| • 延长干预时间——例如加入团队或协会 |
| • 机构支持——被认为是许多项目成功的关键,包括资金、保证参与培训的时间、邀请高级教师参与 |

根据 Amundsen 和 Wilson(2012)、Steinert 等(2006,2012)以及 Stes 等(2010)的综述。

## 17.3　教师发展中的研究质量问题

本节将讨论上述四篇综述中强调的研究质量问题,所有综述对方法学质量和研究严谨性的评价显示了一致的结果。

在关于领导力综述(Steinert et al. 2012)中,大多数研究是定量研究,并包含准实验设计。此外,还有 5 项研究是定性研究,12 项研究是采用混合方法的研究。对研究质量和研究结果强度的总体判断采用李克特 5 分级量表(Likert scale):对于研究质量来说,1 分为低,5 分为高;对于研究结果的强度,采用了锚点陈述法,1 表示"不能得出明确的结论,没有意义",5 表示"研究结果是明确的"。所有研究的平均质量评分约为 2.8(范围 1~5),研究结果的强度约为 3.0(范围 1~4)。

文中重点讨论了一系列方法学问题。大多数研究都是描述性的,并且涉及单一研究组(例如,没有对照组,很难体现普适性)。各项研究使用了各种数据收集方法和工具,然而,这些数据往往是"土生土长"的,是为某项研究而专门开发的,并且很少描述研究的验证过程以及心理测量学特征。大多数研究只采用了干预后测量而不是使用前测/后测的方法,或者依赖于参与者的自我报告(其局限性将在下面讨论),而且数据往往是在干预后相当长的时间内采集的。在研究方法方面,严格的定性方法很少被使用。最后,尽管大多数文章定义了具体的目标并充分引用了相关文献,但很少有文章根植于某一理论框架或概念性框架。

在 BEME（Best Evidence Medical Education）早期发表的关于教学效果的综述中（Steinert et al. 2006），研究设计同样以准实验研究为主（47/53），只有 6 项研究采用随机对照试验。研究质量的平均综合评分为 3.14（范围 1~5），研究结果的强度平均评分约为 3.0（范围 1~4）。Stes 等的研究结果（2010）与之前的综述研究结果有相似之处，即大多数研究是基于自我报告，使用的数据收集工具主要是自我构建的，很少提供心理测量学数据。此外，很少有研究是比较性的，对干预措施的描述通常也很匮乏。

总而言之，在研究设计、方法、数据工具和结果测量方面，这四篇综述文章都发现了大致相似的问题。本文对如何提高研究质量提出了建议，这些建议将在本章末尾进行综合和总结。

## 17.4　医学教育研究的大背景

在教师发展的文献质量观察中反映的问题，同样也发生在其他医学教育研究中。例如，Todres 等（2007）回顾了 2004 年和 2005 年在两个主要的医学杂志（*BMJ* 和 *The Lancet*）和两个主要的医学教育杂志（*Medical Education* 和 *Medical Teacher*）上发表的 387 篇文章。他们认为大多数研究缺乏严谨性，大多数是横断面调查；只有不到 10% 是纵向或前后研究。有 10 项是随机对照试验（RCTs），尽管其中大多数都不符合公认的临床试验发表标准（例如，缺乏明确的假设；没有检验效能计算）。他们的综述无疑对讨论做出了有益的贡献，但也受到了批评，因为 Todres 等在对方法论的评述、严谨性以及证据本质的反思中采取了似乎是实证主义的立场（Dornan et al. 2008；Rapid Responses，BMJ 2007）

Albert 等（2007）从另一个角度探讨了这个问题。他们采访了 23 位在医学教育研究界"有影响力的人物"，探讨了 3 个主题：当前研究的优势和劣势；研究在医学教育中的作用；以及理论在知识发展中的作用。大多数受访者认为，尽管取得了一些进展，但研究的总体质量仍然不佳。他们指出了几个原因，例如研究往往是对其他工作的重复，因为研究人员似乎对该领域的文献了解有限，因此无法充分了解他们的研究背景；理论的使用很有限，分析往往局限于描述性的层面，阻碍了新知识的整体创造。与此相关，一些受访者还表示担心，研究往往从属于管理者和教育者的要求，在他们看来，这限制了理论性工作的发展；正如一位受访者所说："……如果没有理论用于理解基本过程，怎么可能预测和控制干预措施的有效性？（Albert et al. 2007）。当前的研究往往是机会主义的，是对课程要求的反映并在小范围内进行的研究。用一位受访者的话来说,就是未能解决"真正的大问题"。我们发现了几个影响因素,其一是关于"他们想要的是结果"的争论,即临床教育者(在本章中,可以说是"教师开发人员")具有显著的实用主义取向,而且在研究的理论层面的兴趣有限;其二是"生物医学"模式的主导地位,它从资金支持到出版政策的不同层面上影响着研究过程。在一份附带的编辑评论中,Norman 认为理论常常被用来评判研究方法的合理性,而不是作为可检验的假设的来源,其结果是"理论仍然是惰性的,对知识的增长毫无贡献"。他还强调了专家同行评审在保证已发表研究的质量方面所发挥的关键作用。用他的话说,"我相信,那些善于思考的并准备好花时间进行严肃同行评价的专家们,是一股巨大的变革力量,几乎就像一个免费的导师随叫随到"(Norman 2007)。

Cook 等(2007)对 2003 年和 2004 年期间发表在四种主要医学教育期刊(*Academic Medicine*,*Advances in Health Sciences Education*,*Medical Education and Teaching and Learning in Medicine*)以及两种美国专业期刊(*Journal of General Internal Medicine* 和 *American Journal of Surgery*)上的实验研究进行了系统回顾。在回顾的 105 项研究中,大多数研究的报告质量很差。一些重要的元素往往被忽略,这包括:重要的文献综述(即确定研究空白的综述,以及研究如何对新知识的有贡献);概念框架(他们认为,缺乏概念框架可能会限制变量的选择、对于结果的有意义解释以及现有理论的完善或新理论的发展);关于研究设计的明确声明;比较组或对照组的描述;以及关于伦理审批的信息。

尽管 Cook 等没有具体评估这些研究的质量,但他们推测低质量的报告"可能反映了次优的研究设计和方法,以及缺乏对研究对象权利的关注"(Cook et al. 2007)。Cook 与 Norman(2007)都认为同行评审和编辑的策略"最有可能提高报告质量"(Cook et al. 2007)。

## 医学教育中实验研究存在的问题

Cook 和 Beckman 在前文发表的综述之后又发表了一篇论文,进一步讨论了医学教育中实验研究的一些问题(Cook and Beckman 2010)。这些问题包括:

- 随机试验的局限性——认为随机化不是万能的,因为它只控制了一个变量子集。
- 预试验削弱了研究设计——对"前测/后测"是黄金标准的观点提出挑战;事实上,他们称其为"神话",但列出了应该使用前测的情况,例如,当前测是干预的一部分,或者当样本量较小时。
- 无干预或安慰剂对照研究的局限性——关注的"什么是有效的"的论证研究(justification study)不会改进我们的理解和认识,相反"澄清研究(clarification study)"总是关注"如何有效、为什么有效"(Cook et al. 2008;Cook

2012)。

　　● 多因素干预是"毫无希望的混杂"，在新的环境中仅有潜在的有限应用。见第 17.5.2 节，复杂干预。

　　● 干预措施本身往往没有得到很好的描述，这是之前专家都注意到的一个缺陷。

　　其中一些问题将在第 17.6 节重新讨论。

## 17.5　教师发展研究中面临的挑战

　　本节讨论了研究人员和学者在教师发展中所面临的一些潜在挑战。之所以选择这个特定的领域，是因为根据笔者作为一名研究人员和担任编辑的经验，无论是从哲学还是实践的角度来看，它们都是对研究人员的普遍挑战。这些挑战是：认识到评价和研究之间的异同；评价复杂的干预措施；以及衡量产出成果的问题。本书第 18 章将对关于实证主义在教师发展研究中的局限性进行进一步讨论，并介绍其他研究范式和几种新研究方法。

### 17.5.1　选择评价还是研究

　　本节将首先定义评价的概念并探讨评价的目的，然后讨论评价和研究之间的异同，最后强调有效评价的关键特征。

#### 17.5.1.1　评价的概念

　　评价在教育中起着核心作用，常定义为"系统地获取和评价信息以提供给研究对象有价值的反馈"（Trochim 2006）。大多数教师发展者认为，如果没有特定评价，就无法运行一个项目。事实上，他们通常需要将评价作为质量改进的一部分。尽管评价的一般目标是提供"有用的反馈"，但它可以在许多层面上运行（例如，机构、项目、教师发展者或参与者）。此外，它的目的一般分为三类：评估责任；产生新的见解和理解；支持和指导教师发展（Goldie 2006）。评价可以是形成性评价或总结性评价。形成性评价也被称为"过程评价"，以"我们现在做得怎么样？"为问题，而总结性评价也被称为"结果或影响"评价，通常在结束时进行，以"这次我们做得怎么样"为问题。就关注点而言，评价可能针对一个或多个层面，包括政策、机构、课程、教学、学习或评估。因此，潜在的医学教育研究及实践者可能包括政策制定者、监管者、投资者、课程设计者、管理者、教师和学习者（在医疗环境中，还有患者），因此评价者可能需要解决困难和矛盾的问题。引用一位作者的话说，评价"可能包括相互竞争的标准和目的，并处于潜在的、敏感的政治和伦理环境中"（Silver 2004）。慎重考虑评价目的、关注点、评价水平和医学教育研究及实践者的需求将决定所要问的问题,从而决定要收集的数据和使用的方法。例如,注重学习者体验的形成性评价可能会使用问卷调查或意见交流和焦点小组,从学习者和教师(即本章中的教师发展者)那里寻求关于课程方面的反馈,而机构层面的总结性评价可能通过文献分析来考察课程管理的各方面。

### 17.5.1.2　评价与研究的异同点

人们常常疑问评价和研究之间有何区别。这并非一时兴起的疑问,以评价为目的收集的数据经常被用作研究的基础,最终可能发表并丰富我们的认知。可以说,这两者之间的主要区别在于它们各自的目标。总的来说,研究的目的是产生新的知识和理解,或者发展理论,通常为学术界使用。而正如上面所强调的,评价的目的是提供"有用的反馈",为实践决策提供信息和/或影响。稍微思考一下就会发现,这两个过程有相当多的重叠之处。

学术界对这一问题一直争论不休,尽管尚未得出确切的结论,但这让人想起了关于研究和临床审计(Clinical Audit)之间区别的讨论,后者于 20 世纪 80年代末 90 年代初首次被引入医疗实践。有个很有用的观点,尽管有点简单,但的确有助于我们厘清思路,那就是研究问的是"什么是正确的事情"。而审核-评估问的是"我们是否在做正确的事?"或者"我们是否在用正确的方法做事?"在这方面,评价就像临床审计一样,狭隘务实,常常具有政策性,有时有点"杂乱"。评价就其本质而言,贯穿于整个过程中的各阶段,做出具有价值取向的决定,包括从向谁提出什么问题,到如何界定和传播结果。重要的是,这些价值得到承认并得以清晰地表达出来。

### 17.5.1.3　评价过程中的最佳实践

遗憾的是,评价往往是在事后才被纳入,而且可能没有得到应有的关注和方法上的严格要求。因此,可能会造成精力和资源被浪费,得出的结论不准确或不相关,或做出不适当的决策。美国评价协会(American Evaluation Association, AEA)和英国评价协会(UK Evaluation Society, UKES)等组织已经制定了评价的最佳实践指南。美国评价协会指南的基本理念是,尽管有各种各样的评价方法,"共同点是评价者渴望构建并提供最佳信息,而这些信息或许对被评价的内容也有用。"(美国评价协会 2004)。该指南由五个关键原则构成,分别是:系统调查、能力、正直、对人的尊重和责任感。编制通用指南的困难也显而易见,即"不可能写出适合每一种情况的指导原则,因为某些指导原则并不适用于当下的工作环境"(美国评价协会 2004)。英国评价协会的角度则不同,并为不同的医学教育研究及实践者制定"一套多样化的行动原则"。例如,英国的指南建议,评价者需要明确评价的目的、方法、预期的产出和结果,哪些是现实可行的。参与者则必须对评价过程进行充分的解释,并确保能够提供报告等内容。评价专员应提供文件和数据的使用权,并为报告和传播评价结果制定明确的原则。最后,那些进行自我评价的人必须确保这个过程被纳入机构的职能和框架中,并且所有相关人士要全程参与。指南的核心理念是:无论这些医学教育研究及实践者是谁,其期望和要求都要保持高度透明(英国评价协会 2013)。

在医学教育文献中,关于评价的指导意见也已经出版。在一次深入的系统回顾中,Goldie(2006)概述了几个关键问题,如评价者的角色、评价伦理、选择"正确"的问题、设计方法与适用范围、结果分析和解释、评价结果传播和决策影响。Cook(2010)提供了 12 个指导评价的实用技巧,强调了两个最重要的问题,即"谁的意见重要?"和"什么对他们真正有意义?"。其他重要的问题包括:在选择评价工具之前关注预期结果,考虑数据的有效性或可信度,以及对评价过程进行先导测试(pilot testing)(Cook 2010)。

尽管目标和目的有不同点,但所有人都认同的是,要想使评价具有价值,评价必须遵循与研究大致相似的规则。并且尽可能地严格,使用适当的方法提出相关的问题,遵守道德原则,诚实地报告并传播结果。与研究一样,没有单一的"正确"方法,只有更多(或更少)的适当方法。

## 17.5.2　复杂干预还是简单干预

迄今为止,大多数教师发展研究倚仗于实证主义范式,而这一范式与线性因果链的概念息息相关,即一个干预事件导致一个特定的结果,教育事件被概念化为一个"简单"的干预,就像用药物治疗一种特定的疾病。就实验方法而言,旨在控制所有变量的随机对照试验,是评价简单干预的常用方法。

研讨会是教师发展项目的主流形式,然而,即使是研讨会这种表面上简单的干预,也可能出人意料的复杂。以某一地区医学院的客观结构化临床考试(OSCE)考官的 3 小时培训课程为例,其教学设计结合了培训模式(描述、演示、联系实际、有反馈的练习、测试)和成人学习方法,教学过程包括课前阅读,研讨会中主持人的讲解、视频演示、角色扮演和小组讨论,并提供在线资源以供深入学习。四位具有不同经验的主持人在该地区的十个教学中心为临床教师提供课程,他们经验丰富,专业也各不相同;课程会根据时间和场地的变化,安排在工作日或者晚上。医学生有空时会被招募来进行角色扮演。可以看出,这种干预远没有那么简单,有许多潜在的变量和混杂因素,有些可测可控,而其他的则恰恰相反。在一个简单的结果中归纳因果关系,如自我报告对客观结构化临床考试的信心,可以说是过于简单化了。此外,尽管这可能会告诉我们什么是有效的,但不一定能回答诸如为什么有效或无效,以及在什么情况下有效等问题。显然,我们需要考虑采用其他替代方法来研究复杂的干预措施。

### 17.5.2.1　复杂干预与单因素干预的区别

目前已经定义的复杂干预的几个特征是：

- 通常基于几个假设或工作原理，其中一些定义更明确和 / 或基于实证。

- 通常会涉及广泛的参与者（如教师发展者、管理人员、课程参与者、学习者）。

- 从干预措施的设计到实施可能是一个"漫长的旅程"，成功与否取决于一连串事件的完整性。

- 这个链条通常是非线性的，有多种途径和反馈回路。

- 复杂干预措施被嵌入多个社会系统中。

用 Pawson 等的话说，"复杂的干预是可以被概念化为动态的复杂系统，这种干预被强力推挤到在复杂系统中，无情地受制于协商、抵抗、适应、透漏和借用、绽放和消逝。"（Pawson et al. 2005）。基于以上认识，假设我们要研究复杂干预下的培训课程的有效性，可能需要几种方法来捕捉其复杂性。如前所述，如果只是简单地评估预定的结果，并不足以让我们提出诸如"为什么干预措施在这里有效而在那里无效？"以及"在什么情况下对谁有效？"这样的问题。为什么医学教育研究者还在纠结这类"什么有效？"的问题（通常使用单组的前测 / 后测研究）？ 库克（2012）提出了产生上述情形的 3 个主要原因：①因为研究者有能力能够给出答案；②因为这些问题似乎很重要；③因为别人在文献中也是这样做的。事实上，一项干预措施，尤其是新的措施，只要创新性强，基本都会奏效，起码短期内是这样。McCoubrie（2007）认为，教育的创新往往是有效的，这得益于几大因素。首先，"皮格马利翁效应"（Pygmalion effect），即被赋予的期望值越高，人们的表现就会越好；其次，"霍桑效应"（Hawthorne effect），即研究者的观察行为改变了被观察者的行为；最后，还有"光环效应"（halo effect），即表现随环境的变化而变化（不一定是正向的）。 此外，创新往往资金充足，倡导者热情高涨，除非资金枯竭或热情减退，这些创新基本上都能平稳发展（McCoubrie 2007）。因此，仅用参与者的满意度来评估一项新的或是创新性强的干预措施，即使效果可观，但无法解决创新为什么成功等问题。

### 17.5.2.2　研究复杂干预的最佳实践

在过去十年间，研究和评估复杂干预措施的科学不断发展。例如，英国医学研究委员会（the UK Medical Research Council）在 2000 年发布了相关指南，并在 2008 年进行了更新（Craig et al. 2008）。

强调的关键问题包括：

- 对干预如何引起变化拥有透彻的理论认识，并认识到这一重要性。

- 认识到干预措施效果不明显可能是实施方面出现问题，而不是干预本身缺乏有效性，因此需要进行彻底的过程评估。

- 因地制宜可能比循规蹈矩更合适。
- 需要仔细权衡干预的重要性和其支撑证据可能不足的问题。
- 整合不同来源证据的重要性。

指南的精髓总结如下："最佳实践是运用现有最佳证据,结合恰当的理论,以系统地制订干预措施,然后使用谨慎的分阶段方法进行测试。首先是针对设计中的每个关键不确定因素进行先导研究,然后进行探索性评估和最终评估。"(Craig et al. 2008)。

### 17.5.2.3　评价复杂干预的创新方法

当前,一些评价复杂干预措施的新方法已经被开发,其中一个例子是"现实主义评价"(realist evaluation)。它的基本原则是,与其把因果关系视为"X跟随 Y",而且潜在机制尚不明确,不如采取一种所谓的"生成"观点,即要推断 X 和 Y 这两个事件之间的因果关系,不仅需要了解结果,还需要了解机制、背景和它们之间的关系。基本问题从"什么有效?"变为"这种干预措施在何种情况下对谁有效?"现实主义评价强调解释,而不是测量或预测,也就是说评价的目的是解释而不是判断(Pawson and Tilley 1997;Pawson et al. 2005)。现实主义评价要解决的问题包括"干预措施是什么?干预措施的组成部分又是什么?是因为这样才会导致特定背景下的特定结果吗?"这通常会使用定性或混合方法来研究。

简单和复杂的干预措施之间往往没有明显的区别。事实上,有人认为复杂性和简单性有时更多的是存在于旁观者的眼中,而不是现实中。此外,许多干预措施可能同样适用于简单或复杂的分析。Petticrew(2011)认为,如果有助于观察分析特定的简单结果,那么复杂性是可以简化的。同时他认为,弄清研究问题的本质至关重要。

## 17.5.3　衡量产出成果

尽管如上所述,探讨干预的过程和背景很重要,但仍然需要评估干预措施的影响。这涉及评估成果,无论这种成果是预期的和事先定义的,还是非预期的和"被挖掘的"。本节将讨论在评估影响方面非常重要的两个方法学问题,即柯氏评估框架和自陈量表的使用。

### 17.5.3.1　柯氏评估框架

柯氏评估框架(表 17.1)已被广泛用于评估教育干预措施和系统评估。这一框架最初是为制造业开发的,目的是为管理者提供容易识别和容易衡量的结果,以及市场价值可以归因于哪些指标。有趣的是,尽管这个框架通常用于划分层次,参与者的反应位于"最低"层次,而对学习者(或患者)的影响是最高的,但是柯克帕特里克的本意并不是这样。Yardley 和 Dornan 在前人工作的基础上,对柯氏评估框架在医学教育方面的应用情况进行了详细的评述(Yardley and Dornan 2012)。他们的主要评论有:首先,人们常用的框架假定了因果关系(即达到较低水平是较高水平的前提条件);其次,不同的级别对应了不同的医学教育研究及实践者(如教师发展开发者、学习者和组织机构);此外,对预期成果进行评估,可能会使研究人员对其他(非预期的或意外的)成果视而不见,研究人员关注的问题是"成果实现了吗?"而不是"这种干预的成果是什么?"(例如在进行临床药物试验时只看预期的结果而不看副作用);最后,由于这种干预很快被广泛使用,所以它从未得到充分验证也就不足为奇了(Yardley and Dornan 2012)。然而,在对可能的成果进行分类方面,柯氏评估框架确实有用,因此,其框架或其变体可能会继续用于研究和评估。使用这一框架时,研究者需要认识到这一框架在实践和概念上的局限性,这也提醒我们,有效的评估是需要多维度的。

### 17.5.3.2　关于学习成果的理论模型

Kraiger(1993)借鉴了包括认知心理学、社会心理学、教育心理学、人因学在内的多学科的研究和理论,开发了一个基于理论的学习成果模型。实际上,他们的理论阐述了柯氏框架的第二层,将学习成果分为三方面:①"认知"方面(按层次划分为语言或陈述性知识、知识组织和认知策略,例如元认知);②"基于技能"方面(承认技能发展的性质,从最初的习得到通过"汇编"达到自动化能力);③"情感"成果(包括态度和动机的成果)。他们确定了支持这些不同类别学习成果的学习结构,强调了相关的测量重点,并提出了可能的评估方法。例如,对言语类知识的测量将集中在使用回忆测验或再认测试的知识数量或准确性上。另外,在基于技能的成果方面通常需要观察性测量,而情感性结果方面则需要采用自陈报告的方式。在测量工具选择方面,最重要的是"适用于目标"原则。因此出于务实的考虑,可能需要一定程度的折中,但是有些指标如信度和效度则不应当过分强调(Cook 2010)。

### 17.5.3.3　自陈报告的局限性

无论是在健康、教育还是社会政策领域,自陈报告(self-report)都是研究和评价的主要方法,在教师发展领域也不例外。在前面描述的系统回顾中,大多数研究都使用了自陈报告。事实上,自陈报告常常是研究中唯一使用的方法,例如,询问参与者是否认为课程有用,或者关于态度的改变、知识和技能的收获,亦或行为的改变。归根结底,要想知道人们的想法或感受,除了询问他们,没有其他方法。然而,认识到自陈报告的局限性是很重要的。来自认知心理学的大量研究表明自陈报告是具有明显缺陷的,比如自陈报告的信息来自自传体记忆,而不是语义记忆(Tourangeau 2000)。除了任何测量中固有的误差之外,主要的潜在偏差包括以特定方式做出反应的社会期许和错误报告的压力,例如为了维护自我形象而产生的压力。然而更根本的原因是,记忆形成过程的每一个阶段,从编码到检索,再到回忆和所谓的"重建"(即填补空白),都很容易出现偏差和错误。正是在这种情况下,一位作者动情地描述:"我们从记忆中检索到的东西往往包括我们目前对某一事件的信念,这些信念反映了我们真实经历(和记忆)的东西,或者是我们没有经历但却可推断出的东西,也或者是我们后来学到的东西"(Tourangeau 2000)。需要特别注意的是,人们在回忆日期、顺序和频率方面有困难(人们更倾向于记住当下正在发生的事件,而不是发生过的事件)。当人们需要评价自己的表现时,另一混杂的变量就出现了。公认的看法是,人类不会(也可能无法)准确地进行自我评估(Eva and Regehr 2005)。综合来看,这些问题表明,在解释从自陈报告中获得的数据时需要谨慎,并且尽可能使用更客观的方法来进行三角测量。

## 17.6  对未来开展研究与评估的建议

以下问题清单是从本章所回顾的文献中提炼出来的,分为两方面:研究过程和研究内容或重点。在四篇综述中,关于提高质量的建议非常一致,其中包括教育者和研究者之间的合作以及跨学科的合作,特别是与社会科学和人文科学的学者间的合作,以及更好的研究培训和更严格的同行评议。

### 17.6.1  关于研究过程的建议

文献中关于研究过程(例如我们如何进行研究和评价)的关键实用信息包括以下内容:

- 确保研究尽可能有理论和证据支撑;这将使研究更加有力(从而更加有用),并加强理论和实践之间的联系。
- 注重对过程和背景的评估,以及对结果和影响的评价;这将有助于阐明除最基本的干预措施外的所有复杂情况。
- 采用"澄清"研究,而不是描述性或"论证"研究。与其只是简单问"这项工作有效吗?"不如以"为什么这项工作在这种情况下有效而在那种情况下无效?"提问,可能会得到更有用的答案。
- 考虑使用定性或混合方法,同时确保研究设计、研究问题、数据收集方法和分析之间的一致性。
- 认识到单组的前测/后测设计的局限性,并考虑使用回顾性的前测方法(Skeff et al. 1992)。
- 考虑比较研究,认识到更大的样本需求,但要注意从精心设计的非随机研究中得出有效的推论是可行的,努力确保使用最合适的方法来回答提出的问题。

- 在可能的情况下,使用经过验证的结果测量方法,包括较新的行为或表现评估方法;如果使用"自创"的工具,请确保其经过试测和评估,尽可能告知其有效性、可靠性,以及其优点和局限性。
- 更详细地描述干预措施和背景;这将有助于同行理解研究结果,也有利于进一步研究。
- 探讨研究方案的核心特征(如理论基础、目标和内容)以及教育特征(如期限和形式)。
- 考虑与其他学科的同事进行合作。

## 17.6.2 研究内容和关注点

在上述文献中呈现出关于教师发展方面的潜在研究领域,包括:

- 长期干预的后果和影响。从直觉上讲,人们期望长期干预措施的效果更可观、更持久,但目前这方面的证据基础仍然薄弱。
- 参与的社会决定因素,如动机的作用和影响因素。这为制订适当的干预措施提供参考。
- 哪种混合式学习的组合是有效的,原因是什么? 越来越多人在使用混合式学习方法(即面对面学习和在线学习的组合),因此,了解什么内容、对谁有效、在何种情况下有效至关重要。
- 在初级水平或医师注册前水平进行跨专业教育日渐成为常态。鉴于教师是多样化的且通常来自不同专业,了解跨专业教师发展是否和如何"发挥作用"将是有益的。
- 组织文化与教师发展之间的关系,包括机构层面的影响。
- 实践社区的发展和可持续性,以及它们在促进专业发展方面的作用。
- 不同时间或不同形式下,干预措施的影响。

## 17.7 小结

本章描述并讨论了最近发表的教师发展研究综述的有关发现。本章强调了有效干预措施的主要特点和研究的优缺点,并讨论了与提高研究质量有关的重要问题。在 2006 年的综述中,Steinert 等预测,在 21 世纪初,针对客观测量的行为和系统层面的产出成果进行精心设计的研究会越来越多。令人鼓舞的是,有一些证据表明情况确实如此。在撰写本文时,我们正在对 2002 年以来发表的有关教师发展教学效果的文献进行进一步的系统回顾。在对大约 130 篇论文进行初步分析后,我们发现,这些论文里的研究设计更加严格,方法更加多样,并使用了更加有力的结果测量方法。尽管质量可能参差不齐,但"目前的现状"似乎是这些研究"做得还不错"。

## 17.8　关键信息

- 系统性综述已经阐明,教师发展干预的有效性体现在参与者的满意度、态度、知识、技能和行为的变化、机构层面的改进,以及对学生学习的影响。
- 有效的教师发展的主要特点包括需求评估、交互技术和合作方法、实践的机会与反馈、安排恰当的多样化活动、反思性实践和长期干预。
- 虽然研究和评价在关注点、目标和目的上有所不同,但这两种方法都必须严格而系统,使用适当的方法提出相关的问题,遵守道德原则,并诚实地报告和传播研究发现。
- 大多数教师发展的方案都是"复杂干预",应该考虑采用新的评估方法,如"现实主义评估"。
- 尽管柯氏评估框架在评估结果方面很有用,但应该认识到其局限性;同样,应该承认自陈报告评价方法的局限性。
- 无论是研究还是评价,没有单一的"正确"方法,只有更多(或更少)的适当方法。

(钟宁　译)

## 参考文献

Amundsen, C. & Wilson, M. (2012). Are we asking the right questions? A conceptual review of the educational development literature in higher education. *Review of Educational Research, 82*(1), 90–126.

Albert, M., Hodges, B., & Regehr, G. (2007). Research in medical education: Balancing service and science. *Advances in Health Sciences Education, 12*(1), 103–115.

American Evaluation Association. (2004). Guiding principles for evaluators. Retrieved August, 2012, from http://www.eval.org/p/cm/ld/fid=51

Cook, D. A. (2010). Twelve tips for evaluating educational programs. *Medical Teacher, 32*(4), 296–301.

Cook, D. A. (2012). If you teach them, they will learn: Why medical education needs comparative effectiveness research. *Advances in Health Sciences Education, 17*(3), 305–310.

Cook, D. A. & Beckman, T. J. (2010). Reflections on experimental research in medical education. *Advances in Health Sciences Education, 15*(3), 455–464.

Cook, D. A., Beckman, T. J., & Bordage, G. (2007). Quality of reporting of experimental studies in medical education: A systematic review. *Medical Education, 41*(8), 737–745.

Cook, D. A., Bordage, G., & Schmidt, H. G. (2008). Description, justification and clarification: A framework for classifying the purposes of research in medical education. *Medical Education 42*(2), 128–133.

Craig, P., Dieppe, P., Macintyre, S., Michie, S., Nazareth, I., & Petticrew, M. (2008). Developing and evaluating complex interventions: The new Medical Research Council guidance. *BMJ*, *337*(a1655), 979–983.

Dornan, T., Peile, E., & Spencer, J. (2008). On 'evidence'. *Medical Education, 42*(3), 232–234.

Eva, K. W. & Regehr, G. (2005). Self-assessment in the health professions: A reformulation and research agenda. *Academic Medicine, 80*(10 Suppl.), S46–S54.

General Medical Council. (2009a). *Tomorrow's Doctors: Outcomes and standards for undergraduate medical education*. Available from: http://www.gmc-uk.org/education/undergraduate/tomorrows_doctors.asp

General Medical Council. (2009b). *Good Medical Practice*. London, UK: GMC. Retrieved August, 2012, from http://www.gmc-uk.org/

Goldie, J. (2006). AMEE Education Guide No. 29: Evaluating educational programmes. *Medical Teacher, 28*(3), 210–224.

Kraiger, K., Ford, J. K., & Salas, E. (1993). Application of cognitive, skill-based and affective theories of learning outcomes to new methods of training evaluation. *Journal of Applied Psychology, 78*(2), 311–328.

Liaison Committee on Medical Education. (2012). *Functions and structure of a medical school: Standards for accreditation of medical education programs leading to the M.D. degree*. Available from: https://www.lcme.org/publications/functions2012may.pdf

Mazmanian, P. E. & Davis, D. A. (2002). Continuing medical education and the physician as a learner: Guide to the evidence. *JAMA, 288*(9), 1057–1060.

McCoubrie, P. (2007). Innovation in medical education: More than meets the eye. *The Clinical Teacher, 4*(1), 51–54.

Norman, G. (2007). Editorial - How bad is medical education research anyway? *Advances in Health Sciences Education, 12*(1), 1–5.

Pawson, R., Greenhalgh, T., Harvey, G., & Walshe, K. (2005). Realist review: A new method of systematic review designed for complex policy interventions. *Journal of Health Services Research & Policy, 10*(Suppl. 1), S1:21–S1:34.

Pawson, R. & Tilley, N. (1997). *Realistic evaluation*. London, UK: Sage.

Petticrew, M. (2011). When are complex interventions 'complex'? When are simple interventions 'simple'? *European Journal of Public Health, 21*(4), 397–398.

Rapid Responses, BMJ. (2007). Rapid responses to: Medical education research remains the poor relation, *BMJ, 335*(7615), 333–335. Available from: http://www.bmj.com/content/335/7615/333?tab=responses

Royal College of Physicians and Surgeons of Canada. (2011). *A continuing commitment to lifelong learning: A concise guide to Maintenance of Certification*. Retrieved August, 2012, from http://www.royalcollege.ca/portal/page/portal/rc/common/documents/moc_program/moc_short_guide_e.pdf

Silver, H. (2004). *Evaluation research in education*. Retrieved August, 2012, from http://www.edu.plymouth.ac.uk/resined/evaluation/index.htm

Skeff, K. M., Stratos, G. A., & Bergen, M. R. (1992). Evaluation of a medical faculty development program: A comparison of traditional pre/post and retrospective pre/post self-assessment ratings. *Evaluation and the Health Professions, 15*(3), 350–366.

Steinert, Y., Mann, K., Centeno, A., Dolmans, D., Spencer, J., Gelula, M., et al. (2006). A systematic review of faculty development initiatives designed to improve teaching effectiveness in medical education: BEME Guide No. 8. *Medical Teacher, 28*(6), 497–526.

Steinert, Y., Naismith, L., & Mann, K. (2012). Faculty development initiatives designed to promote leadership in medical education. A BEME systematic review: BEME Guide No. 19. *Medical Teacher, 34*(6), 483–503.

Stes, A., Min-Leliveld, M., Gijbels, D., & van Petegem, P. (2010). The impact of instructional development in higher education: The state-of-the-art of the research. *Educational Research Review, 5*(1), 25–49.

Todres, M., Stephenson, A., & Jones, R. (2007). Medical education research remains the poor relation. *BMJ*, *335*(7615), 333–335.

Tourangeau, R. (2000). Remembering what happened: Memory errors and survey reports. In A. A. Stone, J. S. Turkkan, C. A. Bachrach, J. B. Jobe, H. S. Kurtzman, & V. S. Cain (Eds.), *The science of self-report: Implications for research and practice.* Mahwah, NJ: Taylor & Francis (e-book).

Trochim, W. (2006). *Research methods knowledge base: Introduction to evaluation.* Cornell Office for Research on Evaluation: Web Center for Social Research Methods. Retrieved August, 2012, from http://www.socialresearchmethods.net/kb/intreval.php

UK Evaluation Society. (2013). *Guidelines for good practice in evaluation.* London, UK: UK Evaluation Society. Retrieved August 2012 from https://www.evaluation.org.uk/assets/UKES%20Guidelines%20for%20Good%20Practice%20January%202013.pdf

Wilkerson, L. & Irby, D. M. (1998). Strategies for improving teaching practices: A comprehensive approach to faculty development. *Academic Medicine*, *73*(4), 387–396.

Yardley, S. & Dornan, T. (2012). Kirkpatrick's levels and education 'evidence'. *Medical Education*, *46*(1), 97–106.

# 第 18 章
# 促进教师发展的学术研究：相关研究范式和方法

Patricia S. O'Sullivan and David M. Irby

## 18.1 引言

如果你询问教职员工，他们如何运用在教师发展项目中学到的知识，你可能会惊讶地发现，他们是如何改变了实践教学并发现了一个新的教师团体。然而，如果你尝试用传统的研究方法来衡量这些教师发展项目的影响，你可能会因为结果"没有显著差异"而感到困惑。我们（O'Sullivan and Irby 2011）在这种困境中挣扎，发现了大多数关于教师发展项目的研究都遵循实证主义范式。范式为研究人员群体定义了典型实践的普遍模式；它使研究领域变得清晰，同时模糊了其他领域。实证主义研究范式假设现实是有序的、可预测的、可知的，这可以通过客观的测量和科学方法的严格应用来实现。根据这些假设，研究人员假定了教师发展的一种机械或线性的模型，该模型从教师发展活动开始，参与者获得新的知识、技能和态度，然后他们使用或传达给学习者，后者最终提供更优质的患者护理。许多已发表的教师发展项目都遵循了这一范式。如图 18.1 所示，这是一种研究教师发展项目方法的可视化模型。

我们认为，为了促进教师队伍的发展，除了强调经验驱动的随机对照研究的实证主义范式之外，还需要利用其他研究范式和方法。我们将本章分为 5 部分。首先，我们回顾了以往关于教师发展项目文献综述的观点，重点关注研究人员在综述中为了纳入或排除研究而选择的研究范式。总的来说，我们发现这些综述被实证主义范式的优势过度限制。其次，我们强调从概念框架开展教师发展工作的重要性，这可以丰富和拓宽探究过程。与图 18.1 中的模型相比，我们研究的教师发展框架（O'Sullivan and Irby 2011）衍生出了一系列更广泛的问题，需要更多种类的研究范式。第三，我们利用实证主义、后实证主

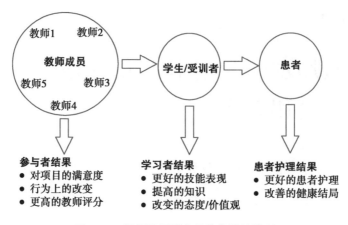

图 18.1　教师发展研究的传统线性模型

义、解释主义和批判理论范式,探讨四种范式及其相关研究方法如何扩展我们调查教师发展项目的方式。第四,为了挖掘它们为教师发展研究提供新方向的潜力,我们回顾了教师发展相关研究中不太常用的 3 种方法,以探索他们的潜力,为教师发展研究提供新的方向:教育设计研究、成功案例和可持续性叙述。最后,我们描述了这种以发现为导向的研究如何适应更广泛的学术领域,以及读者如何开始在这个令人兴奋的教师发展项目中从事学术工作。

## 18.2　教师发展研究先前回顾

在实证主义范式内,至少有六篇关于教学改进和教师发展的系统综述聚焦在教师发展实践的有效性(Amundsen and Wilson 2012;Levinson-Rose and Menges 1981;McLean et al. 2008;Steinert et al. 2006;Stes et al. 2010;Webster-Wright 2009)。大多数综述都试图解决这个问题:使教师发展得以有效的特征是什么? 除了 Amundsen 和 Wilson 的综述(2012)外,所有研究都是按照研讨会和咨询等形式、被检查的学习水平或类型(如自我报告或观察到的行为)以及活动持续时间等个体变量进行分组。这些综述的作者从这些研究中得到贫乏的研究结果感到遗憾。由于符合审查标准的研究数量有限,且这些研究受到实证主义范式的影响很大,所以他们很难得出有意义的结论。遵守这样的标准,在本质上排除了替代范式的研究(将在下文描述),从而限制了此类综述的有用性和信息性。

阅读这些综述,让我们联想到了一只苍蝇试图逃出房间,却只能一味地撞击窗户的情景。它不断地重复着撞击窗户的过程,但无论它如何努力,都没有办法通过。然而,敞开的大门就在几英尺远的地方,如果苍蝇改变路线,它可以畅通无阻地飞出去。研究教师发展项目的研究人员有点像这只碰壁的苍蝇，因为我们主要使用一套有限的研究范式和研究方法——试图用实证主义范式和定量方法来回答所有问题。我们需要打开大门，拓宽我们的问题、范式和研究方法。

Amundsen 和 Wilson（2012）查阅了以前的文献综述，专门集中在有效性的测量这一问题，重新定位了他们对高等教育教师发展项目的评估，以解决以下两个问题："如何设计教师发展实践？"和"教育发展实践设计的思想基础是什么？"基于查阅的内容，他们发现研究可以为以下实践提供证据：侧重于掌握教学技能和技巧（如声音投射）的技能，侧重于掌握特定教学方法（如基于问题的学习）的方法，侧重于改变教师个人教学的观念的反思，侧重于改善教学支持的机构，侧重于通过对学科的理解来发展教育学知识的学科，以及针对个人或教师团体开展的令人感兴趣的教学问题的行动研究或调查。作者认为，他们通过实践研究的文献综述，提高了对教师发展教学实践在学术工作场所的现状的理解，从而克服了以往综述的局限性。对这些综述所得结论的详细描述见第 17 章。

## 18.3　教师发展的概念框架

在回顾了关于教师发展、继续医学教育、教师教育、质量改进和工作场所学习的文献后，我们提出了一个教师发展研究的概念框架（O'Sullivan and Irby 2011）。这个框架的可视化展示见图 18.2。

尽管我们的工作先于 Amundsen 和 Wilson 的综述（2012），但我们对结论的相似性感到震惊。我们框架中的核心概念是将教师发展定位在两个独立但相关的社区中：①教师发展社区；②工作场所的教学实践社区（Billett 2001；Lave and Wenger 1991）。教师发展群体通常被描述为"教学共享区"（Huber and Hutchings 2005），指的是教师可以讨论他们作为教育工作者的问题、关注点和挑战，并学习新角色和新技能的真实环境和虚拟环境。第二个社区，即工作场所，可以设置在教室和进行教学的临床场所。位于教学共享区的教师发展模块的四个关键组成部分是参与者、教师发展计划、促进者和教师发展计划发生的环境（例如课堂、诊所和线上）。对于教学实践的工作场所社区（即课堂和／或临床环境），模型中有四个相关组成部分。参与者在工作环境中与同事和学习者建立了关系和联系网络，与工作场所中教师发展项目类似的组成部分是工作环境中的任务和活动。辅导教师的平行角色是在工作场所为教职员工提供指导。最后，环境与工作场所的组织和文化有关。每一个组成部分以及它们在社区内和社区之间的相互作用都是需要进一步探究的关键领域。

为了调查这一框架中的所有组成部分，我们需要提出一系列的扩展问题，

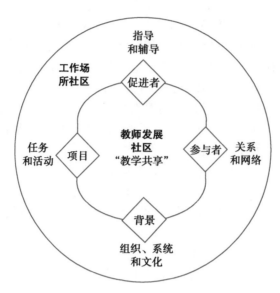

图 18.2    教师发展研究的概念框架

教师发展研究的新模型表明,教师发展存在两个实践社区
(教师发展社区和工作场所社区),为了实现预期的变革,需要
四个主要组成部分(促进者、参与者、背景和项目)及其相关
的过程(指导和辅导;关系和网络;组织、系统和文化,以及任
务和活动)——所有这些都是在工作场所进行的(Used with
permission of Academic Medicine:O'Sullivan and Irby 2011)。

采用更广泛的研究方法,其远远超出了实证主义范式所采用的方法。这个概
念框架将研究视野的范围扩大到教师发展活动本身之外,以解释工作场所环
境对教师教学实践的强大影响。我们鼓励对整体框架、每个单独的组成部分、
组成部分之间的关联以及每个组成部分如何导致预期结果进行研究。所有这
些都需要为那些主管领导和资助教师发展项目的人员提供政策指导。

## 18.4    研究范式

在描述这四种研究范式和相关研究方法之前,我们先定义所使用的术语。
研究范式反映了知识发展的哲学基础。"范式是一套由研究人员共享,规范学
科领域内科学探究的信念和实践"(Bunniss and Kelly 2010)。一个例子是上述
实证主义范式。方法论是指研究某一特定问题的应用方法。研究方法嵌套在
更广泛的研究范式或关于世界本质、我们如何与之互动以及如何了解世界的
假设中。方法论的例子包括实验设计、调查、相关研究、民族志、现象学和案例
研究。最后,工具是用于获取研究信息的具体研究方法,如认知测试、观察表

格、访谈和焦点小组访谈法等。

我们涉及的四种研究范式来自 Bunnis 和 Kelly (2010) 对医学教育研究中使用的研究范式的综述，包括实证主义、后实证主义、解释主义和批判理论。我们在这里简洁地总结它们，并在下文作更充分的说明。实证主义是最普遍的范式，它假设现实是可知和可衡量的。它使用科学的方法来发展抽象的规律，以描述和预测模型，并使用定量的方法来检验假设。后实证主义假定对世界的客观知识不是完全合理的或易懂的，因此需要寻求可能的真理。在这个范式中，知识是通过对假设的证伪来发展的。后实证主义者使用定量和定性方法。解释主义认为现实是主观的和不断变化的，因此没有终极真理。意义是社会建构的，导致对现实的多种解释。解释主义用定性方法来理解对现象的各种解释。最后，批判理论认为现实可能是客观的，但真理却不断受到相互竞争的群体的质疑。因此，知识在个人和群体之间共同构建，并受到权力关系的影响。采用批判理论范式的学者利用定量和定性方法来倡导变革。这四种研究范式及其对世界本质的相关假设，影响了研究方法和工具的选择。在以下章节中，我们将简要描述每种范式，并总结其优点和局限性。然后我们将提供示例来说明该范式如何应用于教师发展研究。最后，基于我们研究教师发展的概念框架，我们提出了可以在每个范式中探索的问题。有关范式、相关方法、定义特征、典型研究问题及其与我们的教师发展框架的关系的摘要见表 18.1。

表 18.1　研究范式、相关研究方法及其定义特征、与教师发展相关的说明性问题、与O'Sullivan 理论和教师发展研究的概念框架的相关联系

| 研究范式 | 研究方法 | 定义方法论的特征 | 教师发展的相关问题 | O'Sullivan 理论和 Irby 概念框架的组成部分 |
|---|---|---|---|---|
| 实证主义 | 实验和准实验 | 探索因果关系，其中原因可以被调控以产生不同的结果；假设随机分配受试者和随机分组使用定量方法 | 在研讨会中结构化的反思练习是否比非结构化的反思更有效反馈技能培训是否能改善参与者对住院医师的反馈 | 项目工作场所的任务和活动 |
| | 调查 | 使用多个被试和问卷进行描述与解释。探索因果关系，并在可能的情况下使用随机化手段；采用定量方法 | 参与者对教师发展项目的满意度如何教师发展人员利用了哪些教学策略 | 项目推进者 |

续表

| 研究范式 | 研究方法 | 定义方法论的特征 | 教师发展的相关问题 | O'Sullivan 理论和 Irby 概念框架的组成部分 |
|---|---|---|---|---|
| 后实证主义 | 关联 | 通过探索各种关系来进行预测;研究一组主题,每个主题有两个或多个变量;使用定量和定性方法 | 教师发展计划的参与者以个人身份参加还是以工作团队的成员参加,会有所不同吗 | 工作场所的组织、制度和文化;工作场所的关系和网络 |
| | 病例对照/前瞻性/回顾性 | 探索原因已经存在且不能被调控的因果关系;检验既存的项目,然后进行回顾以解释各部分或整个计划运转的原因使用定量和定性方法 | 参与纵向教师发展项目是否会加速学术发展在工作场所拥有教学指导教练是否可以提高教学技能的实施 | 工作场所的组织、系统和文化工作场所的指导和辅导 |
| 解释主义 | 定性方法,包括民族志、案例研究、观察、访谈、焦点小组访谈、文件审查 | 采用直接观察、访谈和文献回顾对正在研究的案例提供完整的描绘;使用定性方法 | 在参与教师发展活动期间和之后会发展什么关系什么是参与教师发展活动的教师的发展轨迹 | 参与者;工作场所中的关系和网络参与者;工作场所的组织、系统和文化 |
| | 教育设计研究(混合方法) | 包括小实验的迭代过程,使用形成性评估来测试和改进基于先前研究原则的教育设计;使用定量和定性方法 | 改变教师发展计划的一个组成部分,会对参与者如何在他们的实践中使用该组成部分的结果产生什么影响 | 项目;工作场所的人际关系和网络;工作场所的组织、系统和文化 |
| | 成功案例 | 通过发现成功和不成功的实验来检验活动的影响。调查最成功和最不成功的案例,然后对选定的成功案例进行深入分析。使用定量和定性方法 | 教师发展项目的哪些组成部分对参与者的学习者产生最大的影响 | 项目;工作场所的任务和活动 |

续表

| 研究范式 | 研究方法 | 定义方法论的特征 | 教师发展的相关问题 | O'Sullivan 理论和 Irby 概念框架的组成部分 |
|---|---|---|---|---|
| 批判理论 | 混合方法 | 寻求设想和倡导更美好的未来。运用哲学分析和其他探究方法为赋权和解放提供一个叙事案例 | 作为教师发展人员，如何影响一个人的职业身份并改变其与同事的关系谁在教师发展中受益，谁被边缘化 | 参与者；工作场所的人际关系和网络；在工作场所提供指导和辅导工作场所的关系和网络 |
|  | 可持续发展叙述 | 让专家和医学教育研究及实践者参与创建未来的替代方案；包括使用现有数据和新数据对每个场景进行分析；根据分析创建方案和建议。使用定量和定性方法 | 为临床工作场所的教师发展创造可持续发展的未来需要什么 | 全模型；工作场所的组织、制度和文化；工作场所的任务和活动 |

　　我们承认，仍有许多我们尚未涉及的可能适用于教师发展的研究方法。因此，我们进行有选择性的介绍而不是详尽无遗。并且有一些方法在教师发展研究中不常使用。因此，一些不太为人所知的方法在我们的研究范式综述中将简短地进行叙述，包括：教育设计研究、成功案例和可持续性叙述。

## 18.4.1　实证主义范式

　　虽然我们主张替代范式的重要性，但我们相信实证主义范式是可以回答给定研究问题的合适和重要的范式。实证主义范式旨在通过预测和控制发现存在的事物，具有科学方法的特点(Bunnis and Kelly 2010)。半个多世纪以来，这一范式已经构成了教育研究的框架，其重点是实验研究设计、随机化的使用、定量测量(Cronbach 1957)，以及假设研究人员是客观的，并且与研究对象是相互独立的。

　　在过去十年中，人们一再呼吁进行更严格的教育研究，这通常意味着在实证主义范式中使用实验设计(Feuer et al. 2002)。Campbell 和 Stanley(1963)所述的真实验、前实验和准实验研究设计，寻求最大限度地提高内部和外部效度，以便假定研究结果具有因果性和可推广性(Campbell and Stanley 1963)。由于医学界将随机对照试验(RCT)作为最严谨、质量最高的研究设计(Hulley et al. 2007),越来越多的人期望 RCT 成为医学教育研究的一部分。虽然随机对照试验并不常用,但研究人员已经采用了一些准实验设计,这些准实验设计允许存在历史的或延迟的干预组的控制因素。

实证主义范式的优势在于强调内部和外部效度。然而,这种强调却造成了一个固有的缺点。开展高内部效度的研究意味着研究设计的许多要素是受控的。这限制了外部效度,因为它使其难以推广到其他环境、干预方式或工具。然而,考虑到这些权衡,内部效度被认为是最重要的。内部效度最大化包括减少干预、参与者、工具和研究人员的偏差。这主要通过参与者的随机化、干预前后测试,以及设置对照组和采用具有良好心理测量学属性的工具来完成。实施这样的控制常常妨碍对教室和临床的自然环境中发生的事进行研究。此外,这样的设计实际上可能会消除在教育干预中存在的特征要素(Berliner 2002;Norman 2008)。有关实证主义范式相关方法论的详尽总结,请参见 Norman 和 Eva(2010)的文章。它们包括实验、流行病学、心理测量和相关设计,以及作为这一传统的一部分综述和 meta 分析。

实证主义范式和实验设计已被广泛应用于教师发展项目的研究,包括作为为住院医师开展的教师发展项目。例如,Morrison 等(2003)报告了一项“住院医师扮演教师”课程的纵向随机对照试验。他们为项目中 23 名住院医师中的 13 名提供了一个 13 小时的教学计划,并使用 3.5 小时、八站式目标结构化教学考试(OSTE)对这些住院医生进行了前后测试。虽然干预组和对照组具有同等的纳入特征和前置 OSTE 成绩相当,干预组住院医师前后 OSTE 教学成绩显著提高,而对照组住院医师无显著提高。在另一项研究中,Furney 等(2001)将住院医师随机分配到干预组和对照组,他们是扮演学生的老师。一组接受了一分钟导师制临床教学模式的培训,另一组不接受。他们通过测量学生对其教学能力的评价和住院医师对其教学能力的自我认知,在教学前后对两组学生进行了评估。与对照组住院医生相比,干预组住院医生报告了更多地使用“一分钟导师技能”,这是被学生对具体技能的评分证实了的。

Hewson 等(2001)采用准实验设计,在时间序列设计中使用回顾性自我报告和学员评分,以证明教师发展项目的有效性。自我评价和学员评价均显示了参与教师发展项目后带来的提升。另一种准实验设计是将参与者与非参与者进行比较(e.g. Corchon et al. 2011),这种设计的挑战性来自于教师教学发展项目均为自愿参加,因此很难招募到与参与者相同级别的教师作为非参与组进行对照。

考虑到我们的模型,我们可以想象使用实证主义范式来解决一个关于教师发展项目与参与者工作所在的组织 / 文化之间交互的问题。研究问题可能是:“为参与者提供评估工作环境的工具可以改善教师发展项目的结果吗?”使用上述 Furney 等(2001)的一分钟导师示例,我们可能会重复该研究中使用的前后测量,但随机给一半的研讨会参与者一个工具来评估他们的工作场所的资源和人员,帮助他们使用一分钟导师模型。我们的假设是,通过提供一份清单,列出克服障碍和获得支持的潜在方法,有该清单的参与者将比没有该清单的参与者在工作场所更好地实施一分钟导师模式的微技能。

## 18.4.2 后实证主义范式

后实证主义范式寻求保持从实证主义的视角对客观真理和实验研究方法重要性的关注,但认识到真理只能以不完美的和概率性的方式被认知。研究人员并非如实证主义者所认为的那样,是客观的观察者,而是将自身的偏倚带入他们所观察、分析和报告的行动者。后实证主义者通过认识和尽量减少偏见的影响来寻求客观性,通过寻求证伪而不是像实证主义者那样进行验证。后实证主义者也不排除从定性方法获得的数据,因此拒绝定量和定性方法之间的割裂(Clark 1998)。Clark 认为,这种转变部分是由于即使是在电子显微镜下也有人为因素可以操作,因此质疑是否有数据是真正"客观的"。

后实证主义者和实证主义者一样,坚持强有力的研究方法,倾向于采用实验设计和准实验设计。然而,他们也使用调查、访谈和焦点小组等工具,因此,比实证主义者更关注偏倚问题。后实证主义范式的优势在于接受定性研究方法,同时保持对普遍性和预测性的关注,并愿意将自然背景纳入研究。后实证主义范式的主要局限性就像接下来的两个范式(解释主义和批判性理论)一样,无法控制自然事件复杂部分的外部变量,这反过来威胁效度并降低了可推广性。与解释主义和批判主义的理论范式不同,后实证主义仍然专注于寻求客观真理。

符合我们教师发展研究的概念框架的后实证主义研究的一个例子包括Moses 等(2019)的一项研究。为了描述对纵向教师发展项目的影响,作者检验了两个结果:①使用前后社交网络图研究教育同仁的网络;②使用结构化访谈研究参与者的教育学术。他们发现,参与该项目增加了教育网络,但对学术效率的影响不大。在另一项研究中,Burdick 等(2010)使用了前后调查和访谈的结合,以确定国际教育领导学术项目的效用和影响。他们发现,参与者积极地将在学术项目中获得的知识和技能应用到他们的本土机构。

作为后实证主义的研究人员,我们开始对如何在工作场所培养导师兴趣,这是我们概念框架的一个重要组成部分。我们认为可以使用准实验设计来调查指导如何影响工作场所中的团队管理技能。对来自多个工作组的团队成员进行调查,以确定他们在干预前接受的指导水平和他们在工作场所报告的团队管理技能的质量。然后,所有团队将参与一个有关团队管理技能的教师发展活动。1/3 的团队将会在返回工作场所后指定工作小组中的一人作为他们的教练或导师,1/3 的团队将定期接受擅长团队管理和指导的对外人员的指导,最后 1/3 的团队将在工作场所中不接受任何指导。在干预后 3 个月和 6 个月,再次对团队成员的辅导和团队管理技能进行调查。

这一提议的调查和上述其他研究反映了我们的教师发展框架的组成部分,涉及在教师发展项目中学到的知识、技能和态度在工作场所的实际实践中的应用,包括随后的团队合作、学术发展和教育网络。将后实证主义范式应用于我们的模型中,将增加我们对参与者重返工作场所后的实践的理解。

### 18.4.3　解释主义范式

解释主义范式的假设意义是社会建构的现实,因此不存在客观真理。定性研究方法用于阐明个人及群体对现实的多重和多样性的观点或解释。该范式的目的是描述、理解和解释人类的思想、互动和话语,包括这些行为的原因。基本的方法是归纳性的,是从特定的个人或群体的思想开始,逐渐形成关于他们的思想、价值观和行动的普遍主题和结论。它往往是整体的、深入的背景,通常是对一些案例的深入研究。基于人类学、社会学和语言学等学科,定性研究采用严谨多样的研究方法,包括民族志、话语分析和个案研究。与假设检验驱动的实证主义研究不同的是,定性分析方法可以采用两种不同的方法:①由理论立场驱动的分析;②由数据归纳建立的分析,称为扎根理论(Glaser and Strauss 1967;Strauss and Corbin 1998)。

定性研究人员通过观察、现场笔记、反思性日志、访谈、焦点组访谈以及对文件和材料的分析来收集信息。数据被编码成主题和子主题,迭代地概括出有意义的总结(Braun and Clarke 2006)。为了验证主题并进行解释,研究人员通常由多个调查人员对数据进行编码,并核实结果,他们与被访者进行确认,以确保报告与被访者的想法、看法和信仰相一致(Lincoln and Guba 1985)。这种研究的优势在于能够揭示各种问题的隐藏观点,发展和证实社会建构的理论,并预测个人和群体未来信念与行为的变化。这种研究的局限性源于其结果是基于某一情境下产生的,以及因此产生的研究结果推广性不足的问题。

Steinert 等(2010)报告了使用解释主义研究范式的教师发展研究的一个例子,他们试图理解为什么一些临床教师定期参加教师发展活动,而另一些则不参加。他们与 23 名参加研讨会的临床教师进行了焦点小组访谈。通过对焦点小组记录的主题分析,研究小组发现,定期参与者认为研讨会有助于他们的个人和职业成长;这些主题被视为与他们作为教师的需要相关;参与该项目产生了一个新的、相互支持的同事网络。参与者也重视学习和自我提升。还确定了阻碍参与项目的因素,并且提出了提高参与度的建议。基于动机、价值观和社会维度是教师发展的重要组成部分,这一研究结果将用于设计未来的研讨会。

使用我们的教师发展研究框架,应用解释主义范式的研究者可能会进行定性研究,以检验那些实际指导教师发展的人,特别是发现他们的背景准备,教学内容知识[即,将主题知识转化为促进学生学习的具有指导意义的强大教案(Shulman 1986)],关于教与学的信念、反思性实践、改进策略、身份形成和教师发展的职业轨迹。具体的研究问题可能包括:教师发展人员如何描述他们的身份以及身份形成? 作为一名教师发展人员如何影响他们的日常工作? 教师发展的角色对教师、教师发展公共领域以及更大的社区有什么影响? 所使用的研究方法可以包括访谈法、焦点小组访谈法、观察报告和教学实践的综述、研讨会材料的综述以及简历调查。

## 18.4.4 批判性理论

批判性理论是一种借助社会科学来检验、批判和倡导文化与社会变革的思想流派。批判性理论最常见的定义来自社会学家,他们用马克思主义、理想主义和后殖民理论等哲学知识来挑战社会不公;批判理论的另一个不太常见的定义来自文学批评。社会批判理论模型主要对抗实证主义的通过假设、验证等研究形式所产生的权威式,及可能的认知偏差和局限性。重点是运用语言、符号主义、交流和意义来赋予人类挑战既定权威的力量。研究方法包括使用语言学、修辞学,尤其是哲学分析。这种叙事形式的学术可以审查和批评个人、团体和组织之间的权力与特权关系,为审查普遍接受的文化和价值维度打开了大门。然而,这一范式受制于形成批评的概念框架(如马克思主义、唯心主义、后殖民理论)。基于该理论所倡导的建议具有有限的可推广性,以及来自其他理论的发现所面临的挑战。批判性理论是倡导和实现社会正义的修辞与叙事工具。

这种范式很少用于教师发展的研究,但提供了一些关于这些活动的有趣视角。Blakley 等(2008)和 Blakley(2011)广泛使用这一范式,研究了诸如医学教育研究的民主化力量等主题;全球医学教育的后殖民困境;以及医学教育中的权力、身份和位置。

当考虑批判性理论范式和我们的教师发展框架时,我们可以提出这样的问题:教师如何通过教师发展项目成为优秀教师? 教师发展项目对谁有利,谁被边缘化? 这对权力关系和机构文化有什么影响? 机构资源如何以不同的方式分配,以支持教师、研究人员和临床医生? 在学术部门和晋升委员会中,研究人员和教育工作者之间的权力差异是什么? 批判性理论审视、描述、揭露和挑战所有层面的不平等现象,并且可以成为变革的有力基础。

# 18.5 其他研究方法

除了上述研究范式外,我们还将介绍一些其他有前景的研究方法,通常涉及混合方法,以解决我们的教师发展框架提出的问题。混合方法代表了一种方法论,可以在多种研究范式中使用,并可以推动教师发展研究继续发展。我们描述了 3 种有潜力的方法,并附有教师发展研究的例子:设计研究、成功案例和可持续性叙述。

## 18.5.1　设计研究

设计研究是一种方法论,在过去 30 年中不断发展,嵌套在后实证主义和解释主义范式下。设计研究的目标是开发形成性实验,以测试和完善基于先前研究原则的教育设计,并同时作用于理论和实践(Collins et al. 2004)。作为一种方法论,它旨在解决现实世界中的理论问题,认识到需要从形成性评价中得出研究结果。Collins 等(2004)将该方法发展为一种确定实施内容与预期内容的手段。他们想研究一系列超出教育研究通常关注的成果。一般来说,该方法是做出以理论驱动的设计更改,并在实际环境中进行测试,以确定其形成方式的影响。因此,这是一个检验原型的迭代过程。

对于教师发展来说,案例可以是研究一个研讨会,在那里共享和讨论教学脚本,以提高反馈技能。这之后可能会进行技能使用的调查,在对改进反馈的理论和经验指导方针进行仔细的反思后,可能会有另一个包括角色扮演练习反馈脚本的研讨会。随后的一项调查可能会发现,在向遇到困难的学习者提供反馈时,需要额外的技巧。接下来,可能会发送一封带有反馈微技巧的电子邮件提醒。这些快速循环可以使用小样本的参与者,根据基于理论的指导方针快速修订项目的组成部分。

教育设计研究是在一段较长时间内采用多种方法进行的一系列干预。Bereiter(2002)认为设计研究有助于维持创新,并将研究重点放在未来而不是过去。在创新的情况下,研究人员必须与设计者密切合作,同时兼任干预者以及客观观察者(Bereiter 2002;McKenney and Reeves 2012)。

为了报告一个设计实验,研究人员需要描述包括设计的目标和要素、对实施环境的描述、对每个实施阶段的描述、发现的结果和吸取的教训等内容(Collins et al. 2004)。Dolmans 和 Tigelaar(2012)为医学教育中基于设计的研究提供了有用的指导。

教育设计研究与教师发展密切相关,因为它允许对不断发展的项目创新进行检验。使用教育设计研究,我们将开始一系列的微循环,正如我们在上述反馈研讨会例子说明的(McKenney and Reeves 2012),这涉及用小样本的参与者执行研究的步骤和短时间线。在分析和探索阶段,我们将识别和诊断要解决的问题,主要是通过搜索相关文献和数据,可能来自过去提供的或参与者随后的表现与特定技能。在上述例子中,我们可以确定出需要添加到教师教学发展项目中的要素。参与者报告的表现表明存在差距,从理论角度思考这一差距导致了技能与实践的差距。分析阶段之后是设计和构建阶段,在该阶段,我们将仔细记录我们如何得出问题的解决方案,然后使用我们从文献中确定的原则来构建模型。在这种情况下,我们将使用研讨会模拟来练习该技能,并获取和接收反馈。微循环的第三个阶段是评估和反思。由于目标是提升反馈技能的使用,后续的反馈能够从理论层面调整该微技能的干预手段。它起作用了吗? 为什么或为什么不? 所有这些信息将用于拒绝、反驳和/或完善设计原则。在此基础上,对模型进行重新设计,并重复这样的微循环。使用这样一系列的微循环,开发人员将处于一个为教师发展项目提供最佳技能教授方案的位置。这种方法与第 19 章讨论的知识转化有紧密的联系。

## 18.5.2 成功案例

一种甚至可以在教育研究设计方法论中使用的方法被称为成功案例法,它似乎与研究教师发展项目相一致。这种方法符合解释主义范式。Brinkerhoff 和 Dressler(2003)将成功案例法描述为使用案例研究和讲故事的方法对极端群体进行分析。核心目的是发现项目的开展情况,并探究支持项目实施成功的环境因素。

正如 Brinkerhoff(2005)所指出的,要达到培训的预期效果,除了实施一个好的培训项目外,还有更多的事情要做。他指出了依赖柯氏评估框架(Kirkpatrick 1994)的问题,该框架不包括培训活动本身以外的探究,未能解释更大的执行环境。Kirkpatrick 提出了培训计划评估的四个层次:参与者反应、学习、行为改变和结果。教师发展人员可能会对课程进行完善,但学员的工作环境可能会限制教学策略在其工作场所的实施。为了使教师发展项目取得成功,我们需要分析参与者返回工作场所后会发生什么。成功案例法是为这种类型的调查而设计的。

该方法有两个主要组成部分:①一个简短的自我调查报告,确定实施创新的成功程度,这是基于设计干预的概念模型;②随机选择最成功和最不成功的参与者样本进行深入访谈,以确定他们使用干预的内容、时间和方式;取得了什么成果;结果的价值如何;以及哪些因素促成了成功。总结报告将包括初步的定量调查结果和对案例的深入定性分析。

Olson 等(2011)详细描述了如何使用成功案例法来确定与教师发展密切相关的继续医学教育活动方式,有助于在门诊实践中实施戒烟实践指南。在这项研究中,Olson 等(2011)使用临床结果数据来确定成功案例(即临床实践)。在深入访谈中,他们只向成功实施指引的参与者征求意见;认为采访失败的案例没有什么好处,因为在这些案例中,人们可能不会直接描述他们为什么没有实施该计划。在每个选定的现场,最多有 3 个人接受了访谈,以获得多种观点。作者得出结论,尽管他们只研究了成功案例,但它确实提供了有价值的见解,为未来的检验提供了假设。

最近,一位教师发展人员问我们,参与者对我们的哪些研讨会评价最高。这个问题引发了一种思考,即如何运用成功案例法来研究这个问题。使用现有的研讨会评级,我们可以选择最高评级和最低评级的研讨会,从每个类别中选择一个或两个。然后,选择参加这些研讨会的参与者进行深入访谈,我们可以确定研讨会成功或失败的具体特征。此外,成功案例法还可以让我们探索出促进或阻碍教师发展的因素,如关系网络、制度结构、个人承诺以及智力和个人特征(Caffarella and Zinn 1999)。

### 18.5.3　可持续性叙述

可持续性叙述是一种不属于教育界正常探究模式的研究方法。该方法通过人类和环境系统的角度探索社会的发展(Swart et al. 2004),并想象如果人们的生活得到改善,且不牺牲他们所依赖的经济系统(Kemp-Benedict 2006),未来会是什么样子。例如,如果人们不再有工作场所,关闭工厂以改善空气质量将不会促成可持续性发展。在教师发展项目中,可持续性叙述可以用来想象未来的课程,研究其发展和部署的不同场景,并在不损害资源或干扰工作场所实践的情况下为此类课程提供强有力的支持。

在我们大学有一个可持续发展的例子,那就是希望在加利福尼亚大学旧金山分校和国际机构培养一支能够在兼职基础上领导教师发展的研讨会的教师队伍。从可持续性叙述方法中,我们提出一些设想,询问在考虑到经济问题和主要医学教育研究及实践方期望的情况下,该项目在未来的可持续性如何。情境可能回答以教师为中心的问题,例如:如何改变晋升和终身教职标准来支持这些教职人员;如何调整薪酬以支持这些教职人员;以及如何提高教职人员的认可度。其他情境可以描述未来的支持者,他们可能是那些参与教师发展项目的教师的学者。可以设想,以医院 / 临床为基础的教师发展小组可以改善患者护理。考虑到所有这些方面来构思叙述将会改变将要进行的研究类型,并且会与图 18.1 所示的传统教师发展评估大不相同。

可持续性研究过程包括让专家和医学教育研究及实践方进行叙述(Kemp-Benedict 2006),解决未来问题,探索替代方案,并提供包括资源、弹性和系统激励等问题的可信的故事(Swart et al. 2004)。从上面的例子来看,如果我们探索如何将教师发展项目扩展到其他地区和国家,情况可能会非常复杂;或者如果我们专注于一个单一的校级教师发展中心,情况可能会非常局限。关于情境范围的决定推动了研究设计的选择。然而,这些设计并不简单,因为它们需要解决许多问题（Swart et al. 2004），例如：我们研究方案的方式是解决局部问题还是解决更多的全球问题？如何解决金融影响？这项研究和对可持续性的强调在哪些方面符合机构的优先事项？该研究方法通过开发可在情境中测量变量的定量模型和分析情境其他方面的定性方法，结合了定量和定性的研究方法。此外，主要重点是解决边缘化群体的问题。因此，这种方法符合批判性理论范式。

不同的作者对可持续性叙述过程提出了不同的步骤（Alcamo 2001；Swart et al. 2004），但总体过程包括：

1. 召集足够多且多样化的专家组和医学教育研究及实践者，形成关于未来的想法；他们称之为发展故事情节，包括使假设可视化。写作团队将生成的内容和场景转换为叙述。

2. 使用严谨的研究方法，基于叙述，决定分析中应包含哪些内容，以及应收集哪些数据作为基线。

3. 开发一个可以进行定量测量的模型和 / 或使用开发的场景来指导定性调查。定性分析包括探索意外的可能性以及形成变化的步骤。

4. 将最终结果作为一个连贯且吸引人的故事，讲述未来的选择。

将这一过程用于教师发展的一种方法是请专家和医学教育研究及实践者描述教师发展项目的未来。在表 18.2 中，我们提供了示例问题（Sarriot et al. 2008）。通过回答这些问题，专家和医学教育研究及实践者将为研究人员提供信息，以开发可以被制订为与教师发展相关的可持续性叙述。

表 18.2　向专家和主要医学教育研究及实践者提出的可持续发展情境

| 专家和主要医学教育<br>研究及实践者 | 可能的问题 |
| --- | --- |
| 提供者 | 在医学教育中，哪些服务对教师发展最为关键？个人需要哪些能力来提供这些服务？ |
| 医疗单位 | 当地的临床或医院组织如何运作？它们为教师发展提供了哪些启示和障碍？ |
| 当地支持 | 如何动员大学，确保必要的师资队伍发展？可以利用哪些本地单位？ |
| 社区 | 什么是社区？它们是如何组织的？社区将如何为教师发展创造需求？他们的期望是什么？ |
| 外部活动者 | 学生、居民和员工的认证机构期望什么？教师发展应该做些什么来确保改进？需要哪些资源？ |

有了叙述,下一步将是完成教师发展项目相关部分的基线评估。数据收集可能会使用调查、焦点小组和现有数据审查在内的方法的组合。此步骤可以先于模型构建步骤,也可以与模型构建步骤同时进行。未来应该发生什么样的模型是从叙述中衍生出来的。然后,利用现有的数据,利用各种研究方法对模型进行检验。最后一步是迭代地收集数据,完善模型,并根据叙述编写"故事",描述对接下来可能发生的事情的合理预期。

对于教师发展项目来说,可能没有必要遵循所有这些步骤,但最初的步骤开启了可以研究的新类型的问题。有些人可能认为第一步类似于需求评估,但重点在于未来。此外,来自批判性理论范式的专家和医学教育研究及实践者可能代表了过去从未有人倾听的群体的声音。所开发的叙述可以解决权力关系,例如诊所主任是否愿意允许提供者参与教师发展项目和/或在其医疗场所内实施促进教师发展项目的创新。我们认为这种方法将适用于教师发展模型的各组成部分以及作为一个整体模式的研究。

## 18.6　教师发展研究人员

虽然鼓励教育工作者进行关于教师发展的研究,但他们可能缺乏足够的培训和资源来这样做。一些医学院在教育研究和教师发展方面投入巨资,并在此过程中创造了强大的教育学术文化,而另一些则没有。在任何一种情况下,都鼓励有兴趣进行教育研究的教师通过参与教师发展项目或研究生教育或医学教育项目寻求教育研究咨询和/或培训。医学教育领域的教育研究人员可以从学习理论的角度构建研究、发现相关文献、提炼一个可研究的问题、设计展开研究,并对结果进行分析和报告。另一个策略是找到同样对教育研究感兴趣的同事,并合作开展一个项目。通常这些同事会在医学教育学院(Irby et al. 2004;Searle et al. 2010)、纵向教师发展项目(Gruppen et al. 2006)、教育委员会和教育领导等职位中找到。合作研究不仅克服了孤立感,而且还提供了推进工作,是确保完成任务和推广结果的最佳方式之一。这种合作可以就近建立,也可以与机构内部或跨专业的同事建立。无论采用何种研究策略,严谨的教师发展研究都很难做好。利用我们在本章中描述的教师发展研究的概念框架以及范式和方法,我们希望那些有兴趣加深教师发展项目理解的人士能在本章中找到重要的问题和适当的研究方法。

我们主要关注学术发现,这创造了关于教师发展的新知识。然而,Boyer(1990)认为,除了发现之外,还有其他重要的学术形式。这些包括:知识的整合,如文献综述或综合概念框架;知识的应用,如理论与实践的联系;教学,如为了学习者的利益而转化和扩展知识。还有一些学者详细阐述了教与学的学问,为其描述和评估提供了指导方针（Glassick et al. 1997）。最后，针对直接教学、课程开发、建议和指导、教育领导、学习者评估和教育研究的角色定义了评估教育工作者学术进步的标准（Simpson et al. 2007）。我们向读者推荐这些资源。

## 18.7　小结

在本章中，我们描述了四种可用于研究教师发展项目的范式及其相关方法，我们还主张从我们的教师发展研究概念框架中衍生出一套扩展的问题。迄今为止，大多数关于教师发展的研究都与在教师发展活动中创建的社区有关，或与教学公共领域有关。很少有研究涉及教学实践的工作场所社区。正如我们关于教师发展的假设研究的例子所描述的，有许多领域需要进一步研究。这类研究有助于指导决定采取何种最有效的策略，以改变工作场所的教学实践。

我们认为，实证主义范式和后实证主义范式的假设过度地限制了对教师发展项目的发表、资助和研究。通过提供一套扩展的范式和研究方法，我们提供了看待教师发展的替代方法。然而，我们承认有两个重要因素可能会阻碍替代范式、方法和工具的使用。首先是期刊审稿人主要使用实证主义和后实证主义范式。审稿人可能会将实证主义和后实证主义范式应用于他们对解释主义和批判性理论范式所进行的研究的批评，从而拒绝发表。因此，教师发展研究的作者有必要清楚地写下他们的范式、方法论和工具，以便为方法论的严谨性提供强有力的证据。其次，这一领域的研究人员通常被期望证明教育干预在改善患者护理方面的积极效果。这一问题将更加难以克服，但仍值得面对。

在某种程度上，我们创建这个模型是为了说明教师发展和工作场所社区之间的多重关系。工作场所的环境通常会影响个人实施所获得技能的能力。因此，必须通过这一中介透镜来研究改善患者护理的联系。使用替代范式和相关研究方法以及更新颖的教师发展模式的研究人员，将能够更好地描述教师发展对参与者、他们的学习者以及对他们所服务患者的影响。这将扩大目前对教师发展参与者的关注，以考察其对教学场所环境的影响。

我们希望本章能激励其他人愿意就教师发展提出各种各样的问题，并应用更多稀有的研究范式和方法来探究教师发展问题。此外，我们鼓励读者加入到愿意长期参与教师发展项目的研究群体中去。在教师发展方面有很多可以探索的地方，并且有很多方法可以这样做。

## 18.8　关键信息

- 由于坚持实证主义研究范式及其随机化、对照组和定量方法的相关使用,教师发展的研究受到了过度限制。

- O'Sullivan 和 Irby(2011)的教师发展研究概念框架通过提出两个截然不同但又相互重叠的社区,从而扩展了研究领域:由教师发展活动创建的社区,称为教学共享区,以及教学场所(教室、临床和线上)的实践社区。

- 为了调查这两个不同的群体,需要使用四种研究范式:实证主义、后实证主义、解释主义和批判性理论。每一种范式都有相关的研究方法和工具。

- 另外三种研究方法为阐明教师发展框架的各方面提供了希望:设计研究、成功案例和可持续性叙述。

- 从事教师发展研究需要建立一个网络,并积极利用地方和国家资源。

(李鸿鹤　译)

# 参考文献

Alcamo, J. (2001). *Environmental issue report No. 24: Scenarios as tools for international environmental assessments*. European Environment Agency. Luxembourg: Office for Official Publications of the European Communities. Available from: http://www.eea.europa.eu/publications/environmental_issue_report_2001_24

Amundsen, C. & Wilson, M. (2012). Are we asking the right questions? A conceptual review of the educational development literature in higher education. *Review of Educational Research, 82*(1), 90–126.

Bereiter, C. (2002). Design research for sustained innovation. *Cognitive Studies, Bulletin of the Japanese Cognitive Science Society, 9*(3), 321–327.

Berliner, D. C. (2002). Comment: Educational research: The hardest science of all. *Educational Researcher, 31*(8), 18–20.

Billett, S. (2001). *Learning in the workplace: Strategies for effective practice*. Crows Nest, NSW: Allen & Unwin.

Bleakley, A. (2011). Professing medical identities in the liquid world of teams. *Medical Education, 45*(12), 1171–1173.

Bleakley, A., Brice, J., & Bligh, J. (2008). Thinking the post-colonial in medical education. *Medical Education, 42*(3), 266–270.

Boyer, E. L. (1990). *Scholarship reconsidered: Priorities of the professoriate*. Princeton, NJ: Carnegie Foundation for the Advancement of Teaching.

Braun, V. & Clarke, V. (2006). Using thematic analysis in psychology. *Qualitative Research in Psychology, 3*(2), 77–101.

Brinkerhoff, R. O. (2005). The success case method: A strategic evaluation approach to increasing the value and effect of training. *Advances in Developing Human Resources, 7*(1), 86–101.

Brinkerhoff, R. O. & Dressler, D. E. (2003). Using the success case impact evaluation method to enhance training value & impact. San Diego, CA: American Society for Training and Development International Conference and Exhibition. Available from: http://www.blanchardtraining.com/img/pub/newsletter_brinkerhoff.pdf

Bunniss, S. & Kelly, D. R. (2010). Research paradigms in medical education research. *Medical Education, 44*(4), 358–366.

Burdick, W. P., Diserens, D., Friedman, S. R., Morahan, P. S., Kalishman, S., Eklund, M. A., et al. (2010). Measuring the effects of an international health professions faculty development fellowship: The FAIMER Institute. *Medical Teacher, 32*(5), 414–421.

Caffarella, R. S. & Zinn, L. F. (1999). Professional development for faculty: A conceptual framework of barriers and supports. *Innovative Higher Education, 23*(4), 241–254.

Campbell, D. T. & Stanley, J. C. (1963). *Experimental and quasi-experimental designs for research*. Boston, MA: Houghton Mifflin.

Clark, A. M. (1998). The qualitative-quantitative debate: Moving from positivism and confrontation to post-positivism and reconciliation. *Journal of Advanced Nursing, 27*(6), 1242–1249.

Collins, A., Joseph, D., & Bielaczyc, K. (2004). Design research: Theoretical and methodological issues. *Journal of the Learning Sciences, 13*(1), 15–42.

Corchon, S., Portillo, M. C., Watson, R., & Saracíbar, M. (2011). Nursing research capacity building in a Spanish hospital: An intervention study. *Journal of Clinical Nursing, 20*(17–18), 2479–2489.

Cronbach, L. J. (1957). The two disciplines of scientific psychology. *American Psychologist, 12*(11), 671–684.

Dolmans, D. H. & Tigelaar, D. (2012). Building bridges between theory and practice in medical education using a design-based research approach: AMEE Guide No. 60. *Medical Teacher, 34*(1), 1–10.

Feuer, M. J., Towne, L., & Shavelson, R. J. (2002). Scientific culture and educational research. *Educational Researcher, 31*(8), 4–14.

Furney, S. L., Orsini, A. N., Orsetti, K. E., Stern, D. T., Gruppen, L. D., & Irby, D. M. (2001). Teaching the one-minute preceptor: A randomized controlled trial. *Journal of General Internal Medicine, 16*(9), 620–624.

Glaser, B. G. & Strauss, A. L. (1967). *The discovery of grounded theory: Strategies for qualitative research* (1st Ed.). Chicago, IL: Aldine Publishing Company.

Glassick, C. E., Huber, M. T., Maeroff, G. I., & Boyer, E. (1997). *Scholarship assessed: Evaluation of the professorate*. San Francisco, CA: Jossey-Bass.

Gruppen, L. D., Simpson, D., Searle, N. S., Robins, L., Irby, D. M., & Mullan, P. B. (2006). Educational fellowship programs: Common themes and overarching issues. *Academic Medicine, 81*(11), 990–994.

Hewson, M. G., Copeland, H. L., & Fishleder, A. J. (2001). What's the use of faculty development? Program evaluation using retrospective self-assessments and independent performance ratings. *Teaching and Learning in Medicine, 13*(3), 153–160.

Huber, M. T. & Hutchings, P. (2005). *The advancement of learning: Building the teaching commons*. San Francisco, CA: Jossey-Bass.

Hulley, S. B., Cummings, S. R., Browner, W. S., Grady, D. G., & Newman, T. B. (2007). *Designing clinical research* (3rd Ed.). Philadelphia, PA: Lippincott Williams & Wilkins.

Irby, D. M., Cooke, M., Lowenstein, D., & Richards, B. (2004). The academy movement: A structural approach to reinvigorating the educational mission. *Academic Medicine, 79*(8), 729–736.

Kemp-Benedict, E. (2006). Narrative-led and indicator-driven scenario development: A methodology for constructing scenarios. Available from: http://www.kb-creative.net/research/NLIDD.pdf

Kirkpatrick, D. (1994). *Evaluating training programs: The four levels*. New York, NY: McGraw-Hill.

Lave, J. & Wenger, E. (1991). *Situated learning: Legitimate peripheral participation*. Cambridge, UK: Cambridge University Press.

Levinson-Rose, J. & Menges, R. J. (1981). Improving college teaching: A critical review of research. *Review of Educational Research, 51*(3), 403–434.

Lincoln, Y. S., & Guba, E. G. (1985). *Naturalistic inquiry*. Beverly Hills, CA: Sage Publications.

McKenney, S. E. & Reeves, T. C. (2012). *Conducting educational design research* (1st Ed.). New York, NY: Routledge.

McLean, M., Cilliers, F., & Van Wyk, J. M. (2008). Faculty development: Yesterday, today and tomorrow. *Medical Teacher, 30*(6), 555–584.

Morrison, E. H., Rucker, L., Boker, J. R., Hollingshead, J., Hitchcock, M. A., Prislin, M. D., et al. (2003). A pilot randomized, controlled trial of a longitudinal residents-as-teachers curriculum. *Academic Medicine, 78*(7), 722–729.

Moses, A. S., Skinner, D. H., Hicks, E., & O'Sullivan, P. S. (2009). Developing an educator network: The effect of a teaching scholars program in the health professions on networking and productivity. *Teaching and Learning in Medicine, 21*(3), 175–179.

Norman, G. (2008). The end of educational science? *Advances in Health Sciences Education, 13*(4), 385–389.

Norman, G. & Eva, K. W. (2010). Quantitative research methods in medical education. In T. Swanwick (Ed.), *Understanding medical education: Evidence, theory and practice,* (pp. 301–322). Oxford, UK: Wiley-Blackwell.

Olson, C. A., Shershneva, M. B., & Brownstein, M. H. (2011). Peering inside the clock: Using success case method to determine how and why practice-based educational interventions succeed. *The Journal of Continuing Education in the Health Professions, 31*(Suppl. 1), S50–S59.

O'Sullivan, P. S. & Irby, D. M. (2011). Reframing research on faculty development. *Academic Medicine, 86*(4), 421–428.

Sarriot, E. G., Ricca, J. G., Yourkavitch, J. M., & Ryan, L. J.; Sustained Health Outcomes (SHOUT) Group. (2008). *Taking the long view: A practical guide to sustainability planning and measurement in community-oriented health programming.* Calverton, MD: Macro International Inc.

Searle, N. S., Thompson, B. M., Friedland, J. A., Lomax, J. W., Drutz, J. E., Coburn, M., et al. (2010). The prevalence and practice of academies of medical educators: A survey of U.S. medical schools. *Academic Medicine, 85*(1), 48–56.

Shulman, L. S. (1986). Those who understand: Knowledge growth in teaching. *Educational Researcher, 15*(2), 4–14.

Simpson, D., Fincher, R. M., Hafler, J. P., Irby, D. M., Richards, B. F., Rosenfeld, G. C., et al. (2007). Advancing educators and education by defining the components and evidence associated with educational scholarship. *Medical Education, 41*(10), 1002–1009.

Steinert, Y., Macdonald, M. E., Boillat, M., Elizov, M., Meterissian, S., Razack, S., et al. (2010). Faculty development: If you build it, they will come. *Medical Education, 44*(9), 900–907.

Steinert, Y., Mann, K., Centeno, A., Dolmans, D., Spencer, J., Gelula, M., et al. (2006). A systematic review of faculty development initiatives designed to improve teaching effectiveness in medical education: BEME Guide No. 8. *Medical Teacher, 28*(6), 497–526.

Stes, A., Min-Leliveld, M., Gijbels, D., & Van Petegem, P. (2010). The impact of instructional development in higher education: The state-of-the-art of the research. *Educational Research Review, 5*(1), 25–49.

Strauss, A. L., & Corbin, J. M. (1998). *Basics of qualitative research: Grounded theory procedures and techniques (2nd Ed.).* Thousand Oaks, CA: Sage Public.

Swart, R. J., Raskin, P., & Robinson, J. (2004). The problem of the future: Sustainability science and scenario analysis. *Global Environmental Change, 14*(2), 137–146.

Webster-Wright, A. (2009). Reframing professional development through understanding authentic professional learning. *Review of Educational Research, 79*(2), 702–739.

# 第 19 章
# 知识转化与教师发展:从理论到实践

Aliki Thomas and Yvonne Steinert

## 19.1 引言

　　教师发展的从业者(faculty developers)被期待着用最高水平的学习活动来支持教职员工,(这些学习活动)包括课程和研讨会,同时教师发展人员应该确保这些新式的学习活动(new learning)被融入实践中并可以持续一段时间。教师发展人员必须确保教师发展活动的设计,实施与评估是依据该领域内最新的研究成果来进行的。知识转化(knowledge translation,KT)是一个有潜力实现这些期望与要求的过程。

　　知识转化(KT)在公共卫生、医学和康复研究等领域的重要性正在日益提升(Canadian Institutes of Health Research 2012;Davis et al. 2003;Glasgow et al. 2003)。知识转化也对医学与教师发展(faculty development)有重要影响,尽管他们之间的联系迄今为止还未被充分探索。"知识转化"这一术语用于描述一个过程,这个过程是为解决一个长期存在的问题而设计的。该问题是:卫生系统(systems of care)中现有科学发现和循证研究的利用不足(Davis et al. 2003;Grol and Grimshaw 2003;Grol and Jones 2000)。知识转化被认为是一个交互式的、非线性的、跨领域的过程,被用来将知识转化为实践,并包括新知识的创造与应用之间的所有步骤。换言之,知识转化(KT)的目的是通过促进研究和循证知识(evidence-based knowledge)在临床实践中的整合与交换,弥合研究-实践间的差距,从而改善消费者、患者与学生得到的结果(Canadian Institutes of Health Research 2012;Landry et al. 2003;Nutley et al. 2003)。此外,知识转化需要所有医学教育研究及实践者之间持续性的合作与交流,包括行业内和跨行业的研究人员,医疗卫生供应者,教育工作者和患者(Sudsawad 2007)。

　　构成知识转化基础的概念和这一术语本身在继续医学教育领域并不新鲜(Akl et al. 2009;Farmer et al.2011;Flodgren et al. 2011;Forsetlund et al. 2009;

Grimshaw et al. 2003;Horsley et al. 2010;Salerno et al. 2002;Skeff et al. 1992)。在这种情况下,知识转化的重点是将关于诊断和新治疗方法的新科学证据转移进临床环境,以改进实践和优化患者照护的知识转化,在教师发展中的应用尚未被广泛的探索。然而,知识转化对教师发展的影响可以概括为:①使教师发展项目可以以现有的最好的知识和/或科学证据为基础;②使用行之有效的教育性和其他知识的转化策略;③意识到这一点,当支持教师发展活动的科学证据不足,或当科学知识与现有的实践或价值观不一致时,其他来源的知识是被需要的;④将教师发展活动概念化为知识转化本身的干预作用。

　　本章主要探讨知识转化在教师发展中的应用,以及作为一种知识转化的合理干预的教师发展问题,分为三部分。首先,我们定义了知识转化,讨论了知识转化的主要目的,并且检验了知识转化的应用和教师发展中的知识转化过程。其次,我们描述了一个将知识整合到临床实践的框架:知识-行动(knowledge-to-action,K2A)循环。最后,我们以例证来结束这一章,说明了知识转化(KT)的概念如何应用于教师发展,使用了一个在"给予有效反馈"方面的教师发展干预的例子来展示知识-行动(K2A)过程。

　　知识转化是医疗卫生和教育领域知识的创造、交流、综合和应用的重要组成部分。我们希望这一章节可以有效地帮助读者将知识转化的原则与概念应用到教师发展项目的发展、实施与评估中。

## 19.2　知识转化:定义和目的

### 19.2.1　什么是知识转化?

　　已经有许多术语被用来描述将知识转化为行动的过程(McKibbon et al. 2010;Straus et al. 2009)。例如,Graham et al.(2006)回顾了用于描述知识到行动过程的术语和定义[例如:"实施科学(implementation science)""传播""扩散""知识转移""吸收"和"知识交换"]。加拿大卫生研究院(the Canadian Institutes of Health Research,CIHR)将知识转化(KT)定义为:

　　　　一个动态和反复的过程,包括综合、传播、交流和合理应用知识,以改善加拿大人的健康,提供更有效的卫生服务和产品,并强化医疗卫生系统(health care system)。这一过程发生在研究人员和知识使用者(knowledge users)之间相互作用的复杂系统中,根据研究和发现的性质以及特定知识用户的需求,这一系统的强度、复杂性和参与度可能有所不同(CIHR 2012)。

　　这个描述强调了两个重要的概念。首先,鉴于知识创造(来自原始研究的知识),知识合成(来自系统综述和临床实践指南的知识)和知识传播(同行评议期刊上的出版物和学术会议上的报告)不足以影响知识使用和改变实践(Straus et al. 2011),一个转变发生了,从知识的被动传播或简单传播转变为知识生产者和知识使用者的主动与有意识的参与。此外,在知识转化过程的每个步骤中,研究人员和知识使用者之间的协作互动被认为有助于在临床实践中最优地使用研究证据和其他形式的知识(Grimshaw et al. 2002;Lavis et al. 2003;Oborn et al. 2010)。这个定义中的第二个重要概念是"知识使用者"。知识使用者或"最终用户"可以是医疗卫生系统内的任何人,包括临床医生、教育工作者、多学科团队、患者和决策者。虽然假设知识使用者是那些在大多数情况下将知识融入自身实践中的个体,但知识使用者可以广泛参与知识创造和交流过程。事实上,本章讨论的知识转化框架提倡一种参与式模型,即最终用户参与开发研究问题,并积极参与开展研究活动。

## 19.2.2　为什么知识转化重要?

　　尽管现有科学研究成果在不断增加,利用研究知识为临床实践提供信息的许多优势不断凸显(Duncan et al. 2002;Grimshaw et al. 2006),大量研究发现,医疗卫生人员并不能轻而易举地将科学研究的结果整合到临床决策中(Cabana et al. 1999;Korner-Bitensky et al. 2006;McGlynn et al. 2003)。由于认识到改善患者治疗效果的已知方法与日常实践中使用的方法之间的差距,医疗卫生领域对知识转化(KT)的兴趣日益浓厚。开发有效的知识转化干预措施(KT interventions),最大限度地提高临床医生对最佳实践的知识,是在临床环境、教育实践和教师发展的背景下,缩小知识与实践间差距的重要一步。

## 19.3　知识转化在教师发展中的应用——教师发展作为知识转化的干预措施

　　教师发展的首要目标是支持教师在多重角色中的发展(例如:教师、研究人员、管理人员)(McLean et al. 2008;Steinert 2000,2011)。此外,教师参与教师发展活动有许多可能的结果,包括在教学、研究和领导实践中知识、技能和态度的变化(Steinert et al. 2006,2012),而最终目标均是改善学生成绩和患者护理。考虑下面的例子,它可以帮助说明知识转化(KT)在教师发展中的一个应用:一个教师发展团队有兴趣促进范围研究方法(scoping study methodology)在医学教育中的应用。范围研究(scoping studies)使用严格、系统的多步骤过程来识别、综述和总结广泛的文献,包括已发表的研究、报告和专家咨询。教师发展活动的一个目标如下：

> 在研讨会结束时，参与者将确定 Arksey and O'Malley (2005) 框架中概述的 6 步范围综述方法，并确定一个可以使用该方法解决的问题。

参与者可以利用从教师发展活动中获得的知识，对医学教育中感兴趣的主题进行范围综述（scoping review），或者发展一个更有针对性的研究问题。

与此同时，参与者和教师发展者可以问一些关于教师发展活动在"医学教育的范围综述"（the applications of scoping reviews in medical education）方面的潜在问题。一个临床医生可能会问："我能学到什么？""我能应用我所学到的东西吗？""谁能帮我确定最适合范围综述的主题？"教师发展团队的成员可能会问："有什么教育证据可以为向医疗卫生人员传授一种新的文献综述方法提供最好的方法（例如，研讨会、说教式演示、学术细化、带反馈的审查）？""为了进行范围综述，参与者需要哪些知识和技能？""在教师发展活动中应该采用什么教育方法？""关于研讨会对参与者进行范围研究能力的影响，应该收集哪些数据？"

所有这些问题都包含与知识转化有关的构想（constructs）。关于成果的设计、实施和评估的问题，对于教师发展团队、项目评估人员、研究人员和教育工作者来说无疑是至关重要的。这些问题代表了教师发展最佳实践的基本要素，体现了教师发展活动和研究可以对教师发展实践和学术研究做出的许多可能的贡献。一个教师发展团队在设计、发展和评估教师发展活动的影响时，需要回答所有这些问题，提高在医学教育中有效进行范围综述所需的知识和技能。

## 19.4　知识转化的过程：使用已建立的框架

知识的创造和交换是如何发生的？知识如何与实践相结合，如何以可持续性的和有效的方式加以利用？这些问题是目前许多知识转化（KT）研究人员研究的核心。无论重点在于创建和总结研究成果与其他形式的知识，还是在于确定支持或阻碍临床环境中研究的个人和组织因素（Estabrooks et al. 2003；Gravel et al. 2006），或是在于开发和评估各种知识转化干预措施（KT interventions）的有效性（Armstrong et al. 2011；Farmer et al. 2011；Gagliardi et al. 2011），这一领域的研究活动并不缺乏。大多数知识转化领域的学者都会赞同，该领域正处于一个重要的节点，因为研究人员、政策制定者、实践者和教育工作者都在努力设计和评估知识转化的干预措施，这些干预措施将导致行为改变和改善实践结果。

考虑到不断变化的临床和教育实践环境的复杂性，以及影响这种变化的多种因素，一些作者建议，在实践中应用研究成果应以概念模型或框架为指导（Graham et al. 2006；Sudsawad 2007）。框架可以帮助解释和预测可能发生的变化，并识别可以增加或减少这种变化发生的可能性的多个因素（Graham et al. 2008）。此外，考虑到参与知识创造、交流和转化中的不同医学教育研究及实践者，框架的使用强调了这样一个概念，即所有群体都应将其努力集中在行动计划上，这个行动计划需要考虑到所有人的意见和贡献，包括所有将参与和受到可能发生的变化所影响的人（Graham et al. 2008）。

一个满足教师发展计划的期望的知识转化框架，将考虑教师发展团队、参与的临床医生和教育工作者以及雇用医疗卫生人员的机构的需求、期望和贡献。该框架将支持一些机制的实施，以促进采用合作式的方法来确定知识差距和确定各种干预措施的可行性，这些干预措施旨在改变实践以及主要的利益结果。

同时，我们应该注意到，尽管框架可以帮助医学教育研究及实践者追求最佳实践，但没有一个框架可以捕获知识创造和知识使用在所有实践中的复杂交互作用。因此，必须适当考虑到任何一个框架的限制。在任何特定的实践领域，无论是在医疗卫生、医学教育还是教师发展中，嵌入在许多框架中的各种结构的应用，只有在有可用的知识和证据的情况下才可能实现。此外，用于指导实践的证据的来源、性质和相关性必须为所有医学教育研究及实践者所接受。我们承认，教师发展领域可能还没有大量的已出版的严谨研究，以告知大多数决定。我们也认识到，对于用于指导教师发展实践的各种证据来源，可能存在认识论上的担忧，以及对什么可以和什么应该被认为是"证据"的黄金标准的一些怀疑。此外，我们认识到，在大多数教师发展者的日常环境中，实证研究的适用性可能有所限制。基于这些原因，我们选择讨论一个框架，我们提出这个框架作为一个指南，而不是以黄金标准作为一个可以跨越所有背景，解决教师发展中所有实践问题的规范性工具。

## 19.4.1　知识-行动的框架

几个模型和框架已经被开发来指导知识转化（KT）的工作，并解决个人用户的观点和背景因素。详细描述这部分文献超出了本章的范围；我们邀请读者参考 Estabrooks et al.（2006）、Graham et al.（2007）和 Sudsawad（2007）的著作，这些著作对这些框架进行了更全面的讨论。

在本章中，我们讨论了 Graham et al.（2006）开发的"知识-行动"（K2A）框架。我们支持这个框架，因为它概念清晰，易于使用，也因为它对教师发展的适用性，这将在本章后面进行说明。

知识-行动（K2A）框架属于社会建构主义范式（the social constructivist paradigm），该范式"重视社会互动和研究证据的适应性，将当地环境和文化考虑在内……并通过整合知识创造和行动的概念，提供了知识转化（KT）现象的整体观点"（Graham and Tetroe 2010）。该框架是对 31 种以上计划行动理论进行回顾的结果。计划行动理论（planned action theories）属于变革理论（change theories）的范畴（Tiffany and Lutjens 1998），它用于预测各种医学教育研究及实践者如何对计划和 / 或预期的变化情况做出反应，并支持变革推动者试图影响将在实践中促进变化的因素（Graham et al. 2006）。使用计划行动理论对于知识-行动（K2A）框架发展的重要性在于一个概念，即变革的规划和实现只有伴随着对个人和组织因素的深入理解才可以实现，这些个人和组织因素解释行为，并且支持或阻碍变革的实现。

知识-行动（K2A）过程的循环性质和反馈循环的重要作用是支撑这一框架的关键概念（Graham et al. 2006）。对于研究者和实践者都有意义的是，知识-行动（K2A）框架认为各种来源的信息都是知识，包括来自研究发现的知识以及其他形式的知识，如经验知识（Graham et al. 2006）。经验知识是指通过反思从同事和经验中学习，其被认为是整合和理解科学研究中出现的知识的必要条件（Rycroft-Malone et al. 2004）。

## 19.4.2　知识-行动组成部分

知识-行动（K2A）框架由两个主要组成部分组成：知识创造和行动。每个组成部分包含几个阶段。知识-行动（K2A）将知识的创造与合成（知识循环）和知识的应用（行动循环）看作是相互不断交互和告知的反复过程。知识创造和应用之间的边界是流动的，这再次表明知识转化（KT）的两个主要组成部分之间存在着双向和动态的关系（Straus et al. 2010）。

### 19.4.2.1　知识创造漏斗

知识-行动（K2A）概念框架的中心是知识创造漏斗。漏斗代表了从研究成果和成果评估中创造的知识，这些知识将被转化给知识用户。从图 19.1 中可以看出，知识创造包括三个阶段：知识查询、知识合成、知识工具和产品。"知识查询"包括原始研究或"第一代知识"。它由许多针对一个特定问题的初级研究组成。"知识合成"阶段包括研究总结，如系统综述，系统综述对针对一个给定问题的现有研究进行评估和总结。"知识工具"由最好的现有研究组成，进一步合成工具，如实践指南、决策算法和旨在帮助最终用户应用新知识的教育模块。当我们沿着漏斗向下移动时，知识变得越来越综合，并可能对最终用户更加有用（Tetroe 2011）。第 17 章和第 18 章就如何构建或进行这项研究给出了一些有用的建议。

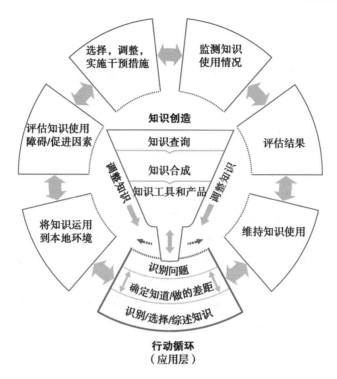

图 19.1　知识-行动框架：知识转化模型（Graham et al. 2006；
经第一作者许可转载）

### 19.4.2.2　行动循环

围绕着漏斗的是七个主要的行动步骤或阶段，这些步骤或阶段组成了由先前讨论的计划行动理论得出的知识-行动模型。行动循环由一个带箭头的圆圈描述，这表明需要依次执行流程中的步骤。作者承认，这在现实生活中并不总是可能的。事实上，他们认为，知识转化干预很少发生在知识鸿沟被明确界定、改变行为所要求的行动易于实施和可持续的环境中（Tetroe 2012）。因此，这些阶段可以同时或依次发生，知识创造部分可以在不同的时间点对多个阶段产生影响（Graham et al. 2006）。例如，当新的科学证据出现、被综合并准备好传播时，负责将知识转化为实践的医学教育研究及实践方团体必须验证知识或新的科学证据是否适用于环境。如果知识不相关或不适于在特定情况下以一种合理的方式使用，目标群体就不太可能使用它。

将知识转化为实践所涉及的七个阶段是：确定知识到行动的差距，识别、综述和选择要使用的知识；根据本地环境调整或定制知识；评估知识使用的决定因素（阻碍和促进因素）；选择、调整、实施和监控知识转化干预，以解决知识或实践差距；监测知识使用情况；评估使用新知识的结果或影响；并确定可以维持知识的使用的策略(Graham et al. 2006)。

## 19.5　知识转化在教师发展中的应用:一个案例

在最后一节中,我们将详细描述知识-行动(K2A)框架的每个阶段,通过一个关于"给予有效反馈"的教师发展干预的例子来说明这个循环的应用。以下情况将作为我们教师发展计划的背景:

> 你是一所研究型大学医学院教师发展团队的新成员。当地一家教学医院的部门领导联系了你,告诉你他的员工可以从学习如何给学生提供有效的反馈中获益。你花几分钟在电话里询问这个问题,发现在该部门轮转的学生抱怨这个部门的员工(包括护士、医生和住院医师)总是在错误的时间甚至在患者面前提供反馈,这样的反馈通常是非常消极并且有辱人格的,并且很少提供关于学生如何提高的反馈。你现在承担了一个责任,这个责任是设计一个教师发展干预项目,来解决这个部门的需求或这个部门的反馈"问题"。

现在,我们将演示如何利用知识-行动循环,包括知识创造和行动循环,来设计、实施和评估教师发展活动的结果,作为知识转化策略,旨在帮助临床教师学习如何给予有效反馈。我们从行动循环开始,然后进入知识创造漏斗,我们讨论了存在于这两个组成部分之间的流动的和有渗透性的边界。

### 19.5.1　确定知识到行动的差距,识别、综述和选择要使用的知识

这一阶段包括两个步骤:确定实践中的重要问题或知识缺口,并返回到知识创造漏斗,识别、综述和选择解决问题所需的知识。此外,第一步应包括严密的方法和与主要医学教育研究及实践者的磋商。需求评估可用于确定知识和实践之间的差距。

回到我们的案例,教师发展团队必须通过在指定地点收集所有有关反馈问题的信息来确定问题的性质。与部门领导进行讨论,将产生有关学生特征的关键信息(例如人口统计信息、培训水平),以及教学人员特征的关键信息(如临床经验、教学经验、正式的教学培训、以前的教师发展中有关提供有效反馈的经验)。团队还可以询问一些无效反馈的情况。为了促进临床教师和领导之间的合作与交流,团队应该收集临床教师对反馈性质和反馈传递形式的看法。这可以通过面对面的会议或书面的需求评估来完成。学生反馈的看法也会很有帮助。

第二步包括确定、综述和选择解决问题所需的合适的知识和／或证据。在我们的例子中，需要两类知识或证据。第一个是关于"反馈"作为中心结构的证据。例如，关于有效反馈的特征有什么证据可用？关于何时何地给予反馈，以及针对不同水平的学习者在不同的情况下应该给予何种类型的反馈，文献告诉了我们什么？（Bienstock et al. 2007；Hewson and Little 1998；Milan et al. 2006）。第二类证据涉及为满足已确定的需求而设计的不同干预措施的有效性。例如，这将包括关于如何计划、传递和评估在提供有效反馈方面的教师发展活动的证据（例如：Brukner et al. 1999；Holmboe et al. 2001；Salerno et al. 2002；Skeff et al. 1992）。这些证据可以来自教师发展领域或教育研究领域，可能包括最佳的传递形式（如研讨会、短期课程、现场服务）、选择和培训研讨会主持人（如同事、该领域的专家）、教育材料的使用（如讲义、书籍、文章、在线教程）和干预的持续时间（例如，半天、一整天、在一段较长的时间内分散的时间块）。如果一个研讨会被认为是"选择的方法"，与这种形式相关的证据（例如互动的全体会议、小组讨论、混合形式），以及参与者对研讨会的评价（例如匿名或非匿名、多选题或开放式）都应该被综述。

对这两种知识的证据进行文献检索也是必要的，这种情况一般会与专业图书馆员合作。对于确定的文献应该评估其质量和与已被确定的问题的相关性，就像在临床实践中使用科学证据的典型情况。在提供有效反馈方面，所有对教师发展干预的设计、实施和评估有用的信息都应该被检索和综述。

尽管有关于提供有效反馈的证据，但仍建议教师发展团队考虑在没有证据或研究的情况下的其他选择。在缺乏严谨的教师发展研究证据的情况下，建议团队征求他们所在机构或其他机构的其他教师发展领域同事的帮助，在如何设计一个具体的研讨会方面提出建议。另外，团队可以根据良好的成人学习的教学原则设计活动，这些原则可能被用于设计其他教师发展计划。事实上，这可能是对这种类型的知识转化干预进行首次评估并传播结果的理想机会。咨询不同的医学教育研究及实践者关于他们对内容和传递形式的偏好，对于提供满足所有人的需求和期望的量身定制的项目是至关重要的。

## 19.5.2　根据本地环境调整或定制知识

在知识-行动（K2A）过程的第二阶段，知识的价值、适当性和有用性是根据特定实践环境的需要来考虑的。知识转化（KT）专家提倡参与式过程，在此过程中咨询所有相关医学教育研究及实践者和潜在知识使用者，以确保知识是适当的、相关的和有用的。

一旦文献和其他可能的知识来源被综述，这些发现可以用于指导教师发展干预的初步设计（即研讨会或其他教育方法）。应该安排与医学教育研究及实践者的会议,讨论建议的内容、传递内容的首选方法、干预的时间和形式、使用的材料以及其他重要的设计和实施问题。

"定制或调整知识"是这个阶段的关键。这两种知识来源(反馈内容和传递内容的最佳方法)可能都需要"定制化"。例如,如果在这个例子中的教师也面临与 Kogan 等(2012)发现的挑战类似的挑战,干预应该聚焦于认知因素和情感因素,包括平衡正面和负面反馈的压力,自我效能感,以及教师对于住院医生洞察力、接受能力和技巧的理解。另外,如果反馈的质量较差(例如 Kaprielian and Gradison 1998),干预可能会侧重于具体的反馈策略和特征(Hewson and Little 1998)。鉴于关于反思和经验学习在增强反馈过程中作用的研究发现(Hewson 2000),角色扮演或模拟(Gelula and Yudkowsky 2003;Stone et al. 2003)可能被认为是一种有价值的教学方法。然而,假设参与者对参与角色扮演活动不感兴趣,让他们进行角色扮演的另一种选择是让主持人参与角色扮演,因为这对参与者来说可能不那么吓人。定制知识的另一种方法是在一个房间里单独进行角色扮演(或模拟),只有一个主持人,而不是在更大的团队面前。可以修改或定制的循证方法的另一方面是知识转化活动的持续时间。假设有证据支持通过 3 个短期课程来提供培训反馈(Hewson 2000)是有效的,但现实却由于时间限制而不能实现,这时干预可以通过两个更长的课程提供,或者课程可以在较长一段时间里提供。虽然这个选择不是基于证据的,但它可能是这个情况下的唯一选择,随着时间的推移,它可能会导致更好的出席率和减少消耗。

### 19.5.3　评估知识使用的决定因素(阻碍和促进因素)

这个阶段包括评估那些可能会限制知识吸收的障碍,以便通过具体的策略来针对这些障碍。障碍可能是特定于个人的(例如缺乏时间、在特定领域缺乏经验、缺乏知识、缺乏自我效能感、态度消极),也可能与组织环境有关(例如资源不足、缺乏获取学习资源的途径)。

在知识-行动(K2A)循环中,这是一个具有挑战性的步骤,因为有许多可能的促进因素和障碍,可能会对计划的教师发展活动的设计和实施产生影响。障碍可能是关于反馈的知识或者关于教师发展活动的实施。

在我们的例子中,个人层面可能存在的障碍包括对教师发展的消极态度、缺乏动力和缺乏相关经验。需求评估的结果可能显示,参与者不希望参加教师发展活动,不重视小组讨论或质疑这类专业发展活动的好处。另一个可能的障碍是,这个群体是异质性的,活动的参与者经验、动机和兴趣都不同。

系统层面或组织层面的障碍包括缺乏参与专业发展活动的专门时间,沉重的临床负担,以及不重视专业发展的组织文化。例如,组织可能同意支持参与者参加活动，但不提供报酬。组织可能鼓励医学继续教育的最佳临床实践，但可能不支持与教学相关的专业发展活动。此外，在实践中采用与医疗卫生有关证据的另一个常见障碍是：个人和／或组织对研究价值相对于经验的价值的态度，以及对每一种作为临床决策知识来源的认知合法性的态度。类似地，在教师发展的背景下，可能会有抵制新的反馈"实践"，因为一些人可能会怀疑研究证据的合法性，而倾向于将经验知识和专业知识作为优越的知识形式。

在这个过程中，尽早识别潜在的支持和障碍，并讨论如何在不疏远任何一个医学教育研究及实践方团体的情况下，解决这些问题，这是教师发展团队角色的关键部分。

### 19.5.4　选择、调整、实施和监控知识转化干预

在这一阶段，对帮助和促进知识的意识与实施的干预措施进行选择、调整，然后执行。干预可以针对个人，尽管根据识别出来的具体障碍，干预也可能需要针对组织。知识转化干预可以是单一的或多组成部分的，并可以包括教育干预，如课程、现场研讨会、综述和反馈、推广访问和提醒。知识转化的干预措施还可以针对旨在促进文化变化和增加对培训的支持与资金的政策和组织变革。

在这种情况下，知识转化干预（即提供有效反馈的教师发展活动）将使用被检索和评估过的文献，专家咨询，从医学教育研究及实践者收集的关于问题本质的信息，以及对实施活动的障碍和推动因素的了解。

在知识-行动（K2A）循环的这个阶段，与内容专家（提供有效反馈的专家）以及过程专家或专家教师发展团队合作是很有用的。在设计了活动后，应咨询单位领导，以确定该活动是合适的并符合最初确定的需求。

该周期中这一步的实施阶段包括为该项目计划的知识转化反馈干预的传递方式。就像任何教师发展活动的情况一样，无论是研讨会还是在线教程，应急机制都可以用来处理不可预见的情况，比如参与者的数量不同于预期，技术问题，缺乏参与或互动。

### 19.5.5　监测知识使用情况

在这个阶段，必须考虑将被监测的知识类型（Straus et al. 2010）。在知识转化干预的背景下存在几种知识使用的描述。在知识转化（KT）文献中最常见的命名法是对知识使用的工具性、概念性和说服力的使用（Alkin and Taut 2002；Dunn 1983）。工具性使用是指知识在实践中的具体应用。概念性使用是指理解或态度的变化，但对实际行为或实践的变化没有任何影响。说服性使用包括使用知识作为说服工具，说服他人支持某些立场或观点（Alkin and Taut

2002)。

　　为了评估知识的使用情况,应制定适当的指标,并应使用不同的工具或措施来评估这些指标。这一阶段的一个重要考虑是,必须评估知识对最终用户,无论是患者还是学习者的影响。Straus 等(2010)认为,监测阶段应由严格的评价方法组成,包括定性方法和定量方法。第 17 章强调了评估复杂干预措施的挑战。

　　在反馈情境中,可以使用许多不同的测评方法。对于知识的概念性使用,可以使用一个评估信念和态度的量表。通过访谈或焦点小组进行定性评估也可能是有用的,以确定对于教师发展活动对参与者反馈实践的影响,是否发生了态度和信念的变化。知识的变化可以通过一个简短的答案测验或在线调查来评估。测评知识的工具性使用将是一个更大的挑战。对行为变化的客观测评被认为是黄金标准;然而,它们的实现成本高昂且具有挑战性。图表审查、观察、模拟回看视频,以及与学习者讨论教师反馈实践的影响,都是衡量研讨会对实际反馈实践的影响的有用方法。在缺乏进行这些类型评估的必要资源的情况下,参与者对知识转化干预对于他们反馈实践的影响的理解可以通过自我报告问卷和访谈获得。

## 19.5.6　评估使用新知识的结果或影响

　　这个阶段包括评估知识转化过程的影响,以确定新知识的实施是否成功和值得。它具体包括测评知识水平和态度的预期变化,以及知识转化干预后实践中的变化。

　　在我们的例子中,知识转化干预在给予有效反馈方面的一个关键结果是,参与者将对学习者应用有效的反馈原则。在知识-行动(K2A)的这一阶段应该测评的两个主要知识成果是:①参与者拥有的提供建设性反馈需要的知识,他们对提供反馈的态度,以及他们对提供有效反馈的价值的信念(概念性);②参与者在实践中对于有效反馈策略的使用(工具性)。

　　在规划有效性评估时,评估的目的和措施的选择都需要仔细考虑,其目的可能是收集证据证明投入在设计和实施知识转化干预以帮助教师提供有效反馈方面的教师发展资源是有价值的,证明知识转化干预活动对提供有效反馈的知识和实践有影响,或者评估活动的具体特征(例如:使用一个特定的教育策略),如果在文献中没有关于该策略的证据。活动的结果也应该被评估,目的是传播调查结果,并对关于教师发展的文献做出贡献。研究人员或项目评估人员可以帮助设计结果测评和评估过程,测评结果,分析数据(请参阅第 18 章,以获得关于研究范式和探索教师发展活动影响的替代框架的额外信息)。

　　关于测评或评估工具的类型,这取决于是否存在对利益结果的现有测评措施（例如：Sender Liberman et al. 2005；Stone et al. 2003）。可用措施的识别通常是在知识-行动循环的规划阶段，即文献综述期间完成的。如果可以，应使用具有强烈心理测量特性的测评措施。如果关于教师发展干预措施对有效反馈实践的影响没有现成的测评方法，则可以开发一种新的测评工具，但它需要在使用之前进行验证和试点测试。

## 19.5.7 维持知识的使用

行动循环（the action cycle）的最后一个阶段包括面对不断演变的环境因素和／或障碍时，通过回溯行动循环来规划和管理实施策略的变化。根据知识-行动（K2A）循环，"持续的知识使用是指随着时间的推移，创新的持续实施，（持续的知识使用）取决于知识使用者和组织适应变化的能力"（Davies and Edwards 2009）。虽然这一阶段在知识-行动循环中处于较晚的阶段，但知识转化（KT）专家主张，在实施过程中应尽早考虑这一阶段。

以我们的反馈为例，教师发展团队可以安排一个后续电话随访或进行在线调查，以评估知识转化干预对反馈知识的概念性和工具性使用的持续影响。实地考察和提醒的使用是讨论实践环境的可持续性和变化的有用策略（Bloom 2005）。它们还可以作为吸收新知识的激励因素。无论选择哪种方法作为可持续性评估的一部分，它都应该是基于证据的、可行的，并对医学教育研究及实践者来说是可接受的。

循证策略包括已知对监测知识的使用有效和高效的策略。例如：文献可能表明，网上在线调查会比邮件调查产生更高的回复率，在确定一些可持续性问题上比焦点小组更有效（Dillman 2000）。应在不同的时间秘密地对教师（即参与者）和管理者进行咨询，以便让他们自由地表达自己的意见。从本质上讲，在这个阶段应该解决 3 个重要的问题：①关于提供有效反馈的知识被使用得怎么样？②如果知识没有被应用，主要原因是什么？③下一步可以采取什么措施来支持教育工作者和组织实施有效的反馈策略？

监测计划必须是可行的。雄心勃勃的和需要资源的策略可能不会产生最理想的结果。新的测评工具的开发和验证需要时间，这使得及时推进具有挑战性。考虑哪些资源是可用的，并将产生关于知识使用的可持续性的最佳信息。

**可接受性**是知识-行动循环在这一阶段的另一个重要因素。例如，参与者可能不接受采访，管理级别的个人可能不支持监控的阶段。在这一阶段，必须考虑教师和管理者维持变化的能力，即继续实施有效的反馈策略的能力。能力可以受到环境中的可承受性的影响（例如：有足够的学习者一起进行练习，有一个易控制的工作量），也可以受到个人因素的影响，如动机、对行为变化的外部认知,以及行为变化(反馈实践)改善学习者的体验的确认或验证。

## 19.6 小结

作为教师发展团队的重要成员,以及对教师发展和知识转化更广泛的学术研究的潜在贡献者,我们敦促读者考虑他在这一重要事业中的角色。

知识-行动(K2A)是一个框架,为概念化(知识转化活动)和组织知识转化活动以及评估其对预期结果的影响提供了有用的结构。该框架将知识创造和行动之间的界限呈现为开放和流动的。这表明,教师发展活动可以并且也应该被概念化为重要的知识转化干预,该知识转化干预是基于科学研究以及其他可接受和有价值的知识来源的。必须对这些干预措施进行评估并广泛传播,以努力增加知识转化过程的知识创造部分。描述在实践中用于转移新知识的过程的实施研究(implementation studies)将产生同样可以给行动循环提供情报的结果。来自原始研究的结果,或来自现有研究的综合结果,应当反过来用于促进教师发展活动的最佳实践。对于教师发展实践和学术研究来说,将评估和 / 或研究的结果整合回知识创造部分是至关重要的。

应鼓励教师发展团队传播其干预措施的所有方面(规划和发展、评价、成功、挑战),并在适当的时候在学术会议上展示他们的研究成果或提交文章在相关期刊上发表。还应鼓励他们设法向参与知识-行动进程各阶段的重要医学教育研究及实践方团体传播其结果。不同的团体应该找到方法,共同讨论从实施研究中得出的结果,探索新知识在实践中的应用,并讨论需要实施哪些过程,以确保在实践中接受、使用和维持新知识。

知识传播不仅将帮助其他教师发展团队在未来规划和实施他们自己的教师发展活动 / 知识转化干预,而且还将增加教师发展研究的文献。与任何研究领域一样,从这项研究中产生的科学证据可以改善教学实践,加强该领域,增加知识的主体,并支持持续的学术研究。

## 19.7 关键信息

- 应将教师发展活动概念化为知识转化,旨在改进医学教育和教师发展活动。
- 作为知识转化策略的教师发展活动的设计应根据该领域现有的最佳研究。

● 需要严格的方法来评估教师发展活动对实践的影响。

● 传播从教师发展干预措施的有效性评估和结果测评中获得的知识，因为知识转化策略对建立该领域的研究和实践体系至关重要。

（谢阿娜　译）

# 参考文献

Akl, E. A., Mustafa, R., Wilson, M. C., Symons, A., Moheet, A., Rosenthal, T., et al. (2009). Curricula for teaching the content of clinical practice guidelines to family medicine and internal medicine residents in the US: A survey study. *Implementation Science, 4*, 59.

Alkin, M. C. & Taut, S. M. (2002). Unbundling evaluation use. *Studies in Educational Evaluation, 29*(1), 1–12.

Arksey, H. & O'Malley, L. (2005). Scoping studies: Towards a methodological framework. *International Journal of Social Research Methodology, 8*(1), 19–32.

Armstrong, R., Waters, E., Dobbins, M., Lavis, J. N., Petticrew, M., & Christensen, R. (2011). Knowledge translation strategies for facilitating evidence-informed public health decision-making among managers and policy-makers. *Cochrane Database of Systematic Reviews, (6).*

Bienstock, J. L., Katz, N. T., Cox, S. M., Hueppchen, N., Erickson, S., & Puscheck, E. E. (2007). To the point: Medical education reviews-providing feedback. *American Journal of Obstetrics and Gynecology, 196*(6), 508–513.

Bloom, B. S. (2005). Effects of continuing medical education on improving physician clinical care and patient health: A review of systematic reviews. *International Journal of Technology Assessment in Health Care, 21*(3), 380–385.

Brukner, H., Altkorn, D. L., Cook, S., Quinn, M. T., & McNabb, W. L. (1999). Giving effective feedback to medical students: A workshop for faculty and house staff. *Medical Teacher, 21*(2), 161–165.

Cabana, M. D., Rand, C. S., Powe, N. R., Wu, A. W., Wilson, M. H., Abboud, P. A. C., et al. (1999). Why don't physicians follow clinical practice guidelines? A framework for improvement. *JAMA, 282*(15), 1458–1465.

Canadian Institutes of Health Research. (2012). *More about knowledge translation at CIHR: Knowledge translation – Definition.* Available from: http://www.cihr-irsc.gc.ca/e/39033.html

Davies, B. & Edwards, N. (2009). The knowledge-to-action cycle: Sustaining knowledge use. In S. Straus, J. Tetroe & I. D. Graham (Eds.), *Knowledge translation in health care: Moving from evidence to practice*, (pp. 165–173). Oxford, UK: Wiley-Blackwell and BMJ.

Davis, D., Evans, M., Jadad, A., Perrier, L., Rath, D., Ryan, D., et al. (2003). The case for knowledge translation: Shortening the journey from evidence to effect. *BMJ, 327*(7405), 33–35.

Dillman, D. A. (2000). *Mail and internet surveys: The tailored design method (2nd Ed.).* New York, NY: John Wiley and Sons.

Duncan, P. W., Horner, R. D., Reker, D. M., Samsa, G. P., Hoenig, H., Hamilton, B., et al. (2002). Adherence to post-acute rehabilitation guidelines is associated with functional recovery in stroke. *Stroke, 33*(1), 167–177.

Dunn, W. N. (1983). Measuring knowledge use. *Knowledge: Creation, diffusion, utilization, 5*(1), 120–133.

Estabrooks, C. A., Floyd, J. A., Scott-Findlay, S., O'Leary, K. A., & Gushta, M. (2003). Individual determinants of research utilization: A systematic review. *Journal of Advanced Nursing, 43*(5), 506–520.

Estabrooks, C. A., Thompson, D. S., Lovely, J. J., & Hofmeyer, A. (2006). A guide to knowledge translation theory. *Journal of Continuing Education in the Health Professions, 26*(1), 25–36.

Farmer, A. P., Légaré, F., Turcot, L., Grimshaw, J., Harvey, E., McGowan, J., et al. (2011). Printed educational materials: Effects on professional practice and health care outcomes. *Cochrane Database of Systematic Reviews,* (7).

Flodgren, G., Parmelli, E., Doumit, G., Gattellari, M., O'Brien, M. A., Grimshaw, J., et al. (2011). Local opinion leaders: Effects on professional practice and health care outcomes. *Cochrane Database of Systematic Reviews,* (8).

Forsetlund, L., Bjørndal, A., Rashidian, A., Jamtvedt, G., O'Brien, M. A., Wolf, F., et al. (2009). Continuing education meetings and workshops: Effects on professional practice and health care outcomes. *Cochrane Database of Systematic Reviews,* (2).

Gagliardi, A. R., Légaré, F., Brouwers, M. C., Webster, F., Wiljer, D., Badley, E., et al. (2011). Protocol: Developing a conceptual framework of patient mediated knowledge translation, systematic review using a realist approach. *Implementation Science, 6,* 25.

Gelula, M. H. & Yudkowsky, R. (2003). Using standardised students in faculty development workshops to improve clinical teaching skills. *Medical Education, 37*(7), 621–629.

Glasgow, R. E., Lichtenstein, E., & Marcus, A. C. (2003). Why don't we see more translation of health promotion research to practice? Rethinking the efficacy-to-effectiveness transition. *American Journal of Public Health, 93*(8), 1261–1267.

Graham, I. D., Logan, J., Harrison, M. B., Straus, S. E., Tetroe, J., Caswell, W., et al. (2006). Lost in knowledge translation: Time for a map? *Journal of Continuing Education in the Health Professions, 26*(1), 13–24.

Graham, I. D., Logan, J., Tetroe, J., Robinson, N., & Harrison, M. B. (2008). Models of implementation in nursing. In N. Cullum, D. Ciliska, R. B. Haynes, & S. Marks (Eds.), *Evidence-based nursing,* (pp. 231–243). Oxford, UK: Blackwell Publishing Ltd.

Graham, I. D., Tetroe, J. & the KT Theories Group. (2007). Some theoretical underpinnings of knowledge translation. *Academic Emergency Medicine, 14*(11), 936–941.

Graham, I. D. & Tetroe, J. (2010). The knowledge to action framework. In J. Rycroft-Malone & T. Bucknell (Eds.), *Models and frameworks for implementing evidence-based practice: Linking evidence to action,* (pp. 207–222). Oxford, UK: Wiley-Blackwell

Gravel, K., Légaré, F., & Graham, I. D. (2006). Barriers and facilitators to implementing shared decision-making in clinical practice: A systematic review of health professionals' perceptions. *Implementation Science, 1,* 16.

Grimshaw J. M., Eccles, M., Thomas, R., MacLennan, G., Ramsay, C., Fraser, C., et al. (2006). Toward evidence-based quality improvement. Evidence (and its limitations) of the effectiveness of guideline dissemination and implementation strategies 1966–1998. *Journal of General Internal Medicine, 21*(Suppl. 2), S14–S20.

Grimshaw, J. M., Eccles, M. P., Walker, A. E., & Thomas, R. E. (2002). Changing physicians' behavior: What works and thoughts on getting more things to work. *Journal of Continuing Education in the Health Professions, 22*(4), 237–243.

Grimshaw, J. M., McAuley, L., Bero, L., Grilli, R., Oxman, A., Ramsay, C., et al. (2003). Systematic reviews of the effectiveness of quality improvement strategies and programmes. *Quality and Safety in Health Care, 12*(4), 298–303.

Grol, R. & Grimshaw, J. (2003). From best evidence to best practice: Effective implementation of change in patients' care. *Lancet, 362*(9391), 1225–1230.

Grol, R. & Jones, R. (2000). Twenty years of implementation research. *Family Practice, 17* (Suppl. 1), S32–S35.

Hewson, M. G. (2000). A theory-based faculty development program for clinician-educators. *Academic Medicine, 75*(5), 498–501.

Hewson, M. G. & Little, M. L. (1998). Giving feedback in medical education: Verification of recommended techniques. *Journal of General Internal Medicine, 13*(2), 111–116.

Holmboe, E. S., Fiebach, N. H., Galaty, L. A., & Huot, S. (2001). Effectiveness of a focused educational intervention on resident evaluations from faculty: A randomized controlled trial. *Journal of General Internal Medicine, 16*(7), 427–434.

Horsley, T., O'Neill, J., McGowan, J., Perrier, L., Kane, G., & Campbell, C. (2010). Interventions to improve question formulation in professional practice and self-directed learning. *Cochrane Database of Systematic Reviews, (5)*.

Kaprielian, V. S. & Gradison, M. (1998). Effective use of feedback. *Family Medicine, 30*(6), 406–407.

Kogan, J. R., Conforti, L. N., Bernabeo, E. C., Durning, S. J., Hauer, K. E., & Holmboe, E. S. (2012). Faculty staff perceptions of feedback to residents after direct observation of clinical skills. *Medical Education, 46*(2), 201–215.

Korner-Bitensky, N., Wood-Dauphinee, S., Teasell, R., Desrosiers, J., Malouin, F., Thomas, A., et al. (2006). Best versus actual practices in stroke rehabilitation: Results of the Canadian National Survey. *Stroke, 37*(2), 631.

Landry, R., Lamari, M., & Amara, N. (2003). The extent and determinants of the utilization of university research in government agencies. *Public Administration Review, 63*(2), 192–205.

Lavis, J. N., Robertson, D., Woodside, J. M., McLeod, C. B., & Abelson, J. (2003). How can research organizations more effectively transfer research knowledge to decision makers? *The Milbank Quarterly, 81*(2), 221–248.

McGlynn, E. A., Asch, S. M., Adams, J., Keesey, J., Hicks, J., DeCristofaro, A., et al. (2003). The quality of health care delivered to adults in the United States. *New England Journal of Medicine, 348*(26), 2635–2645.

McKibbon, K. A., Lokker, C., Wilczynski, N. L., Ciliska, D., Dobbins, M., Davis, D. A., et al. (2010). A cross-sectional study of the number and frequency of terms used to refer to knowledge translation in a body of health literature in 2006: A Tower of Babel? *Implementation Science, 5*, 16.

McLean, M., Cilliers, F., & Van Wyk, J. M. (2008). Faculty development: Yesterday, today and tomorrow. *Medical Teacher, 30*(6) 555–584.

Milan, F. B., Parish, S. J., & Reichgott, M. J. (2006). A model for educational feedback based on clinical communication skills strategies: Beyond the 'feedback sandwich'. *Teaching and Learning in Medicine, 18*(1), 42–47.

Nutley, S., Walter, I., & Davies, H. T. O. (2003). From knowing to doing: A framework for understanding the evidence-into-practice agenda. *Evaluation, 9*(2), 125–148.

Oborn, E., Barrett, M., & Racko, G. (2010). *Knowledge translation in health care: A review of the literature.* Cambridge, UK: Cambridge Judge Business School Working Paper Series.

Rycroft-Malone, J., Seers, K., Titchen, A., Harvey, G., Kitson, A., & McCormack, B. (2004). What counts as evidence in evidence-based practice? *Journal of Advanced Nursing, 47*(1), 81–90.

Salerno, S. M., O'Malley, P. G., Pangaro, L. N., Wheeler, G. A., Moores, L. K., & Jackson, J. L. (2002). Faculty development seminars based on the one-minute preceptor improve feedback in the ambulatory setting. *Journal of General Internal Medicine, 17*(10), 779–787.

Sender Liberman, A., Liberman, M., Steinert, Y., McLeod, P., & Meterissian, S. (2005). Surgery residents and attending surgeons have different perceptions of feedback. *Medical Teacher, 27*(5), 470–472.

Skeff, K. M., Stratos, G. A., & Bergen, M. R. (1992). Evaluation of a medical faculty development program: A comparison of traditional pre/post and retrospective pre/post self-assessment ratings. *Evaluation and the Health Professions, 15*(3), 350–366.

Steinert, Y. (2000). Faculty development in the new millennium: Key challenges and future directions. *Medical Teacher, 22*(1), 44–50.

Steinert, Y. (2011). Commentary: Faculty development: The road less traveled. *Academic Medicine, 86*(4), 409–411.

Steinert, Y., Mann, K., Centeno, A., Dolmans, D., Spencer, J., Gelula, M., et al. (2006). A systematic review of faculty development initiatives designed to improve teaching effectiveness in medical education: BEME Guide No. 8. *Medical Teacher, 28*(6), 497–526.

Steinert, Y., Naismith, L., & Mann, K. (2012). Faculty development initiatives designed to promote leadership in medical education. A BEME systematic review: BEME Guide No. 19. *Medical Teacher, 34*(6), 483–503.

Stone, S., Mazor, K., Devaney-O'Neil, S., Starr, S., Ferguson, W., Wellman, S., et al. (2003). Development and implementation of an Objective Structured Teaching Exercise (OSTE) to evaluate improvement in feedback skills following a faculty development workshop. *Teaching and Learning in Medicine, 15*(1), 7–13.

Straus, S. E., Tetroe, J., & Graham, I. D. (2009). Defining knowledge translation. *CMAJ, 181*(3–4), 165–168.

Straus, S. E., Tetroe, J., & Graham, I. D. (2011). Knowledge translation is the use of knowledge in health care decision making. *Journal of Clinical Epidemiology, 64*(1), 6–10.

Straus, S. E., Tetroe, J., Graham, I. D., Zwarenstein, M., Bhattacharyya, O., & Shepperd, S. (2010). Monitoring use of knowledge and evaluating outcomes. *CMAJ, 182*(2), E94–E98.

Sudsawad, P. (2007). *Knowledge translation: Introduction to models, strategies, and measures.* Austin, TX: Southwest Educational Development Laboratory, National Center for the Dissemination of Disability Research.

Tetroe, J. (2011). The knowledge-to-action cycle. Retrieved August 15th, 2011, from http://pram. mcgill.ca/i/Tetroe-FMED604-KT-CIHR-march2011.pdf

Tiffany, C. R. & Lutjens, L. R. J. (1998). *Planned change theories for nursing: Review, analysis, and implications.* Thousand Oaks, CA: Sage.

# 第 6 部分
## 结论

# 第 20 章
## 教师发展：未来方向

Yvonne Steinert

## 20.1 简介

本书中的章节讨论了教师发展的范围、教师职业发展的常见方法、实际应用以及研究、学术和知识转化在开展基于循证的教师发展中的核心作用。在本章中，我们将在以往经验教训的基础上，紧跟医学卫生专业教师发展的步伐，规划一些未来的发展方向。这些方向包括：从一次性发展转向持续学习的理念，并在此过程中将我们的重点从工作坊转向工作场所；平等地关注所有教师发挥的作用，并将我们的关注点从个人扩展到组织；基于现有证据和以往的成功经验，设计和开展正式的教师发展活动；在医学生教育全过程早期引入教师发展的相关内容；为教师发展制订研究方案，包括构建新的范式、拓展新的研究方法、聚焦调查和证据研究，并在学习共同体中互相促进。

## 20.2 从工作坊转向工作场所

如第 1 章所述，教师发展历来被视为一个被计划的项目，是"为"教师做的事情，而不是教师主动参与并持续跟进的活动。出于多方面考虑，我们应改变对教师发展的看法，应具更广阔的视野，使我们的关注点从发展转向学习，从一次性培训转向持续职业发展，从课堂（或工作坊）转向工作场所。

高等教育领域的许多教育工作者呼吁，教师发展应该从一次性的发展转向持续性的专业学习（如：Clarke and Hollingsworth 2002；Knight 2002）。正如 Webster-Wright（2009）所指出的，专业人士从一系列活动中学习，包括从正式课程、与同事的互动以及在工作中学习。本书的几位作者还强调了从经验中学习的重要性（O'Sullivan and Irby 第 18 章；Swanwick and McKimm 第 3 章；Steinert 第 7 章），包括角色塑造和反思性实践（Mann 第 12 章）以及同伴互助与导师制（Boillat and Elizov 第 8 章）。尽管人们越来越多地意识到非正式学习在医学职业发展中的作用（Eraut 2004），但我们必须扪心自问，究竟是什么一直阻碍着将工作场所学习视为教师发展重要的正式形式。我们是否认为经验式的工作场所学习是理所当然的？ 还是说这种学习缺乏"可见性"、可信度不足以及责任划分不明确？ 无论潜在的原因是什么，关于教师如何在正式和非正式环境中发展的研究和讨论都是必不可少的。此外，尽管工作场所学习的重要性似乎不言而喻，但我们需要找到创新的方法从而使非正式学习更具"可见性"。

基于 Billett（1996）和 Eraut（2004）的前期研究基础，第 7 章描述了工作场所学习在教师发展中的作用。尽管我们将一如既往地持续推动正式（结构化）的教师发展活动，但我们必须重视工作场所学习，加强将教师发展向工作场所转移战略的实施，并将未参加正式教师发展活动的医务人员纳入。我们还应当审视工作场所学习中存在的文化差异，同时思考工作场所学习是否实际上就是一种文化实践。

### 20.2.1　重视工作场所的学习

如第 7 章所述，我们需要认可和验证工作场所的学习。我们还应当吸取其他领域的经验教训，有意识地将工作场所用作学习环境，努力促进参与，使专家指导更有针对性，并在减少组织障碍的同时增强功能可见性。Billett（2002）曾指出，参与是工作场所学习的先决条件。作为教师和教师发展培训人员，应该考虑可以做些什么来提高参与度？ 还应当尽可能尝试减少工作和学习之间的感知差异（DuFour 2004），推广为了适应工作场所而学习和"在"工作场所学习的理念，突出强调加强个人在工作场所中进行学习可以进一步增强成员的组织能力（Bierema 1996）。有研究指出，毕业后医学教育的特点是"从实践中学习"（Teunissen et al. 2007）。那么教师发展是否也具有类似的特征呢？

### 20.2.2　加强工作场所的"学习迁移"

在讨论将学习知识从教育环境转向工作场所时，Eraut（2004）描述了五个相互关联的阶段：

> ……从知识获取和以往使用的环境中提取潜在相关知识；了解新情况（通常依赖于非正式的社会学习过程）；认识到哪些知识和技能是相关的；转变这种知识和技能以适应新情况；将新能力与其他知识和技能相整合，以便在新情况下采取不同的应对方法。

作为教师和教师发展培训人员,我们应当仔细考虑这个复杂的过程,并找到策略来促进正式教师发展项目和活动设计的实施。并且能够在设计与实施传统教师发展项目和活动时,寻找能够促进学习迁移的方法。

在讨论讲习班和研讨会时,de Grave 等(第 9 章)强调了向工作场所进行学习迁移的重要性,并根据 Grossman 和 Salas(2011)的理论,重点指出了以下几个关键性的特征:学习者属性(包括认知能力、自我效能、学习动机);教师发展活动的设计(包括行为建模和现实的培训环境);以及工作环境的特征(包括技术支持以及后续衔接)。显然,我们应当在活动设计中包含这些因素,并努力确保认真的指导和跟进。在我们自己的教师发展活动当中,项目的参与者重视正式活动结束后 3~6 个月内开展的"反馈环节"以及在研讨会后相关的咨询。因此,在工作场所嵌入新知识和新技能是我们所有人面临的关键性挑战。

### 20.2.3　将"正式"教师发展活动引入工作场所

将正式的教师发展活动引入工作场所也是有益的。在描述参加正式教师发展活动的情况时,有人说"那些最需要接受教师发展培训的人却参加得最少"(Steinert et al. 2009)。有趣的是,大多数教师发展活动传统上都是在远离工作场所进行的,要求教师们将"所获的经验教训"带回到自己的工作环境中(Steinert 2012)。是扭转这一趋势的时候了,我们应思考如何深入工作环境中,将正式的教师发展活动融入医务人员的实际工作中。在一项关于教师为何参与教师发展的研究中(Steinert et al. 2010b),参与者被特别要求"延伸活动",描述他们的工作场所开展正式的职业发展。正如一位参与者评论的那样,"我希望看到教师发展走出医学院(大楼),进入医院……"。如果在现场进行,同时有科室或病区主任在场,显然更加符合教师发展。

### 20.2.4　实践社区建设

作为教师发展成果,实践社区建设已在本书的许多章节进行了讨论(如 Anderson et al. 第 14 章;Cook 第 11 章;Gruppen 第 10 章;O' Sullivan and Irby 第 18 章)。社区实践可以促进教师发展也得到了证明(Steinert et al. 2010a)。挑战在于如何基于本书第 7 章和第 14 章所列出 Wenger 等(2002)提出的设计原则进一步提升(如升级设计;开启内部和外部视角之间的对话;邀请不同层次人员的参与;为社区创造节奏),帮助教师们找到共同的目标和话题、开展对话和有意义的信息交流机会,以及共同开展活动和实践。通过参与到更大的社区之中并开展合作,医务人员可以建立新的知识和理解,寻求解决其不同角色、多方面所面临问题的方法,并获得归属感(Steinert 2010)。对此路径进行描述和评估是未来研究的一个方向。

## 20.3　扩大教师发展重点

如第 1 章所述，教师发展应针对教师所有的角色，包括教师和教育家、领导者和管理者、研究员和学者。该领域的职业发展还应指向促进职业发展与组织变革。Drummond Young 等（2010）也提出了类似的论点，他们指出，护理学教师综合发展项目应包括教学发展、职业发展、领导力发展和组织发展。

### 20.3.1　针对教师的所有角色

尽管如首届国际教师发展会议（2011）所讨论的那样，教师和教师发展培训人员可能都同意扩大教师发展的重点，但本书的参考文献和许多作者仍然不断强调教师的教育角色。为什么是这样？是不是教师对这个角色的准备最不充分？是不是因为教师发展的早期努力主要集中在教学改进方面（如第 2 章所述）？虽然这个问题的答案并不简单，但教师发展活动开展的社会文化环境和经济环境可能会发挥作用。例如，教师发展项目通常是为了响应"紧急"的教育需求而设计的，而对社区的"服务"可能是首要任务。这一观察可能部分有助于解释对教学改进的重视和对个性化的明显关注。尽管针对教师所有角色的标准已经在制定中，近来对教学专业化的强调也不断加强（Eitel et al. 2000；Purcell and Lloyd-Jones 2003）。与此同时，教育发展资金可能比职业发展资源（可能被视为"奢侈品"）更容易获得，并且领导力发展和研究能力建设可能不被视为需要正式发展。事实上，有些人甚至可能认为领导力是一个"神秘而空灵"而无法改变的过程（Kouzes and Posner 1995）。然而，尽管有这些可能的原因，我们还是应该更加关注如何在教师发展上进行投入以及如何系统地针对教师的所有角色讨论问题，其中许多角色是重叠的，并且经常同时进行。所有环境中的卫生专业人员（包括大学、医院和社区）都需要为复杂而苛刻的角色做好准备，这些角色远远超出教学范围，而更广泛的关注将有利于每一位教师和他们工作组织的发展。

### 20.3.2　将关注焦点从个人转向组织

正如 Jolly 所强调的（第 6 章），教师发展计划需要明确地尝试影响组织文化。这些努力支持每位教师的成长和发展，促进教育、领导和研究等开展场所环境的改善。Hafler 等（2011）描述了一种以多种方式影响教师的"隐性课程"。正如这些作者所观察到的：

……加强正式教师发展项目的教学价值观、影响力和 / 或相关性的努力,将在一定程度上取决于教师在理解"优秀教师"的含义时所遇到的更广泛的文化信息(Hafler et al. 2011)。

这一观察是进一步提倡教师发展要努力强调组织文化、提倡个人进步、认可教师的成就,并促进有效的参与实践。Hodges(第 4 章)和 Goldszmidt 等(2008)的观察也是如此,即尽管参与了旨在促进研究的正式培训活动,但由于缺乏研究支持、"受保护的时间"和致力于学术的社区实践等组织因素,许多教师实际上可能不会进行更多(或更好)的研究。将教师发展嵌入组织中,有必要了解组织的价值观和目标,关注那些促进持续变革和发展的元素也同样如此(例如 Snell,第 13 章)。通过多种方式,将关注点从个人扩展到组织将有助于提高能力、促进和维持创新、激励卓越。

## 20.4　以证据和先前的成功为基础

Thomas 和 Steinert(第 19 章)描述了证据在教师发展活动的设计和实施中的作用。尽管教师发展的循证不像其他领域那样牢固,但我们应当努力根据我们的所知(从实证研究和集体经验)来制订项目。此外,尽管有人建议重新强调非正式环境中的专业学习,但正式(结构化)教师发展项目仍将继续存在。关于什么在正式活动的设计和实施中发挥作用,目前的文献为我们提供了重要的信息(Spencer 第 17 章),包括使用一系列教学方法(例如小组讨论、互动练习、角色扮演或模拟),促进体验式学习和反思性实践,提供反馈和有效的同伴关系,以及通过项目工作增强相关性和应用。我们应当将这些元素纳入我们的项目设计中,并以似乎与积极成果相关的"关键特征"为基础(Steinert et al. 2006,2012)。

### 20.4.1　设立全面的、针对特定阶段的项目

Silver(第 16 章)建议我们考虑设计和实施能够"满足教师、教育工作者、研究人员和管理人员多种需求"的综合教师发展项目。这一建议鼓励我们进行系统的思考,虽然"一次性活动"具有吸引新参与者的优势(Steinert et al. 2010b),但我们应减少"一次性活动"。在描述教师发展以提高教学效果时,Hodgson 和 Wilkerson(第 2 章)建议我们应当设立本质上具有发展性的综合项目(Dreyfus and Dreyfus 1986),能够表明教师已经达到了不同水平的胜任能力。正如 Hodgson 和 Wilkerson(第 2 章)所建议的那样,使用胜任力模型(例如,Academy of Medical Educators 2012;Milner et al. 2011;Molenaaret al. 2009;

Srinivasan et al. 2011)有助于监测随着时间的推移教师取得的具有里程碑意义的成就和进步。与此类似，在描述教师发展在研究能力建设方面的作用时，Hodges(第 4 章)提出，随着教师的兴趣、技能和需求的发展，创建具有发展性和清晰的项目，从短期课程发展长期项目、设置奖励和学分等激励措施都是值得的。Leslie(第 5 章)还描述了根据教师事业所处阶段不同所设计的特定阶段的教师发展活动。例如，处于事业早期的教师可能与处于事业中期的教师有不同的培训需求；他们也可能更喜欢以不同的方式来满足这些需求。

无论教师发展努力的范围有多大，通常的标准取决于一项综合项目的价值，即对教师及其工作机构的需求和重点工作的回应。文献还展现随着时间的推移项目所具有的优点(Gruppen 第 10 章；Hodges 第 4 章；Steinert et al. 2006)，越来越多的证据表明，长期项目会产生更持久的结果。根据这一研究结果，de Grave 等(第 9 章)建议我们重新考虑讲习班和工作坊在教师发展项目中的作用，并探索如何将它们整合到长期项目中，从而实现累积性学习和实践。

## 20.4.2　选择概念框架指导项目设计和实施

正如一项有关教师发展提高领导力的系统文献综述表明的那样，教师发展应以理论和经验证据为基础(Steinertet al. 2012)。教与学的模式和原则(Mann 2002)会影响培训项目的设计和发展，相关的理论框架应当为内容和过程的选择提供指导。在对 55 个社区领导力发展项目的回顾中，Russon 和 Reinelt(2004)发现，这些项目在描述一组活动如何以及为什么会产生预期结果和影响时，缺乏对理论依据的阐述或者没有阐明"所依据的理论有什么样的变化"。正如 de Grave 等(第 9 章)和 Silver(第 16 章)所强调的那样，在实施一项教师发展计划时，必须能够指出项目的理论依据并正确地描述出相应的概念框架，以支撑培训项目的展开。

与此同时，没有一种单独的理论可以从多个角度对教师如何发挥他们的技能和专长做出合理的解释。因此，我们应当选择一种可以指导项目设计和实施的研究概念框架。例如，如果我们选择通过期望价值理论(Eccles and Wigfield 2002；Heckhausen 1991)的视角来看待教师发展，Silver 也描述过(第 16 章)，我们可能想要审视我们的职业发展活动如何触发教师的期望和价值观发生改变。根据这个理论框架，我们根据自己的期望和价值观来定位自己(Steinertet al. 2009)。Eccles 和 Wigfield(2002)将期望定义为"一个人在完成某些特定任务或活动时所秉承的信念"，将价值观定义为"从事该活动的动机或原因"。在大多数教师发展活动中，至少有两个预期(Heckhausen 1991)发挥了作用：①在特定情况下出现结局事件的主观概率；②结局事件的主观概率与特定结果具有相关性。例如,如果医务人员相信教师发展活动(无论是正式的或是非正式)可以促进个人和职业的发展,并且与他们的需求相关,那么他们参与其中的可能性就会增加。对这些激励因素(及其理论基础)的深入理解,可以提升更多的教师发展项目的设计质量和实施效果。

或者,如第1章所建议的那样,情境学习理论可以指导教师发展项目的设计和提升。情境学习基于"知识是情境性的"理念,该理论认为知识的形成,从根本上受到它所在活动、情境和文化的影响(Brown et al. 1989)。这种位于真实情境中的知识观及其认知学徒制、协作学习、反思、实践和阐明学习技能等关键要素(McLellan 1996),对我们理解教师发展具有重要意义。如同第7章所述,工作场所学习(Billett 1996;Eraut 2004)和实践社区(Wenger 1998)能够在这方面指导我们的工作。显然,我们需要听取de Grave等的建议(第9章),并阐明为我们的教师发展实践提供理论(或概念支撑)的方法。

## 20.4.3　整合替代方法

第3部分描述了一些不太常用的教师发展方法:同伴辅导和指导(Boillat and Elizov 第8章)和在线学习(Cook 第11章)。如何将这些方法更广泛地整合到教师发展项目和活动当中是要解决的重要问题,如何在正式和非正式环境中发挥同伴辅助学习和多重指导的优势,以及如何促进增加在线学习机会是亟待解决的重要问题。此外,我们还要回答如何利用模拟和其他先进技术来促进教师发展这个问题。客观结构化教学体验(OSTE)是解决使用模拟训练促进专业学习的一个方案而已(Boillat et al. 2012;Stone et al. 2003)。使用模拟来促进针对所有教师角色的教师发展的可能性是不可估量的(Ellen et al. 1994;Johnson et al. 1999;Krautscheid et al. 2008),并且在许多方面,Cook 提出的原则(第11章),包括需求分析、遵循教学设计原则以及仔细的计划和评估,也适用于这种情况。

## 20.4.4　促进反思和反思性实践

在考察有效教师发展项目的关键特征时,反思和反思性实践的作用成为专业学习的关键因素。正如Raelin(1997)所说,"反思是一种能力,能够揭示并明确自己在实践中计划、观察或取得的成果"。这位研究者还假设,对于学习而言,反思与经验一样重要,因为如果不进行反思,"要获得的经验教训"可能会被忽视。然而,尽管有这样的观察结果,以及其他作者的研究发现(例如Lachman and Pawlina 2006;Schön 1983),我们对反思过程是如何展开的仍是知之甚少。此外,很少有作者明确描述结构化教师发展项目中的反思过程(例如Branch et al. 2009)。正如Mann(第12章)所说,反思在教师发展中的作用将在未来得到更多的关注，在培养医务工作者的教学能力、领导能力和科研能力时，我们需要仔细研究如何激发和培养他们的批判性思维。

### 20.4.5 鼓励跨专业教师发展

跨专业教育和实践的作用及其重要性已得到广泛认可。文献中也对一些跨专业的教师发展项目进行了介绍（例如，Brashers et al. 2012；Silver and Leslie 2009），这些项目在实现明确的跨专业培养目标，打破跨专业协作和实践的壁垒等方面拥有巨大的潜力（Steinert 2005）。Anderson 等（第 14 章）描述了教师发展如何促进跨专业教育和实践。我们认为，群策群力地向着共同的目标努力奋斗，是打破认识阻碍（或壁垒）和加强相互尊重与合作的最有力方式之一。跨专业教师发展可以通过建立合作模式和帮助创建跨专业实践社区来实现这一目标。

## 20.5 从未来教师职业生涯早期开始

虽然本书的主要焦点是教师的发展，但许多医疗卫生行业的专家认为教师发展应该尽早开始，通常是在学生刚刚开启大学生涯之时（Busari and Scherpbier 2004；Dandavino et al. 2007；Gonzalez et al. 2003；Zsohar and Smith 2010）。医学专业的本科生、研究生和毕业后学员在各种环境中进行教学活动。实际上，有研究发现医学专业的研究生将多达 25% 的时间用于教学活动，包括指导、教学和评估学生，其中主要的对象是低年资受训者（Seely 1999）。同时，各个教育阶段的学习者将教学任务认定为其职责的重要组成部分，并在学习如何成为一个合格的教育者方面展示出较高的兴趣和热情（Bing-You and Sproul 1992；Busari et al. 2002）。

特别是在医学教育方面，Dandavino 等（2007）概述了本科生应该学习如何进行教学的若干原因。他们认为这些医学生未来会成为教师，甚至他们中的许多人将承担重要的教学角色。此外，教育是医患关系的核心组成部分，医学生的教学技能培训经历会帮助他们成为更有效的沟通者。在增加有关教学知识的培训后，他们也被期待成为更好的学习者。研究者们在毕业的医学生和医学专业研究生群体中也发现了类似的结果。例如，研究表明研究生学员对学生进行教学培养中做出了重要的贡献（Edwards et al. 2002），而且这些学生也认为自己在培训中发挥了关键作用（Sternszus et al. 2012；Walton and Patel 2008）。

本科生、研究生和毕业后学员的教师发展内容反映了我们在医疗执业人员教师发展中遇到的问题（Busari et al. 2006；Pasquinelli and Greenberg 2008；

Soriano et al. 2010；Wamsley et al. 2004；Zsohar and Smith 2010），那就是主要强调教学能力的提升。包括工作坊和研讨会（例如，Bardach et al. 2003；Nestel and Kidd 2002）、学生或住院医师担任教师（Edwards et al. 2002；Pasquinelli and Greenberg 2008）和医学教育的选修活动（Craig and Page 1987）在内的课程模式也存在类似的现象。毫无疑问的是，大多数的教学能力提升项目都得到了学习者的积极评价，他们重视活动的经验性、反馈的作用以及在"工作"中学习。

与此同时，尽管大多数相关研究关注的是对学生进行教学能力的培养（在教育的各阶段），但还有一些专家强调了对学生进行领导力和管理能力进行培训的必要性（Berkenbosch et al. 2012；Blumenthal et al. 2012；Gonzalez et al. 2003），以及如 Ackerly 等（2011）指出的，"积极培养未来的领导者是迫切需要的"。另外，正如 Snell（第 13 章）所说，领导（或管理）和研究（或学术）已经被诸多的教育框架作为核心能力纳入其中，因此与能力培养相对应的课程目标和需要解决的卫生健康需求都是紧密相连且高度一致的。教师发展项目也必须针对未来教师可以发挥的多种作用进行开发。

## 20.6　制订教师发展研究方案

正如第 1 章和 Spencer（第 17 章）总结的那样，对正式（结构化）教师发展活动影响的研究表明，参与者们对培训项目的总体满意度很高且愿意向同事们推荐这些活动。参与项目的教师们认为自己在参加某一项目或活动后，态度、知识、技能和行为等方面发生了积极的改变；但是对学生或同事的影响则是微乎其微，对整个机构或是团队层面的影响也十分有限。尽管人们对教师发展项目"如何"或"为什么"会产生变化知之甚少，但是目前已有的研究结果还是有助于我们发现成功的教师发展项目所具有的"关键性特征"。

从方法学的角度来看，这一领域的研究受到了许多医学教育研究所特有的挑战的限制（Spencer 第 17 章），很难做出适用于其他情况的结论性陈述和概括。例如，这一领域的大多数研究使用描述性的单组设计来检验结果。这些设计混淆了将结果直接归因于干预（Steinert et al. 2012）的能力，使评估变得困难。此外，一些研究要么完全依赖干预后的措施，要么在干预发生几年后收集数据（Steinert et al. 2006，2012），使"归因"同样具有挑战性。研究人员还低估了定性研究方法，在许多方面，定性研究方法可以更容易地捕捉到变化的过程。此外，正如 O'Sullivan 和 Irby（第 18 章）所说，人们过分强调实证主义范式。

然而,这一领域的研究需求从未如此强烈,因为我们将致力于促进学术研究的发展和方法的创新,开展"最佳"实践探索,并积极响应组织和团队的最紧迫需求。我们认为,在这个全球医学教育研究中心不断涌现和壮大的时代,进行教师发展方案制订的讨论也是恰逢其时的(Steinert 2012)。

## 20.6.1　考虑非传统的研究范式、方法论和方法

第 17 章和 18 章详细描述了推进教师发展研究方案的建议。在本节中,我们只会强调提出的一些建议。

### 20.6.1.1　超越实证主义范式

O'Sullivan 和 Irby(第 18 章)明智地建议我们考虑摆脱实证主义传统,开展后实证主义、解释主义和批判性理论研究范式的研究,使用相关的方法论丰富我们对教师发展的理解。正如这些作者所言,范式为广大研究人员定义了优秀实践做法的普遍模式;它明确了调查领域,淡化了其他领域(O'Sullivan and Irby 第 18 章)。改变范式将产生新的视角,并鼓励我们对概念研究和方法论进行创新。

### 20.6.1.2　确保研究有概念框架作为基础

我们早些时候曾指出,教师发展规划应得以理论模型和方法为基础;研究和学术也应该如此。考虑到这一点,O'Sullivan 和 Irby(2011,第 18 章)建议我们使用一个新的概念框架,该框架结合了教师发展社区和工作场所社区的概念来进行研究。特别是,这些作者建议我们研究这两个社区之间的关系,它们的力量和影响,及其对它们得以发展的机构的文化和做法的影响。使用此框架还可能导致一系列更广泛的问题(见第 18 章中描述),并强化了审视工作场所学习和实践社区的重要性(如第 7 章所强调的)。Silver(第 16 章)和其他作者(如 Grave et al. 第 9 章)还总结了其他的理论框架。无论我们采用哪种概念方法,我们都应该努力在研究设计和结果的解释中运用理论。

### 20.6.1.3　认识到教师发展培训的复杂性

Spencer(第 17 章)讨论了评估复杂干预措施的挑战,提醒我们研究和评估之间的界限是多变的。他还重点指出了"教师发展是一个复杂过程"的观点。正如第 17 章所概述的,复杂的干预通常基于几个工作理论,有些理论比其他理论更明确或基于证据;他们涉及广泛的参与者(在这种情况下,包括教师发展培训人员、管理者、课程参与者、学习者和同事);它们嵌入多个社会系统中。此外,该过程通常是非线性的,具有多个路径和反馈循环,项目培训的成功与否取决于活动的累积链。这些特征清楚地描述了正式(结构化)教师发展活动,其中许多干预、调解变量(如个人属性、个人地位和责任)与无法控制的无关因素间的相互作用。它们还意味着我们应当选择能够捕捉教师发展干预的复杂

性以及变革过程的方法。

### 20.6.1.4　结合新的方法论和方法

如上建议,我们需要摆脱对实验和准实验设计的过度依赖,考虑定性的设计,使用现象学、人种学、案例研究和混合方法(Drescher et al. 2004;O'Sullivan and Irby 第 18 章;Steinert et al. 2012)。在许多方面,定性研究方法将使我们能够梳理变化的过程,证实传闻轶事,并捕捉到教师们的故事。我们也应该考虑使用 O'Sullivan 和 Irby(第 18 章)建议的方法。教育设计研究与教师发展的项目开发十分类似,因为它可以针对迭代更新的项目进行创新性的检验。研究人员更趋向于关注项目的目标和设计,以及项目如何开展干预、取得成果和获得经验教训(Collins et al. 2004)。可以与设计研究同时使用的成功案例,符合解释主义范式。成功的案例旨在揭示某一项目的优质运行态势,并力求发现支持项目成功实施的相关因素(Brinkerhoff and Dressler 2003)。这种方法很好地为研究者们回答了哪些背景因素在教师发展项目中发挥作用的问题。O'Sullivan 和 Irby(第 18 章)认为,可持续发展叙事(sustainability narratives)是一种研究方法,它"超出了教育界的正常探究模式",它通过人类和环境系统的视角探索社会的发展,并设想如果改善人们的生活,未来会是什么样子(Swart et al. 2004)。但是,如果将叙事研究法和这种方法联合使用(Lieblich et al. 1998),可以拓展对教师发展进程以及个人和组织变革的理解。

已有很多研究讨论过改进教师发展项目开发方法的必要性(Steinert et al. 2006,2012)。可以说,我们应当使用经过试验检验的测量方法,包括用于测量变化的更新的行为测量法或基于表现的测量法。我们也应该利用多种方法和数据源来评估过程与结果。迄今为止,我们目睹了过度依赖自我评估方法和调查问卷来评估变化。今后,我们应该考虑使用其他数据源,并努力获取尽可能多的医学教育研究及实践者的观点(如学生、同事)。最后,无论选择哪些方法,我们都应当确保研究设计、研究问题和数据收集方法之间的一致性。

## 20.6.2　探索新的研究领域

本书的每一章都以不同的方式提出了新的研究重点。在本节中,我们将只强调几个领域做进一步的观点融合式的探究,我们还邀请读者为研究方案提出相关建议。

### 20.6.2.1　分析"正式"教师发展项目和活动的过程

虽然评估教师发展结果和影响的必要性仍然是一个优先事项,但我们应该开展面向过程的研究,以便更好地了解正式(结构化)干预如何导致变化的发生。比如,我们可以考虑通过扩大以结果为导向的研究重点,来比较不同的教师发展干预措施如何促进教师能力和表现的变化(Steinert et al. 2012)。也就是说，值得比较一下不同的教师发展方法（如工作坊、系列研讨会、长期项目）和在这些形式中使用的方法（如角色扮演或模拟；同行反馈或反思），以便了解哪些教师发展"特点"有助于改变教师的表现（Steinert et al. 2006）。在讨论研究能力时，Hodges（第 4 章）建议我们应该考察不同类型的教师发展项目和研究取得长期成功之间的关系。同样，Friedman 等（第 15 章）建议我们研究现有国际伙伴关系的成功因素，并特别注意关系因素。也有必要梳理特定项目（如同伴互动；项目工作；在线反馈）中的成功要素。例如，Mann（第 12 章）描述了当前旨在促进反思性实践的项目如何看似有效实则耗时。评估关键要素的差异贡献将有助于我们确定相关和可行的项目设计，以最大程度符合教师的实际需求。Cook 等（2008）建议我们应该开展"澄清"研究（作为"描述"研究和"论证"研究的补充），以加深我们的理解并"提升医学教育的艺术性和科学性"。这个建议十分适用于解释教师发展项目"为什么"要设计或"如何"运行。

对变化的评估是值得的，包括对个人（如教师的态度和价值观如何变化）和随时间变化（包括"变化的持久性"和有助于保持变化的因素）的评估。Russon 和 Reinelt（2004）对结果（即态度、行为、知识和技能的变化）和影响（即项目致力于产生长期的未来社会变革）进行了有趣的区分。鉴于医务人员在带来教育、社会和医疗变革方面的作用，针对时间变化的评估至关重要。此外，计划中的教师发展项目预计的许多结果需要一定时间才能产生。这是提倡长时评估和后续跟进的又一个理由。

Knight（2002）质疑专业学习是否"按照项目实施的模式进行，即专注于开设课程、举办研讨会和其他活动……"。显然，我们需要更深入地探讨这个问题，考察非传统方法的影响，如同伴互助和指导（Boillat and Elizov 第 8 章）以及在线学习等（Cook 第 11 章），并开始比较"正式"和"非正式"的学习方式。

### 20.6.2.2　了解人们在工作场所如何进行学习

正如第 1 章和第 7 章所强调的，医务人员通过正式和非正式的方式了解他们的教师角色。然而，尽管"强有力的证据表明大量学习发生在工作场所，但人们似乎对非正式学习或不同类型学习经验的相对价值知之甚少"（Cheetham and Chivers 2001）。我们对医务人员如何在工作场所学习所知更少，因此应当力图基于在毕业后医学教育（Teunissen et al. 2007）、临床医学和口腔医学研究（Cook 2009）中吸取的经验教训，使用定性研究方法，力争更好地理解这一过程。Clarke 和 Hollingsworth（2002）认为，是时候将我们的思维从"改变教师"的项目转移到将教师视为"积极的学习者，通过职业发展项目和实践中的反思性参与来塑造自己的职业成长"。这一观点，连同 O'Sullivan 和 Irby（第 18 章）提出的建议，提供了未来的研究方案。它还强调了在工作场所学习中理解榜样示范、反思和参与其中的必要性。

本书的许多作者(如 Anderson et al. 第 14 章;Mann 第 12 章;O'Sullivan and Irby 第 18 章)均提出,未来教师发展的研究应该结合当前对实践社区的理解,关注其如何演变,如何发挥作用,以及它们如何促进个人和组织的成长与发展。这一研究还有助于阐明如何建立和维持医务人员社区。与此同时,我们需要思考工作场所学习和实践社区如何能够促进对提高领导力和研究能力的学习。毫无疑问,这一领域的大部分工作都集中在教师和教育工作者的角色方面。

### 20.6.2.3 考查成为教师的过程

虽然本书强调了考察教师发展的正式和非正式方法的重要性,但对教师如何逐渐成长知之甚少。在先前描述的研究中,Steinert(2012)通过 12 位医学教育工作者的视角探索了成为一位医学教育工作者的过程。在这项研究中出现了一些主题,包括意志、工作现场学习和教学指导的概念,榜样示范,以及专家团队的归属感等。开展针对研究医务人员如何成为教师并履行作为领导者和研究人员责任的研究,将会是一件很有趣的事情。

Leslie(第 5 章)和其他研究者(Lieff et al. 2012;Starr et al. 2003)强调了我们为什么有必要进一步理解学术身份的树立过程,研究它是如何在医药卫生行业背景下发展的,它是如何随着时间演变,以及它如何为专业学习和实践提供基础。Leslie 还指出,研究教师的学术身份形成分析他与其级别相近同事之间的协作关系,可能会让我们更多地了解学术上的合作,以及教师发展如何在增强身份方面发挥作用。探索教师的信念也会有助于教师发展项目的开发,因为核心信念很大程度上是教师行为的主要决定因素(Williams and Klamen 2006)。有趣的是,我们常常是凭空提供教师发展培训,却很少关注教师的身份或信念。此外,关注这一领域的研究主要关注的是医务人员的教育角色,考察教师对学习相关概念的掌握程度(Swanwick and Morris 2010;Young 2008),对教学理念的认知(Light and Calkins 2008),以及在教师发展中颠覆性和转变性的作用(Kumagai 2010)。显然,个人信念、价值观和理念是所有教师角色的关键要素,值得我们进一步地进行探索。

### 20.6.2.4 评估环境和组织变革

正如一开始(以及本书的许多章节中)所述,职业发展(无论是正式或非正式)发生在一个复杂的环境中,许多不可预见和不可预知的变量在其中发挥作用。因此,我们应当尝试进行更多研究,调查不同因素之间的相互作用,强调"挖掘教师发展项目的培训成功与失败的先决条件和诱因"(Steinert et al. 2006)。Jolly(第 6 章)和 Billett(1996)确定了组织(或机构)可以影响教师发展过程的多种方式,针对促进和阻碍教师职业发展与学习的组织(和背景)因素进行了系统和持续的研究。但还需要进一步评估教师发展对组织的影响。

在各个章节中,我们都说过教师发展能够(而且应当)提高组织能力。然而,我们需要超越传闻轶事和愿望,验证这一断言是否确实如此。评估教师发展对组织影响研究的缺乏令人惊讶(Steinert et al. 2006,2012)。这是因为组织变革难以测量吗?是因为历史上医学对个人的关注吗(Bleakley 2006)?不管是什么原因,显然需要在组织和系统层面评估结果与影响。该领域的研究还将提供有价值的见解,有助于指导未来的政策和实践。

### 20.6.3 确保研究为实践提供基础

如果不讨论前期研究工作如何为教师发展的实践提供基础支撑(知识到行动),那么关于卫生行业教师发展(知识创造)的研究就不会完整。正如Thomas 和 Steinert(第 19 章)所述,将知识转化为实践有七个阶段,包括:识别实践中的问题或知识差距,以及识别、回顾和选择所要应用的知识来弥补差距;根据实际情况调整或定制知识;评估知识使用的决定因素;选择、调整和实施干预措施以弥补知识或实践的差距;监督知识在实践中的使用;评估使用新知识的结果或影响;确保新知识持续存在的策略(Graham et al. 2006)。作为教师、研究人员和教师发展培训人员,我们要用长远和发展的眼光对这一不断变化的过程进行考虑,并确保我们的教师发展实践是建立在"最佳"的有效证据之上。

## 20.7 相互学习

Nora(2010)指出:"任何医学院都不能独立于其他组织完成其使命"。这在教师发展领域尤其如此。根据我们的集体经验(如 2011 年第一届国际教师发展会议)和本书中的发现,与大学和教学医院、社区医院和门诊、研究机构及促进医学教育、领导力和研究进步的区域、国家和国际组织开展合作,可以互惠互利。尽管建立伙伴关系需要时间和关系的维护,但协作可以帮助我们实现任何个人或组织无法实现的目标。

同样,向医学以外的同行学习并与他们合作也是有益的。例如,正如本书中的许多作者所建议的那样,我们可以从教育(例如 Clarke and Hollingsworth 2002;Webster-Wright 2009;Wenger 1998)和管理(例如 Kotter 1996;Nonaka and Takeuchi 2011)的同行那里学到重要的经验教训,这仅仅是相互学习优势的一个缩影。此外,通过合作,我们可以提高教育能力,促进领导力和组织成长,并制订严格的研究方案和构建参与人员网络。

与此同时,医学教育、研究和实践的全球化不断深入(Bleakley et al. 2008;Hodges et al. 2009;Marchal and Kegels 2003),将教师发展置于全球背景下仍然十分重要。Friedman 等(第 15 章)描述了许多有益于个人、组织和社会的成功的国际伙伴关系。他们还强调了建立成功伙伴关系的一些关键要素,包括合作伙伴本身,可用的人力、财力和物力资源以及参与感。此外,他们确定了促进成功(保持可持续性)伙伴关系达成的因素,包括频繁的双向沟通、明确的方案和共同的目标、充足的资源和文化能力等。认识到这些因素,以及作为我们工作基础的文化"定位"和态度(Bleakley et al. 2008),将增强我们在该领域向前发展的能力。20 多年前,Boelen(1992)提出了在医学教育改革中采取全球行动的必要性,并制订了一套详细的方案,其中包括优质教育、变革管理战略和进展监测。这些优先事项在今天仍然同样重要,教师发展在实现这些变化方面发挥着关键作用(Steinert 2011)。Silver(第 16 章)曾提出了建立一个国际教师发展共同体的倡议。现在看来,探索出一个教师发展的国际方案并分享业内"成功"经验,凝聚专家们的集体智慧之所长,也已经势在必行。

## 20.8　小结

"教师角色的变化将继续推动教师发展实践性质的改变,我们工作所在组织的演变也将如此"(Steinert 2000)。教师发展研究和实践的未来方向包括:从一次性发展的观念转向持续学习,扩大教师发展的重点,基于现有证据和以往的成功经验,在未来医务人员的职业生涯早期引入教师发展项目,为教师发展制订严格而有意义的研究方案,并相互学习。正如文章伊始所说,教师发展是对我们供职组织(或机构)的社会资本进行投资的过程,是"机构对其员工队伍内在信任的外在表现"(Bligh 2005)。Leslie(第 5 章)认为,作为医务工作者,具有"探究精神、发现精神和创新精神"是十分重要的。我们要补充的是,教师同样受到好奇心、创造力和契约精神的激励与鼓舞,鞭策自己在各领域中都要取得优异的表现。而教师发展正是培养医务工作者不断追求卓越精神的关键法门。

## 20.9　关键信息

- 展望未来,我们必须找到方法来认识工作场所学习在教师发展中的作用,并将"正式"活动引入工作场所。
- 将教师发展的重点扩大到包括所有教师角色以及对组织的重视,能够提高个人的能力和组织的能力。
- 在本科生、研究生和毕业后学员的职业生涯"早期"促进教师发展培养,能够为成为未来的教师做好准备。

- 为教师发展制订研究方案涉及的内容包括：使用新的范式、方法论和研究手段，同时，促进对传统教师发展项目开展过程的再认识、工作场所学习如何开展以及医务人员如何成为教师等内容也是需要考虑的问题。
- 相互学习将促进资源和专业知识的共享，并有助于建立支持持续职业发展的新伙伴关系和实践社区的建设。

（赵阳　译）

## 参考文献

1st International Conference on Faculty Development in the Health Professions. (2011). Retrieved November 27th, 2012, from http://www.facultydevelopment2011.com

Academy of Medical Educators. (2012). *Professional standards.* London, UK: Academy of Medical Educators. Available from: http://www.medicaleducators.org/index.cfm/linkservid/180C46A6-B0E9-B09B-02599E43F9C2FDA9/showMeta/0/

Ackerly, D. C., Sangvai, D. G., Udayakumar, K., Shah, B. R., Kalman, N. S., Cho, A. H., et al. (2011). Training the next generation of physician-executives: An innovative residency pathway in management and leadership. *Academic Medicine, 86*(5), 575–579.

Bardach, N. S., Vedanthan, R., & Haber, R. J. (2003). 'Teaching to teach': Enhancing fourth year medical students' teaching skills. *Medical Education, 37*(11), 1031–1032.

Berkenbosch, L., Bax, M., Scherpbier, A., Heyligers, I., Muijtjens, A. M., & Busari, J. O. (2012). How Dutch medical specialists perceive the competencies and training needs of medical residents in healthcare management. *Medical Teacher, 35*(4), e1090–e1102.

Bierema, L. L. (1996). Development of the individual leads to more productive workplaces. *New Directions for Adult and Continuing Education, 1996*(72), 21–28.

Billett, S. (1996). Towards a model of workplace learning: The learning curriculum. *Studies in Continuing Education, 18*(1), 43–58.

Billett, S. (2002). Toward a workplace pedagogy: Guidance, participation, and engagement. *Adult Education Quarterly, 53*(1), 27–43.

Bing-You, R. G. & Sproul, M. S. (1992). Medical students' perceptions of themselves and residents as teachers. *Medical Teacher, 14*(2–3), 133–138.

Bleakley, A. (2006). Broadening conceptions of learning in medical education: The message from teamworking. *Medical Education, 40*(2), 150–157.

Bleakley, A., Brice, J., & Bligh, J. (2008). Thinking the post-colonial in medical education. *Medical Education, 42*(3), 266–270.

Bligh, J. (2005). Faculty development. *Medical Education, 39*(2), 120–121.

Blumenthal, D. M., Bernard, K., Bohnen, J., & Bohmer, R. (2012). Addressing the leadership gap in medicine: Residents' need for systematic leadership development training. *Academic Medicine, 87*(4), 513–522.

Boelen, C. (1992). Medical education reform: The need for global action. *Academic Medicine, 67*(11), 745–749.

Boillat, M., Bethune, C., Ohle, E., Razack, S., & Steinert, Y. (2012). Twelve tips for using the objective structured teaching exercise for faculty development. *Medical Teacher, 34*(4), 269–273.

Branch, W. T. Jr., Frankel, R., Gracey, C. F., Haidet, P. M., Weissmann, P. F., Cantey, P., et al. (2009). A good clinician and a caring person: Longitudinal faculty development and the enhancement of the human dimensions of care. *Academic Medicine, 84*(1), 117–125.

Brashers, V., Peterson, C., Tullmann, D., & Schmitt, M. (2012). The University of Virginia interprofessional education initiative: An approach to integrating competencies into medical and nursing education. *Journal of Interprofessional Care, 26*(1), 73–75.

Brinkerhoff, R. O. & Dressler, D. E. (2003). *Using the success case impact evaluation method to enhance training value & impact.* San Diego, CA: American Society for Training and Development International Conference and Exhibition. Available from: http://www.blanchardtraining.com/img/pub/newsletter_brinkerhoff.pdf

Brown, J. S., Collins, A., & Duguid, P. (1989). Situated cognition and the culture of learning. *Educational Researcher, 18*(1), 32–42.

Busari, J. O., Prince, K. J., Scherpbier, A. J., van der Vleuten, C. P., & Essed, G. G. (2002). How residents perceive their teaching role in the clinical setting: A qualitative study. *Medical Teacher, 24*(1), 57–61.

Busari, J. O. & Scherpbier, A. J. (2004). Why residents should teach: A literature review. *Journal of Postgraduate Medicine, 50*(3), 205–210.

Busari, J. O., Scherpbier, A. J., van der Vleuten, C. P., & Essed, G. G. (2006). A two-day teacher-training programme for medical residents: Investigating the impact on teaching ability. *Advances in Health Sciences Education, 11*(2), 133–144.

Clarke, D. & Hollingsworth, H. (2002). Elaborating a model of teacher professional growth. *Teaching and Teacher Education, 18*(8), 947–967.

Cheetham, G. & Chivers, G. (2001). How professionals learn in practice: An investigation of informal learning amongst people working in professions. *Journal of European Industrial Training, 25*(5), 247–292.

Collins, A., Joseph, D., & Bielaczyc, K. (2004). Design research: Theoretical and methodological issues. *Journal of the Learning Sciences, 13*(1), 15–42.

Cook, D. A., Bordage, G., & Schmidt, H. G. (2008). Description, justification and clarification: A framework for classifying the purposes of research in medical education. *Medical Education, 42*(2), 128–133.

Cook, V. (2009). Mapping the work-based learning of novice teachers: Charting some rich terrain. *Medical Teacher, 31*(12), e608–e614.

Craig, J. L. & Page, G. (1987). Teaching in medicine: An elective course for third-year students. *Medical Education, 21*(5), 386–390.

Dandavino, M., Snell, L., & Wiseman, J. (2007). Why medical students should learn how to teach. *Medical Teacher, 29*(6), 558–565.

Drescher, U., Warren, F., & Norton, K. (2004). Towards evidence-based practice in medical training: Making evaluations more meaningful. *Medical Education, 38*(12), 1288–1294.

Dreyfus, H. L. & Dreyfus, S. E. (1986). *Mind over machine: The power of human intuition and expertise in the era of the computer.* New York, NY: Free Press.

Drummond-Young, M., Brown, B., Noesgaard, C., Lunyk-Child, O., Matthew-Maich, N., Mines, C., et al. (2010). A comprehensive faculty development model for nursing education. *Journal of Professional Nursing, 26*(3), 152–161.

DuFour, R. (2004). Leading edge: The best staff development is in the workplace, not in a workshop. *Journal of Staff Development, 25*(2), 63–64.

Eccles, J. S. & Wigfield, A. (2002). Motivational beliefs, values, and goals. *Annual Review of Psychology, 53*, 109–132.

Edwards, J. C., Friedland, J. A., & Bing-You, R. (2002). *Residents' teaching skills.* New York, NY: Springer.

Eitel, F., Kanz, K. G., & Tesche, A. (2000). Training and certification of teachers and trainers: The professionalization of medical education. *Medical Teacher, 22*(5), 517–526.

Ellen, J., Giardino, A. P., Edinburgh, K., & Ende, J. (1994). Simulated students: A new method for studying clinical precepting. *Teaching and Learning in Medicine, 6*(2), 132–135.

Eraut, M. (2004). Informal learning in the workplace. *Studies in Continuing Education, 26*(2), 247–273.

Goldszmidt, M. A., Zibrowski, E. M., & Weston, W. W. (2008). Education scholarship: It's not just a question of 'degree'. *Medical Teacher, 30*(1), 34–39.

Gonzalez, L. S., Stewart, S. R., & Robinson, T. C. (2003). Growing leaders for tomorrow:

The University of Kentucky administrative internship program. *Journal of Allied Health, 32*(2), 126–130.

Graham, I. D., Logan, J., Harrison, M. B., Straus, S. E., Tetroe, J., Caswell, W., et al. (2006). Lost in knowledge translation: Time for a map? *Journal of Continuing Education in the Health Professions, 26*(1), 13–24.

Grossman, R. & Salas, E. (2011). The transfer of training: What really matters. *International Journal of Training and Development, 15*(2), 103–120.

Hafler, J. P., Ownby, A. R., Thompson, B. M., Fasser, C. E., Grigsby, K., Haidet, P., et al. (2011). Decoding the learning environment of medical education: A hidden curriculum perspective for faculty development. *Academic Medicine, 86*(4), 440–444.

Heckhausen, H. (1991). *Motivation and action.* Berlin, DE: Springer-Verlag.

Hodges, B. D., Maniate, J. M., Martimianakis, M. A., Alsuwaidan, M., & Segouin, C. (2009). Cracks and crevices: Globalization discourse and medical education. *Medical Teacher, 31*(10), 910–917.

Johnson, J. H., Zerwic, J. J., & Theis, S. L. (1999). Clinical simulation laboratory: An adjunct to clinical teaching. *Nurse Educator, 24*(5), 37–41.

Knight, P. (2002). A systemic approach to professional development: Learning as practice. *Teaching and Teacher Education, 18*(3), 229–241.

Kotter, J. P. (1996). *Leading change.* Boston, MA: Harvard Business School Press.

Kouzes, J. M. & Posner, B. Z. (1995). *The leadership challenge: How to keep getting extraordinary things done in organizations.* San Francisco, CA: Jossey-Bass.

Krautscheid, L., Kaakinen, J., & Warner, J. R. (2008). Clinical faculty development: Using simulation to demonstrate and practice clinical teaching. *The Journal of Nursing Education, 47*(9), 431–434.

Kumagai, A. K. (2010). Commentary: Forks in the road: Disruption and transformation in professional development. *Academic Medicine, 85*(12), 1819–1820.

Lachman, N. & Pawlina, W. (2006). Integrating professionalism in early medical education: The theory and application of reflective practice in the anatomy curriculum. *Clinical Anatomy, 19*(5), 456–460.

Lieblich, A., Tuval-Mashiach, R., & Zilber, T. (1998). *Narrative research: Reading, analysis, and interpretation.* Thousand Oaks, CA: Sage.

Lieff, S., Baker, L., Mori, B., Egan-Lee, E., Chin, K., & Reeves, S. (2012). Who am I? Key influences on the formation of academic identity within a faculty development program. *Medical Teacher, 34*(3), e208–e215.

Light, G. & Calkins, S. (2008). The experience of faculty development: Patterns of variation in conceptions of teaching. *International Journal for Academic Development, 13*(1), 27–40.

Mann, K. V. (2002). Thinking about learning: Implications for principle-based professional education. *Journal of Continuing Education in the Health Professions, 22*(2), 69–76.

Marchal, B. & Kegels, G. (2003). Health workforce imbalances in times of globalization: Brain drain or professional mobility? *The International Journal of Health Planning and Management, 18*(Suppl. 1), S89–S101.

McLellan, H. (1996). *Situated learning perspectives.* Englewood Cliffs, NJ: Educational Technology Publications.

Milner, R. J., Gusic, M. E., & Thorndyke, L. E. (2011). Perspective: Toward a competency framework for faculty. *Academic Medicine, 86*(10), 1204–1210.

Molenaar, W. M., Zanting, A., van Beukelen, P., de Grave, W., Baane, J. A., Bustraan, J. A., et al. (2009). A framework of teaching competencies across the medical education continuum. *Medical Teacher, 31*(5), 390–396.

Nestel, D. & Kidd, J. (2002). Evaluating a teaching skills workshop for medical students. *Medical Education, 36*(11), 1094–1095.

Nonaka, I. & Takeuchi, H. (2011). The wise leader. *Harvard Business Review, 89*(5), 58–67.

Nora, L. M. (2010). The 21st century faculty member in the educational process - What should be on the horizon? *Academic Medicine, 85*(9 Suppl.), S45–S55.

Pasquinelli, L. M. & Greenberg, L. W. (2008). A review of medical school programs that train medical students as teachers (MED-SATS). *Teaching and Learning in Medicine, 20*(1), 73–81.

Purcell, N. & Lloyd-Jones, G. (2003). Standards for medical educators. *Medical Education, 37*(2), 149–154.

Raelin, J. A. (1997). A model of work-based learning. *Organization Science, 8*(6), 563–578.

Russon, C. & Reinelt, C. (2004). The results of an evaluation scan of 55 leadership development programs. *Journal of Leadership & Organizational Studies, 10*(3), 104–107.

Schön, D. A. (1983). *The reflective practitioner: How professionals think in action.* New York, NY: Basic Books.

Seely, A. J. E. (1999). The teaching contributions of residents. *CMAJ, 161*(10), 1239–1241.

Silver, I. L. & Leslie, K. (2009). Faculty development for continuing interprofessional education and collaborative practice. *Journal of Continuing Education in the Health Professions, 29*(3), 172–177.

Soriano, R. P., Blatt, B., Coplit, L., CichoskiKelly, E., Kosowicz, L., Newman, L., et al. (2010). Teaching medical students how to teach: A national survey of students-as-teachers programs in U.S. medical schools. *Academic Medicine, 85*(11), 1725–1731.

Srinivasan, M., Li, S. T., Meyers, F. J., Pratt, D. D., Collins, J. B., Braddock, C., et al. (2011). 'Teaching as a competency': Competencies for medical educators. *Academic Medicine, 86*(10), 1211–1220.

Starr, S., Ferguson, W. J., Haley, H. L., & Quirk, M. (2003). Community preceptors' views of their identities as teachers. *Academic Medicine, 78*(8), 820–825.

Steinert, Y. (2000). Faculty development in the new millennium: Key challenges and future directions. *Medical Teacher, 22*(1), 44–50.

Steinert, Y. (2005). Learning together to teach together: Interprofessional education and faculty development. *Journal of Interprofessional Care, 19*(Suppl. 1), 60–75.

Steinert, Y. (2010). Developing medical educators: A journey, not a destination. In T. Swanwick (Ed.), *Understanding medical education: Evidence, theory and practice,* (pp. 403–418). Edinburgh, UK: Association for the Study of Medical Education.

Steinert, Y. (2011). Commentary: Faculty development: The road less traveled. *Academic Medicine, 86*(4), 409–411.

Steinert, Y. (2012). Perspectives on faculty development: Aiming for 6/6 by 2020. *Perspectives on Medical Education, 1*(1), 31–42.

Steinert, Y., Boudreau, J. D., Boillat, M., Slapcoff, B., Dawson, D., Briggs, A., et al. (2010a). The Osler Fellowship: An apprenticeship for medical educators. *Academic Medicine, 85*(7), 1242–1249.

Steinert, Y., Macdonald, M. E., Boillat, M., Elizov, M., Meterissian, S., Razack, S., et al. (2010b). Faculty development: If you build it, they will come. *Medical Education, 44*(9), 900–907.

Steinert, Y., Mann, K., Centeno, A., Dolmans, D., Spencer, J., Gelula, M., et al. (2006). A systematic review of faculty development initiatives designed to improve teaching effectiveness in medical education: BEME Guide No. 8. *Medical Teacher, 28*(6), 497–526.

Steinert, Y., McLeod, P. J., Boillat, M., Meterissian, S., Elizov, M., & Macdonald, M. E. (2009). Faculty development: A 'Field of Dreams'? *Medical Education, 43*(1), 42–49.

Steinert, Y., Naismith, L., & Mann, K. (2012). Faculty development initiatives designed to promote leadership in medical education. A BEME systematic review: BEME Guide No. 19. *Medical Teacher, 34*(6), 483–503.

Sternszus, R., Cruess, S. R., Cruess, R. L., Young, M., & Steinert, Y. (2012). Residents as role models: Impact on undergraduate trainees. *Academic Medicine, 87*(9), 1282–1287.

Stone, S., Mazor, K., Devaney-O'Neil, S., Starr, S., Ferguson, W., Wellman, S., et al. (2003). Development and implementation of an Objective Structured Teaching Exercise (OSTE) to evaluate improvement in feedback skills following a faculty development workshop. *Teaching and Learning in Medicine, 15*(1), 7–13.

Swanwick, T. & Morris, C. (2010). Shifting conceptions of learning in the workplace. *Medical*

*Education, 44*(6), 538–539.

Swart, R. J., Raskin, P., & Robinson, J. (2004). The problem of the future: Sustainability science and scenario analysis. *Global Environmental Change, 14*(2), 137–146.

Teunissen, P. W., Scheele, F., Scherpbier, A. J. J. A., van der Vleuten, C. P. M., Boor, K., van Luijk, S. J., et al. (2007). How residents learn: Qualitative evidence for the pivotal role of clinical activities. *Medical Education, 41*(8), 763–770.

Walton, J. M. & Patel, H. (2008). Residents as teachers in Canadian paediatric training programs: A survey of program director and resident perspectives. *Paediatrics & Child Health, 13*(8), 675–679.

Wamsley, M. A., Julian, K. A., & Wipf, J. E. (2004). A literature review of 'Resident-as-Teacher' curricula: Do teaching courses make a difference? *Journal of General Internal Medicine, 19*(5 Pt. 2), 574–581.

Webster-Wright, A. (2009). Reframing professional development through understanding authentic professional learning. *Review of Educational Research, 79*(2), 702–739.

Wenger, E. (1998). *Communities of practice: Learning, meaning, and identity.* New York, NY: Cambridge University Press.

Wenger, E., McDermott, R., & Snyder, W. M. (2002). *Cultivating communities of practice.* Boston, MA: Harvard Business School Press.

Williams, R. G. & Klamen, D. L. (2006). See one, do one, teach one - Exploring the core teaching beliefs of medical school faculty. *Medical Teacher, 28*(5), 418–424.

Young, S. F. (2008). Theoretical frameworks and models of learning: Tools for developing conceptions of teaching and learning. *International Journal for Academic Development, 13*(1), 41–49.

Zsohar, H. & Smith, J. A. (2010). Graduate student seminars as a faculty development activity. *Journal of Nursing Education, 49*(3), 161–163.